Gezondheidspsychologie voor de fysiotherapeut, deel 1

Gezondheidspsychologie voor de fysiotherapeut, deel 1

onder redactie van
P. van Burken

Tweede, herziene druk

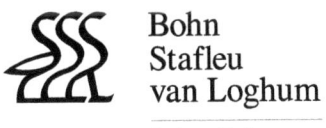

Houten 2010

© 2010 Bohn Stafleu van Loghum, onderdeel van Springer Media

Alle rechten voorbehouden. Niets uit deze uitgave mag worden verveelvoudigd, opgeslagen in een geautomatiseerd gegevensbestand, of openbaar gemaakt, in enige vorm of op enige wijze, hetzij elektronisch, mechanisch, door fotokopieën of opnamen, hetzij op enige andere manier, zonder voorafgaande schriftelijke toestemming van de uitgever.

Voor zover het maken van kopieën uit deze uitgave is toegestaan op grond van artikel 16b Auteurswet j° het Besluit van 20 juni 1974, Stb. 351, zoals gewijzigd bij het Besluit van 23 augustus 1985, Stb. 471 en artikel 17 Auteurswet, dient men de daarvoor wettelijk verschuldigde vergoedingen te voldoen aan de Stichting Reprorecht (Postbus 3051, 2130 KB Hoofddorp). Voor het overnemen van (een) gedeelte(n) uit deze uitgave in bloemlezingen, readers en andere compilatiewerken (artikel 16 Auteurswet) dient men zich tot de uitgever te wenden.

Samensteller(s) en uitgever zijn zich volledig bewust van hun taak een betrouwbare uitgave te verzorgen. Niettemin kunnen zij geen aansprakelijkheid aanvaarden voor drukfouten en andere onjuistheden die eventueel in deze uitgave voorkomen.

ISBN 978 90 313 8120 3
NUR 894

Ontwerp omslag: Agraphics design, Anita Amptmeijer - BNO
Ontwerp binnenwerk: Studio Bassa, Culemborg
Automatische opmaak: Crest Premedia Solutions (P) Ltd, Pune, India

Eerste druk 2000
Tweede druk 2010

Bohn Stafleu van Loghum
Het Spoor 2
Postbus 246
3990 GA Houten

www.bsl.nl

Inhoud

	Ter introductie	7
1	Fysiotherapie in relatie tot het biopsychosociale model Drs. P. van Burken	11
2	De patiënt als informatieverwerkend systeem Drs. P. van Burken	27
3	De biologie van stress en psychosomatische processen Drs. P. van Burken	46
4	De psychologie van stress en coping Drs. P. van Burken	76
5	Psychiatrie Drs. P. van Burken	106
6	Inzichten uit de klinische psychologie: kansen en grenzen Drs. P. van Burken	138
7	Zelfmanagement, zelfregulatie en gedragsverandering Drs. P. van Burken	178
8	Pijn-, emotie- en stressmanagement Drs. P. van Burken	208
9	Bewegen, stress en emoties Drs. P. van Burken	228

10	**Verwerkingsprocessen bij chronisch ziek zijn** Drs. P.H. Vrancken	249
11	**Chronische pijn en fysiotherapie** Drs. A.J.A. Köke	265
12	**Fysiotherapeutische behandeling van cognitief-emotionele sensitisatie bij patiënten met chronische whiplash** Prof. dr. J. Nijs, drs. J. van Oosterwijck, drs. L. Daenen	279
13	**Fibromyalgie; een uitdaging voor de fysiotherapeut** Dr. C.P. van Wilgen	293
14	**Hoofdpijn** C.A.H. de Jong MSc	307
15	**Complex Regionaal Pijnsyndroom** Dr. A.J. van Dijk	321
16	**Disfunctionele gedragspatronen bij hartpatiënten** Dr. J.J. van Dixhoorn, N. de Cock, J.H.M. van den Berg	335
17	**Psychofysiologie van de ademhaling** Prof. dr. I. van Diest, prof. dr. O. van den Bergh	349
18	**Chronische obstructieve longaandoeningen** M.C.E. Verhoef-de Wijk	368
19	**Burnout** Prof. dr. A.B. Bakker, A. Mulder	384
20	**Het chronische-vermoeidheidssyndroom** Prof. dr. E. Neerinckx	402
21	**Obesitas** Dr. E.J.M. Wouters	420
	Over de auteurs	432
	Register	435

Ter introductie

Het boek *Gezondheidspsychologie voor de fysiotherapeut (deel 1)*, dat in 2000 verscheen, voorzag in een leemte binnen de fysiotherapie. Al snel werd het boek opgenomen in het curriculum van diverse opleidingen in Nederland en België. In 2004 verscheen deel 2, waarin een aantal aanvullende onderwerpen, zoals persoonlijkheid en positieve psychologie, werd uitgediept.

De afgelopen tien jaar is er veel gebeurd. Zo heeft de tendens om het biopsychosociale model te integreren binnen de fysiotherapie doorgezet. De fysiotherapie heeft er een verbijzondering bij: 'psychosomatische fysiotherapie'. Op de Hogeschool Utrecht is het mogelijk psychosomatische fysiotherapie op masterniveau te studeren. Tijdschriften publiceren meer op dit gebied en ook congressen nemen regelmatig onderdelen van het biopsychosociale model onder de loep. Met de nadruk op onderdelen, want de loep blijft vaak beperkt tot ziektecognities, aspecten van *graded activity* en gedragsverandering. Wetenschappelijk is er de afgelopen tien jaar veel meer detaillering in de beschreven processen gekomen. De evidentie voor het biopsychosociale model is aanzienlijk sterker geworden. Wie nu nog twijfelt aan de status, meerwaarde en zelfs noodzaak van dit model voor de fysiotherapie, is waarschijnlijk niet op de hoogte van de mondiale wetenschappelijke ontwikkelingen. Alles lijkt dus aanwezig om een geïntegreerde benadering van de patiënt binnen de fysiotherapie daadwerkelijk vorm te geven. Praat met collega's en je merkt hoeveel 'wijsheid en menselijkheid' fysiotherapeuten in hun behandeling verweven. Soms treft je nog een fysiotherapeut die 'al die psychologie maar onzin vindt' en het iets 'voor psychologen' vindt. De overgrote meerderheid lijkt echter overtuigd van het nut van het biopsychosociale model, maar vindt het wel lastig om dit concreet in de dagelijkse praktijk vorm te geven. *Gezondheidpsychologie voor de fysiotherapie* – in deze volledig herziene tweede druk – biedt hun een raamwerk. De huidige stand van de wetenschap is in deze druk geactualiseerd. Bewust is er gekozen om veel verwijzingen toe te voegen. Daarmee wordt feitelijk een *body of knowledge* geëxpliciteerd, dat enerzijds de fysiotherapeuten voorziet in hun behoefte aan *evidence*, en anderzijds dient als 'springplak' voor verdere studie en ontwikkeling door studenten aan de bacheloropleidingen fysiotherapie en de diverse masteropleidingen. En net zoals de kennisgebieden anatomie, fysiologie en neurologie, sluit dit boek over gezondheidspsychologie aan bij het hoge niveau dat van de bachelor student/fysiotherapeut verwacht wordt. Hoewel dit boek expliciet het biopsychosociale model als uitgangspunt neemt, ligt het accent hoofdzakelijk op de psychologische en sociale dimensie van het model. In die zin is het te beschouwen als complementair aan biomedische beschrijvingen van gezondheidsproblemen binnen de fysiotherapie.

Het veld van de gezondheidspsychologie is een breed vakgebied. Selectie van concepten en theorieën heeft daarom plaats moeten vinden. Criteria daarbij waren herkenbaarheid en bruikbaarheid binnen de fysiotherapie. Er is naar gestreefd aan te sluiten bij de huidige profilering van het beroep, waarbij het gericht zijn op het bewegend functioneren (in brede zin) een kernaspect vormt. De onderwerpen dekken de belangrijkste aspecten van de psychosociale dimensie.

Bij het bespreken van de psychosociale dimensie binnen de fysiotherapie raakt men altijd aan de grenzen van het vak. Vooralsnog heeft iedere auteur daar een eigen invulling aan gegeven. De lezer kan menen dat een bepaalde auteur niet ver genoeg gaat of juist te ver. Dit boek levert daarom niet alleen praktisch toepasbare kennis, maar ook stof tot nadenken. De bijdragen zijn afkomstig van deskundigen uit Nederland en België.

Een overzicht van het boek

Het boek is uit twee delen opgebouwd. Kort gezegd, verschaft het eerste deel een basis waarin de algemene aspecten van het biopsychosociale model (van analyse tot interventie) worden besproken. Het tweede deel richt zich op specifieke gezondheidsproblemen. Het gaat in deze hoofdstukken om aandoeningsspecifieke aspecten. Welke specifieke cognities, gevoelens en gedragingen komt men concreet tegen?

Deel 1

In hoofdstuk 1 wordt het biopsychosociale model uitgewerkt. Er worden koppelingen gelegd naar een aantal andere modellen zoals zelfregulatie, ICF, SORC en SCEGS. In deze verhandeling wordt duidelijk dat het analyseren van en het interveniëren binnen de psychosociale dimensie een kwaliteitsaspect is dat bij het vak behoort. Een groot deel van de gezondheidsproblemen en het fysiotherapeutisch beïnvloedingsproces stoelt op de wijze waarop men informatie verwerkt.

In hoofdstuk 2 wordt de wijze besproken waarop de patiënt in het algemeen informatie verwerkt en welke processen de kwaliteit van deze informatieverwerking beïnvloeden. Bovendien wordt aandacht besteed aan het beïnvloeden van de overtuigingen van de patiënt. Een deel van de informatieverwerking staat ten dienste van de inschatting of er sprake is van een dreiging vanuit de omgeving. Daarmee zijn we beland bij modellen van stress. In hoofdstuk 3 wordt voornamelijk de biologie van stress besproken. Daarbij wordt duidelijk op welke wijze de biologische processen die spelen bij stress een belemmering vormen voor herstel. Naast aandacht voor het neuro-endocriene systeem, worden het cardiovasculaire, het respiratoire systeem en het immuunsysteem behandeld. Met 'pijn' wordt het hoofdstuk afgesloten. De psychologie van stress (hoofdstuk 4) maakt inzichtelijk welke psychologische processen uiteindelijk tot de stressreactie leiden. De fysiotherapeut die een analyse maakt van de verhouding mentaal-emotionele belasting/belastbaarheid van de patiënt vindt in beide hoofdstukken voldoende informatie om hem daarin te ondersteunen. Daar waar stress staat voor 'een relatief kleine ontregeling van het functioneren' kan men psychiatrische aandoeningen opvatten als 'relatief massieve en grote ontsporingen in psychologisch en gedragsmatig functioneren'. Hoofdstuk 5 bespreekt een aantal veel voorkomende beelden die de fysiotherapeut zeker in zijn praktijk zal tegenkomen, zoals overspanning (surmenage), angststoornissen en depressie. Hoofdstuk 6 gaat in op de psychologische grenzen van het vak. Bovendien bespreekt het de hoofdstromen uit de klinische psychologie, voor zover fysiotherapeuten daaruit inspiratie kunnen halen voor hun diagnostiek of interventies. Fysiotherapeuten wensen vaak dat disfunctionele aspecten van het denken en gedrag van de patiënt over bijvoorbeeld het gezondheidsprobleem verandert. Vaak zal de fysiotherapeut daarbij streven het zelfmanagement van de patiënt te bevorderen. In hoofdstuk 7 wordt dit onderwerp uitgebreid besproken, evenals technieken ter beïnvloeding van het gedrag. In hoofdstuk 8 wordt één onderwerp van zelfmanagement verder uitgediept, namelijk stressmanagement. En omdat emoties en pijn in zekere mate overeenkomsten hebben met stress, zijn stressmanagementtechnieken ook op die gebieden van toepassing. Hoofdstuk 9 sluit het algemene deel van dit boek af met de relatie tussen bewegen, stress en emotie. Daarbij wordt niet alleen beschreven hoe stress en negatieve emoties het bewegen nadelig kunnen beïnvloeden, maar ook hoe bewegen een positieve invloed op stress en emoties kan hebben.

Deel 2

Na het algemene deel 1, volgen in deel 2 de hoofdstukken die op psychosociale processen bij specifieke gezondheidsproblemen zijn gericht. De hoofdstukken 10 en 11 zijn als inleidend te beschouwen: verwerkingsprocessen van chronisch ziek zijn en chronische pijn en fysiotherapie. In de daarop volgende hoofdstukken 12 tot en met 15 wordt een aantal pijnsyndromen uitgewerkt: whiplash, fibromyalgie, hoofdpijn en CRPS. Vervolgens wordt in hoofdstuk 16 aandacht geschonken aan disfunctionele gedragspatronen bij hartrevalidatie; deze patronen kunnen gegeneraliseerd worden naar andere patiëntengroepen. Hoofdstukken 17 en 18 hebben de ademhaling tot onderwerp. Hoofdstuk 17 bespreekt de invloed van psychologische processen op de ademhaling en werkt dit uit naar hyperventilatieklachten. Hoofdstuk 18 gaat in op de (psychologisch) begeleiding van COPD-patiënten binnen de fysiotherapie. Aan het eind van het spectrum stressklachten liggen de 'uitputtingssyndromen' burn-out en het chronische-vermoeidheidssyndroom. Ze worden besproken in hoofdstuk 19 en 20. Hoofdstuk 21 rond het boek af met het onderwerp obesitas en de psychologische implicaties daarvan binnen de fysiotherapie.

Dankwoord

Naast de auteurs die een bijdrage hebben geleverd aan dit boek, wil ik de volgende mensen bedanken voor hun inhoudelijke en/of tekstuele steun en inspiratie: Nol Bernards, Jaap Dronkers, Willemien Fokke, Ariane Hagen, Annet de Jong, Marten Klaver, Jan-Nanning de Kroon, John van der Meij, Edwin de Raaij, Cynthia Ringeling, Pepijn Rothfusz, André Stroobant, Henny in 't Veld, Rutger IJntema. Bovendien Janneke Swank die als redactielid in de eerste druk mede de opzet bepaalde die nu nog gehandhaafd is, Rakthof fysiotherapie voor hun flexibele planning, Nederlandse vereniging voor Fysiotherapie volgens de Psychosomatiek (NFP) voor de stimuleringsprijs 2008, Hogeschool HU voor de tijdsondersteuning. En natuurlijk Ilse, mijn lieve vrouw, altijd van alles regelend op de achtergrond.

Studiesteun

Voor ondersteuning bij de verwerking van de hoofdstukken in dit boek kan de lezer terecht op www.psychfysio.nl/boek.html. De lezer vindt daar studievragen, recente literatuursamenvattingen en aanvullende links.

Peter van Burken

1 Fysiotherapie in relatie tot het biopsychosociale model

Drs. P. van Burken

1.1 Modellen om het denken en handelen te ondersteunen

1.1.1 HET BIOPSYCHOSOCIALE MODEL

Het biopsychosociale model heeft de laatste jaren een vaste plaats verworven binnen de fysiotherapie. Zowel de patiënt als de fysiotherapeut profiteert hiervan omdat dit model een meer complete beschrijving geeft van het gezondheidsprobleem dan het biomedische model. Dit komt zowel de diagnostiek als de behandeling ten goede. Het biopsychosociale model is niet een geheel ander model dan het biomedische, maar een uitbreiding daarvan. Het toepassen van het biopsychosociale model geeft niet alleen een bredere kijk op het gezondheidsprobleem, maar verandert ook de werkrelatie tussen de fysiotherapeut en de patiënt. Immers, als de fysiotherapeut psychologische en sociale processen in zijn behandeling wil betrekken, kan hij niet om een dialoog met de patiënt heen en moeten verantwoordelijkheden in het proces naar herstel evenwichtiger verdeeld worden.

De essentie van het biopsychosociale model laat zich eenvoudig in een schema weergeven (zie figuur 1.1).

In aanvulling op het biomedische domein spelen er twee extra domeinen een rol: het psychische domein en het sociale domein. Het is belangrijk te beseffen dat deze drie domeinen onderling verweven zijn, waardoor ze op een hoger integratief niveau een eenheid vormen van 'een mens in zijn leefwereld'. Die verwevenheid komt ook tot uitdrukking in de wetenschapsgebieden die een bijdrage leveren aan het biopsychosociale model. Niet alleen kent elk kerndomein zijn eigen wetenschapsgebied (biologie, psychologie en sociologie), maar er zijn ook allerlei zinvolle combinaties ontstaan:
- biologische psychologie, psychofysiologie, psychosomatiek;
- sociale psychologie;
- sociobiologie.

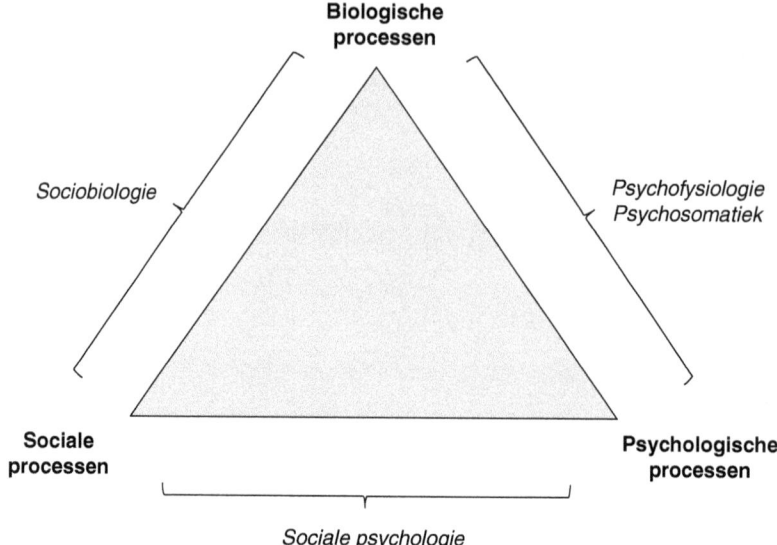

Figuur 1.1 Biopsychosociaal model.

Het biopsychosociale model is niet nieuw. Om enkele mijlpalen te noemen: in 1977 lanceert Engel de term in een publicatie met de titel *The need for a new medical model: a challenge for biomedicine* (1). Daarvoor waren het Melzack en Wall die met de *gate control theory of pain* psychologische processen als interpretaties, verwachtingen en herinneringen een fysiologisch verantwoorde plaats gaven (2). Rond de jaren zeventig waren psychologen al bezig met een gedragsmatige benadering van chronische pijn en andere chronische aandoeningen. Fordyce is daarbij de belangrijkste gangmaker met zijn boek *Behavioral methods for chronic pain and illness* (3). Hij gaf de nu bekende gedragsmatige concepten praktisch vorm, onder meer met (a) een quotacontingent activiteitenprogramma met een geleidelijke (*graded*) opbouw, (b) veranderen van de bekrachtigende rol van de omgeving (partner, hulpverlener) op het pijngedrag van de patiënt en (c) het beïnvloeden van vermijden van bewegen uit angst voor schade (4). Nu, veertig à vijftig jaar later, zijn er elementen van het biopsychosociale model opgenomen in de diverse fysiotherapeutische richtlijnen van het Koninklijk Nederlands Genootschap voor Fysiotherapie (KNFG). Binnen de Nederlandse fysiotherapie werd begin jaren negentig van de vorige eeuw het Meerdimensionaal Belasting-Belastbaarheidsmodel (MDBB-model) geïntroduceerd (5, 6). Het MDBB-model is een voorbeeld van een biopsychosociaal model. De ontwikkelaars hebben in deze beginjaren enorm belangrijk werk verricht om de psychologische dimensie binnen de fysiotherapie een plaats te geven. De afgelopen tien jaar is de fysiotherapie sterk aan het verwetenschappelijken. Een gevolg is dat fysiotherapeuten zelf op zoek gaan naar onderzoeksliteratuur met relevantie voor hun vakgebied. Daarmee komen ze al snel buiten Nederland terecht en daar ontmoeten ze het biopsychosociale model. De term 'biopsychosociaal' van Engel is internationaal gezien algemeen gebruikelijk.

1.1.2 INTERNATIONAL CLASSIFICATION OF FUNCTIONING, DISABILITY AND HEALTH (ICF)

Een belangrijke ontwikkeling is ook de introductie van het International Classification of Functioning, Disability and Health (ICF) (7). Het ICF streeft expliciet een biopsychosociale beschrijving van het menselijk functioneren na (p. 22). Meer dan voorheen komt de patiënt en zijn functioneren in zijn leefwereld centraal te staan. Het perspectief verruimt zich van het (biomedische) stoornisniveau naar het activiteiten- en participatieniveau. Persoonlijke factoren en externe factoren krijgen als contextuele factoren ook een plaats. Hoewel het biopsychosociale model in ruime mate aanwezig is binnen de verschillende klassen die genoemd worden in het ICF, is de hiërarchische ordening qua presentatie toch biomedisch getint. Vooral lichamelijke stoornissen in functies en anatomische structuren springen direct in het oog, zoals in het volgende overzicht duidelijk naar voren komt.

1. Mentale functies
2. Sensorische functies en pijn
3. Stem en spraak
4. Functies van hart en bloedvatenstelsel, hematologisch systeem, afweersysteem en ademhalingsstelsel
5. Functies van spijsverteringsstelsel, metabool stelsel en hormoonstelsel
6. Functies van urogenitaal stelsel en reproductieve functies
7. Functies van bewegingssysteem en aan beweging verwante functies
8. Functies van huid en verwante structuren

De presentatie binnen het ICF zou evenwichtiger zijn als de hoofdstukken 2 tot en met 8 ook samengevouwen werden tot 'lichamelijke functies'. Anderzijds zou het nader preciseren van 'mentale functies' ook de balans herstellen.

1.1.3 ABCD-CLASSIFICATIE EN HET ICF

Om de wederkerige invloed tussen mentale functies enerzijds en lichamelijke functies en structuren anderzijds meer nadruk te geven zou het volgende beeld behulpzaam kunnen zijn (figuur 1.2). Daarin is, in het kader van dit boek, de ABCD-classificatie van Lane ten aanzien van psychosomatiek in het ICF geïntegreerd.

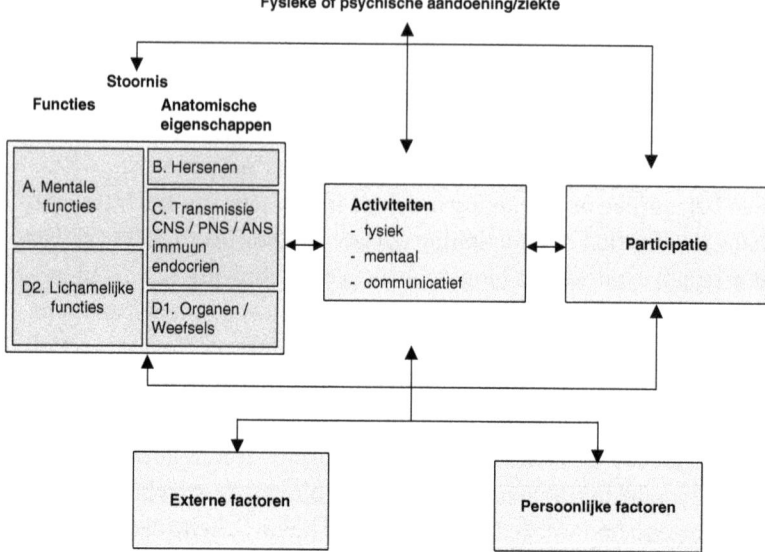

Figuur 1.2 Het ICF aangepast met de ABCD-classificatie van Lane (2009).

Binnen de psychosomatiek bestaat enorme behoefte aan een dergelijke ABCD-classificatie om enigszins uit de verwarrende verstrengeling van het lichamelijke en het mentale te komen (8). In dit boek wordt deze ordening gehanteerd, met als belangrijkste voordeel dat wederzijdse beïnvloeding tussen het lichamelijke en het mentale gemakkelijker aangegeven kan worden.
Een voorbeeld:

> Een patiënt besteedt door catastrofale cognities (=A) overmatige negatieve aandacht aan de pijn (=A); daarbij is de anterieure cingulaire cortex betrokken (=B) en deze heeft een faciliterend effect op sympathische regelcentra (=B), waarna via afdalende autonome banen (=C) een sensitisatie van de achterhoorn ontstaat (=D), en via het immuunsysteem (=C) een vertraagd wondherstel (D). De patiënt merkt dat zijn herstel langer duurt dan normaal (=A) en maakt zich daarover zorgen (=A), waardoor de cirkel zich sluit.

1.1.4 SORC-MODEL

Rechtlijnig causaal denken – het stimulusresponsmodel (S-R-model) – uit de oude pijntheorieën heeft zijn geldigheid bij pijn (en andere responsen) verloren. De relatie tussen stimuli en responsen wordt juister weergegeven door een stimulus-organisme-respons-consequentiemodel (SORC-model) (figuur 1.3). De respons op een (complexe) stimulus, of dit nu een lichamelijke oefening, uitleg, een poging tot geruststelling of massage is, is niet geheel te voorspellen. Er zijn gelukkig wel algemene wetmatigheden, maar individueel gezien blijft er veel variantie. Dat komt omdat het organisme (O) tussen de S en de R zit. Het organisme (persoon) bepaalt bijvoorbeeld aan welke stimulus aandacht geschonken wordt en hoe die stimulus verwerkt worden.

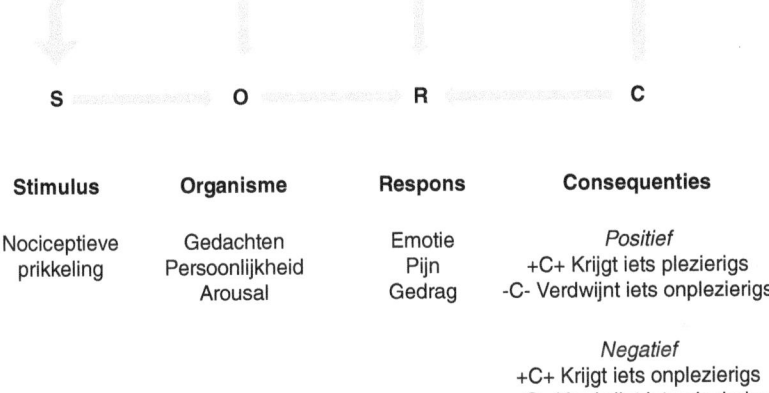

Figuur 1.3 SORC-model en pijn.

Een stevige fysieke trainingsprikkel ter bevordering van de fysieke conditie kan bijvoorbeeld averechts werken bij een patiënt met het chronische-vermoeidheidssyndroom (9). Een patiënt met whiplash te sterk activeren, terwijl er binnen het zenuwstelsel door pijn en zorgen nog veel arousal is en weinig selectiviteit, sensitiseert de patiënt in plaats van dat er de gewenste habituatie (gewenning) optreedt (10). Een patiënt met een schizoïde persoonlijkheidsstoornis een groepsprogramma aanbieden omdat hij zo contactarm lijkt, zorgt er juist voor dat hij niet meer naar de therapie komt (11). De lijst van persoonskenmerken en processen die de respons van de patiënt op een stimulus bepalen, is lang. In dit boek zullen daarom veel factoren (biologische, psychologische en sociale) genoemd worden die onderdeel uitmaken van het organisme (O in figuur 1.3) en mediëren tussen de stimulus en de respons.

Daar komt nog bij dat de respons consequenties (C) heeft voor de patiënt. Dit effect kan de respons versterken of verzwakken. Vermijden van situaties die men vreest, kan angst verminderen, klagen over pijn kan aandacht trekken.

1.2 Psychosociale gevolgen als voorloper en als gevolg

1.2.1 PSYCHOSOCIALE FACTOREN ALS VOORLOPER (ANTECEDENTEN)

Psychosociale factoren kunnen een gezondheidsprobleem laten ontstaan, onderhouden en verergeren. In de tijd bezien vormen psychosociale factoren dan de antecedenten van het gezondheidsprobleem. Men kan in dit proces een (a) gedragsroute en een (b) psychofysiologische route onderscheiden:

a Ongezonde gedragingen kunnen tot gezondheidsproblemen leiden: onjuiste tiltechniek, te weinig of te veel lichaamsbeweging, roken, alcoholgebruik, enzovoort. Kennis van gedragsverandering is daarom belangrijk voor de fysiotherapeut.

b Stress kan tot autonome, neuro-endocriene en immuunresponsen leiden. Er kan sprake zijn van een aanhoudende hyperreactiviteit binnen één of meer fysiologische systemen als reactie op stressoren en het hanteren ervan. Men kan bijvoorbeeld een toename in bloeddruk, hartfrequentie, spiertonus, corticoïden en catecholaminen constateren. Langdurige psychofysiologische overactivatie kan tot het ontstaan van functionele en structurele pathologie leiden. Dergelijke psychofysiologische responsen kunnen ook het verloop van een al bestaande pathologische conditie beïnvloeden. Op deze wijze kan stress cardiale aritmieën en coronaire ischemie triggeren bij personen met een coronaire vaataandoening (12). Het is ook mogelijk dat stress niet zozeer aanleiding geeft tot een overmatig verhoogde fysiologische respons die op den duur schadelijk is, maar dat de weerstand tegen pathogenen erdoor afneemt. De toegenomen vatbaarheid voor luchtweginfecties als gevolg van een door stress veroorzaakte verminderde immuuncompetentie is daar een voorbeeld van (13).

1.2.2 PSYCHOSOCIALE FACTOREN ALS GEVOLG (CONSEQUENTEN)

Psychosociale factoren, zoals depressie, slaapproblemen, piekeren, sociale isolatie en gevoelens van incompetentie, kunnen een gevolg zijn van een gezondheidsprobleem. Men beschouwt ze dan als de consequenties van het gezondheidsprobleem. Overeenkomstig de circulariteit binnen het SORC-model kunnen deze psychosociale gevolgen op hun beurt weer de voorloper vormen voor het gezondheidsprobleem of dit verergeren. Slaapproblemen bijvoorbeeld, kunnen het gevolg zijn van een pijnprobleem, maar ook op hun beurt het pijnprobleem onderhouden.

1.3 Het verschil tussen het biomedische en biopsychosociale model

Het grote accent op de biomedische kijk op gezondheid en zorgverlening binnen de fysiotherapie is begrijpelijk vanuit een historisch perspectief. De fysiotherapie is altijd nauw verbonden geweest met de medische wetenschappen. Ze maakt gebruik van medische kennis en medische terminologie. Daarmee is ze voor een deel een afspiegeling van de ontwikkeling van de geneeskunde, een ontwikkeling die zich voltrok binnen een dualistisch mensbeeld.
Het was Descartes (1596-1650) die in zijn filosofie een streng onderscheid maakte tussen lichaam en geest en stelde dat beide niet tot elkaar te herleiden waren (14). Descartes' filosofie paste bij de ontwikkelingen die op dat moment binnen de geneeskunde plaatsvonden. Men was geïnteresseerd geraakt in het dode lichaam als bron van kennis over de bouw van het levende lichaam: de anatomie. En met de verhandeling over de bloedsomloop in 1628 van Harvey werd het begin gemaakt met de fysiologie. Harvey stelde dat het hart een pomp was en daarmee werd het levende lichaam in termen van dode materie (natuurwetenschappen) weergegeven. Descartes' filosofie past hierbij: in zijn filosofie is het levende lichaam niets meer dan een automaat. Dit beeld domineert tot in de twintigste eeuw de ontwikkelingen van de geneeskunde (15). Hoewel Descartes vaak de 'schuld' krijgt van de te ver doorgevoerde splitsing tussen het lichamelijke en het mentale, heeft deze scheiding ook een positieve invloed op de ontwikkeling van de geneeskunde gehad (16). Het scheiden van lichaam en geest had tot gevolg dat het lichaam niet meer onder de dogma's van de kerk viel en daardoor mocht worden geopend – de ziel werd aan de kerk overgelaten. In die zin is deze scheiding een voorwaarde geweest voor de ontwikkeling van onze geneeskunde: het biomedische model. Echter, hoe indrukwekkend de vorderingen ook zijn geweest, ten aanzien van bepaalde gezondheidsproblemen, zoals chronische pijn, schiet het biomedische model niet alleen te kort, maar kan soms zelfs het probleem verergeren (17).

1.3.1 DE BIOMEDISCHE BENADERING EN DE RELATIE FYSIOTHERAPEUT-PATIËNT

Het biomedische model reduceert de patiënt tot het materiële: een object. De fysiotherapeut kijkt, voelt en luistert naar symptomen en tekenen van ziekte. Hij zal de oorzaak in het lichaam zoeken. De patiënt als persoon is ondergeschikt. Het verhaal van de patiënt is alleen interessant voor zover de fysiotherapeut daarin aanwijzingen voor aandoeningen vindt. Het lijden van de patiënt is weliswaar de aanleiding tot het contact, maar de fysiotherapeut zal dit lijden zien als veroorzaakt door de aandoening. Het persoonlijke en unieke in het lijden van de patiënt is storend in het zoekproces naar het pathofysiologische substraat en wordt als ruis opgevat (18). Als het opvallend storend is, verwijst men naar het domein van de psychiatrie. De patiënt is niet uniek: alle lichamen zijn in essentie hetzelfde. De aandoening is niet uniek, want zij is te classificeren in welbekende groepen. De klacht van de patiënt is niet uniek, omdat die in essentie het gevolg is van een classificeerbare aandoening met een kenmerkend patroon van tekenen en symptomen.

Deze benadering is objectiverend. Het appèl aan de patiënt is zijn lichaam als object aan te bieden en de klacht objectief te rapporteren. Sociaalemotionele aspecten, zoals persoonlijke bejegening, zijn in de relatie met de patiënt niet relevant. Het sociaalemotioneel managen van de relatie vormt een lastige dubbeltaak in het zoeken naar het pathofysiologische substraat onder de klacht. De fysiotherapeut is de kenner van het lichaam met zijn aandoeningen en de patiënt dient zich bescheiden en passief op te stellen. Als hij wél moet participeren, is het eerder een 'moeten' in opdracht van de fysiotherapeut. Een patiënt die meedenkt, is lastig, omdat het onmogelijk is dat hij de juiste kennis heeft en onjuiste kennis kan slechts afleiden.

De benadering is als directief te kenmerken. Als de fysiotherapeut een stoornis of aandoening voor het gezondheidsprobleem heeft gevonden, zal hij zijn kennis en kunde inzetten om dit gezondheidsprobleem op te lossen: te genezen. De fysiotherapeut weet in die zin wat goed is voor de patiënt. Hij schrijft voor en behandelt: oefeningen, leefregels, massage. De patiënt volgt ze op. Als de patiënt ze niet opvolgt, ligt dit aan de onwil of het onvermogen van de patiënt.

1.3.2 DE BIOPSYCHOSOCIALE BENADERING EN DE RELATIE FYSIOTHERAPEUT-PATIËNT

Een fysiotherapeut die vanuit de biopsychosociale benadering werkt, zal eveneens naar symptomen en tekenen van een aandoening zoeken, maar blijft de patiënt centraal stellen. Het gaat om een mens die ziek is. Niet alleen om de ziekte, maar ook om het ziek zijn. Het verhaal van de patiënt, de wijze waarop de patiënt zijn ziekte beleeft en hoe hij ermee omgaat, zijn ook van belang, evenals de mogelijke wisselwerking tussen het klaaggedrag en de omgeving. Het gaat niet alleen om het verklaren van de symptomen en tekenen in anatomische of medische termen, maar ook om het begrijpen van de klacht, 'het klagen'. De pijn van de patiënt kan zijn gerelateerd aan een letsel, maar ook worden beïnvloed door een onopgelost conflict in de omgeving. De buitensporige arousal en verminderde selectiviteit die dit binnen het zenuwstelsel veroorzaakt, kunnen de pijn aanzienlijk versterken. Soms krijgt de pijn zelfs een symbolische functie. De pijn staat dan voor de pijn in de omgeving (18). Pijn is vaak het woord dat de patiënt gebruikt om aandacht te krijgen, maar verwijst vaak naar andere vormen van lijden, existentiële pijn zonder duidelijke locus. Chronische pijn wordt door sommigen woordloos genoemd, maar Spiro ziet deze meer als een schreeuw in een vreemde taal. Dergelijke pijn is een signaal, een icoon, voor een leven vol met zorgen. In deze zin is het geven van pijnmedicatie op te vatten als een vertaalfout (19). Het luisteren naar de patiënt krijgt binnen het biopsychosociale model een extra dimensie, omdat men niet alleen naar aandoeningsgebonden symptomen en tekenen luistert en zoekt, maar ook zorgt dat de patiënt zich gehoord voelt. Op deze wijze heeft men voldaan aan de basisvoorwaarde voor het opbouwen van een fysiotherapeut-patiëntrelatie die op zichzelf al helende elementen bevat. Natuurlijk biedt het ook een goede basis om samen naar oplossingen voor het gezondheidsprobleem te zoeken. Een patiënt die zich gehoord voelt, zal bijvoorbeeld eerder bereid zijn psychosociale factoren te verkennen. Zoals binnen dit model past, is de relatie in de basis meer gelijkwaardig. De fysiotherapeut heeft zijn expertkennis, maar ook de ervaringskennis van de patiënt krijgt een belangrijke plaats. Binnen het biopsychosociale model zal men waar mogelijk streven naar genezen, maar de term 'helen' is veelal beter op zijn plaats. Genezen vraagt om een (para)medische procedure die de patiënt helpt van een ziekte te herstellen. Helen is een innerlijk proces waarlangs het organisme zijn eigen herstel zoekt: niet alleen lichamelijk, maar ook mentaal, emotioneel en, afhankelijk van het gehanteerde werkelijkheidsbeeld, spiritueel (20). Helen is heel of compleet maken op de eerder genoemde vier terreinen. Als we dit als definitie voor gezondheid nemen, vormen stoornissen in functies en anatomische structuren daar slechts een onderdeel van. Soms dermate dominant dat het lijden dat daardoor ontstaat niet meer als menselijk wordt ervaren. In andere situaties is de mens gelukkig ondanks pijn of beperkingen. Helen gaat verder, ook als er geen of slechts gedeeltelijk genezing mogelijk is. We zijn zo gebouwd dat we in tijden van crisis, zoals een ziekte, de mogelijkheid (niet de zekerheid) hebben om sterker uit de strijd te komen. Zelfbewuster, beter opgewassen tegen problemen en leed (21). Dus ondanks het geleden leed, voelt men zich soms levendiger en immens persoonlijk verrijkt (20). Kortom: ondanks het feit dat genezing niet altijd mogelijk is, kan de functionele gezondheid toch toenemen. De kwaliteit van leven kan opmerkelijk verbeteren. Dergelijke opvattingen over genezen en helen zijn essentieel voor de fysiotherapie als revaliderende benadering.

1.4 Het probleem van de patiënt in kaart brengen

1.4.1 KLINISCH REDENEREN

Ervaren fysiotherapeuten blijken naast biomedisch redeneren ook uitgebreid psychosociaal te redeneren, dus niet alleen over Somatiek, maar ook over Cognities, Emoties, Gedrag en Sociale factoren (22). Wanneer we deze domeinen afkorten, ontstaat het acroniem SCEGS, dat ook binnen de huisartsengeneeskunde en psychosomatische fysiotherapie geïntroduceerd is (23). In het klinische redeneren zijn bovendien vormen van hypothetisch-deductief redeneren en narratief redeneren te onderscheiden (24). Fysiotherapeuten blijken beide benaderingen te gebruiken tijdens diagnostiek en behandeling.

Tijdens het hypothetisch-deductieve redeneren worden allerlei algemene 'wetmatigheden' of bekende oorzaak-gevolgverbanden in de vorm van hypothesen bij de patiënt getoetst. Heeft de patiënt een meniscuslaesie, maar ook: zijn er aanwijzingen die verwijzen naar een chronische stressreactie, zijn er disfunctionele ziektecognities, toont de patiënt vermijdingsgedrag? De fysiotherapeut doet dit omdat hij de aard, het ontstaan of het vertraagde herstel van het gezondheidsprobleem wil *verklaren* vanuit (bewezen) oorzaak-gevolgrelaties. Het verstand, de rede, de logica en objectiveerbaarheid (klinimetrie) zijn in dit proces nadrukkelijk aanwezig.

Tijdens het narratieve redeneren probeert de fysiotherapeut het denken, de emoties en het gedrag van de patiënt te *begrijpen*. Mensen creëren immers in zekere mate hun eigen verhaal (narratief) rond klachten, relaties, zichzelf en het leven, geloof, waarden enzovoort. Het zijn subjectieve 'verhalen' die in belangrijke mate de emoties en het (gezondheids)gedrag bepalen. In het paradigma van *evidence based practice* (EBP) heeft men het dan over het combineren van drie vormen van kennis: (1) wetenschappelijke kennis, (2) klinische ervaring van de fysiotherapeut en (3) de waarden en voorkeuren van de patiënt. Om deze laatsten te begrijpen, moet de fysiotherapeut in dialoog met de patiënt gaan en het gezondheidsprobleem en zijn gevolgen vanuit het persoonlijke perspectief van de patiënt proberen te begrijpen.

Het volgende psychologische voorbeeld verduidelijkt niet alleen het verschil tussen begrijpen en verklaren, maar laat ook zien hoe beide gelijktijdig aanwezig kunnen zijn. De fysiotherapeut kan het dramatische emotionele aandachttrekkende gedrag van de patiënte ten aanzien van haar pijn *begrijpen* (volgen) vanuit het verhaal dat zij vertelt, dus vanuit haar perspectief. Tegelijkertijd kan hij de hypothese in zijn achterhoofd houden dat het gedrag van de patiënte mogelijk te *verklaren* is vanuit een theatrale persoonlijkheidsstoornis.

Het narratieve redeneren neemt in belang toe als men verschuift van acuut letsel naar 'leven met een chronisch gezondheidsprobleem. Samenwerken met de patiënt, aansluiten bij zijn doelen die passen in zijn leefwereld, neemt dan toe in belang (25).

1.4.2 FACTOREN EN VERBANDEN VISUALISEREN

Het Rehabilitation Problem Solving-formulier (RPS-formulier) is gebaseerd op het ICF en biedt een uitstekend handvat om de biopsychosociale samenhang van het gezondheidsprobleem in kaart te brengen (26). Vooral ook omdat zowel de visie van de patiënt op zijn gezondheidsprobleem als de visie van de fysiotherapeut daarin verwerkt kan worden. Dat deze visies niet overeenstemmen, komt binnen de fysiotherapie vaak voor. Als dit verschil in visie niet tot op zekere hoogte overbrugd wordt, kan dit een succesvolle behandeling in de weg staan. In figuur 1.4 wordt in het RPS-formulier een 'klassiek' voorbeeld beschreven van een patiënt met eenvoudig lineair biomedisch perspectief op zijn rugklachten, terwijl er voor de fysiotherapeut een scala van potentiële factoren voorhanden is die ook nog eens circulaire relaties met elkaar vormen. Het zal duidelijk zijn dat de fysiotherapeut dan een enorme kloof in perceptie en conceptualisatie van het probleem te overbruggen heeft. Daar komt bij dat patiënten vaak lineair denken terwijl het SORC-model laat zien er binnen het menselijk functioneren veelal sprake is van circulariteit.

1.4.3 BEWIJS VOOR OORZAKELIJKE OF ONDERHOUDENDE FACTOREN?

Tegenwoordig worden *core sets* van ICF-factoren ontwikkeld voor diverse aandoeningen, waaronder ook chronische wijdverspreide pijnen (27). En ook bij deze selectie van factoren blijkt dat het perspectief van de clinicus aangevuld moet worden met dat van de patiënt (28).

Veel van de factoren binnen het ICF hangen onderling samen, maar de mate van evidentie is nog erg wisselend. Wiegl en anderen tonen

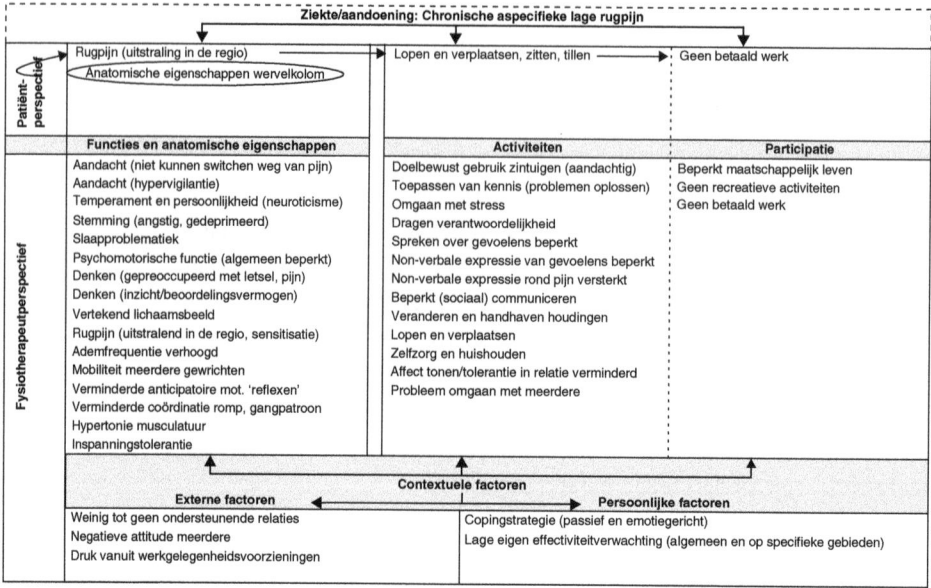

Figuur 1.4 Contrast tussen het perspectief van de patiënt en het potentiële perspectief van de fysiotherapeut (RPS-formulier).

in hun semigestructureerde review aan dat omgevingsfactoren en persoonlijke factoren die vaak genoemd worden in core sets van musculoskeletale aandoeningen, geassocieerd zijn met functioneren op activiteiten- en participatieniveau (29). Aan de andere kant zijn er ook uitgebreide overzichten die niet tot een eenduidig antwoord komen wat betreft risicofactoren en prognostische factoren (gebaseerd op de ICF-categorieën) voor herstel van acute lage rugpijn (30). Soms gaan de bevindingen ook tegen de huidige trend in. De bekende *fear avoidance* bijvoorbeeld blijkt volgens een review geen prognostische factor voor vertraagd herstel van chronische aspecifieke lage rugpijn te zijn (31). Dat psychologische processen een belangrijke rol spelen op diverse gebieden van ziekte en gezondheid is zeker, maar het is nog niet zo dat alle details bij de verschillende aandoeningen opgehelderd zijn.

1.5 Biopsychosociale model volledig geaccepteerd?

Ook tegenwoordig lijkt de roep van Engel om te verschuiven van een biomedisch kader naar een biopsychosociaal kader nog nodig (32). Dat het biopsychosociale model zijn intrede heeft gedaan, wil niet zeggen dat dit in het denken en handelen van elke fysiotherapeut terug te zien is. Sommige fysiotherapeuten hanteren nog een biomedisch kader en dat heeft een nadelige invloed op hun behandeling van de patiënt (33). Soms zijn die cognities impliciet, en op een automatisch niveau verankerd. Het valt dan niet mee een jarenlang patroon van denken los te laten en te vervangen door een meer accuraat model. Ook binnen opleidingen fysiotherapie is er nog geen balans. Vaak moeten vakken als psychologie of communicatie opboksen tegen biomedische vakken als anatomie, fysiologie en neurologie. Tijd is binnen het curriculum nu eenmaal een schaars goed en de biomedische vakken worden vaak als vanzelfsprekende eerste noodzaak gezien. Ook een deel van de studenten neigt de psychologische dimensie van het vak relatief onder te waarderen (34). Dit boek wil een bijdrage leveren aan het biopsychosociale denken en steunt wat psychologie betreft in belangrijke mate op de bevindingen uit de gezondheidspsychologie.

1.5.1 GEZONDHEIDSPSYCHOLOGIE

De laatste dertig jaar hebben het vakgebied gezondheidspsychologie en de aanverwante wetenschappen een geweldige groei doorgemaakt (35). De bewijzen hebben zich opgestapeld dat psychologische factoren en sociale omstandigheden een niet te onderschatten impact hebben op het ontstaan en onderhouden van gezondheidsproblemen, en de omgang daarmee. De fysiotherapeut moet deze kennis meewegen in zijn analyse van het gezondheidsprobleem van de patiënt. Binnen de gezondheidspsychologie worden interventies ontwikkeld die zich richten op de somatische klacht, cognities, emoties, gedrag en het sociale systeem van de patiënt om het gezondheidsprobleem te verminderen of te voorkomen en de kwaliteit van leven te bevorderen. Een deel van dergelijke interventies is voor de fysiotherapeut onbelangrijk, bijvoorbeeld het bevorderen van condoomgebruik onder jongeren. Andere interventiestrategieën hebben juist een directe relevantie voor de praktijk van de fysiotherapeut, zoals het verhogen van therapietrouw, stresshantering en het bevorderen van aanpassing bij chronische ziekten.

1.5.2 SUBJECTIEVE KLACHTEN VERSUS OBJECTIEVE ZIEKTEMATEN

Nu is het niet zo dat elke klacht of aandoening in dezelfde mate en door dezelfde psychosociale factoren wordt beïnvloed. In die zin is het verstandig een eerste onderscheid aan te brengen, namelijk tussen subjectief gerapporteerde klachten en objectieve ziektebevindingen. De invloed van bijvoorbeeld stress op subjectieve klachten zoals pijn, benauwdheid en vermoeidheid, is overduidelijk en heeft klinische relevantie voor de fysiotherapeut (36). Ook op objectieve pathologische bevindingen blijkt de invloed van psychosociale factoren aanwezig, maar minder sterk dan op de subjectieve klacht. Dit verschil qua in-

vloed van psychosociale factoren op subjectieve klachten en objectieve pathologie kan men illustreren aan de hand van onderzoek naar het placebo-effect. De placebo-effecten op fysiologische responsen die deel uitmaken van de subjectieve ervaring zijn duidelijk aangetoond; een voorbeeld is het effect van placebopijnstillers op endorfine. Placebo's zouden ook effect hebben op fysiologische processen die geen deel uitmaken van de subjectieve ervaring, zoals bij huidaandoeningen en kanker. De data van deze laatste placebo-effecten zijn onduidelijk, anekdotisch of niet-repliceerbaar (37). Spiro vat dit krachtig samen met de uitspraak: 'There is a difference between treating cancer with placebos and treating the pain that comes from cancer with them.' (19).
Wanneer we werken vanuit het biomedische model zijn we volledig gericht op objectieve verbeteringen in ziektematen en is de winst die men bijvoorbeeld met stressmanagementtechnieken kan bereiken, bescheiden te noemen. Vertrekken we als fysiotherapeut vanuit het biopsychosociale model, dan staat de subjectief gerapporteerde klacht van de patiënt op de voorgrond: de gerapporteerde pijn, vermoeidheid, benauwdheid of bijvoorbeeld de ervaren beperkingen. Dan blijkt dat psychosociale interventies wel degelijk een significante impact kunnen hebben. De komende hoofdstukken in dit boek bieden hier houvast.

Voor studiesteun zie: www.PsychFysio.nl/boek.html

Literatuur

1. Engel GL. The need for a new medical model: a challenge for biomedicine. Science 1977;196:129-6.
2. Melzack R, Wall PD. Pain mechanisme: a new theory. Science 1965;150:971-9.
3. Fordyce WE. Behavioral methods for chronic pain and illness. St. Louis: Mosby, 1976.
4. Patterson DR. Behavioral methods for chronic pain and illness: a reconsideration and appreciation. Rehabilitation Psychology 2005;50(3):312-5.
5. Bernards ATM. Het meerdimensioneel belasting/belastbaarheids-concept als theoretisch uitgangspunt voor de fysiotherapie. Lezing gehouden tijdens het lustrumsymposium ter gelegenheid van het tienjarige bestaan van de Stichting Wetenschap en Scholing Fysiotherapie, 1990.
6. Bernards ATM, Hagenaars LHA, Oostendorp RAB. Het 'meerdimensionaal belasting-belastbaarheidsmodel' – deel II: Methodisch/systematisch handelen binnen het fysiotherapeutische hulpverleningsproces. Issue 1994(2):9-19.
7. RIVM. Nederlandse vertaling van de International Classification of Functioning, Disability and Health. Bilthoven: RIVM, 2002.
8. Lane RD, Waldstein SR, Chesney MA, Jennings R, Lovallo WR, Kozel PJ et al. The Rebirth of Neuroscience in Psychosomatic Medicine, Part I: Historical Context, Methods, and Relevant Basic Science. Psychosomatic Medicine 2009;71:117-34.

9. Jason L, Benton M, Torres-Harding S, Muldowney K. The impact of energy modulation on physical functioning and fatigue severity among patients with ME/CFS. Patient education and counseling 2009;77:237-41.
10. Nijs J, Van Oosterwijck J, De Hertogh W. Rehabilitation of chronic whiplash: treatment of cervical dysfunctions or chronicpain syndrome? Clinical Rheumatology 2009;28(3):243-51.
11. Harper RG. Personality-guided therapy in behavioral medicine. Washington, DC: American Psychological Association, 2003.
12. Steptoe A, Brydon, L. Emotional triggering of cardiac events. Neuroscience and Biobehavioral reviews 2009;33:63-70.
13. Cohen S. The Pittsburgh common cold studies: Psychosocial predictors of susceptibility to respiratory infectious illness. International Journal of Behavioral Medicine 2005;12(3):123-31.
14. Störig HJ. Geschiedenis van de filosofie. Utrecht: Het Spectrum, 2000.
15. Metz W. Pijn: een teer punt. Nijkerk: Intro, 1975.
16. Kabela M. De betekenis van Descartes: voor- en nadelen van de dichotomie. Symposiumverslag Elisabethsgasthuis. Tijdschrift voor Psychosomatische Fysiotherapie 1998;1:2.
17. Gatchel RJ, Bo Peng Y, Peters ML, Fuchs PN, Turk DC. The Biopsychosocial Approach to Chronic Pain: Scientific Advances and Future Directions. Psychological Bulletin 2007;133(4):581-624.
18. Sietsma LW. Bewegen en het passeren van de pijngrens. Symposium 'De pijngrens voorbij', 1996.
19. Spiro H, Harrington A. Clinical reflexions on placebo phenomenon. In: Harrington A, editor. The placebo effect. Cambridge: Harvard University Press, 1997:37-55.
20. Lerner M. Choices in healing: integrating the best of conventional and complementary approaches to cancer. London: The MIT Press, 1994.
21. Elliott TR, Kurylo M, Rivera P, Snyder CR, Lopez SJ. Positive growth following acquired physical disability. Handbook of positive psychology. New York: Oxford University Press,2002:687-99.
22. Smart K, Dooby C. The clinical reasoning of pain by experienced musculoskeletal physiotherapists. Manual Therapy 2007;12:40-9.
23. Blankenstein N. Reattributie in de huisartsenpraktijk. In: Feltz-Cornelis C van der, Horst H van der, editors. Handboek Somatisatie. Lichamelijk onverklaarde klachten in de eerste en de tweede lijn. Utrecht: De Tijdstroom uitgeverij BV, 2008:117-34.
24. Edwards I, Jones M, Carr J, Braunack-Mayer A, Jensen GM. Clinical reasoning strategies in physical therapy. Physical Therapy 2004;84(4):312-30.
25. Edwards I, Richardson B. Clinical reasoning and population health: Decision making for an emerging paradigm of health care. Physiotherapy Theory and Practice 2008;24(3):183-93.
26. Steiner WA, Ryser L, Huber E, Uebelhart D, Aeschlimann A, Stucki G. Use of the ICF model as a clinical problem-solving tool in physical therapy and rehabilitation medicine. Physical Therapy 2002;82(11):1098-107.
27. Cieza A, Stucki G, Weigl M, Kullmann L, Stoll T, Kamen et al. ICF core sets for chronic widespread pain. Journal of Rehabilitation Medicine 2004;44 (suppl):63-8.
28. Hieblinger R, Coenen M, Stucki G, Winkelmann A, Cieza A. Validation of the International Classification of Functioning, Disability and Health Core Set for chronic widespread pain from the perspective of fibromyalgia patients. Arthritis Research & Therapy 2009;11(2):R67(doi:10.1186/ar2696).

29. Weigl M, Cieza A, Cantista P, Reinhardt JD, Stucki G. Determinants of disability in chronic musculoskeletal health conditions: a literature review. European Journal of Physical and Rehabilitation Medicine 2008;44:66-79.
30. Kent P, Keating JL. Can we predict poor recovery from recent-onset nonspecific low back pain? A systematic review. Manual Therapy 2008;13:12-28.
31. Lakke SE, Soer R, Takken T, Reneman MF. Risk and prognostic factors for non-specific musculoskeletal pain: A synthesis of evidence from systematic reviews classified into ICF dimensions. Pain 2009;147:153-64.
32. Adler RH. Engel's biopsychosocial model is still relevant today. Journal of Psychosomatic Research 2009;67:607-11.
33. Houben R. Communicatie tussen fysiotherapeut en patiënt bij lage-rugklachten. Het effect van attitude en informatie. In: Marinus J, Dijkstra PU, Nijs J, editors. Jaarboek Fysiotherapie Kinesitherapie. Houten: Bohn Stafleu van Loghum, 2006.
34. Probst M, Peuskens J. Attitudes of Flemish physiotherapy students towards mental health and psychiatry. Physiotherapy 2009;in press(doi:10.1016/j.physio.2009.08.006).
35. Ayers S, Baum A, McManus C, Newman S, Wallston K, Weinman J, West R. Cambridge handbook of psychology, health and medicine. 2 ed. Cambridge: Cambridge University Press, 2007.
36. Watson D, Pennebaker JW. Health complaints, stress, and distress: exploring the central role of negative affectivity. PsycholRev 1989;04,96(2):234-54.
37. Kirsch I, Harrington A. Specifying nonspecifics: Psychological mechanisms of placebo effects. In: Harrington A, editor. Cambridge: Harvard University Press, 1997:166-86.

2 De patiënt als informatieverwerkend systeem

Drs. P. van Burken

2.1 Inleiding

De mens is tot op zekere hoogte op te vatten als een informatieverwerkend systeem; de mens is doelgericht, neemt de interne en externe omgeving waar, verwerkt informatie, slaat deze op, reageert en neemt vervolgens het effect waar, verwerkt dat opnieuw, enzovoort. In essentie hebben we hiermee een cybernetisch systeem beschreven en dat is een bruikbaar concept voor het denken over zelfregulatie en zelfmanagement binnen de fysiotherapie (figuur 2.1) (1).

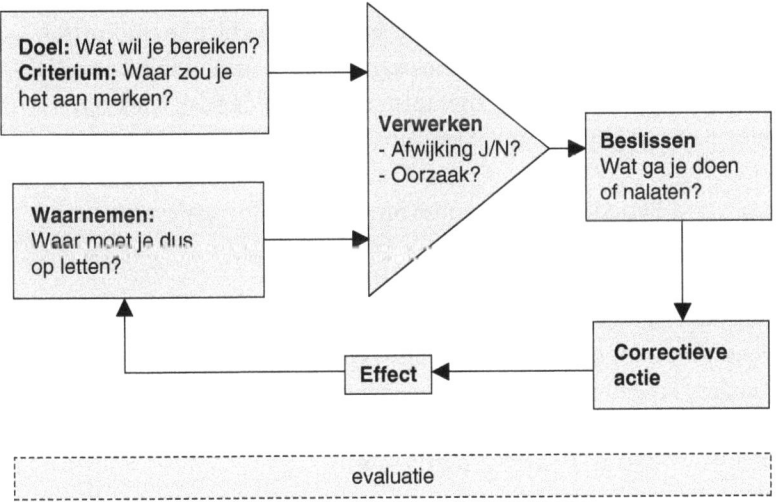

Figuur 2.1 Elementair zelfregulatiesysteem.

Een voorbeeld:

> Een patiënt streeft pijnverlichting na (= doel). Hij is tevreden als
> de pijnintensiteit voor minimaal tachtig procent gereduceerd is
> (= criterium). Hij let daarom op de sterkte van de pijn (= waarne-
> men). Als de waarneming van pijn nog niet overeenkomt met zijn
> doel, gaat hij op zoek naar de oorzaak daarvan (= verwerking).
> Op basis van die uitkomst bepaalt hij welke opties hij heeft, bij-
> voorbeeld 'twee dagen meer rust nemen' (= beslissing). Hij neemt
> deze rust (= correctieve actie). Deze actie heeft mogelijk invloed
> op de pijn (= effect). De patiënt let op de veranderingen in pijn
> (= waarnemen). Op meta-niveau vindt hij dat hij via het bovenbe-
> schreven proces zinvol omgaat met zijn gezondheidsprobleem (=
> evaluatie).

Kennis en kennisverwerking spelen in dit proces van waarnemen, verwerken, opslaan en reageren een uiterst belangrijke rol. Deze mentale aspecten van informatieverwerking worden binnen de cognitieve psychologie bestudeerd en de aldaar gevormde inzichten hebben belangrijke implicaties voor het handelen van de fysiotherapeut. Cognities en cognitieve processen spelen bijvoorbeeld een rol bij pijn, motorisch leren, stress, verwerking van ziekte-informatie, gezondheidsvoorlichting, gedragsverandering, therapietrouw en bij de beslissing om wel of niet naar een fysiotherapeut te gaan (2).

2.2 Functionele elementen binnen het informatieverwerkend systeem

Men kan zich het menselijk informatieverwerkend systeem in vereenvoudigde vorm als volgt voorstellen (3): sensorische registers, werkgeheugen, langetermijngeheugen en aandachtprocessen.

2.2.1 SENSORISCHE REGISTERS

Voor elke zintuigmodaliteit bestaat er een sensorisch register waar de sensorische input als eerste binnenkomt. De sensorische input wordt daar in zijn oorspronkelijke ruwe vorm vastgehouden. Deze sensorische registers kunnen de ongecensureerde input aan informatie slechts enkele seconden vasthouden. Als de zintuiglijke input niet verder wordt verwerkt, gaat deze verloren. Verdere verwerking vindt plaats door in de sensorische registers patronen binnen de input te herkennen. Deze patroonherkenning vindt plaats door tussenkomst van het langetermijngeheugen. Daarin ligt immers opgeslagen wat men aan patronen kent. De elementaire patronen worden gecodeerd en voor verdere verwerking in het werkgeheugen geplaatst. Het fascinerende van patroonherkenning is dat het zintuiglijke aanbod zeer variabel kan zijn, terwijl we toch de patronen, geluiden of objecten blijven herkennen. Net zoals we iemand herkennen van een foto die op zijn kop hangt, kan de fysiotherapeut de laterale epicondylus van de elleboog herkennen of hij nu links of rechts staat, of de patiënt nu jong of oud is (4).

2.2.2 WERKGEHEUGEN

De informatie die in het werkgeheugen is geplaatst, kan veel langer worden vastgehouden dan in de sensorische registers. Men moet dan wel de informatie geactiveerd houden door deze constant mentaal te herhalen, anders is de informatie na ongeveer dertig seconden verdwenen. De capaciteit van het werkgeheugen is beperkt omdat het hier om aandachtvragende processen gaat (5). Het werkgeheugen bestaat uit vier componenten (figuur 2.2).

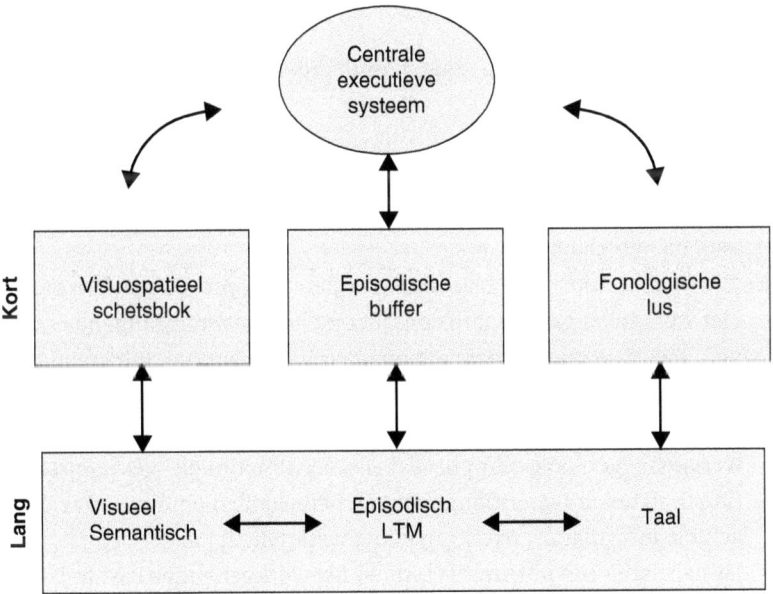

Figuur 2.2 *Werkgeheugen naar Baddeley (2003).*

In de fonologische lus wordt auditief materiaal tijdelijk vastgehouden, bijvoorbeeld door het innerlijk vocaal herhalen van het materiaal. Het visuospatiële schetsblok heeft een soortgelijke functie voor visueel en spatieel materiaal. In zowel de fonologische lus als het visuospatiële schetsblok kan men de daar geplaatste informatie manipuleren, bijvoorbeeld een bewegingsuitvoering mentaal voor je zien en uitproberen. Het centrale executieve systeem is de sturende dirigent van het geheel. Deze module kan zowel via aandachtsvolle bewuste sturing de informatieverwerking beïnvloeden, als meer automatisch via bijvoorbeeld gewoontevorming. De episodische buffer is de plaats waar de verschillende vormen van informatie tot een samenhangende episode worden gevormd en als geïntegreerd geheel in het bewustzijn komt. Het werkgeheugen is in het huidige moment werkzaam, maar staat in contact met het langetermijngeheugen zodat ook eerder verworven kennis beschikbaar is. Bovendien kan informatie uit het werkgeheugen daar opgeslagen worden.

Het werkgeheugen is een echte werkplaats. Als de fysiotherapeut naar de patiënt luistert, kijkt, palpeert en in gedachten bezig is een samenhangende diagnose van het gezondheidsprobleem te maken, dan doet hij dat in het werkgeheugen. Het werkgeheugen is een werkplaats waarin perceptie, langetermijngeheugen en actie samenkomen en bewerkt worden. Dat wil zeggen:
– het waarnemen van de patiënt;
– de kennis over tekenen en symptomen van aandoeningen in het langetermijngeheugen;
– de acties in de vorm van vragen, onderzoekshandelingen of interventies.

De patiënt is eveneens druk bezig in zijn werkgeheugen om te begrijpen van de fysiotherapeut aan hem vraagt en zoekt naar woorden die passen bij zijn klachten.
Er zijn op zijn minst drie plaatsen waar het in dit proces mis kan gaan:
– Het werkgeheugen staat in contact met het langetermijngeheugen. Het slaat daar informatie op maar haalt daar ook informatie uit op. Als in het langetermijngeheugen incomplete of vertekende (gezondheid)informatie opgeslagen ligt, zal de uitkomst in het werkgeheugen ook suboptimaal zijn. Disfunctionele ziekte-opvattingen in het langetermijngeheugen beïnvloeden op deze wijze de actuele informatieverwerking in het werkgeheugen.
– De capaciteit om informatie binnen het werkgeheugen vast te houden en te manipuleren, kan bij sommige patiënten of fysiotherapeuten beperkt zijn. Misschien heeft men de concentratie niet of heeft men in aanleg gewoon weinig visuospatiële capaciteit. De gezondheidsinformatie wordt dan niet zozeer vertekend, maar is gewoon minder of slechter bewerkbaar: men kan cognitief minder aan.
– Ook de richting van de aandacht kan parten spelen. Op basis van vertekende informatie of door emotionele processen kan men via

selectieve aandacht bepaalde informatie accentueren. Dit speelt bijvoorbeeld als de patiënt erg bang is dat er iets beschadigd is en daadoor het werkgeheugen als het ware gevuld houdt met pijninformatie.

De beperkte capaciteit van het werkgeheugen heeft ook gevolgen voor het aanbieden van voorlichtingsmateriaal aan patiënten. Een aantal regels om het werkgeheugen te ondersteunen bij het lezen van schriftelijk materiaal:
- Gebruik een helder en eenvoudig lettertype.
- Neem voldoende witruimte om visuele klontering te voorkomen.
- Hanteer concrete taal.
- Doe geen dubbele ontkenningen.
- Maak alleen gebruik van illustraties als er verbanden uitgelegd moeten worden, anders leidt het af.
- Spreek meerdere modaliteiten tegelijk aan binnen het werkgeheugen: een plaatje vergezeld van een audioboodschap (= visuospatiële en fonologische component) is effectiever dan geschreven tekst met een plaatje erin (beide visuospatieel). Video kan om dezelfde reden erg handig zijn, vooral ook om procedures te laten zien die omslachtig te beschrijven zijn. Het nadeel van video ten opzichte van schriftelijk materiaal is dat het werkgeheugen het tempo en de volgorde opgelegd krijgt (6).

2.2.3 LANGETERMIJNGEHEUGEN

Na bewerking in het werkgeheugen kan informatie opgeslagen worden in het langetermijngeheugen. Het langetermijngeheugen kent een zeer grote capaciteit: daar ligt alles opgeslagen wat we van de wereld weten. Mentaal repeteren van informatie in het werkgeheugen (gemotiveerd door 'dat moet ik niet vergeten') verhoogt de waarschijnlijkheid dat de informatie in het langetermijngeheugen wordt opgeslagen. Dit is echter een tamelijk passieve en oppervlakkige geheugentechniek die de informatie niet breed verankert. Goed nadenken over wat de fysiotherapeut gezegd heeft (elaboreren) en het relateren aan eigen ervaringen zorgt ervoor dat de opmerkingen van de fysiotherapeut wel goed in het geheugen verankerd raken. Daardoor wordt het minder snel vergeten en is het weer makkelijk op te roepen: 'Wat moest ik ook al weer doen als de knie dik werd?'

Het is voor de fysiotherapeut relevant iets over de organisatie van het langetermijngeheugen te weten. Zo is er niet één langetermijngeheugen, maar bestaan er meerdere vormen van langdurige opslag (figuur 2.3) (7). We zullen hier kort bij stilstaan.

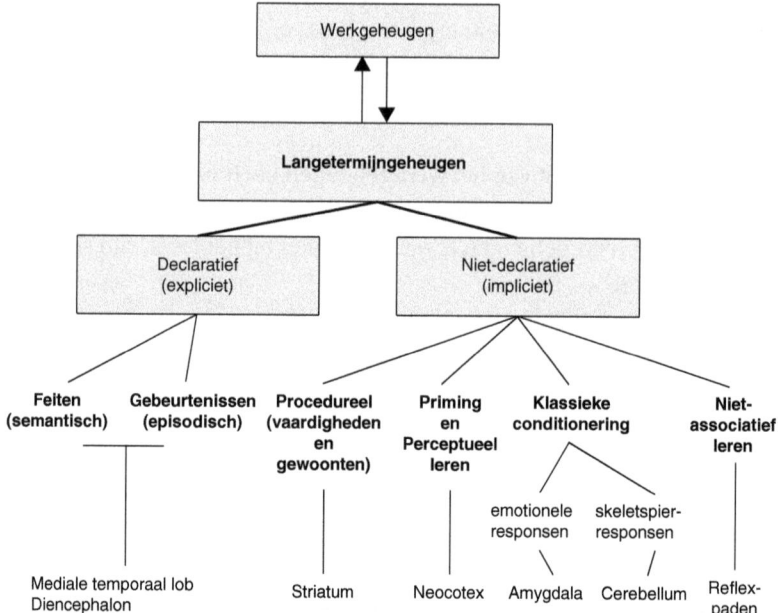

Figuur 2.3 Indeling van geheugensystemen naar Squire (2007).

Declaratief versus niet-declaratief

Het declaratieve geheugen bevat expliciete informatie die men zich bewust kan herinneren, zoals informatie over *feiten* – 'mijn opa heeft ook reuma gehad' – of herinneringen aan *gebeurtenissen* – 'ik zie nog voor me hoe blij hij was als ik een stukje met hem wandelde'.

Het niet-declaratieve geheugen bevat impliciete informatie waar we geen bewuste toegang toe hebben, maar die ons functioneren wel mede bepaalt: de vaardigheid om op oneffen voetbalvelden te spelen; de geconditioneerde angst, pijn en spierspanning die de patiënt met lage rugklachten automatisch opbouwt zodra hij weer op de werkplek terugkeert (8); de sensitisatie die opgetreden is in het pijnnetwerk. Elk type geheugen vraagt een wat andere manier van aanpak om er informatie in op te slaan of te veranderen:

- Declaratief leren treedt op als de fysiotherapeut de patiënt iets uitlegt. Interessant is te weten dat patiënten meer over neurofysiologie van pijn blijken te kunnen begrijpen en onthouden dan fysiotherapeuten doorgaans denken (9).
- Niet-declaratief leren kan tijdens de behandeling in verschillende vormen naar voren komen:
  - Bij vaardighedentraining is opdelen, inoefenen en samenvoegen een belangrijke strategie, in combinatie met oefenen binnen een

ecologische context. Ook het geven van dubbeltaken, om het impliciete automatische deel van de vaardigheid meer getraind te krijgen, is bijvoorbeeld belangrijk bij onder andere looptraining (10).
- Klassieke conditionering ziet men binnen de fysiotherapie terug in de vorm van *graded exposure*-technieken bij bewegen (hoofdstuk 11), relaxatietechnieken (hoofdstuk 8) en deconditioneren van klachten rond de ademhaling (hoofdstuk 17).
- Sensitisatie en habituatie, als uitingen van niet-associatief leren rond pijnwaarneming, komen in hoofdstuk 12 aan bod.

Wat betreft het langetermijngeheugen is het belangrijk te beseffen dat de opslag (en terughalen) geen 'fotografische weergave' is van het oorspronkelijke materiaal. Er heeft selectie en bewerking plaatsgevonden en daardoor is er een kans op vergeten, uitvergroten en vertekening ontstaan. Het is daarom belangrijk dat de fysiotherapeut de ideeën en de ervaringen van de patiënt navraagt en niet zo maar aanneemt dat de patiënt het wel zal weten of goed begrepen heeft. Zelfs het levensverhaal van de patiënt (en fysiotherapeut!) is een selectieve en beperkte constructie. Men kan nu eenmaal niet alle details van elke minuut onthouden. Men moet selecteren en is dus in zekere zin de auteur van het eigen levensverhaal (11). De betekenis van het ziek zijn voor de patiënt, zijn verwachtingen en voorkeuren rond behandeling, worden mede vormgegeven door zijn levensverhaal. Fysiotherapeuten die oog hebben voor het levensverhaal van de patiënt kunnen vandaaruit de verwachtingen en voorkeuren beter herkennen en begrijpen, en indien mogelijk daarbij aansluiten (12, 13).

2.2.4 AANDACHTPROCESSEN
Selectie van informatie heeft veel te maken met het al dan niet aandacht aan iets schenken. Datgene waaraan we aandacht schenken, komt in het werkgeheugen. Werkgeheugen en aandacht zijn dan ook nauw verwant. Aandacht wordt gestuurd vanuit top-down- en bottom-up-processen (figuur 2.4) (14).
Op basis van de uitkomst van informatieverwerking binnen het werkgeheugen kan het centrale executieve systeem 'besluiten' dat bepaalde informatie extra aandacht nodig heeft. Dit kan op twee manieren bereikt worden: (1) de zintuigen worden gericht op dat deel van de wereld waarvoor men belangstelling heeft en (2) via de sensitiviteitmodulatie worden bepaalde delen van informatie-input naar het werkgeheugen sterker geactiveerd. Beide vormen van top-down-aandacht zorgen ervoor dat de informatie waarop men zich richt, meer kans heeft

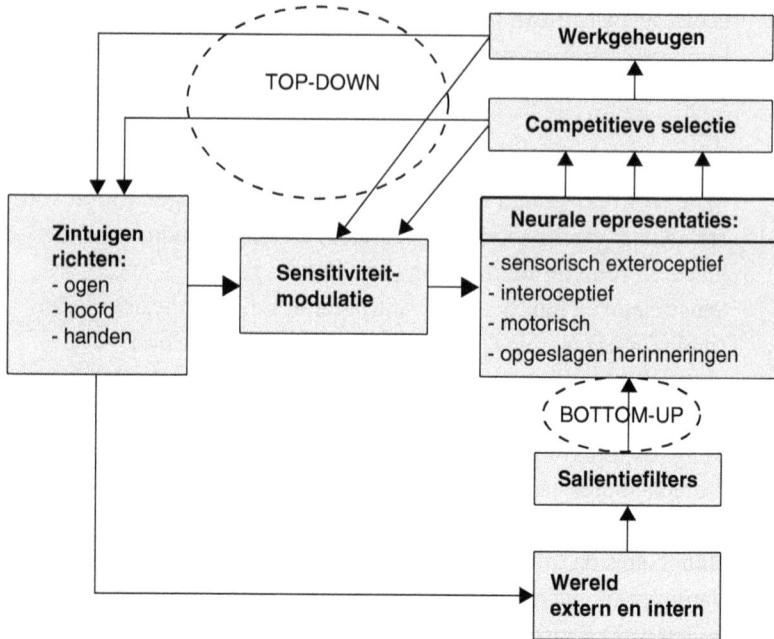

Figuur 2.4 Aandachtmodel van Knudsen (2007).

te winnen binnen de competitieve selectie en zo in het werkgeheugen komt. Zo kan een patiënt kiezen de aandacht op de pijn te richten of juist afleiding te zoeken.

Er is echter ook een meer automatisch bottom-up-aandachtsproces. Op veel niveaus binnen het zenuwstelsel wordt met behulp van salientiefilters geselecteerd op stimuli die een hoge waarschijnlijkheid van belangrijkheid hebben. Het zenuwstelsel 'let' automatisch op stimuli die infrequent in tijd en ruimte verschijnen zoals een onverwacht geluid. Maar ook op stimuli van instinctief (pijn, seksuele signalen) of aangeleerd biologische belang (stem ouders) reageert het zenuwstelsel automatisch en extra sterk. Dat is de reden dat afleiding zoeken bij pijn verlichting kan geven, maar dat het niet gemakkelijk is omdat de salientiefilters het signaal pijn als het ware een voorkeursbehandeling geven in de competitieve selectie (15).

2.3 De bouwstenen van denken: concepten en categorisatie

We kunnen denken in een beeldmodus en in een propositionele modus (16). Bij denken in de beeldmodus ziet men in verbeelding iets voor zich, zoals het beeld van een 'scheefstaande wervel'. Bij het den-

ken in de propositionele modus maakt men gebruik van 'talige' stellingen (proposities). Voorbeelden van proposities zijn:
- 'Pijn is een teken dat iets kapot is.'
- 'Iets wat kapot is, moet gerepareerd.'
- 'Een fysiotherapeut repareert lichamen.'

Via logica kunnen deze talige proposities dan gecombineerd worden tot een conclusie: 'Ik heb pijn dus ik moet naar de fysiotherapeut.' De patiënt kan ten aanzien van zijn aandoening tegelijkertijd in beelden en proposities denken: bijvoorbeeld het visuele beeld van een wervel die scheef staat in combinatie met de proposities dat dit gevaarlijk is en gerepareerd moet worden. De propositionele representaties van de werkelijkheid worden niet willekeurig opgeslagen, maar zijn hiërarchisch georganiseerd tot een netwerk van samenhangende concepten (16). Een concept is een propositioneel kenniselement. We hebben mentale concepten gevormd van een wervel, van pijn, van patiënt en van bijvoorbeeld allerlei aandoeningen (17). Leventhal heeft veel onderzoek gedaan naar ziekterepresentaties en ontdekte dat een patiënt doorgaans een idee vormt van zijn ziekte (in beeld en taal) aan de hand van vijf thema's: identiteit/label, tijdlijn, oorzaak, gevolgen en beïnvloedbaarheid (18) (figuur 2.5).

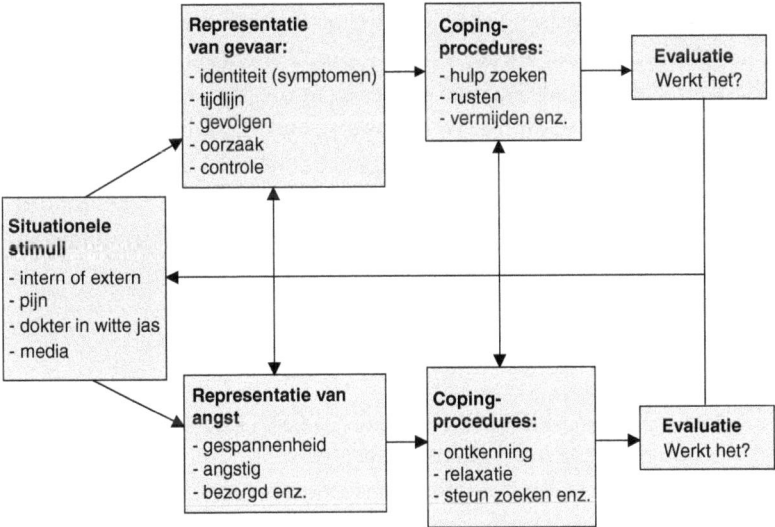

Figuur 2.5 *Common-Sense-model van Leventhal (2003).*

Deze ziekterepresentaties en de bijbehorende behandelrepresentaties kunnen functioneel zijn, maar ook disfunctioneel. Dat laatste betekent doorgaans dat het gedrag en de emoties van de patiënten er nadelig door beïnvloed worden. Negatieve ziekteopvattingen bij COPD-patiënten bepalen bijvoorbeeld voor een belangrijk deel de paniekaanvallen, angst, depressie, en ervaren ziekte-impact (19). Patiënten met rugpijn herstellen slechter als ze de volgende disfunctionele opvattingen hebben (20): de verwachting dat de rugpijn lang zal duren, ernstige nadelige gevolgen zal geven en zelf weinig controle erover te hebben. Voor een deel verloopt dit proces zonder dat de patiënt zich bewust hoeft te zijn van zijn ziekterepresentatie (21).

Veel concepten tezamen worden verweven tot uitgebreide schema's en scripts waarin ook gedrag opgenomen is (16). Wanneer een individu zichzelf als 'patiënt' gaat beschouwen, heeft hij in wezen het script 'patiënt' zoals hij dat heeft geleerd, geactiveerd. Dit script bestaat niet alleen uit concepten die aangeven wat men onder een patiënt verstaat, maar behelst ook een gedragsrepertoire (17). Fysiotherapeuten zullen disfunctionele concepten, opvattingen en schema's van de patiënt moeten onderkennen, omdat deze de waarneming, de beleving en het gedrag van de patiënt bepalen. De patiënt aanzetten deze concepten ter discussie te stellen, is meestal noodzakelijk voor een positieve uitkomst van de therapie. Over pijn spreekt men in dit therapeutische kader van een 'reconceptualisatie van pijn'.

Een geheel ander mechanisme is de representatie van het lichaam in de hersenen. Chronische-rugpijnpatiënten hebben een verstoorde lichaamsrepresentatie die deels het pijnprobleem in stand kan houden. Ze voelen delen van de rug niet of menen te voelen dat de wervels niet in lijn liggen, terwijl dit niet zo is (22, 23). Ook deze disfunctionele representatie kan door de fysiotherapeut beïnvloed worden: er zijn aanwijzingen dat herstel van de lichaamrepresentatie via sensomotorische discriminatietraining, pijn kan verlichten (24, 25). Meer hierover in hoofdstuk 9.

2.4 Informatieverwerkingsproces

2.4.1 AUTOMATISCHE VERSUS GECONTROLEERDE INFORMATIEVERWERKING

Informatie kan zowel automatisch verwerkt als gecontroleerd worden. Het overgrote deel van ons (cognitieve) functioneren wordt door automatische processen aangestuurd. Automatische verwerking verloopt parallel, snel, vraagt zeer weinig mentale inspanning of bewuste intentie, heeft een zeer grote capaciteit en interfereert nauwelijks met andere taken. Gecontroleerde verwerking, daarentegen, verloopt serieel, langzaam, vraagt aandacht, is beperkt in capaciteit en interfereert meer met taken. Dit laatste betekent dat als goed verlopende geautomatiseerde processen onder bewuste controle worden gebracht, ze vaak minder efficiënt gaan verlopen. Dat komt doordat de bewuste verwerking dikwijls de ervaring mist die zo vormend is geweest voor de geautomatiseerde verwerking (26). Zo kan een ervaren fysiotherapeut die voor de groep een fysiotherapeutisch vaardigheid moet demonstreren, toch gekunsteld overkomen. Veel vaardigheden verlopen namelijk automatisch, maar tijdens een demonstratie in een groep wil de cursist het goed doen en voert hij de opdracht uit door bewust gecontroleerde processen. Het paradoxale effect is een verminderde kwaliteit van uitvoering. Een ander voorbeeld is het bewust beheersen van de ademhaling. Men breekt daarmee in een automatisch proces in, dat daardoor ontregeld kan raken met als gevolg dat de ademhaling juist onprettig gaat aanvoelen. Uit het voorgaande blijkt dat gecontroleerde processen kunnen interfereren met automatische processen. Het omgekeerde geldt ook. Onbedoelde versprekingen zijn daar een voorbeeld van.

De automatische verwerking kent behalve voordelen ook nadelen. Het kost tijd en veel oefening om aan te leren en het proces is daarna relatief rigide. Ook disfunctionele gedachtepatronen kunnen automatiseren (27). Ze verlopen daardoor zeer snel en onttrekken zich doorgaans aan het bewustzijn. De nadelige emotionele effecten van dergelijke gedachten wordt men echter wel gewaar. Een ander nadeel van automatiseren: als de fysiotherapeut zijn onderzoek en behandeling volledig geautomatiseerd (routinematig) uitvoert, zal hij zeker fouten maken. Vandaar dat binnen de fysiotherapie gestreefd wordt het handelen te expliciteren en met argumenten te ondersteunen. Men wordt dan gedwongen het automatische proces te verlaten en het gecontroleerde proces in te schakelen.

Het belang van dit onderscheid in automatische en gecontroleerde verwerking voor de fysiotherapeut is veelzijdig. Enerzijds zal hij bij de patiënt voor bepaalde gedragingen via een bewust en gecontroleerd proces naar een geautomatiseerd proces toewerken. Anderzijds moeten geautomatiseerde disfunctionele bewegingen of ziektecognities eerst bewust gemaakt worden, zodat de patiënt ze op juistheid kan onderzoeken en bijstellen, om ze vervolgens gecorrigeerd opnieuw te automatiseren.

2.4.2 EMOTIONELE INFORMATIEVERWERKING EN COGNITIEVE INFORMATIEVERWERKING

Het voorafgaande suggereert dat mensen vooral rationeel informatie verwerken, maar niets is minder waar. Er bestaat ook een experiëntieel systeem van informatie verwerken dat meer holistisch, snel, emotioneel en intuïtief is. Het rationele systeem gebruiken we meer bij praktische problemen, het experiëntiële meer bij psychosociale problemen (28). Feitelijk is dit een voorbeeld van een duaal-procesmodel met de belangrijke onderverdeling in 'meer cognitief' (denken) en 'emotioneel' (gevoel). Beide systemen hebben hun eigen structuren, maar staan wel in sterke wisselwerking met elkaar (3) (zie figuur 2.6). Ook het eerder genoemde Common-Sense-model van Leventhal is een duaal-procesmodel met een cognitieve route (ziekteperceptie/representatie van gevaar) en een emotionele route. Beide routes kennen eigen vormen van coping (figuur 2.6).

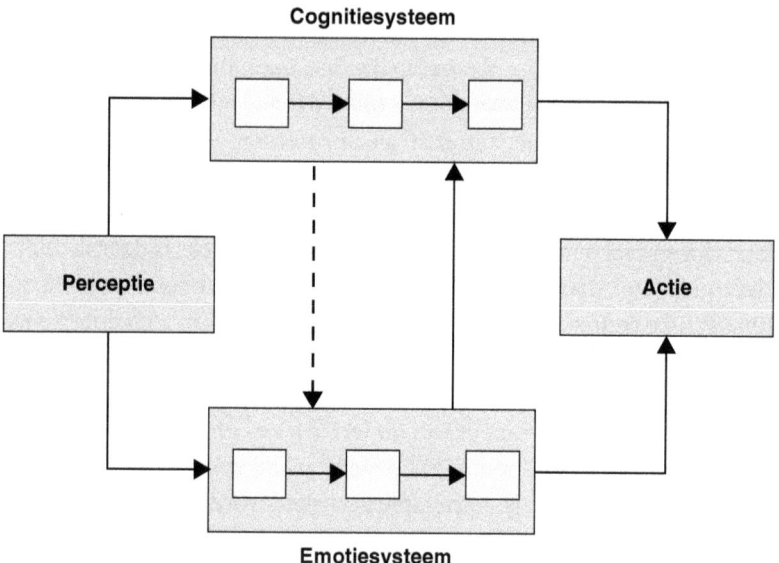

Figuur 2.6 *Twee routes van informatieverwerking (naar: Kok 2004).*

2.5 Informatieverwerking en het zenuwstelsel: activatie en selectiviteit

2.5.1 ORGANISATIE VAN HET CENTRALE ZENUWSTELSEL

Er zijn verschillende onderzoekers geweest die binnen het centrale zenuwstelsel een hiërarchie van drie delen onderscheiden. De theorie van MacLean wordt veel aangehaald en is vooral van toepassing op psychosomatische processen (29). Zijn Triune-Brain-theorie is weliswaar een simplificatie van de werkelijkheid, maar behoudt nog steeds belangrijke geldigheid voor (wetenschappelijk) onderzoek en behandeling van diverse stoornissen (30). MacLean ziet het zenuwstelsel op-

gebouwd uit drie delen: het protoreptielenbrein, het paleomammalian brein en het neomammalian brein.
- Tot het protoreptielenbrein behoren het bovenste deel van het ruggenmerg en delen van de middenhersenen, het diencephalon (thalamus en hypothalamus) en de basale ganglia. Op dit niveau liggen de representaties van instinctieve en goedgetrainde gedragingen die een rol spelen in territoriumgedrag, jagen, paring, grootbrengen en andere activiteiten voor overleven van de soort.
- Het paleomammalian brein komt overeen met het limbische systeem en is belangrijk voor de integratie van emotionele expressie. Het limbische systeem heeft sterke verbindingen met de hypothalamus en ook enige verbinding met de neocortex.
- Het neomammalian brein komt overeen met de neocortex. Dit is de structuur die een nadere en precieze analyse van de wereld kan geven.

De hierna te bespreken reticulaire formatie is van belang voor de alertheid (energetische activatie) en loopt door deze eerste twee delen (het protoreptielenbrein en het paleomammalian brein) heen.

2.5.2 ACTIVATIE: ALERT EN WAKKER ZIJN, ORIËNTATIE EN SELECTIEVE AANDACHT

De informatieverwerking binnen het centrale zenuwstelsel – of die nu automatisch of gecontroleerd plaatsvindt – moet als het ware van 'achtergrondenergie' voorzien worden. Een soort 'warming-up' waardoor het informatieverwerkingsproces makkelijker verloopt. Deze energetische activatie kan bereikt worden door de tonische activiteit van het centrale zenuwstelsel op te hogen. Men moet zich daarbij voorstellen dat informatieoverdracht tussen twee specifieke neuronen wordt vergemakkelijkt als deze neuronen vanuit de 'zijlijn' door andere neuronen alvast aspecifiek worden gefaciliteerd. Deze energetische activatie kan op drie niveaus plaatsvinden, die overeenkomt met de opbouw van het zenuwstelsel (3) (figuur 2.7).

Alert en wakker zijn
De neuronen uit de reticulaire formatie in de hersenstam hebben deze functie van aspecifieke activatie. Ze kunnen door hun wijdverspreide uiteinden de gehele cortex faciliteren (Ascending Reticular Activating System: ARAS). Het ARAS intensiveert het energetische niveau van de prikkel-responsrelaties, waardoor de alertheid toeneemt en de verwerkingsmodulen aspecifiek worden geactiveerd. Adequate activatie zorgt voor optimale prestaties op het niveau van waarnemen, verwerken en

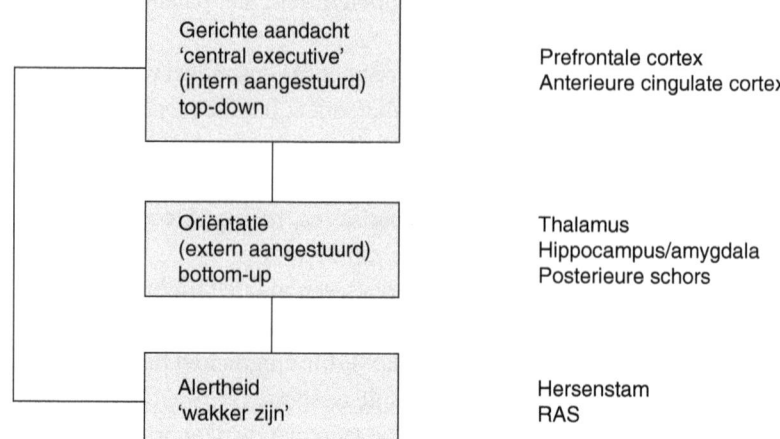

Figuur 2.7 Drie niveaus van activatie (licht bewerkt naar Kok, 2004).

motorisch reageren. De reticulaire formatie heeft ook een descenderende invloed op spinaal niveau, waardoor de alfa- en gammamotorneuronen gefaciliteerd raken (Descending Reticular Activating System: DRAS). Een reflex die men onder dergelijke activatie slaat, krijgt een grotere uitslag (31). Tot slot heeft activatie van het RAS neurovegetatieve effecten door haar verbindingen met de hypothalamus. De reticulaire formatie kan door metabole processen (homeostatische veranderingen) en door externe (sensorische) prikkels worden geactiveerd. Ook emoties, motivatie, planning en gedachten kunnen de reticulaire formatie activeren via de corticoreticulaire banen. Dit is bijvoorbeeld een 'route' die bij catastroferen over pijn een rol speelt (32). De aspecifieke algemene activatie kan tonisch of meer fasisch zijn. Bij tonische activatie wordt de neocortex langdurig geactiveerd. Dit speelt bijvoorbeeld bij het waak-slaapritme en tijdens motivationele betrokkenheid op bepaalde (werk)taken. Bij pijn en stress is er eveneens een tonische activatie, bij ontspanning neemt die weer af.

Oriëntatie

Een kortstondige fasische activatie kan ontstaan door een onverwachte verandering in stimuluseigenschappen. Een deur die dichtslaat, de interferentie die onverwacht hoger wordt gezet, de therapeut die opeens een paar woorden krachtig benadrukt. Dit wordt de oriëntatiereactie genoemd, die wordt gekenmerkt door een korte toename in algemene activatie gevolgd door explorerend gedrag. De sensorische gevoeligheid neemt daarbij tijdelijk toe door een verlaging van de sensorische drempel. De bedoeling hiervan is de informatieverwerking te

bevorderen om antwoord te krijgen op de vraag 'Wat gebeurt er?'. De oriëntatiereactie treedt op als de waargenomen stimulus afwijkt van de verwachte (opgeslagen) stimulus. Als de neurale representatie van de stimulus na een aantal herhalingen is aangepast, treedt er habituatie op waardoor de oriëntatiereactie verdwijnt (33) – het nieuwtje is er af. Wil men de aandacht van de patiënt (blijven) vangen, dan moet men functioneel gebruikmaken van de oriëntatiereactie door creatief verrassende elementen in de communicatie of behandeling in te bouwen (34).
Als een stimulus heel intens is, treedt er geen oriëntatiereactie op, maar een defensiereactie. De prikkel wordt gedempt en gedragsmatig treedt er vermijding op. Een sterk confronterende fysiotherapeut kan deze defensiereactie makkelijk oproepen en op deze wijze de informatieverwerking van de patiënt ondermijnen: de patiënt blokkeert en luistert niet meer, waardoor de fysiotherapeut zijn doel mist.

Selectieve aandacht
Naast deze aspecifieke vormen van activatie is er ook een grote mate van selectiviteit binnen de verwerking van het zenuwstelsel mogelijk. Men kan selectief de aandacht richten op bepaalde sensorische en motorische processen of op een bepaald facet van een op te lossen probleem. Men noemt dit selectieve aandacht. Deze vorm van selectieve aandacht en dus activatie is onder het subkopje 'aandachtsprocessen' al aan bod gekomen.

2.5.3 ALGEMENE ACTIVATIE EN PRESTATIE
Voor de uitvoering van een taak is het van belang dat de activatie optimaal is afgestemd op de taak. Men kan die relatie als een 'omgekeerde U' beschouwen, waarbij zowel een te lage als een te hoge activatie tot verminderd presteren leidt (figuur 2.8) (35) (hoewel er bij deze relatie ook kanttekening te plaatsen zijn (36)).
Een te lage energetische activatie – ''s morgens vóór de koffie' – zorgt ervoor dat de modules die de informatie moeten verwerken, niet op scherp staan. Men reageert traag, kan niet goed bij geheugenmateriaal komen, enzovoort. Bij een te hoge energetische activatie zullen selectiemechanismen niet meer optimaal werken en kunnen ze op den duur zelfs uitgeput raken. Het gevolg zijn niet alleen verhoogde prikkelbaarheid, vergeetachtigheid en concentratieverlies, maar ook problemen om tot een optimale motorische en vegetatieve actie te komen. Deze, voor de onderhavige taak overmatige, arousal zorgt bijvoorbeeld dat motorische sturing suboptimaal is waardoor op een kritisch moment de professionele voetballer een makkelijk te maken goal meters

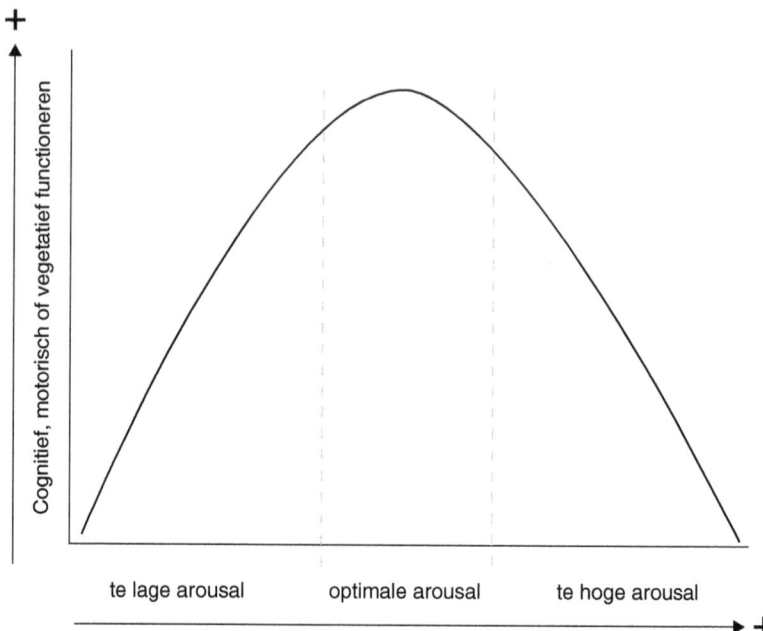

Figuur 2.8 *Relatie tussen arousal en functioneren.*

overschiet. In de Engelstalige literatuur komt men dit tegen als *choking under pressure* (37). Overmatige activatie, met verminderde kwaliteit in motorische sturing en waarneming, verhoogt ook de kans op sportblessures (38). Voor (doel)gerichtheid is immers selectiviteit nodig. Adequate activatie is dus ook voor de fysiotherapeut een belangrijk begrip met het oog op het begrijpen van de patiënt en zijn motoriek. Daarnaast heeft het zelfs, via vasoconstrictie door verhoogde sympathicusactiviteit, invloed op de trofiek van het weefsel. Bij complexe taken is het optimale activatiepunt eerder bereikt dan bij eenvoudige taken. Vandaar dat men bij hoge aspecifieke activatie (bijvoorbeeld door stress), de patiënt eenvoudige taken moet geven. De persoonlijkheidsdimensies die sterk zijn gerelateerd aan aspecifieke activatie zijn neuroticisme en introversie (35). Een patiënt met deze kenmerken kan men snel overprikkelen.

Normaal gesproken, vindt de adequate activatie 'vanzelf' plaats tijdens de voorbereiding op de taak. Zo zal de anticipatie op een sportprestatie de energetische toestand (zowel centraal als autonoom) alvast optimaliseren. Anticipatie op negatieve gevolgen van een bedreiging (stressor) zorgt eveneens voor activatie van het centrale zenuwstelsel. Deels is die adequaat te noemen, maar naarmate angst (stress) een grotere rol gaat spelen, wordt de activatie meer inadequaat. Vergelijk een examen waarvoor men prettig en adequaat 'op scherp' staat met een examen waar men faalangstig naartoe leeft. De prestaties zullen in de eerste situatie gunstig, maar in de tweede ongunstig worden beïnvloed. Als men moe is, kan men de kwaliteit van de taakprestatie handhaven door de activatie door mentale inspanning op te voeren. Dit proces is echter uitputbaar (26).

Activatie binnen het centrale zenuwstelsel heeft door de verbindingen tussen het RAS en de hypothalamus effect op de hormoonspiegels en de activiteit van het autonome zenuwstelsel. Hoe hoger de aspecifieke activatie, des te meer de hypothalamus voor een ergotrope tuning zorgt en het vegetatieve klimaat wordt voorbereid op het leveren van actie. Ook de afgifte van de zogenaamde stresshormonen, zoals adrenaline en corticosteroïden, is gerelateerd aan het niveau van activatie binnen het zenuwstelsel. Op deze wijze wordt het gehele organisme door anticipatie op of confrontatie met een stressor voorbereid op het nemen van actie.

Het arousalsysteem en het stress-systeem hebben overeenkomsten en verbindingen met elkaar. Beide systemen reageren op een relatief aspecifieke manier op een breed scala van prikkels. Maar er zijn ook verschillen, bijvoorbeeld in neurologische organisatie. Beide systemen (stress en arousal) kennen ook hun eigen gezondheidsproblemen (39). Disfunctie in arousalregulatie houdt verband met vegetatieve staat, stemmingsproblemen, slaapproblemen, vermoeidheidsproblemen, problemen met concentratie enzovoort. Gezondheidsproblemen die verband houden met chronische stress zijn onder meer het veroorzaken of versterken van pijn, cardiovasculaire problematiek en problemen geassocieerd met verminderd immuunfunctioneren. De stressrespons is het onderwerp van het volgende hoofdstuk: de biologie van stress.

Voor studiesteun zie: www.PsychFysio.nl/boek.html

Literatuur

1. Carver SC, Scheier MF. Control Theory: A useful conceptual framework for personality-social, clinical and health psychology. Psychological Bulletin 1982;92:111-35.
2. Vogel DL, Wester SR, Larson LM, Wade NG. An information-processing model of the decision to seek professional help. Professional Psychology: Research and Practice 2006;37(4):398-406.
3. Kok A. Het hiërarchisch brein. Assen: Koninklijke Van Gorcum, 2004.
4. Gallace A, Spence C. The cognitive and neural correlates of tactile memory. Psychological Bulletin 2009;135(3):380-406.
5. Baddeley AD. Working memory: looking back and looking forward. Nature reviews Neuroscience 2003;4:829-39.

6. Wilson EAH, Wolf MS. Working memory and the design of health materials: A cognitive factors perspective. Patient Education and Counseling 2009;74:318-22.
7. Squire LR. Memory systems: a biological concept. In: Roediger R, Dudai Y, Fitzpatrick S, editors. Science of Memory: Concepts. New York: Oxford University Press, 2007:339-43.
8. Zusman M. Associative memory for movement-evoked chronic back pain and its extinction with musculoskeletal physiotherapy. Physical Therapy Reviews 2008;13(1):57-68.
9. Moseley L. Unraveling the barriers to reconceptualization of the problem in chronic pain: The actual and perceived ability of patients and health professionals to understand the neurophysiology. The Journal of Pain 2003;4(4):184-9.
10. Paul SS, Ada L, Canning CG. Automaticity of walking – implications for physiotherapy practice. Physical Therapy Reviews 2005;10(1):15-23.
11. Brugman GM. Het levensverhaal als constructie In: Bohlmeijer E, Mies L, Westerhof G, editors. De betekenis van levensverhalen. Houten: Bohn Stafleu van Loghum, 2007:41-60.
12. Bohlmeijer E. Herinneringen, Levensverhalen en gezondheid. In: Bohlmeijer E, Mies L, Westerhof G, editors. De betekenis van levensverhalen. Houten: Bohn Stafleu van Loghum, 2007:29-39.
13. Mies L. Levensverhalen in de praktijk: interventies in gezondheidszorg en welzijnswerk In: In: Bohlmeijer E, Mies L, Westerhof G, editors. De betekenis van levensverhalen. Houten: Bohn Stafleu van Loghum, 2007:271-81.
14. Knudsen EI. Fundamental components of attention. Annual Review of Neuroscience 2007;30:57-78.
15. Van Damme S, Legrain, V, Vogt J, Crombez G. Keeping pain in mind: A motivational account of attention to pain. Neuroscience and Biobehavioral Reviews 2010;34(2):204-13.
16. Nolen-Hoeksema S, Fredrickson BL, Loftus GR, Wagenaar WA. Lanquage and thought. In: Nolen-Hoeksema S, Fredrickson BL, Loftus GR, Wagenaar WA, editors. Atkinson & Hilgard's Introduction to Psychology. 15 ed. Cheriton House: Cengage Learning EMEA, 2009:318-57.
17. Skevington SM. The psychology of pain. Chichester: John Wiley & Sons, 1995.
18. Leventhal H, Weinman J, Leventhal EA, Phillips LA. Health psychology: The search for pathways between behavior and health. Annual Review of Psychology 2008;59:477-505.
19. Howard C, Hallas CN, Wray J, Carby M. The relationship between illness perceptions and panic in chronic obstructive pulmonary disease. Behaviour Research and Therapy 2009;47(1):71-6.
20. Foster NE, Bishop A, Thomas E, Main C, Horne R, Weinman J, Hay E. Illness perceptions of low back pain patients in primary care: what are they, do they change and are they associated with outcome? Pain 2008;136:177-87.
21. Henderson CJ, Orbell S, Hagger MS. Illness schema activation and attentional bias to coping procedures. Health Psychololgy 2009;28(1):101-7.
22. Moseley GL. I can't find it! Distorted body image and tactile dysfunction in patients with chronic back pain. Pain 2008;140:239-43.
23. Moseley GL, Gandevia SC. Sensory-motor incongruence and reports of 'pain'. Editorial Rheumatology 2005;44:1083-5.
24. Flor H, Denke C, Schaefre M, Grüsser S. Effect of sensory discrimination training on cortical reorganisation and phantom limb pain. The Lancet 2001;357:1763-4.
25. Moseley GL, Zalucki N, Wiech K. Tactile discrimination, but not tactile stimulation alone, reduces chronic limb pain. Pain 2008;137:600-8.

26. Gaillard AWK. Stress, produktiviteit en gezondheid. Den Haag: Academic Service, 2003.
27. Ellis A. Reason and emotion in psychotherapy. New York: Lyle Stuart, 1962.
28. Claes L, Witteman C, Bercken J van den. Situational variability of experiential and rational information-processing styles in stressful Situations. European Journal of Psychological Assessment 2009;25(2):107-14.
29. MacLean PD. The Triune Brain in conflict. Psychotherapy and psychosomatics 1977;28:207-20.
30. Cory GA. Reappraising MacLean's Triune Brian Concept. In: Cory GA, Gardner R, editors. The Evolutionary Neuroethology of Paul MacLean. Westport: Praeger Publishers, 2002:9-27.
31. Brunia CHM, Boelhouwer AJW. Reflexes as a tool: a window in the central nervous system. Advances in Psychophysiology 1988;3:1-67.
32. Campbell CM, Edwards RR. Mind-body interactions in pain: the neurophysiology of anxious and catastrophic pain-related thoughts. Translational Research 2009;153(3):97-101.
33. Sokolov EN. The neuronal mechanisms of the orienting reflex. In: Sokolov EN, Vinogradova OS, editors. Neuronal mechanisms of the orienting reflex. NewYork: Wiley, 1975:217-35.
34. Lange A. Strategieën in directieve therapie. Deventer: Van Loghum Slaterus, 1987.
35. Olst EHv, Kok A, Orlebeke JF. Inleiding in de psychofysiologie. Deventer: Van Loghum Slaterus, 1980.
36. Neiss R. Reconceptualizing arousal: psychobiological states in motor performance. Psychological Bulletin 1988;103(3):345-66.
37. Beilock S, Gray R. Why do athletes choke under pressure? In: Tenenbaum G, Eklund RC, editors. Handbook of sportpsychology. 3 ed. New Jersey: John Wiley & Son, 2007:425-44.
38. Williams JM, Andersen, MB. Psychosocial antecedents of sport injury and interventions for risk reduction. In: Tenenbaum G, Eklund RC, editors. Handbook of sportpsychology. 3 ed. New Jersey: John Wiley & Son, 2007:379-403.
39. Pfaff DW, Martin EM, Ribeiro A. Relations between mechanisms of CNS arousal and mechanisms of stress. Stress 2007; 10(4):316-25.

De biologie van stress en psychosomatische processen

3

Drs. P. van Burken

3.1 Inleiding

3.1.1 ORDENING

Psychologische stress is een belangrijke herstelbelemmerende factor. Stress beïnvloedt niet alleen de subjectieve klachtenrapportage, maar heeft ook een objectief effect op orgaan- en weefselniveau. De ABCD-classificatie van Lane kan helpen zicht te houden op de niveaus die van belang zijn binnen de psychosomatiek (1).
- A = Psyche (cognities, emotionele ervaring, gedrag);
- B = Brein (de betrokken hersenstructuren, verbindingen, neurotransmitters en netwerken);
- C = Connectiepaden (autonome zenuwstelsel en neuro-endocriene systeem, immuunsysteem);
- D = Soma als 'eindorgaan' (de verschillende veranderingen op orgaan- en weefselniveau zoals hartproblematiek of vertraagd wondherstel).

In dit hoofdstuk wordt, na een introductie over stress, achtereenvolgens het autonome zenuwstelsel, het neuro-endocriene systeem en het immuunsysteem besproken (C=Connectiepaden). Daarna komt het effect op cardiovasculaire problematiek, respiratoire problematiek, pijn en bindweefselherstel (D=orgaan- of weefselspecifieke veranderingen) aan de orde. Hoofdstuk 4 gaat daarna in op de psychologie van stress (A=Psyche). Hoofdstuk 2 richtte zich met het thema 'informatieverwerking' reeds op niveau A (Psyche) en niveau B (Brein).

3.1.2 BIOLOGIE VAN STRESS

Bij een patiënt die zich in een toestand van chronische stress bevindt, kan een aantal kenmerkende veranderingen optreden, zoals een verhoogde spiertonus, toegenomen ontstekingsreacties en pijnzin. Als de stressreactie langdurig aanhoudt, kan zelfs de kwaliteit van het bindweefsel afnemen, met als gevolg een verlaagde mechanische belastbaarheid en vertraagd weefselherstel. Kennis van de biologie van stress maken deze bevindingen verklaarbaar. Deze kennis slaat een brug tussen psyche en soma, en kan gebruikt worden bij het in kaart brengen van het gezondheidsprobleem van de patiënt. Ze kan ook ingezet worden om de patiënt iets te leren over een biopsychosociale kijk op zijn klachten. Bovendien heeft kennis van de biologie van stress implicaties voor de fysiotherapeutische behandeling. In essentie: sterke (trainings)prikkels kunnen bij patiënten in een toestand van stress gemakkelijker pijn of ontstekingsprocessen aanjagen (flare up).

3.1.3 STRESS EN ALLOSTASE

Als de fysieke of psychologische belasting hoger is dan de belastbaarheid, kan dit een (trainings)prikkel zijn tot fysieke of mentaal-emotionele adaptatie (2). Mensen worden van gematigde stressoren sterker. Als de belastbaarheid echter dermate sterk overschreden wordt (langdurig en/of heftig), ontstaat er wel een stressreactie. Dit treedt vooral op als men het gevoel heeft geen grip (controle) te hebben op zichzelf of de situatie en de consequenties erg negatief zijn. Uit deze beschrijving blijkt al dat adaptatie (aanpassing) aan belastende/bedreigende situaties een centraal proces is. McEwen spreekt daarom in plaats van stress liever van allostase ('balans door verandering'): via *verandering* van het organisme (aanpassing) wordt het *evenwicht* (homestatische) bewaard. En daar blijven we gezond door. Het is immers tot op zekere hoogte gezond om bij ernstige bedreiging te vechten of te vluchten. Het is in die situatie zinvol dat het bijniermerg adrenaline en het sympathische zenuwstelsel noradrenaline vrijmaakt die het lichaam in fysiologische zin klaarmaakt voor actie. Cortisol helpt energie te mobiliseren, maar zorgt ook dat ontstekingsreacties na de fysieke impact niet te sterk uit de hand lopen. De mate waarin aanpassing gevraagd wordt, noemen we allostatische last. Als de allostatische last overmatig sterk of lang aanhoudt, kan er allostatische overload ontstaan. De stressreactie is dan te sterk of duurt te lang. Daar zijn drie oorzaken voor (3):

- frequente, langdurige en/of intense stress-situaties;
- niet habitueren (afzwakken) van de stressreactie op herhaalde bekende stress-situaties; men blijft bijvoorbeeld gespannen als men in een vergadering iets moet zeggen;
- de stressreactie wordt na een stressvolle situatie niet goed afgezet; een vorm van *slow unwinding*.

Deze allostatische overload heeft nadelige gevolgen voor de gezondheid. Bovendien kan het voorkomen dat het stress-systeem te weinig responsief reageert. Ook dit heeft nadelige gevolgen, bijvoorbeeld omdat ontstekingsreacties dan niet goed op gang komen.

Kernprocessen bij allostase
'Psychologisch gestrest zijn' – met in de kern allostatische overload – geeft een toename in sympathische activiteit, cortisol, pro-inflammatoire cytokinen, en een afname in parasympathicus activiteit (3). Het mag duidelijk zijn dat de hersenen het orgaan zijn dat deze allostatische respons in gang zet. De perceptie van dreiging en controle bepalen immers of de stressreactie ontstaat. Hierin zijn individuele verschillen te onderkennen (hoofdstuk 4). Hoewel dit hoofdstuk over de biologie van stress gaat, willen we benadrukken dat positief psychologische toestanden een buffer vormen tegen de stressreactie. Een algemene bevinding is dat mensen met positieve stemmingen, bijvoorbeeld op basis van optimisme of hoge zelfwaardering, overdag een minder hoog cortisolniveau, minder hoge hartfrequentie en bij acute stress een minder hoge plasmafibrinogeenrespons hebben (fibrinogeen is een marker van inflammatoire reactie). Dit effect is onafhankelijk van negatieve emoties en heeft dus een direct effect op gezondheid (4).
Het sympathische zenuwstelsel, het neuro-endocriene systeem en het immuunsysteem spelen in onderlinge samenhang een rol bij stressproblematiek. De systemen worden in het navolgende besproken.

3.2 Stress, het autonome zenuwstelsel en het neuro-endocriene systeem

Jänig stelt dat er binnen het centrale zenuwstelsel drie groepen effectorsystemen zijn, die gecoördineerd samenwerken om bewegingsgedrag mogelijk te maken (5): het somatomotorische systeem, het autonome zenuwstelsel en het neuro-endocriene systeem (figuur 3.1). Met het somatomotorische systeem is de fysiotherapeut vanzelfsprekend het meest bekend: dit regelt houding en beweging via het spierstelsel. Het autonome zenuwstelsel en het neuro-endocriene systeem zorgt ervoor dat het interne milieu van het lichaam toereikend is voor de gevraagde lichaamsbewegingen. Normaal gesproken werken deze drie systemen goed gecoördineerd samen.
Dit complex van drie effectorsystemen krijgt zijn input vanuit sensorische systemen, corticale systemen en toestandssystemen:

- Sensorische systemen leveren input vanuit het lichaam (interoceptie) en buitenwereld (exteroceptie en proprioceptie).
- Corticale systemen leveren een bijdrage vanuit cognitieve en emotionele verwerkingsprocessen.
- Toestandssystemen hebben invloed vanuit waak- en slaapritmen, arousal, alertheid en aandacht (zie ook hoofdstuk 2).

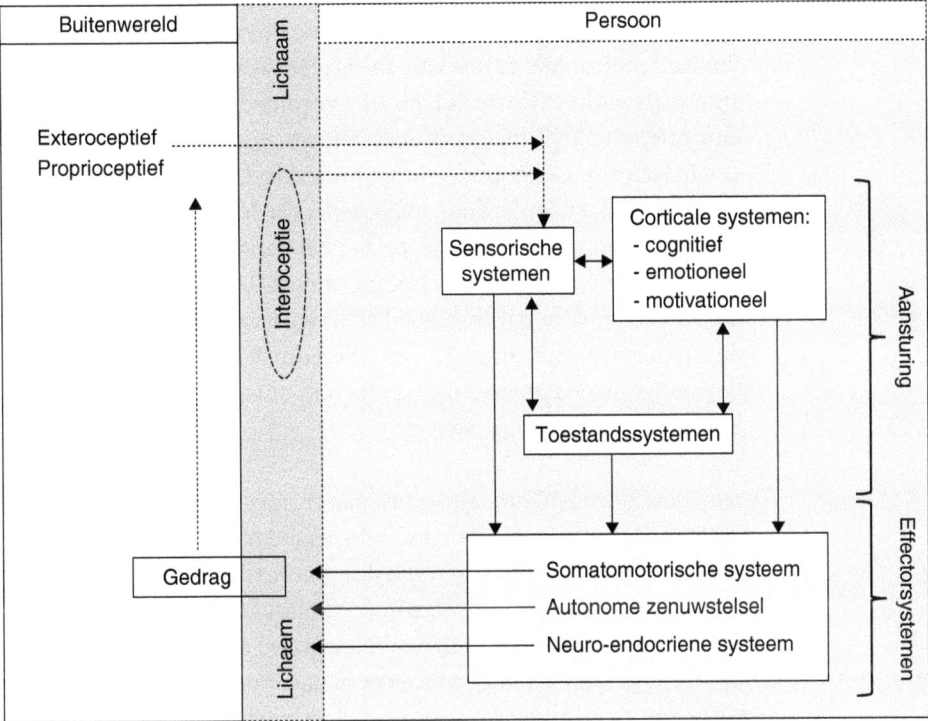

Figuur 3.1 Integratief model voor het autonome zenuwstelsel (aangepast naar Jänig 2009).

In het nu volgende wordt gekeken naar de relatie tussen stress en de rol van de beschreven effectorsystemen en aansturingsystemen. De relatie tussen het somatomotorische systeem en stress zal in hoofdstuk 9 uitgebreid aan bod komen. We beperken ons hier tot het autonome zenuwstelsel en het neuro-endocriene systeem.

3.2.1 HET AUTONOME ZENUWSTELSEL EN STRESS

Naast de alledaagse afstemming van het autonome zenuwstelsel op het motorische systeem via sympathische en parasympathische paden, speelt het autonome zenuwstelsel ook een rol bij de bescherming tegen actuele of geanticipeerde dreiging. Er is een snel beschermingssysteem (vecht-vluchtrespons) die een snellere hartslag, hoge bloeddruk, hoge arousal en dergelijke geeft, maar ook een trager, op herstelgericht beschermingssysteem waarvan de respons gekenmerkt wordt door kalmte, rust, lage bloeddruk, lage hartfrequentie enzovoort. De programma's van deze twee beschermingspatronen liggen in de het periaqueductale grijs (PAG):

- Het programma van het snelle vecht-vluchtresponspatroon is gelokaliseerd in de dorsolaterale en laterale kolom van het PAG. De mediale prefrontale cortex kan dit systeem zowel rechtstreeks aansturen als indirect via de dorsale of ventromediale hypothalamus. Ook afferente lichaamsinput heeft reflexmatig invloed op dit vechtvluchtsysteem. De output verloopt grotendeels via het sympathische systeem en doet zijn invloed uiteindelijk via de sympathicus gelden.
- Het programma van het trage, op herstel gerichte beschermingssysteem ligt in de ventrolaterale kolom van het PAG. De orbitofrontale cortex kan dit systeem zowel rechtstreeks aansturen als indirect via de laterale hypothalamus. En ook afferente lichaamsinput heeft reflexmatig invloed op dit systeem. De output verloopt grotendeels via het parasympathische systeem.

Tussen deze twee PAG-systemen bestaan reciproque verbindingen met autonome centra in lagere delen van de hersenstam.
Stress kan dus via emotionele verwerking in corticale en subcorticale limbische regionen een krachtige invloed uitoefenen op het autonome systeem en daarmee perifeer in het lichaam. De postganglionaire sympathische vezels eindigen immers in nagenoeg alle weefsels van het lichaam. Deze uitgebreide verspreiding heeft tot gevolg dat opwindingstoestanden zoals emoties en stress in het gehele lichaam effect hebben. De sympathicuseindigingen kunnen op basis van langdurige stress via deze route in het perifere weefsel pijn, ontstekingsprocessen, immuunprocessen en viscerale processen ontregelen (5). Lokale ontstekingsprocessen bij bijvoorbeeld huid- of gewrichtsaandoeningen kennen de volgende route: de noradrenaline die vrij komt bij de eindigingen van het sympathische zenuwstelsel kan de door C-vezels gemedieerde ontstekingsreactie ondersteunen en versterken (6). Dat is één route waarlangs reumapatiënten, astmapatiënten of patiënten met huidaandoeningen meer last van ontstekingsverschijnselen krijgen ten tijde van stress. Relaxatie vermindert de *flare up* in de huid die veroorzaakt wordt door een irriterende stof, via het verminderen van het aanjagende effect van de sympathicus op de neurogeengemedieerde ontstekingsreactie (7). Een andere route waarlangs ontstekingsprocessen door stress aangejaagd worden, verloopt via het versterkt vrijkomen

van pro-inflammatoire cytokinen in de bloedbaan (8).

In het bovenstaande bleef de het parasympathische systeem ten tijde van stress buiten beeld, alsof dit systeem alleen een rol tijdens rust en veiligheid speelt. Het parasympathische systeem is echter wel degelijk ook tijdens stress betrokken omdat dit systeem via de nervus vagus het sympathische systeem actief remt. Het actief wegvallen van deze 'vagale rem' kan daarom ook een route zijn waarlangs de sympathicusactiviteit verhoogd wordt. Bovendien is een bepaald deel van het vagussysteem betrokken bij de freeze-reactie. De polyvagal-theorie van Porges geeft enige houvast in de relaties tussen sympathicus en parasympathicus wat betreft de omstandigheden en activeringspatronen (9):

- In een *veilige omgeving* is vooral het gemyeliniseerde deel van de nervus vagus (ventrale vagale complex) actief en de daarbij behorende nucleus ambiguus. Gedragsmatig zien we dan sociale betrokkenheid/communicatie, zelfkalmering en demping van arousal. Via dit deel van de nervus vagus vertraagt de hartslag, vermindert de vecht-vluchtreactie, vermindert de stressrespons van HPA-as en verminderen ontstekingsreacties. Hierdoor ontstaat zowel een opbouwend weefselklimaat voor herstel en groei, als een opbouwend sociaal klimaat voor positieve sociale interacties.
- In een *onveilige omgeving* wordt als eerste het sympathische zenuwstelsel en adrenaline uit het bijniermerg geactiveerd. Gedragsmatig zien we dan 'mobilisatie' in de vorm van vecht- of vluchtreacties.
- Als de *onveiligheid verder* toeneemt, wordt het ongemyeliniseerde deel van de nervus vagus (dorsale vagale complex) en de daarbij behorende dorsale motor nucleus actief. Gedragsmatig ontstaat 'immobilisatie', een freeze-respons, het 'zich voor dood' houden. Deze freeze-respons is ook bij sommige gezonde proefpersonen door laboratoriumstress op te wekken (10).

Wat betreft viscerale beïnvloeding tijdens stress door het autonome zenuwstelsel is enige nuancering op zijn plaats (11). De stressoren in het dagelijks leven zijn doorgaans niet van dien aard dat een massieve preparatie op vechten-of-vluchten nodig is. Zelfs de stress van brandweermannen centreert zich volgens Gevirtz doorgaans meer rond bureaucratie, papierwerk en onderlinge relaties dan rond het daadwerkelijk gevaar. Bij parachutespringen, zeker als het de eerste keer is, blijkt het sympathische zenuwstelsel wel uniform en massaal geactiveerd te worden: de hartfrequentie en huidgeleiding gaan omhoog, de vingertoppen worden kouder enzovoort. Onder alledaagse stress ziet men allerlei mogelijke combinaties van activatiepatronen ontstaan in verschillende fysiologische subsystemen. Bovendien bestaan er individuele verschillen in autonoom reageren op stress: de individuele responsspecificiteit. De ene persoon reageert misschien versterkt cardiovasculair, een ander sudomotorisch en een derde mogelijk wat meer respiratoir.

De valentie van de emotie (positief of negatief) en de mate van arousal van de emotie komen in verschillende psychofysiologische systemen tot uiting. De valentie van de emotionele toestand wordt beter opgepakt door faciale EMG-meting (corrugator supercilii), terwijl de arousaldimensie van emotie beter weergegeven wordt door meting van de galvanische huidgeleiding (zweetsecretie) en hoorbaar is in het toegenomen volume en de toonhoogte van de stem (12). Angst geeft qua psychofysiologische activatie een vecht-vluchtpatroon, terwijl verdriet meer gekenmerkt wordt door een *conservation withdrawal*-patroon (13). Bij het *conservation withdrawal*-patroon wordt het organisme relatief immobiel, verstilt en reageert niet meer op de omgeving. Het is een regulatoir proces dat energiebronnen bespaart en tot rust en herstel moet leiden.

Psychosomatische probleem worden niet slechts door sympathische dominantie getypeerd. Bij een psychisch getraumatiseerd persoon kan de freeze-reactie dominant aanwezig zijn via dominantie van de ongemyeliniseerde nervus vagus. Angststoornissen en het spastischedarmsyndroom worden meer gekenmerkt door afwezigheid van de 'vagale rem' (*vagal withdrawal*) dan door aanwezigheid van primaire sympathicusactivatie (11).

Voor de fysiotherapeut-generalist kan de volgende vuistregel voldoende werkbaar zijn:

stress → sympathische activatie/parasympathische deactivatie → klachten

De psychosomatisch fysiotherapeut zal als specialist daar door middel van diagnostiek en interventie meer nuancering in aanbrengen.

3.3 Stress en het neuro-endocriene systeem

Stressoren blijken een effect te hebben op zowel de catecholaminen (adrenaline en noradrenaline) als de glucocorticoïden. Deze twee hormonen zijn niet de enige hormonen die in de stressreactie een rol spelen, maar zijn wel, zoals Sapolsky het noemt, de werkpaarden van de stressreactie (14).

3.3.1 HET SYMPATICOADRENALE SYSTEEM

Het vrijkomen van adrenaline onder stress is door Cannon beschreven. Adrenaline komt in de alarmfase van stress binnen enkele seconden in de bloedbaan. Het stimuleert de organen die voor fysieke actie nodig zijn en remt de organen die daarin geen directe functie hebben. Dat betekent dat adrenaline voor vasodilatatie in het hart en de spieren zorgt, de darmwerking remt, en bijvoorbeeld glucose vrijmaakt. Deze fysiologische activatie zorgt ervoor dat het organisme razend snel is voorbereid op het leveren van intensieve fysieke actie: de vecht-vluchtreactie, om in termen van Cannon te spreken. Deze respons verloopt in het kort als volgt:

hypothalamus → sympathische zenuwstelsel → bijniermerg → adrenalinesecretie in bloed

Conform de internationale literatuur korten we dit regulatiesysteem af tot SAM-as (SympathoAdrenoMedullary-axis). De SAM-as wordt vanuit het centrale zenuwstelsel aangestuurd (15). De bijbehorende sympathische centra liggen in de hypothalamus met zijn ergotrope en trofotrope zones en in verschillende andere kernen in de hersenstam (bijvoorbeeld ten behoeve van de regulatie van de ademhaling). De locus coeruleus in de hersenstam is een belangrijk sympathisch centrum en is een onderdeel van het Reticular Activating System (RAS). Deze bevat noradrenaline als neurotransmitter en projecteert zowel opwaarts uitgebreid op de hersenen (hoofdstuk 2), maar ook neerwaarts in de richting van sympathische preganglionaire neuronen in de zijhoorn. Daarmee integreert de locus coeruleus twee functies: arousalregulatie en autonome regulatie. Als emotionele stress de locus coeruleus activeert, neemt niet alleen de arousal en alertheid toe, maar parallel daaraan ook de sympathische activiteit. Bovendien wordt de parasympathische activiteit geremd (16).

Het bijniermerg wordt als paraganglion door preganglionaire cholinerge sympathische neuronen van de nervus splanchnicus geïnnerveerd. Van de bijniermergopslag bestaat 85% uit adrenaline en 15% uit noradrenaline. Stimulatie van het bijniermerg leidt onder normale omstandigheden vooral tot afgifte van adrenaline in de circulatie en in veel mindere mate tot de afgifte van noradrenaline. In een dergelijke situatie komt de meeste noradrenaline van de *spill over* bij de sympathische postganglionaire terminals die niet heropgenomen werd. Bij stressvolle stimulatie echter, draagt het bijniermerg wel voor een aanzienlijk deel bij aan de noradrenaline in het bloedplasma.

De beschreven SAM-as en de nog te bespreken HPA-as (hypothalamus-hypofyse- bijnierschorssysteem) activeren elkaar wederzijds en vormen in de alarmfase een positief feedbacksysteem: beide raken bij stress geactiveerd.

Effecten van catecholaminen: adrenaline en noradrenaline

Noradrenaline stimuleert de alfa-adrenerge receptoren van de doelorganen; adrenaline stimuleert de bèta-adrenerge receptoren. De noradrenaline die vrijkomt bij de uiteinden van de postganglionaire vezels zorgt ervoor dat de prikkel-responsrelaties ter plekke van het doelweefsel worden versterkt. Een functionele prikkel leidt onder die omstandigheden tot een grotere respons. De noradrenaline die postganglionair vrijkomt, reflecteert voor een deel de mate van mentale inspanning, dat wil zeggen dat de mate van centrale activatie zich perifeer weerspiegelt in het noradrenalineniveau. De adrenaline uit het bijniermerg heeft zijn sterkste effect op bèta-adrenerge receptoren. In het hart en de spieren zorgt deze voor een vasodilatatie. Het gladde spierweefsel in de darmen wordt echter geremd in zijn functie. Op deze wijze worden de organen geselecteerd die nodig zijn voor activiteit (ergotrope tuning). Organen die daarin geen functie hebben, zoals de organen die nodig zijn voor de bouwstofwisseling, worden in hun activiteit geremd. In die zin zorgt adrenaline hormonaal voor een eerste, grove selectie en kan het sympathische zenuwstelsel voor de finetuning zorgen. Een langdurige ergotrope tuning kan door het remmen van de bouwstofwisseling de belastbaarheid van het weefsel ondermijnen (17).

3.3.2 DE HYPOTHALAMUS-HYPOFYSE-BIJNIERSCHORSAS (HPA-AS)

Selye beschreef het vrijkomen van corticoïden onder stress (18). Deze glucocorticoïdetoename heeft tot doel overmatige stressreacties enigszins te temperen door ontstekingen en het immuunfunctioneren te remmen die door de impact van fysiek letsel ontstaan, en door (nor)adrenaline juist aangejaagd werden. Functioneel piekt ze dan ook wat later in de tijd – vijftien tot dertig minuten later – dan de directe en snelle adrenalinereactie van het SAM. Daarnaast zorgt ze ervoor, net zoals adrenaline, dat er voldoende direct energieleverende stoffen aanwezig blijven in het bloed. Dit reactiepatroon wordt door de hypothalamus-hypofyse-bijnierschorsas verzorgd. Conform de internationale literatuur korten we dit regulatiesysteem af tot HPA-as (Hypothalamo-Pituitary-Adrenocortical axis).

Het sympathische zenuwstelsel en de SAM-as zorgen in de acute stressfase voor een preparatie op fysieke impact (vecht-vlucht) door energie vrij te maken, organen voor actie te activeren, en de aangeboren immuniteit en ontstekingsprocessen te faciliteren. De HPA-as zal proberen ook op lange termijn energie voor actie vrij te maken (gluconeogenese), en remt tegelijkertijd de door stress versterkte ontstekingsreacties en immuunresponsen. Bovendien zet de as de stressreactie weer uit door een negatieve terugkoppeling naar de hypothalamus, hypofyse en hypocampus (figuur 3.2).

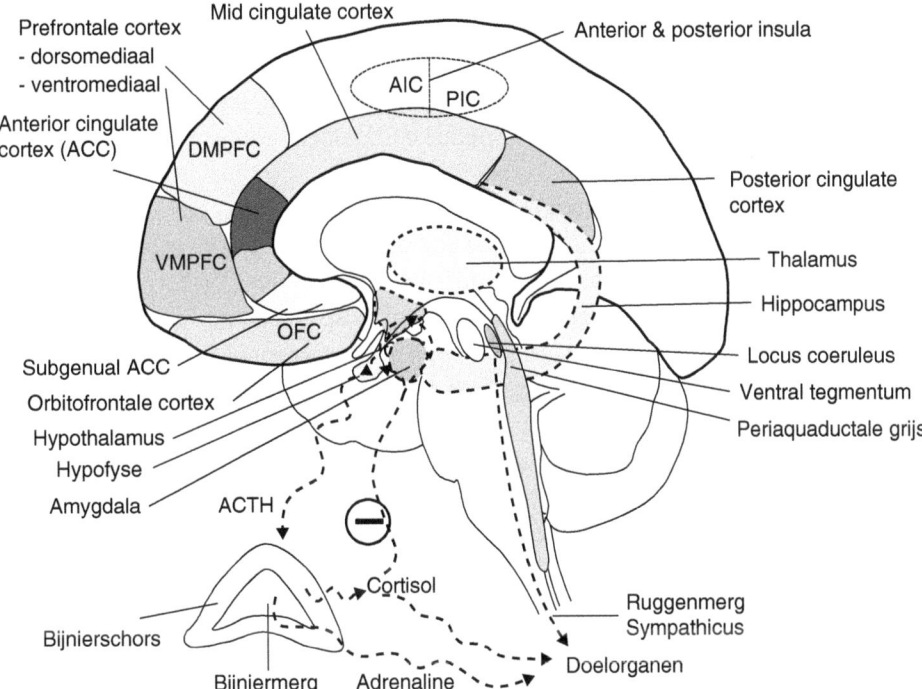

Figuur 3.2 *Overzicht van enkele belangrijke stressgerelateerde systemen (bron: Peter van Burken).*

Corticoïden verschijnen dus vooral bij een duidelijke overschrijding van de biologische en psychologische belastbaarheid. Het pad is als volgt. De signalen van fysieke of emotionele 'stress' zorgen ervoor dat de hypothalamus corticotropine-releasing factor (CRF) produceert. De CRF wordt naar de hypofyse vervoerd. In de anterior hypofyse stimuleert CRF de aanmaak van pro-opiomelanocortine (POMC). Dit prohormoon wordt enzymatisch geknipt in onder andere ACTH en bèta-endorfine. Deze endorfinen hebben een pijndempende werking, een functie die bij het overschrijden van de belastbaarheid vaak welkom zal zijn (15). Het ACTH dat in de bloedbaan komt, zet vervolgens de bijnierschors aan tot de afgifte van glucocorticoïden in de bloedbaan.

Bij mensen zijn het niet zozeer een dreigend fysiek letsel, maar vooral negatieve emoties die optreden bij het verlies van controle over de (sociale) situatie, die een sterke impuls voor de stressreactie zijn. Bij de emotionele verwerking van de situatie zijn onder andere de orbitofrontale cortex, de mediale prefrontale cortex, de hypocampus en de amygdala betrokken. Activiteit in de eerste drie regionen is geassocieerd met een vermindering in cortisol. Activatie van de amygdala geeft een toename van cortisol. Deze regionen hebben uiteindelijk een invloed op de paraventriculaire nucleus (PVN) in de hypothalamus en beïnvloeden zo de hoeveelheid CRF (19). Ook nocisensorische informatie kan via een spinothalamische verbinding invloed hebben op het vrijkomen van CRF en zo op het corticoïdeniveau.

Effecten van glucocorticoïden

Voor actie zijn brandstoffen nodig. Adrenaline haalt die rechtstreeks uit de glycogeenvoorraden in de lever. Glucocorticoïden zorgen voor een aanvulling door de productie van glucose uit eiwitten en vetten (gluconeogenese). Daarnaast inhiberen de glucocorticoïden de synthese van ontstekingsmediatoren, zoals prostaglandinen en interleukine-1, en remmen ze de synthese van immuunmediatoren, zoals de lymfokinen. Met andere woorden: ze remmen een te heftige defensiereactie van het lichaam. De glucocorticoïden die tijdens stress vrijkomen, hebben ook een effect op het geheugen. Ze zorgen ervoor dat de stressvolle gebeurtenis beter wordt onthouden, wat in het voordeel van het organisme kan werken (20). Hoewel glucocorticoïden door hun relatie met stress doorgaans in een negatief licht staan, kan men zonder deze bijnierschorshormonen niet leven. Witte bloedcellen ruimen de beschadigde weefsels op door macromoleculen met enzymen af te breken. Glucocorticoïden remmen het vrijkomen van deze enzymen, zodat de soms agressieve ontstekingsreactie wordt getemperd. Zo wordt het lichaam beschermd tegen overmatig reageren van de eigen defensie op stressoren en blijft de homeostase bewaakt.

De kosten van adaptatie

Het stress-systeem lijkt evolutionair ontwikkeld te zijn voor kortdurende fysieke impact. Het reageert heftig, beschermt en wordt vervolgens weer uitgezet. Dat is de reden waarom zebra's wel vijanden hebben, maar geen maagzweren. Bij mensen ligt dat anders. Door constante overbelasting en piekeren, staat het stress-systeem non-stop aan (14). Selye ontdekte dat als deze poot van de stressreactie lang aanstond (allostatische overload), dit leidde tot atrofie van lymfatisch en thymusweefsel, tot hypertrofie van de bijnierschors en tot bloederige maagzweren (18). Door hoge concentraties glucocorticoïden wordt de eiwitsynthese geremd en wordt er in de lever uit aminozuren glucose gevormd (gluconeogenese). In de spieren, pezen en ligamenten kan daardoor de hoeveelheid eiwitten afnemen. De kwaliteit van het bindweefsel wordt aangetast doordat fibroblasten, door de remmende invloed van glucocorticoïden op de DNA-transcriptie, onvoldoende matrix en collageen vormen (21). De afname van de kwaliteit van het bindweefsel zorgt voor een verminderde belastbaarheid in het spier-, pees- en botapparaat. Ook op maagzweren heeft een hoog corticoïdeniveau een onverwacht negatief effect. Maagsap kan normaal gesproken de maagwand niet aantasten omdat het maagslijmvlies dit beschermt. Op de plek van de maagzweer is deze beschermlaag weg. Toch zal het maagsap de maagwand daar niet verder aantasten, omdat de ontsteking op de bodem van de zweer een bindweefselbarricade heeft neergelegd. Bij heftige stress ziet men plotseling wel bloedende maagzweren verschijnen, omdat de bindweefselbodem door de glucocorticoïden wordt verzwakt en het maagsap de bodem van de zweer nu wél kan aantasten (18).

Ook in de hersenen treden op den duur negatieve veranderingen op. De hersenen veroorzaken weliswaar de stressreactie, maar kunnen er ook het slachtoffer van zijn (3). Vroege levenservaringen, zoals seksueel misbruik of affectieve verwaarlozing door de ouders, laten een levenslang spoor achter in hersenstructuur. Dit gaat gepaard met een verhoogde kans op depressie en posttraumatische stress-stoornis (PTSS) later in het leven, en allerlei chronische-pijnsyndromen, waaronder fibromyalgie. Mogelijk ontstaat dat doordat er tijdens de vroege levensjaren minder glucocorticoïdreceptoren in de hippocampus ontwikkeld worden, waardoor de hippocampus slechter in staat is de HPA-as af te zetten (22). Maar ook later in het leven beïnvloedt stress de hersenen (3). De hippocampus wordt door stress aangetast: vooral chronische stress onderdrukt daar de neurogenese van nieuwe cellen, verkort de levensduur van cellen, leidt tot kortere dendrietbomen en verminderde synapsvorming. Allerlei geheugentaken worden daardoor slechter uitgevoerd. Ook in de mediale prefrontale cortex worden de dendrieten korter, waardoor we minder adequaat onze aandacht kunnen richten of verplaatsen. Tegelijkertijd ziet men in de orbitofrontale cortex en de amygdala juist een dendrietengroei en synapsformatie. Dat verklaart de toegenomen angstigheid en gemakkelijker te conditioneren angstreacties. Chronische stress zorgt er dus voor dat de structuur en het functioneren van de hersenen wat betreft cognitief functioneren afneemt (contextuele geheugen en aandacht richten), terwijl het angstig reageren toeneemt. Ook ontstekingsreacties en het immuunsysteem worden nadelig beïnvloed.

Tijdlijn en HPA-as
In stressonderzoek vindt men soms ook verlaagde cortisolniveaus. Dit is te verklaren door een tijdlijn. Stress geeft in aanvang een verhoogde activiteit van de HPA-as met een verhoogde cortisolafgifte aan het bloed, maar kan als de stress erg lang aanhoudt overgaan in een hypoactieve toestand met een verminderd cortisolniveau (23). Men kan daarom speculeren over de tijdsrelatie tussen aandoeningen: angst en depressie gaan gepaard met een verhoogd cortisolniveau, maar na uitputting van het systeem ontstaan 'uitputtingssyndromen' zoals het chronische-vermoeidheidsyndroom (CVS) en fibromyalgie, die gekenmerkt worden door een verlaagd cortisolniveau (24).

3.3.3 DE RELATIE TUSSEN AROUSAL EN DE NEURO-ENDOCRIENE STRESSRESPONS

In een uitdagende motiverende omgeving met veel regelruimte ziet men vooral het catecholamineniveau stijgen (adrenaline en noradrenaline), terwijl het corticoïdeniveau nagenoeg hetzelfde blijft. Een dergelijke omgeving motiveert tot fysieke en mentale inspanning en dat doet de catecholamineniveaus wat stijgen. Hard werken (mentale inspanning) is geen werkstress: men heeft het gevoel van controle en ervaart de taak als prikkelend en uitdagend. Het leidt hoogstens tot vermoeidheid (25). De langdurige ergotrope tuning die daarbij optreedt, kan echter wel het weefselherstel vertragen omdat men te weinig tijd in een trofotrope toestand doorbrengt. Hard werken kan, hoe prettig dit ook wordt ervaren, op den duur ook de selectiemechanismen uitputten. Selectie werkt doorgaans via het remmen van niet-relevante activatie. Door de langdurige hoge centrale activatie (arousal) worden deze 'remmen' immers meer aangesproken, waardoor ze uitgeput kunnen raken. Als dat gebeurt, gaat men controle (selectie) missen en wordt de (werk)omgeving wél als bedreigend ervaren: het cortisolniveau neemt op dat moment toe. Dit gebeurt namelijk, zoals we al hebben gezien, als de grens van de (mentaal-emotionele) belastbaarheid overschreden dreigt te worden, of als dit verwacht wordt. Stress reflecteert zich neuro-endocrien, dus door een toegenomen catecholamineniveau in combinatie met een toegenomen cortisolniveau. Negatieve emoties (angst) en controleverlies staan bij stress centraal (25).

3.4 Stress en het immuunsysteem

3.4.1 ACUTE, SUBACUTE EN CHRONISCHE STRESS

De effecten van stress op het immuunsysteem zijn duidelijk afhankelijk van de tijdlijn (26). Acute kortdurende stress (vecht-vluchtsituaties) versterkt de aangeboren immuniteitrespons, maar verzwakt de verworven specifieke immuniteit. Dit is functioneel, omdat tijdens vechtvluchtsituatie de energie in de eerste plaats gebruikt moet worden voor fysieke arbeid, terwijl voor de impact (bijvoorbeeld een hondenbeet) ook het immuunsysteem actief moet zijn. Het aangeboren immuunsysteem vraagt met zijn al aanwezige cellen veel minder energie dan het inzetten van het verworven immuunsysteem. Vandaar dat deze bij de acute fase wel ingezet wordt (27). Bij langdurige chronische stress is er op alle maten een verminderd immuunfunctioneren.

3.4.2 DE ROUTE

Zowel de HPA-as als de SAM-as kan het immuunfunctioneren beïnvloeden. Cortisol en bèta-endorfine veroorzaken een immuunsuppressie en ook het sympathische zenuwstelsel kan het immuunfunctioneren rechtstreeks beïnvloeden. Het sympathische zenuwstelsel is de primaire route voor een rechtstreekse neurogene beïnvloeding van het immuunsysteem. Er zijn geen rechtstreekse parasympathische verbindingen. Er lopen sympathische zenuwvezels naar nagenoeg ieder orgaan van het immuunsysteem (28). In overeenstemming met deze innervatie hebben cellen van zowel de aangeboren als verworven immuniteit adrenerge receptoren.

Stress tast het immuunfunctioneren op een dusdanige wijze aan dat dit klinische relevantie heeft voor de fysiotherapeut:

- Stress maakt een mens vatbaarder voor acute respiratoire infecties (29), en versterkt bovendien de *sickness respons*, waardoor men zich bij een infectie extra ziek voelt (30). Een gegeven dat voor fysiotherapeuten die met COPD-patiënten werken niet zonder consequenties is.
- Subacute en chronische stress kan de wondgenezing met wel veertig procent vertragen (31). Dit komt voor een deel door het verminderd immuunfunctioneren (32).
- Het immuunsysteem speelt ook bij pijn. Hyperalgesie is, net zoals vermoeidheid, onderdeel van de sickness respons die bij immuunreacties en ontstekingen optreedt. Ook binnen de achterhoorn bevinden zich immuuncompetente gliacellen die een hyperalgesie kunnen veroorzaken (33).

- Omdat tijdens de slaap de balans meer naar cellulaire (inflammatoire) dan humorale immuniteit verschuift, zijn 's nachts ontstekingsprocessen meer prominent aanwezig. Dat verklaart de pijn en stijfheid in de ochtend. Na ontwaken stijgt snel het cortisolniveau, wat ontstekingsprocessen weer tempert. Bij reumatische artritis treedt die cortisoltoename bij ontwaken niet goed op, wat een deel van de klachten verklaart (34).
- Door stress is het pro-inflammatoire cytokineniveau verhoogd. Een meta-analyse laat zien dat acute laboratoriumstress de circulerende pro-inflammatoire IL-6 en IL-bèta-1-niveaus verhoogt (8). Algemeen beeld is dat catecholaminen de pro-inflammatoire cytokineproductie verhoogt en cortisol deze verlaagt (er zijn uitzonderingen) (3). Hoewel er nog geen prospectief onderzoek is, kan men speculeren over het effect van langdurig verhoogde pro-inflammatoire cytokineniveaus op bijvoorbeeld de ontwikkeling van cardiovasculaire problematiek of reumatische aandoeningen. We zagen al dat langdurige stress uiteindelijk door uitputting van het systeem ook een verlaagd cortisolniveau kan geven. Bovendien wordt ook het immuunsysteem minder responsief op cortisol. Bij stress kan cortisol dan niet meer de door SAM-as aangejaagde pro-inflammatoire cytokineniveaus beheersen. Het gevolg daarvan op ontstekingsprocessen bij reuma en bepaalde hartaandoeningen is desastreus. Een onderzoek bij reumapatiënten laat zien dat door chronische stress de cellulaire pro-inflammatoire IL-6-productie verhoogd wordt in reactie op LPS-stimulatie, terwijl tegelijkertijd de immuuncellen minder responsief zijn voor het remmende cortisol (35).
- Sickness respons: lamlendig voelen, gedeprimeerdheid, slecht kunnen nadenken en ook de hyperalgesie tijdens bijvoorbeeld verkoudheid of griep, is een zinvol gedragsmatige herstelprogramma op de vrijgekomen cytokinen (36). Chronische stress (verhoogd cortisolniveau) kan op den duur de gevoeligheid van het immuunsysteem voor cortisol verminderen, waardoor de cortisol minder goed de pro-inflammatoire cytokinen kan remmen (bij IL-6) en men zich dus meer ziek voelt bij bijvoorbeeld griep (30).
- Vooral bij ouderen moet de fysiotherapeut rekening houden met een grotere invloed van stress op het gezondheidsprobleem. Bij ouderen is het functioneren van aangeboren en verworven immuniteit afgenomen, waardoor ze vatbaarder zijn voor infecties en bijvoorbeeld een trager wondherstel hebben. De immuunontregelende werking van stress heeft bij ouderen een extra groot effect (37).

Het immuunsysteem is conditioneerbaar. De immuunrespons op een werkzame medicinale stof kan door klassieke conditionering geassocieerd raken met niet-relevante aspecten van de toedieningsvorm: een pil bijvoorbeeld. Men kan ernaartoe werken om een dag met werkzame pillen af te wisselen met een dag placebopillen zonder duidelijk verlies van effect op het immuunsysteem (38). Het effect is klein, maar kan bij kwetsbare patiënten met bijvoorbeeld een virus wel klinisch relevant zijn (39).

Overeenkomstig de herstelfunctie van slaap, is het immuunsysteem tijdens de slaap meer actief. De natural killer-cellen zijn actiever en er circuleren meer cytokinen (bijvoorbeeld IL-6). Slaapgebrek verhoogt het pro-inflammatoire cytokinenniveau Il-6 en TNF – stoffen die geassocieerd zijn met ontwikkeling van cardiovasculaire aandoening, diabetes en inflammatoire aandoeningen (40). Slaapgebrek bij een reumapatiënt is dus erg ongunstig.

3.5 Stress en het cardiovasculaire systeem

3.5.1 ACUTE EMOTIONELE STRESS

Er is voldoende evidentie dat acute emotionele en mentale stress een effect heeft op diverse cardiovasculaire responsen bij zowel gezonde personen als patiënten met cardiovasculaire problematiek. De hartfrequentie stijgt onder acute stress met gemiddeld 10-28 slagen per minuut en ook de cardiale output neemt toe. Door de vasoconstrictie in darmvaten, huid en nieren en door de verminderde urinevorming stijgt het bloedvolume binnen het vaatstelsel. Deze gebeurtenissen tezamen zorgen ervoor dat de bloeddruk onder acute stress ongeveer tien à twintig procent stijgt (41). Psychologische factoren spelen een belangrijke rol bij deze cardiovasculaire stressreactiviteit of bij herstel bij gezonde proefpersonen (42):

– Algemene levensstress heeft weliswaar geen invloed op de cardiovasculaire reactiviteit op laboratoriumstress bij gezonden proefpersonen, maar vertraagt wel het herstel van de hartfrequentie en bloeddruktoename.
– Gezonden met type A, vijandigheid of agressie reageren met een versterkte hartfrequentie en bloeddrukstijging op laboratoriumstress.
– Gezonden met angst, neuroticisme en negatief affect reageren in verhouding juist minder sterk met een hartfrequentie- of bloeddruktoename (reactiviteit). Het herstel is op deze cardiovasculaire maten wel vertraagd.

Bij patiënten die bekend zijn met cardiovasculaire problematiek ziet men onder acute mentale stress nieuwe bewegingsabnormaliteiten van de hartwand ontstaan, meer cardiale aritmieën en een vasoconstrictie van de coronaire vaten, wat tot myocardiale ischemie kan leiden (43). Ambulante elektrocardiografie toonde aan dat psychologische stressoren, zoals spreken in het openbaar of een examen doen, een 'stille' (zonder symptomen) ischemie in het hart kunnen geven bij personen met een beschadigd cardiovasculair systeem (44). Acute negatieve emoties kunnen een acuut myocardinfarct of plotselinge hartdood tot gevolg hebben bij kwetsbare patiënten (45).

Stress en negatieve emoties reflecteert zich ook in een afname in hartfrequentievariabiliteit. Dit komt doordat de remmende invloed van de rechter prefrontale cortex op de amygdala bij onzekerheid en dreiging wegvalt. Het uiteindelijke gevolg is dat de parasympathische aansturing naar het hart vermindert en de sympathische aansturing toeneemt (46). Ademtraining in combinatie met biofeedback bevordert zowel ontspannen gevoelens als een gezonde hartfrequentievariabiliteit (zie hoofdstuk 8).

Samenvattend is er voldoende bewijs dat acute stress bij zowel gezonde mensen als patiënten met cardiovasculaire aandoeningen de cardiovasculaire respons beïnvloedt, in een mate die voor patiënten met cardiovasculaire problematiek gevaarlijk kan zijn. Patiënten met coronair lijden, linker-ventrikeldisfuncties en aritmieën lopen meer risico op een door mentale stress veroorzaakte acute hartdood.

3.5.2 HET EFFECT VAN CHRONISCHE STRESS OP CARDIOVASCULAIRE PATHOLOGIE

Het effect van chronische stress op het ontstaan van cardiovasculaire aandoeningen is ondertussen overtuigend aangetoond (47). Uit diverse prospectieve onderzoeken blijkt dat werkstress, sociale isolatie, depressie en angst een matige tot sterke relatie hebben met het ontstaan of de prognose van cardiovasculaire aandoeningen (48). Er zijn bijvoorbeeld duidelijke aanwijzingen dat chronische stress een belangrijke oorzaak van essentiële hypertensie (zonder overgewicht) is. Vooral een chronisch verhoogde sympathicusactiviteit naar het hart speelt hier een rol (49).

Het ontstaan van arteriosclerose en arteriosclerotische plaque is een actief ontstekingsproces waarbij de accumulatie van geoxideerde lipoproteïne, macrofaagfoam-cellen en proliferatie van gladde spiercellen leidt tot een fibreuze plaque. Scheuring van deze plaque is verantwoordelijk voor zeventig procent van acute myocardinfarcten en

plotselinge hartdood (45). Naast een risicovolle plaque zijn er andere factoren die het risico op een acuut coronaire syndroom verhogen:
- Toegenomen vaatwandstress op basis van hemodynamische veranderingen zoals verhoogde hartfrequentie en verhoogde bloeddruk. Daardoor ontstaat er meer turbulentie op de bifurcatiepunten in het cardiovasculaire systeem, met als gevolg een versnelde vaatdegeneratie. In de gladde binnenbekleding komen scheurtjes en putjes waar zich vetzuren en glucose kunnen nestelen. Het uiteindelijke gevolg is arteriosclerose (14).
- Coronaire vasoconstrictie kan de plaque verstoren.
- Een ongunstige balans tussen protrombotische factoren en antitrombotische factoren.

Persoonsfactoren
Men kan zich afvragen waarom bepaalde mensen wel en andere geen hartkwaal krijgen, terwijl in sommige gevallen de stressoren hetzelfde zijn. Het veronderstellen van een verschil in persoonskenmerken ligt dan voor de hand. We zagen al dat angst, depressie en sociale isolatie prospectief geassocieerd zijn met ontstaan van cardiovasculaire aandoeningen en de prognose (48). Uit een recente omvangrijke meta-analyse naar prospectieve studies wordt deze relatie ook bevestigd voor de factor vijandigheid-agressie (50). De type D-persoonlijkheid kent een combinatie van veel negatieve affectiviteit en sociale inhibitie. Het zijn mensen die veel negatieve emoties ervaren, maar die geremd zijn dit te uiten in sociale situaties (51). Ook deze factor blijkt geassocieerd met ontstaan van coronaire hartproblematiek. Type D is te meten met een korte vragenlijst bestaande uit veertien items (52).

3.5.3 IMPLICATIES VOOR DE REVALIDATIE
Gezien het gezondheidsrisico dat acute en chronische stress bij patiënten met cardiovasculaire aandoeningen met zich meebrengt, is het aanvullen van de fysieke revalidatie met stressmanagement geïndiceerd. Het gaat hier om secundaire preventie. Binnen het fysiotherapeutische deel van de hartrevalidatie is expliciet aandacht voor het onderkennen en binnen bepaalde grenzen beïnvloeden van bovengenoemde psychosociale risico- en prognostische factoren (53). Zo wordt als faciliteit bijvoorbeeld een gesprekskamer geadviseerd voor individuele gesprekken, wordt de beschikbaarheid van een psycho-educatieve preventiemodule aanbevolen en besteedt men aandacht aan spanningsregulatie van de patiënt. Voor deze laatste interventie zijn er duidelijke aanwijzingen dat dit een positief effect heeft op het herstelvermogen en de fysieke en emotionele belastbaarheid van de patiënt.

Ten aanzien van de effecten van ontspanningsinstructie bij hartpatiënten mag het werk van Jan van Dixhoorn niet onvermeld blijven. Samen met White evalueert hij 27 studies (54). Een intensief programma van ontspanningsinstructie heeft de volgende positieve effecten bij hartpatiënten:
- fysiologisch: een afname van rusthartfrequentie en een toename in hartfrequentievariabiliteit (= gunstig), inspanningstolerantie, en HDL-cholesterolniveau;
- psychologisch: afname van angstgevoelens en depressie;
- cardiale effecten: minder vaak angina pectoris, aritmieën, inspanningsgeïnduceerde ischemie, minder cardiale gebeurtenissen zoals myocardinfarct of hartdood.

Deze effecten worden alleen bij een aanzienlijke investering in ontspanning bereikt (totale duur: negen uur) en niet bij kortere trajecten (totale duur: drie uur of minder).
Psycho-educatieve programma's zijn soms wel en soms niet effectief. Een meta-analyse van 37 studies naar gezondheidsvoorlichting en/of stressmanagement laat positieve effecten zien op bloeddruk, cholesterol, lichaamsgewicht, roken, fysiek inspanning en eetgedrag. Bovendien zou er 29% reductie van myocardinfarcten ontstaan en 34% reductie in cardiale mortaliteit (55). Onderzoek naar een cognitief-psychologisch interventieprogramma (waaronder het bevorderen van sociale steun en het behandelen van depressie, ook medicamenteus), gaf alleen bij blanke mannen een vermindering van cardiale mortaliteit of niet-fatale herhaling van myocardinfarct (56). Soms worden er geen effecten gevonden van psychologische behandeling op angst, depressie of cardiale uitkomstmaten. Waarschijnlijk komt dat omdat de behandelprogramma's dan veel te kort zijn. Trajecten van psychologische begeleiding/therapie van twaalf tot zeventien sessies van anderhalf à twee uur hebben doorgaans wel een positief effect op cardiale uitkomstmaten (57).
In hoofdstuk 16 wordt een aantal gedragstijlen besproken die een gunstig verloop van de hartrevalidatie in de weg kunnen staan.

3.6 Stress en het respiratoire systeem

De ademhaling is erg gevoelig voor toestanden van stress, emotie of hyperarousal. De volgende veranderingen worden daarbij gevonden (58):
- een toegenomen respiratoire drive;

- een disfunctioneel adempatroon bij patiënten met angst- of paniekstoornis;
- het diafragma wordt hypertoon, vlakt af en wordt minder beweeglijk;
- een sympathisch gedomineerd adempatroon gekenmerkt door een snel, oppervlakkig en thoracaal adempatroon, met verhoogde tonus van de intercostale musculatuur.

Hyperventilatie op basis van stress en angst is mogelijk, hoewel ook fysieke oorzaken niet over het hoofd moeten worden gezien (59). Angstige verbeelding veroorzaakt hyperventilatie en benauwdheid bij patiënten met medisch onverklaarde benauwdheid (60). Verlaagde CO-niveaus zijn waarschijnlijk de oorzaak van 'angst voor lichamelijke sensaties' bij paniekstoornis, en niet andersom (61). Patiënten met paniekstoornis met veel respiratoire symptomen reageren versterkt op CO-provocaties (62).

Stress heeft in het algemeen beschouwd geen oorzakelijk effect op het ontstaan van respiratoire aandoeningen, maar wel op de mate van ervaren klachten. Chronische stress verhoogt zowel de kans op het krijgen van respiratoire infecties (verkoudheid of griep) als de mate waarin men zich ziek voelt (30). Bij COPD is er hyperactiviteit van het sympathische zenuwstelsel vastgesteld (63). Bij astma kan de (allergische of irritatieve) ontstekingsreactie aangejaagd worden door de sympathicus, terwijl het lichaam relatief ongevoelig is geworden voor de remmende werking van cortisol. Stressvolle emoties zoals angst en depressie, komen bij COPD-patiënten aanzienlijk vaker voor (variërend tussen de twintig en vijftig procent) dan men vermoedt en diagnosticeert (64). Deze negatieve emoties hebben implicaties voor het functioneren van de COPD-patiënt in de vorm van: toegenomen ziekte-ernst, meer ervaren beperkingen, minder kwaliteit van leven en minder succesvolle revalidatie (65). Bij negatieve emoties (stress) is men meer gevoelig voor een nocebo-bronchoconstrictor. Bovendien ervaart men tijdens negatieve emoties meer dyspneu en is men sneller benauwd tijdens inspanning (66). Er zijn aanwijzingen dat gevoelens van dyspneu van hetzelfde emotionele netwerk gebruikmaken als emotionele dimensies van pijn (67). Niet alleen angst is geassocieerd met bepaalde respiratoire ademsensaties, ook depressie blijkt een eigen specifiek verband te hebben met de rapportage van obstructie of gevoelens van blokkeren van de ademhaling (68). En ook slaapgerelateerde ademdisfuncties hebben een relatie met (werk)stress (69).

3.6.1 PSYCHOSOCIALE INTERVENTIES

Het opzettelijk vertragen van de ademfrequentie en vergroten van het teugvolume kan de subjectieve en fysiologische maten van angst reduceren en een gunstig effect uitoefenen op diverse stressgerelateerde gezondheidsproblemen (58, 70). Dat moet grondig geoefend worden want een enkele sessie van eenvoudige instructies is niet afdoende. Een eventuele verandering in ademfrequentie wordt dan gecompenseerd door een verandering in teugvolume, of andersom (71). Het is dan ook niet vreemd dat drie sessies van ademtraining wel de subjectieve angst, depressieve gevoelens en hyperventilatieklachten reduceert bij astmapatiënten, maar niet de objectieve pathofysiologische parameters (72). Ademrelaxatietraining, toegevoegd aan standaard zelfmanagementzorg heeft meerwaarde voor angstreductie bij kinderen met matige tot ernstige astma (73). Traag ademen in een frequentie van zesmaal per minuut, vermindert de sympathische hyperactivatie bij COPD-patiënten in het laboratorium (63).

Zelfmanagementprogramma's bij COPD blijken werkzaam. Het gaat daarbij feitelijk om een mix van kennis, inzicht, toepassing en attitude, toegepast op een aantal relevante deelgebieden van het ziek zijn (activiteiten, emoties, sociale rollen enzovoort) (74). Angst en depressie is te beïnvloeden met een intensief revalidatieprogramma van drie sessies per week, waarbij er naast de fysieke training ook aandacht is voor educatie en sociale steun (75). Ook de KNGF-richtlijn adviseert oog te hebben voor de psychosociale aspecten van de patiënt. Bij kortademigheid in combinatie met angst worden ontspanningsoefeningen aanbevolen (76). Voor een meer uitgebreide en excellente bespreking van de invloed van stress en emoties op benauwdheid en adempatroon verwijzen we naar hoofdstuk 17.

3.7 Pijn, spiertonus en bindweefselspecifieke veranderingen

Stress is een algemene herstelbelemmerde factor. Zo blijken patiënten met rugpijn die vóór de operatie meer stressgevoelens hebben op de diverse follow-upmetingen na de operatie (ook na drie jaar) meer herniasymptomen, pijn en beperkingen in activiteiten en een slechter fysiek functioneren te vertonen (77). Feitelijk is in dit onderzoek vooral sprake van een relatie tussen stress en subjectief of gedragsmatig functioneren bij pijn. Stress beïnvloedt echter ook in objectieve zin het bindweefselherstel, zoals we later zullen zien. In hoofdstuk 9 wordt dieper op de relatie tussen stress en bewegend functioneren ingegaan, waarbij ook gekeken wordt naar het positieve effect dat bewegen op stress heeft.

3.7.1 PIJN

Stress en negatieve emoties kunnen pijn via verschillende routes beïnvloeden (78). We beschreven al dat noradrenaline uit de sympathicusuiteinden de lokale neurogene ontstekingsprocessen in het weefsel kan aanjagen. Daardoor neemt de primaire hyperalgesie toe. Tegelijkertijd kan stress via top-down-verbindingen de achterhoorn sensitiseren waardoor de secundaire hyperalgesie toeneemt. Stress, zo zagen we, kan ook de hoeveelheid pro-inflammatoire cytokinen laten toenemen. Daardoor nemen ontstekingsreacties en pijn bij patiënten met reuma bijvoorbeeld toe. Maar ook ontstaat er in algemene zin een hyperalgesie als onderdeel van de sickness respons die deze cytokinen oproepen in de hersenen (naast hyperalgesie, vermoeidheid en gedeprimeerd voelen). Zelfs in de achterhoorn bevinden zich immuuncompetente gliacellen die daar cytokinen vrijmaken en voor een hyperalgesie zorgen (33).

In de pijnervaring onderscheidt men doorgaans een sensorisch-discriminatoire en een motivationeel-emotionele dimensie. In de hardware van het centrale zenuwstelsel liggen deze twee dimensies als het ware al ingebakken (79). De neurogene structuren van de emotionele dimensie van pijn vertonen sterke overlap met subjectief beleefde emoties. Dat is een reden waarom emotioneel lijden invloed heeft op of vertaald wordt in pijnlijden (80). Stemming beïnvloedt vooral de affectieve dimensie van de pijn en niet de sensorisch dimensie (81). Droevige stemming (muziek) zorgt bij rugpatiënten dat ze minder vaak iets kunnen optillen (82). Een sterke geneigdheid tot boosheid is geassocieerd met sterkere pijn bij patiënten met acute en chronische pijnen. Het endogene opioïdesysteem reguleert (remt) zowel boosheid als pijn. Waarschijnlijk hebben mensen met een verhoogde neiging tot boosheid een disfunctie in het endogene opioïdesysteem en daarom ook meer pijn. Als de situatie het niet toelaat uiting te geven aan deze verhoogde geneigdheid tot boosheid, dan wordt de pijn nog eens extra versterkt (83).

De nocisensorische afferentie die uiteindelijk via de specifieke thalamuskernen doorschakelt naar de somatosensorische cortex, staat ten dienste van de sensorisch-discriminatoire facetten van pijn (lokalisatie en intensiteit) en wordt het neospinothalamische systeem genoemd. Een deel van de tractus spinothalamicus eindigt, al dan niet na schakeling op kernen in de reticulaire formatie, op aspecifieke thalamuskernen. Vandaaruit vindt doorschakeling plaats naar de frontale cortex en het limbische systeem. Men noemt dit het paleospinothalamische systeem; het staat ten dienste van de motivationeel-affectieve dimensie van de pijn. De cognitief-evaluatieve dimensie wordt in de cortex gemedieerd. Cognitieve processen, zoals eerdere ervaringen en aandacht, kunnen de activiteit van de reticulaire formatie beïnvloeden en via corticospinale vezels zelfs de activiteit in de achterhoorn (84). Op deze wijze kan de 'poort' in de achterhoorn worden beïnvloed (85). Een dergelijke centrale controle van pijn kan een rol spelen bij placeboanalgesie (86).

De intensiteit van pijngewaarwording kan onder stress toenemen, omdat een hoge centrale aspecifieke activatie de prikkel-responsrelaties versterkt. De toename in pijnintensiteit (en emotionaliteit) zal zeker ontstaan als ook de centrale inhibitie door de excessieve arousal of door uitputting van deze inhibitiesystemen wegvalt (17).
De uitgebreidheid van *referred pain* neemt toe onder een toestand van chronische stress. Een theorie over referred pain stelt dat deze ontstaat doordat er convergentie plaatsvindt van verscheidene primaire zenuwvezels op één gemeenschappelijk secundair neuron. De facilitatie van de transmissie in de achterhoorn via bijvoorbeeld reticulospinale banen zorgt ervoor dat deze convergentie meer tot uitdrukking komt. Hoe sterker de aspecifieke facilitatie, des te groter het gebied van referred pain. Een soortgelijke redenering geldt voor secundaire hyperalgesie die bijvoorbeeld kan worden opgespoord met het radertje. Facilitatie, vanuit centraal- en de nocisensorische bron, verlaagt de drempel van de secundaire nocisensorische neuronen. Lichte nocisensorische prikkeling of zelfs tastprikkels in de receptieve velden die convergeren op de in drempel verlaagde secundaire neuronen in lamina V, kunnen dan tot pijngewaarwording leiden (87).
Veel van deze processen worden gevangen onder de term sensitisatie. Stress en negatieve emoties zoals angst en catastroferen kunnen de centrale sensitisatie bij bijvoorbeeld whiplash onderhouden (88). Angst voor bewegen zorgt ook voor sensitisatie waardoor herhaald tillen moeilijker wordt (89).

Het verhaal over stress is niet compleet als we geen aandacht schenken aan het feit dat stress ook een analgesie kan produceren (*stress induced analgesia*, SIA) (90). Zowel endogene opioïden als endo-cannabinoïden zijn hierbij betrokken. Als vuistregel geldt dat als de actuele angst of bezorgdheid matig is, er een toename in pijnperceptie optreedt; als de angst erg hoog is, treedt SIA op (91).

Samenvattend: wanneer een patiënt veel pijn blijkt te hebben, dit sterk emotioneel uitdrukt, grote en diffuus omschreven pijngebieden aangeeft en er bovendien grote gebieden van secundaire hyperalgesie te vinden zijn, moet men rekening houden met de mogelijkheid van een verhoogde centrale aspecifieke activatie en verminderde selectiviteit. De mate waarin de patiënt afleidbaar is van de pijn zegt ook iets over het vermogen tot selectie.

3.7.2 SPIERTONUS

De spiertonus kan ook door de DRAS worden gefaciliteerd (92). Dat is de reden dat mensen met angststoornissen vaak een verhoogde spiertonus hebben (93). Daarbij valt een aantal zaken op (94):
- De flexoren worden eerder geëxciteerd dan de extensoren, de axiale musculatuur meer dan de distale.
- Bij cognitieve belasting stijgt dan ook de spieractiviteit in de nek-schouderregio sterker dan in de onderarm (95).
- Verder zal de verhoogde facilitatie zorgen dat de kleine alfamotor-units als eerste tonisch aanspannen en dus voor de beweging geen nut meer hebben. Wat men dan nog kan gebruiken, zijn de grote alfamotorneuronen, maar dan wordt de sturing grover (94). Dit verklaart het beeld van een gespannen patiënt met hypertone spieren, de schouders opgetrokken en verminderd coördinatief bewegen.

Van Galen maakt aannemelijk dat de extra spierspanning tijdens stress gebruikt wordt om het nadelige effect van de toegenomen neuromotorische ruis op de motoriek te verminderen. Door deze extra spierspanning is wel de kans op RSI verhoogd (96).
Ook emotionele stress – bijvoorbeeld in de vorm van ingehouden boosheid – is geassocieerd met spierspanningstoename (97). Hoge mentale werklast heeft minder EMG-rustperiodes en dit correleert met meer hyperventileren (98).

3.7.3 WEEFSELHERSTEL

Een recente meta-analyse toont aan dat psychologische stress in belangrijke mate weefselherstel kan vertragen. De (gepoolde) effectsterkte was r = -0.42, wat een matig tot sterk effect inhoudt (99). Er zijn een aantal routes te noemen waarlangs stress het weefselherstel kan vertragen (31):
- Verhoogd cortisolniveau en pro-inflammatoire cytokinenniveau. Deze zorgen ervoor dat de vroege fase van de ontstekingsreactie – nodig voor wondherstel – niet goed opstart.
- Verminderde fibroblastmigratie en -differentiatie (nodig voor wondcontractie).

- Verminderde bacteriële *clearance* van het wondgebied. Dit geeft een significante toename in opportunistische infecties en vertraging van het wondherstel.
- Verhoogde spieractivatie.
- Gedragsmatige factoren door verminderde zelfzorg, slecht eten en een verstoord slaappatroon.
- Door stress in gang gezette cascade van gebeurtenissen die een vasoconstrictie geven en zo de zuurstofvoorziening en de voedingstoestand van het weefsel verminderen. Door de langdurig verhoogde activiteit van het orthosympathische zenuwstelsel ontstaat er een afname in effectieve weefselcirculatie waardoor de voedingstoestand van het bindweefsel afneemt. De belastbaarheid van het bindweefsel vermindert en er treden op den duur weefselspecifieke veranderingen op.

Voor studiesteun zie: www.PsychFysio.nl/boek.html

Literatuur

1. Lane RD, Waldstein SR, Chesney MA, Jennings R, Lovallo WR, Kozel PJ et al. The Rebirth of Neuroscience in Psychosomatic Medicine, Part I: Historical Context, Methods, and Relevant Basic Science. Psychosomatic Medicine 2009;71:117-34.
2. Dienstbier RA. Arousal and physiological toughness: implications for mental and physical health. PsycholRev 1989,01;96(1):84-100.
3. McEwen BS. Central effects of stress hormones in health and disease: Understanding the protective and damaging effects of stress and stress mediators. European Journal of Pharmacology 2008;583:174-85.
4. Steptoe A, Wardle J, Marmot M. Positive affect and health-related neuroendocrine, cardiovascular, and inflammatory processes. Proceedings of the National Academy of Sciences 2005;102(18):6508-12.
5. Jänig W. Autonomic Nervous System Dysfunction. In: Mayer ED, Bushnell MC, editors. Functional Pain Syndromes: presentation and pathophysiology. Seattle: IASP Press,2009:265-300.
6. Black PH. Stress and the inflammatory response: A review of neurogenic inflammation. Brain, Behavior, and Immunity 2002;16:622-53.
7. Lutgendorf S, Logan H, Kirchner HL, Rothrock N, Svengalis S, Iverson K et al. Effects of Relaxation and Stress on the Capsaicin-Induced Local Inflammatory Response. Psychosomatic Medicine 2000;62:524-34.
8. Steptoe A, Hamer M, Chida Y. The effects of acute psychological stress on circulating inflammatory factors in humans: A review and meta-analysis. Brain, Behavior, and Immunity 2007;21:901-12.
9. Porges SW. The polyvagal perspective. Biological psychology 2008;74:116-43.
10. Schmidt NB, Anthony Richeya JA, Zvolensky MJ, Maner JK. Exploring human freeze responses to a threat stressor. Journal of Behavior Therapy and Experimental Psychiatry 2008;39:292-304.

11. Gevirtz RN. Psychophysiological perspectives on stress-related and anxiety disorders. In: Lehrer PM, Woolfolk RL, Sime WE, editors. Principles and practice of stress management. 3 ed. New York: The Guilford Press, 2007:209-26.
12. Mauss IB, Robinson MD. Measures of emotion: A review Cognition & Emotion 2009;23:209-37.
13. Kreibig SD, Wilhelm FH, Roth WT, Gross JJ. Cardiovascular, electrodermal, and respiratory response patterns to fear- and sadness-inducing films. Psychophysiology 2007;44:787-806.
14. Sapolsky RM. Waarom krijgen zebra's geen maagzweer? Utrecht: Het Spectrum, 1994.
15. Felker B, Hubbard JR, Hubbard JR, Workman EA. Influence of mental stress on the endocrine system. Handbook of stress medicine: an organ system approach. New York: Boca Raton, 1998:69-85.
16. Samuels ER, Szabadi E. Functional neuroanatomy of the noradrenergic Locus Coeruleus: Its roles in the regulation of arousal and autonomic function part I: principles of functional organisation. Current Neuropharmacology 2008;6:235-53.
17. Bernards ATM. De relatie tussen het orthosympatische zenuwstelsel en pijn. Pijninformatorium 1992;17 (FY 0200-1-10).
18. Selye H. The stress of life. New York: McGraw-Hill, 1976.
19. Dedovic K, Duchesne A, Andrews J, Engert V, Pruessner JC. The brain and the stress axis: The neural correlates of cortisol regulation in response to stress. NeuroImage 2009;47:864-71.
20. Dantzer R. The psychosomatic delusion. New York: The Free Press, 1993.
21. Morree JJ de. Dynamiek van het menselijk bindweefsel. 5 ed. Houten: Bohn Stafleu van Loghum, 2008.
22. Houdenhove B van. 'Slechte start in het leven': kwetsbaarder voor stressgebonden ziekten? In: Houdenhove B van, editor. Stress, het lijf, en het brein. Leuven: LannooCampus, 2007:75-94.
23. Miller GE, Chen E, Zhou ES. If it goes up, must it come down? Chronic stress and the hypothalamic-pituitary-adrenocortical axis in humans. Psychological Bulletin 2007;133(1):25-45.
24. Houdenhove B van. In wankel evenwicht: over stress, levensstijl en welvaartsziekten. Tielt: Lannoo, 2005.
25. Gaillard AWK. Stress, produktiviteit en gezondheid. Den Haag: Academic Service, 2003.
26. Segerstrom SC, Miller GE. Psychological Stress and the Human Immune System: A Meta-Analytic Study of 30 Years of Inquiry. Psychological Bulletin 2004;130(4):601-30.
27. Segerstrom SC. Stress, energy, and immunity: An ecological view. Current Directions in Psychological Science 2007;16(6):326-30.
28. Nance DM, Sanders VM. Autonomic innervation and regulation of the immune system (1987-2007). Brain, Behavior, and Immunity 2007;21:736-45.
29. Cohen S, Tyrrell DAJ, Smith AP. Psychological stress and susceptibility to the common cold. New England Journal of Medicine 1991;325:606-12.
30. Cohen S. The Pittsburgh common cold studies: Psychosocial predictors of susceptibility to respiratory infectious illness. International Journal of Behavioral Medicine 2005;12(3):123-31.
31. Finestone HM, Alfeeli A, Fisher WA. Stress-induced physiologic changes as a basis for the biopsychosocial model of chronic musculoskeletal pain – A new theory? Clinical Journal of Pain 2008;24(9):767-75.
32. Marucha PT, Kiecolt-Glaser JK, Favagehi M. Mucosal wound healing is impaired by examination stress. Psychosomatic Medicine 1998;60:362-5.

33. Wieseler-Frank J, Maier SF, Watkins LR. Immune-to-brain communication dynamically modulates pain: Physiological and pathological consequences. Brain, Behavior, and Immunity 2005;19:104-11.
34. Alford A. Findings of interest from immunology and psychoneuroimmunology. Manual Therapy 2007;12:176-80.
35. Davis MC, Zautra AJ, Younger J, Motivala SJ, Attrep J, Irwin MR. Chronic stress and regulation of cellular markers of inflammation in rheumatoid arthritis: Implications for fatigue. Brain, Behavior, and Immunity 2008;22:24-32.
36. Dantzer R, Kelly KW. Twenty years of research on cytokine-induced sickness behavior. Brain, Behavior, and Immunity 2007;21:153-60.
37. Gouin JP, Hantsoo L, Kiecolt-Glaser JK. Immune dysregulation and chronic stress among older adults: A review. Neuroimmunomodulation 2008;15(4-6):251-9.
38. Ader R. Conditioned immunomodulation: Research needs and directions. Brain, Behavior, and Immunity 2003:S51-S7.
39. Schedlowski M, Pacheco-López G. The learned immune response: Pavlov and beyond. Brain, Behavior, and Immunity 2009;in press.
40. Irwin MR. Human psychoneuroimmunology: 20 Years of discovery. Brain, Behavior, and Immunity 2008;22:129-39.
41. Kumar R, Goel NK. Current status of cardiovascular risk due to Stress. Internet Journal of Health 2008;7(1):19.
42. Chida Y, Hamer M. Chronic psychosocial factors and acute physiological responses to laboratory-induced stress in healthy populations: A quantitative review of 30 years of investigations. Psychological Bulletin 2008;134(6):829-85.
43. Vieweg WVR, Hubbard JR, Hubbard JR, Workman EA. Mental stress and the cardiovascular system. Handbook of stress medicine: an organ system approach. New York: Boca Raton, 1998:17-43.
44. Rozanski A, Bairy CN, Krantz, DS, Friedman J, Resser KJ, Morell M et al. Mental stress and the induction of silent myocardial ischemia in patients with coronary artery disease. New England Journal of Medicine 1988;318:1005-12.
45. Steptoe A, Brydon L. Emotional triggering of cardiac events. Neuroscience and Biobehavioral reviews 2009;33:63-70.
46. Thayer JF, Lane RD. Claude Bernard and the heart-brain connection: Further elaboration of a model of neurovisceral integration. Neuroscience and biobehavioral reviews 2009;33:81-8.
47. Esler M, Schwarz R, Alvarenga M. Mental stress is a cause of cardiovascular diseases: from sceptism to certainty. Stress and Health 2008;24:175-80.
48. Kuper H, Marmot M, Hemingway H. Systematic review of prospective cohort studies of psychosocial factors in the aetiology and prognosis of coronary heart disease. In: Elliott P, Marmot M, editors. Coronary Heart Disease Epidemiology. 2 ed. Oxford: Oxford University Press, 2005:363-413.
49. Esler M, Eikelis N, Schlaich M, Lambert G, Alvarenga M, Dawood T et al. Chronic mental stress is a causal mechanism in essential hypertension. Clinical and Experimental Pharmacology and Physiology 2008;35:498-502.
50. Chida Y, Steptoe A. The association of anger and hostility with future coronary heart disease. Journal of the American College of Cardiology 2009;53(11):936-46.
51. Kupper N, Denollet J. Type D personality as a prognostic factor in heart disease: assessment and mediating mechanisms. Journal of Personality Assesment 2007;89(3):265-76.
52. Denollet J. DS14: Standard assessment of negative affectivity, social inhibition, and Type D personality. Psychosomatic Medicine 2005;67:89-97.

53. Vogels EMHM, Bertram RJJ, Graus JJJ, Hendriks HJM, Hulst R van, Hulzebos HJ et al. KNGF-richtlijn: Hartrevalidatie. Nederlands Tijdschrift voor Fysiotherapie 2005;115(1):suppl. 1-60.
54. Dixhoorn JJ, White A. Relaxation therapy for rehabilitation and prevention in ischaemic heart disease: a systematic review and meta-analysis. European Journal of Cardiovascular Prevention and Rehabilitation 2005;12:193-202.
55. Dusseldorp E, Elderen T van, Maes S, Meulman J, Kraai V. A meta-analysis of psychoeducational programs for coronary heart disease patients. Health Psychology 1999;18(5):506-19.
56. Schneiderman N, Saab PG, Catellier DJ, Powell LH, DeBusk RF, Williams RB et al. Psychosocial Treatment Within Sex by Ethnicity Subgroups in the Enhancing Recovery in Coronary Heart Disease Clinical Trial. Psychosom Med 2004,July 1,2004;66(4):475-83.
57. Allan R, Scheidt S, Smith C. Coronary heart disease: cardiac psychology. In: Ayers S, Baum A, McManus C, Newman S, Wallston K, Weinman J, West R, editors. Cambridge handbook of psychology, health and medicine. 2 ed. Cambridge: Cambridge University Press, 2007:128-32.
58. Courtney R. The functions of breathing and its dysfunctions and their relationship to breathing therapy. International Journal of Osteopathic Medicine 2009;12:75-85.
59. Gardner WN. The pathophysiology of hyperventilation disorders. Chest 1996;109:516-34.
60. Han JN, Zhu YJ, Luo DM, Li SW, Diest I van, Bergh O van den, Woestijne KP van den. Fearful imagery induces hyperventilation and dyspnea in medically unexplained dyspnea. Chinese Medical Journal 2008;121(1):56-62.
61. Meuret AE, Rosenfield D, Hofmann SG, Suvak MK, Roth WT. Changes in respiration mediate changes in fear of bodily sensations in panic disorder. Journal of Psychiatric Research 2008;in press.
62. Freire RC, Lopes FL, Valenca AM, Nascimento I, Veras AB, Mezzasalma MA et al. Panic disorder respiratory subtype: a comparison between responses to hyperventilation and CO2 challenge tests. Psychiatry Research 2008;157:307-10.
63. Raupach T, Bahr F, Herrmann P, Luethje L, Heusser K, Hasenfuss G et al. Slow breathing reduces sympathoexcitation in COPD. European Respiratory Journal 2008;32(2):387-92.
64. Maurer J, Rebbapragada V, Borson S, Goldstein R, Kunik ME, Yohannes AM, Hanania NA. Anxiety and Depression in COPD: Current Understanding, Unanswered Questions, and Research Needs Chest 2008;134:43-56.
65. Hynninen KM, Breitve MH, Wiborg AB, Pallesen S, Nordhus, IH. Psychological characteristics of patients with chronic obstructive pulmonary disease: A review. Journal of Psychosomatic Research 2005;59:429-43.
66. Leupoldt A von, Dahme B. Psychological aspects in the perception of dyspnea in obstructive pulmonary diseases. Respiratory Medicine 2007;101:411-22.
67. Leupoldt A von, Sommer T, Kegat S, Baumann HJ, Klose H, Dahme B, Büchel C. Dyspnea and pain share emotion-related brain network. NeuroImage 2009;48:200-6.
68. Petersen S, Ritz T. The association of respiratory sensations with depressive mood is distinct from the association with anxious mood. Personality and Individual Differences 2009;46:406-11.
69. Nakata A, Takahashi M, Ikeda T, Haratani T, Hojou M, Araki S. Perceived job stress and sleep-related breathing disturbance in Japanese male workers. Social Science & medicine 2007;64:2520-32.

70. Lehrer PM. Biofeedback training to increase heart rate variability. In: Lehrer PM, Woolfolk RL, Sime WE, editors. Principles and practice of stress management. 3 ed. New York: The Guilford Press, 2007:227-48.
71. Conrad A, Müller A, Doberenz S, Kim S, Meuret AE, Wollburg E. Roth WT. Psychophysiological effects of breathing instructions for stress management. Applied Psychophysiology and Biofeedback 2007;32:89-98.
72. Thomas M, McKinley RK, Mellor S, Watkin SM, Holloway E, Scullion J et al. Breathing exercises for asthma: a randomised controlled trial. Thorax 2009;64:54-61.
73. Chiang LC, Ma WF, Huang JL, Tseng LF, Hsueh K.C. Effect of relaxation-breathing training on anxiety and asthma signs/symptoms of children with moderate-to-severe asthma: A randomized controlled trial. International Journal of Nursing Studies 2009:1061-70.
74. Kaptein AA, Scharloo M, Fischer MJ, Snoei L, Hughes BM, Weinman J et al. 50 Years of psychological research on patients with COPD – Road to ruin or highway to heaven? Respiratory Medicine 2009;103(9):3-11.
75. Coventry PA, Hind D. Comprehensive pulmonary rehabilitation for anxiety and depression in adults with chronic obstructive pulmonary disease: systematic review and meta-analysis. Journal of Psychosomatic Research 2007;63(551-565).
76. Gosselink R, Langer D, Burtin C, Probst V, Hendriks HJM, Schans CP van der et al. KNGF-richtlijn Chronisch obstructieve longziekten. Nederlands Tijdschrift voor Fysiotherapie 2008;118(4):1-66(suppl.).
77. Edwards RR, Klick B, Buenaver L, Max MB, Haythornthwaite A, Keller RB, Atlas SJ. Symptoms of distress as prospective predictor of pain-related sciatica treatment outcomes. Pain 2007;130:47-55.
78. Chapman CR, Tuckett RP, Song CW. Pain and stress in a systems perspective: reciprocal neural, endocrine, and immune interactions. The Journal of Pain 2008;9(2):122-45.
79. Price DD. Central neural mechanisms that interrelate sensory and affective dimensions of pain. Molecular Interventions 2002;2(6):392-402.
80. Houdenhove B van. Stress, emoties en pijn: een vicieus samenspel. In: Houdenhove B van, editor. Stress, het lijf, en het brein. Leuven: LannooCampus, 2007:51-73.
81. Loggia ML, Mogil JS, Bushnell MC. Experimentally induced mood changes preferentially affect pain unpleasantness. The Journal of Pain 2008;9(9):748-91.
82. Tang NKY, Salkovskis PM, Hodges A, Wright KJ, Hanna M, Hester J. Effects of mood on pain responses and pain tolerance: An experimental study in chronic back pain patients. Pain 2008;138:392-401.
83. Bruehl S, Burns JW, Chung OY, Chont M. Pain-related effects of trait anger expression: Neural substrates and the role of endogenous opioid mechanisms. Neuroscience and Biobehavioral Reviews 2009;33:475-91.
84. Melzack R, Sternbach RA. Neurophysiological foundation of pain. The psychology of pain. New York: Raven Press, 1986.
85. Melzack R, Wall PD. Pain mechanisme: a new theory. Science 1965;150:971-9.
86. Fields HL, Price DD, Harrington A. Toward a neurobiology of placebo analgesia. In: Harrington A, editor. The placebo effect. Cambridge: Harvard University Press, 1997:93-116.
87. Bernards ATM, Meij Jvd, Hagenaars L. Refferred pain vanuit het bewegingsapparaat. VERSUS, Tijdschrift voor fysiotherapie 1995;13:259-80.
88. Nijs J, Oosterwijck J van, Hertogh W de. Rehabilitation of chronic whiplash: treatment of cervical dysfunctions or chronicpain syndrome? Clinical Rheumatology 2008;in press.

89. Sullivan MJL, Thibault P, Andrikonyte J, Butler H, Catchlove R, Larivière C. Psychological influences on repetition-induced summation of activity-related pain in patients with chronic low back pain. Pain 2009;141:70-8.
90. Ford GK, Finn DP. Clinical correlates of stress-induced analgesia: Evidence from pharmacological studies. Pain 2008;140:3-7.
91. Rhudy JL, Meagher MW. Fear and anxiety: divergent effects on human pain thresholds. Pain 2000;84:65-75.
92. Malmo RB. On Emotions, needs, and our archaic brain. New York: Holt, Renehart and Winston, 1975.
93. Pluess M, Conrad A, Wilhelm FH. Muscle tension in generalized anxiety disorder: a critical review of the literature. Journal of anxiety disorders, 2009;23:1-11.
94. Bernards ATM, Zutphen HCF van et al. Fysiologie en pathofysiologie van nocisensoriek. In: (eds.) Nederlands leerboek der fysische therapie in engere zin. Utrecht: Wetenschappelijke uitgeverij Bunge, 1991: 34-98.
95. Bloemsaat JG, Meulenbroek RGJ, Galen GP van. Differential effects of mental load on proximal and distal arm muscle activity. Experimental Brain Research 2005;167:622-34.
96. Bloemsaat JG, Ruijgrok JM, Galen, GP van. Patients suffering from nonspecific work-related upper extremity disorders exhibit insufficient movement strategies. Acta Psychologica 2004;115:17-33.
97. Traue HC, Pennebaker JW. Emotion, inhibition and health. Seattle: Hogrefe & Huber Publishers, 1993.
98. Schleifer LM, Spalding TW, Kerick SE, Cram JR, Ley R, Hatfield BD. Mental stress and trapezius muscle activation under psychomotor challenge: A focus on EMG gaps during computer work. Psychophysiology 2008;45:356-65.
99. Walburn JV, Vedara K, Hankins M, Rixon L, Weinman J. Psychological stress and wound healing in humans: A systematic review and meta-analysis. Journal of Psychosomatic Research 2009;67(3):253-71.

De psychologie van stress en coping

4

Drs. P. van Burken

4.1 Inleiding

Het stressmodel van Gaillard kan verder uitgewerkt worden met het model van Jänig over het zenuwstelsel (1, 2). Het model van Jänig kwam in het vorige hoofdstuk aan bod. Samen kunnen de beide modellen als overkoepelend raamwerk dienen voor het analyseren van de verhouding mentaal-emotionele belasting vs. belastbaarheid van de patiënt (zie figuur 4.1). In wezen combineert Gaillard een model dat de transactie tussen de persoon en de buitenwereld centraal stelt met een model over centrale informatieverwerking binnen de persoon. Hij onderscheidt in zijn model twee vormen van disbalans: (a) de externe disbalans die tussen de buitenwereld (taakeisen) en de persoon (capaciteiten) en (b) de interne disbalans die binnen de persoon zelf gelegen is. Deze interne disbalans verwijst naar de relatie tussen de mate van aspecifieke activatie en selectiviteit (toestandregulatie) enerzijds en het cognitieve, emotionele en gedragsmatige functioneren anderzijds. Dit deel is door Jänig helder uitgewerkt. Daarbij wordt ervan uitgegaan dat er voor elk cognitief, emotioneel en gedragsmatig responderen een optimaal activatieniveau is. Deze afstemming van de toestandregulatie binnen de persoon is uitgebreid in hoofdstuk 2 aan bod gekomen. In het huidige hoofdstuk ligt het accent meer op de patiëntperceptie van en zijn omgang met stressvolle situaties.

4.2 Stressvolle levensgebeurtenissen

Stressvolle levensgebeurtenissen, zoals ziekte, scheiding, onrecht, verlies of financiële dreiging, hebben invloed op vier gebieden van functioneren van de patiënt. We noemen hier de gevolgen van de stressreacties geordend naar de SCEGS-model (3). Elke categorie is direct of in-

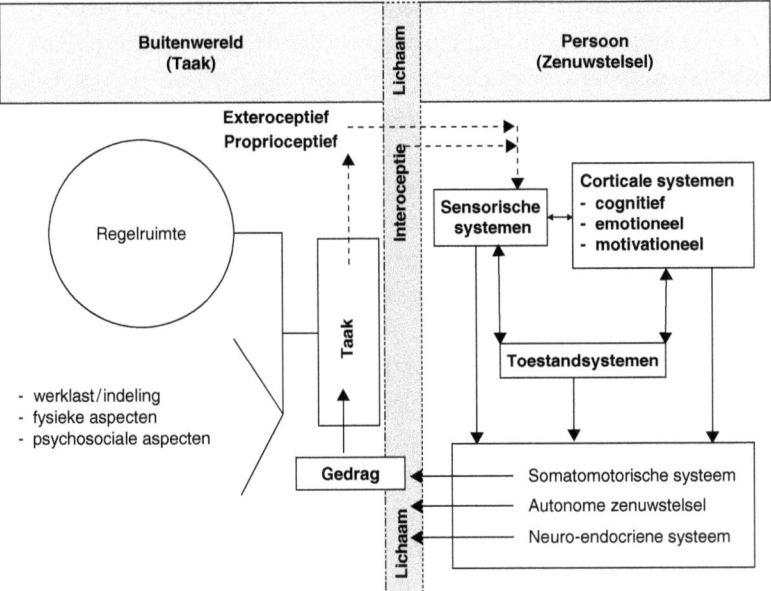

Figuur 4.1 Integratief stressmodel naar Gaillard (1996) en Jänig (2009).

direct van invloed op de objectieve of subjectieve gezondheidstoestand van de patiënt.
- Somatisch/fysiologisch: fysiologische veranderingen zoals pijntoe- of afname, toegenomen ontstekingsreacties, verhoogde spierspanning en verminderd functioneren van het immuunsysteem zijn in hoofdstuk 3 uitgebreid besproken. Deze route vormt de directe fysiologische weg naar gezondheidsproblemen.
- Cognities: het denken kan egocentrisch worden vanuit een vorm van primitief zelfbehoud; de concentratie vermindert, het geheugen vermindert doorgaans, tenzij de stressoren traumatisch in het geheugen gegrift staan. Het denken wordt ongenuanceerder; meer zwartwitdenken. De relatie met gemoedstoestand is dat ongenuanceerd denken over de ziekte de beleving en de omgang met de aandoening ook ongenuanceerd maakt.
- Emoties: bezorgdheid, angst, frustratie, irritatie, boosheid, verdriet, terneergeslagenheid kunnen in lichte of sterke mate aanwezig zijn. Emoties kunnen niet alleen via de somatische route invloed op ziekte uitoefenen, maar ook direct op de emotionele component van de subjectief beleefde gezondheidsklachten. Pijn, benauwdheid en vermoeidheid kunnen toenemen.
- Gedragsmatig: motorisch functioneren vermindert (hoofdstuk 9), men wordt meer impulsief. Ook het gezondheidgedrag kan ver-

slechteren; de patiënt gaat ongezonder eten, drinkt meer alcohol, rookt meer, sport minder enzovoort. Dit is de gedragsmatig route van stress naar ziekte (4).
- Sociale omgeving: een mens is geen eiland, maar opgenomen in en onderdeel van een sociaal systeem. Dit systeem reageert ook op het zien wat de patiënt qua stressoren overkomt en hoe hij daarop reageert. Daardoor kan steun ontstaan, maar ook isolement ('daar wil ik niets mee te maken hebben, we hebben genoeg aan ons eigen zorgen') of verwijten ('het is je eigen schuld').

Het is belangrijk een onderscheid te maken tussen objectieve gebeurtenissen en de subjectieve beleving ervan. Uit een omvangrijke meta-analyse blijkt namelijk dat objectieve gebeurtenissen alleen via de subjectieve beleving een invloed uitoefenen op het gezondheidsprobleem (5). Wel is het zo, dat hoe dramatischer een gebeurtenis objectief gezien is, des te groter de kans op subjectieve ellende is. Objectieve gebeurtenissen, zoals overlijden van een partner, zullen de meeste mensen als een sterke bron van stress ervaren, terwijl een verkeersovertreding door de meeste mensen als een lichte stressbron wordt ingeschaald. De beroemde *Schedule of Recent Experiences* (SRE) is een vragenlijst, die op deze rangorde gebaseerd is (6). Diverse onderzoekers maken echter duidelijk dat de subjectieve inschatting of taxatie van de situatie juist erg bepalend is voor de ervaren stress. Lazarus en Folkman onderschrijven dat (7). In essentie stellen zij dat de mate van ervaren stress een afspiegeling is van de mate waarin een persoon de situatie als bedreigend of schadelijk inschat, gecombineerd met de inschatting wat hij daartegen meent te kunnen doen. Dat betekent dat de fysiotherapeut niet alleen naar stressvolle levensgebeurtenissen moet vragen, maar vooral ook hoe de persoon ze beleefde. Ontslag is voor velen een stressbron, maar kan voor anderen een zegen zijn. Interessant is de positie die Harris inneemt met zijn interviewmethode *Life Events and Difficulties Schedule* (LEDS) (8). Hij laat de interviewers zelf inschatten wat een beschreven gebeurtenis voor de patiënt qua stress betekend zal hebben. De interviewer doet dat dan op basis van kennis hoe de meeste mensen een dergelijke gebeurtenis ervaren en plaatst dit binnen de context van de levensloop van de patiënt, zijn plannen en zijn huidige omstandigheden. Fysiotherapeuten kunnen uit deze beschrijving drie zaken voor de psychosociale anamnese afleiden:
- Inventariseer gebeurtenissen (deze genereren in algemene zin een zekere mate van stress).
- Inventariseer hoe de patiënt ze beleefde.

- Weeg je eigen visie mee vanuit het gehele verhaal van de patiënt en je algemene kennis over stressvolle levensgebeurtenissen.

Dit laatste is vooral ook belangrijk als de patiënt weerstand tegen 'onthullen' heeft, weinig inzicht heeft of niet goed kan 'voelen en verwoorden'. De fysiotherapeut schat dan in of gezien de gebeurtenissen en de context van de patiënt het aannemelijk is dat de patiënt onder stress gestaan heeft – een hypothese die vaak later door de patiënt bevestigd wordt wanneer de weerstand tegen onthullen wegvalt of het zelfinzicht door de therapie toegenomen is.

Verder moet de fysiotherapeut beseffen dat niet alleen de acute ernstige stressoren een relatie hebben met gezondheidsklachten, maar vooral ook de kleinere, chronisch aanwezige irritaties en frustraties. In het algemeen zal de fysiotherapeut op zoek gaan naar negatieve belastende situaties. Dit is echter een te beperkte ingang; bij sommige patiënten zijn het namelijk niet zozeer de negatieve situaties die een relatie hebben met de gezondheidsklachten, maar de afwezigheid van positief beleefde situaties, de zogenoemde uplifts (9). Het gaat niet alleen beter met mensen als de stress verlicht wordt, maar ook als de positieve aspecten in hun leven toenemen. Fysiotherapeuten bijvoorbeeld, die zelf veel trieste patiëntencontacten hebben, kunnen op den duur last van compassievermoeidheid krijgen. Deze compassievermoeidheid kan echter voorkomen worden als er naast elk emotioneel belastend incident ongeveer drie positieve uplifts staan (10). Dit principe krijgt bij de positieve psychologie nadrukkelijk de aandacht en kan goed opgenomen worden binnen de fysiotherapie (11). Levensgebeurtenissen kunnen aanleiding geven tot psychologische stress. Deze stress vergroot op zijn beurt de kans op negatieve levensgebeurtenissen, zoals ontslag en echtscheiding. In die zin bestaat er een reciproque relatie tussen psychologische stress en negatieve levensgebeurtenissen (12). Belangrijk voor fysiotherapeuten is te beseffen dat fysieke inspanning weliswaar een buffer kan vormen tegen diverse vormen van stress, maar dat stressvolle veranderingen in het leven juist de kans op sporten vermindert (13).

4.2.1 WERKSTRESS
De vier A's zijn een handig hulpmiddel om het denken rond werkonvrede en werkstress te ordenen:
- Arbeidsinhoud: overbelasting door te veel of te complexe taken of juist onderbelasting. Onduidelijkheid over taken en verantwoordelijkheden, te grote verantwoordelijkheid voor mensen of materiële zaken.

- Arbeidsomstandigheden: factoren als lawaai, slecht meubilair, verkeerde verlichting, werken met gevaarlijke stoffen, fysiek zwaar werk of werken op eenzame posities.
- Arbeidsvoorwaarden: werk- en rusttijdenregeling, verlofregeling, salaris, loopbaanperspectieven, (on)zekerheid ten aanzien van werk. Belasting en inzet zijn niet in verhouding met de beloning.
- Arbeidsverhoudingen: slechte werksfeer en weinig aandacht van de leiding voor feedback en informatievoorziening.

Deze opsomming is voor een deel te onderbouwen met een aantal bekende werkstressmodellen (14):
- Het *Demand-Control-model* (DC-model) van Karasek stelt in essentie dat werkstress vooral ontstaat als er een hoge werklast is, terwijl er weinig regelruimte is (15). We bespreken dat model onder het kopje 'beheersbaarheid van de omgeving'.
- Het *Effort-Reward-Imbalance-model* (ERI-model) stelt dat stress ontstaat als de inspanning door eisen en verplichtingen langdurig uit verhouding is met de beloning die ertegenover staat in geld, waardering, promotie of zekerheid (16). Een dergelijke spanningsbron kan tot gezondheidsklachten leiden, waaronder pijn aan het bewegingsapparaat (17).
- Een ander bekend model, ditmaal van Nederlandse bodem, is het *Job Demands-Resources-model* (JD-R-model). Dit model wordt door Arnold Bakker in hoofdstuk 19 besproken aan de hand van burn-out. Stress ontstaat vanuit zijn optiek vooral als de taakeisen hoger zijn dan de aanwezige fysieke, sociale of psychologische hulpbronnen. Het model benadrukt dat de specifieke eisen en hulpbronnen per beroep erg kunnen verschillen.
- Het *Vitaminemodel* van Warr beschrijft twaalf factoren die de werktevredenheid en geluk binnen het werk bevorderen (18). In analogie met een vitaminetekort kan men stellen dat een lichte tot matige verhoging van elke van de twaalf factoren geassocieerd is met meer werktevredenheid. Maar net zoals voor sommige vitaminen geldt – vitamine C en E –, heeft een verdere verhoging geen extra effect meer. Bij andere vitaminen – zoals A en D – kan zelfs overdosering ontstaan (tabel 4.1). Zo is het ook met bepaalde werkfactoren. De werkfactoren gelabeld met AD zijn dus gunstig in lichte tot matige dosis, maar bij erg hoge doses neemt de werktevredenheid juist af en de werkstress toe.

Als laatste willen we de balans tussen werk en thuis benadrukken. Stress op het werk kan in de privésituatie doorwerken (werk-thuisinterferentie) en omgekeerd kunnen problemen in de thuissituatie spo-

Tabel 4.1 Vitaminemodel (18).	
Additional Decrement (vitamine A en D)	**Constant Effect (vitamine C en E)**
– mogelijkheid tot persoonlijk invloed	– hoeveelheid salaris
– mogelijkheid vaardigheden te gebruiken	– fysieke veiligheid
– extern gegeneerde doelen (taakeisen enz.)	– gewaardeerde sociale positie
– afwisselend werk	– ondersteunende supervisie
– heldere omgeving (eisen, rollen, consequenties)	– carrièremogelijkheden
– contact met anderen	– billijkheid

ren op het werk nalaten (thuis-werkinterferentie). Gelukkig kunnen ook positieve gebeurtenissen op het ene domein bufferen tegen negatieve op het andere domein (19).

4.2.2 CHRONISCHE ZIEKTE

Het hebben van een chronische ziekte is een belangrijke bron van stress. Het moeten aanpassen aan de ziekte kan een zware belasting vormen voor zowel de patiënt als zijn omgeving – in fysiek, praktisch en sociaal opzicht. Het toekomstperspectief verandert drastisch en de ziekte gaat gepaard met inleveren van autonomie en zelfstandigheid. Nieuwe vaardigheden (bijvoorbeeld FET-technieken bij COPD) moeten worden geleerd en de leefstijl aangepast. Scheiding van vrienden en zelfs partner dreigt. Nieuwe relaties met gezondheidswerkers moeten opgebouwd en onderhouden worden. Plezierige activiteiten nemen af, onplezierige nemen toe. Zo ontstaan gevoelens van onzekerheid, angst en depressie, controleverlies en een verminderd gevoel van eigenwaarde. Depressie is vooral gecorreleerd aan de mate van pijn en de ervaren beperkingen (20). Niet iedereen reageert op dezelfde manier op een chronische ziekte. Mannen blijken bijvoorbeeld makkelijker een depressie te ontwikkelen als gevolg van hun chronische ziekte dan vrouwen. Dat gebeurt vooral als ze emotionele copingstrategieën hanteren gecombineerd met een externe beheersoriëntatie (21). Moeders van chronisch zieke kinderen ervaren meer emotionele aanpassingsproblemen als er weinig binding is in het gezin en weinig onderlinge sociale steun. Vaders ervaren ook meer emotionele problemen als er weinig binding is, maar vooral ook als er stress is in of rond het gezin, en als hij zich sterk verdiept in de aandoening (22). In hoofdstuk 10 wordt uitgebreid ingegaan op de aanpassing en verwerking bij chronische ziekten.

4.2.3 BEHEERSBAARHEID VAN DE OMGEVING

Het gaat bij stressoren niet alleen om de negatieve consequenties van de situatie, maar ook om de beheersbaarheid van de situatie. Het zijn immers vooral de oncontroleerbare negatieve situaties die tot stress leiden bij dier (23) en mens (24). Om een situatie te kunnen beheersen, moet de patiënt regelruimte hebben om invloed te kunnen uitoefenen. Om de beheersbaarheid van de omgeving nader te bestuderen, kan het model van Karasek behulpzaam zijn (figuur 4.2) (15). Het model heeft zichzelf bewezen, al zijn de effecten ervan op gezondheidsstatus en welzijn sterker dan op werkstress zelf (25). Karasek toonde aan dat de invloed van de werkomgeving op welzijn en gezondheid door twee factoren is te voorspellen (15): werklast en regelruimte. Regelruimte verwijst naar de mogelijkheden die men heeft om het takenpakket op eigen wijze aan te pakken: mag men beslissingen nemen, bepaalde taken even uitstellen enzovoort? Het model kan worden uitgebreid met een derde factor: sociale steun (26). Voor werklast kan men feitelijk elke (problematische) situatie van de patiënt lezen (werk, privé, ziekte). Voor een goed begrip is het belangrijk te beseffen dat regelruimte en beheersbaarheid nauw aan elkaar zijn gerelateerd. Immers, alleen daar waar iets te regelen valt, kunnen we invloed hebben.

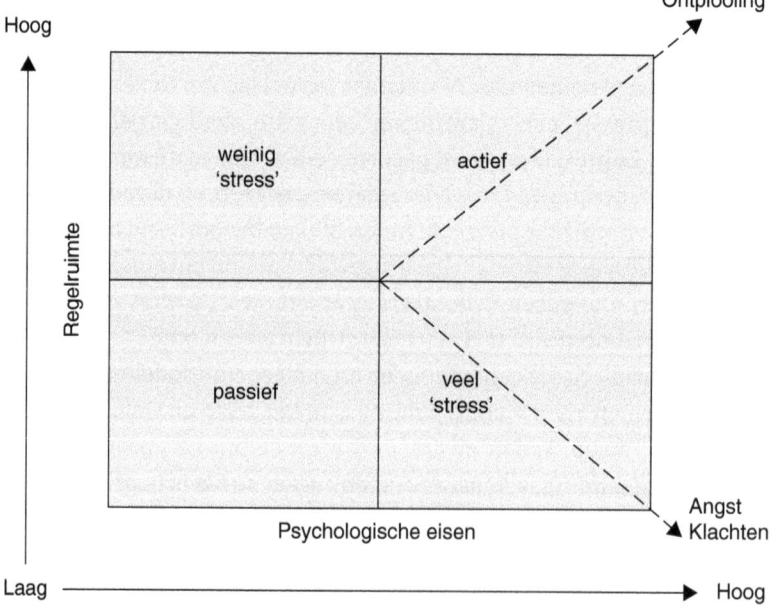

Figuur 4.2 Demand-Control-model (Karasek, 1990).

Op grond van de twee factoren regelruimte en last kunnen we de verschillende leefomgevingen (werk, privé, ziekte) van de patiënt in vier categorieën plaatsen:
- Actief: de situatie stelt weliswaar hoge eisen (bijvoorbeeld vijf kinderen), maar de patiënt heeft veel regelmogelijkheden (tijd, geld, oppas). In die zin is er sprake van een positief stimulerende leefwereld die de patiënt ondernemend maakt en die tot tevredenheid leidt. Door de grote regelruimte kan de patiënt zich volledig ontplooien.
- Passief: de eisen die aan de patiënt worden gesteld, zijn heel laag (bijvoorbeeld geen werk), terwijl ook de regelruimte (geen geschikte scholing en geen netwerk) beperkt is. Deze situatie leidt tot apathie en depressieve gevoelens. Doordat er geen of te weinig beroep wordt gedaan op zijn capaciteiten zal hij langzaam maar zeker zijn vaardigheden verliezen en uiteindelijk in het geheel niet meer in staat zijn deze te gebruiken. Dit lijkt op een toestand van 'aangeleerde hulpeloosheid'. Bij aangeleerde hulpeloosheid is iemand tot de conclusie gekomen dat wat hij ook onderneemt, het allemaal geen effect meer heeft.
- Weinig spanning: de eisen zijn laag, gecombineerd met een grote regelruimte. Men is doorgaans tevreden. Een voorbeeld is een echtpaar 55-plussers, met een goede relatie en voldoende financiële ruimte.
- Veel spanning: de omgeving stelt hoge eisen (bijvoorbeeld drie kinderen, waarvan één hyperactief, en een schoonmoeder in huis die dementerend is) terwijl de regelruimte beperkt is (geen hulp van familie, partner werkt vijftig uur per week, geen geld voor oppas of anderszins en niets mogen beslissen zonder de partner).

Fysiotherapeuten kunnen in directe zin niets veranderen aan de probleemsituatie van de patiënt. Men stapt bijvoorbeeld niet naar de werkgever met de vraag de patiënt meer beslissingsruimte te geven. Toch is indirect wel enige invloed uit te oefenen. De patiënt kan bijvoorbeeld worden aangemoedigd en gesteund toch iets aan het probleem te gaan doen: 'Heeft u wat we nu hebben besproken wel eens bij uw werkgever aangekaart?' Een waarschuwing is hier op zijn plaats: overschat niet de invloed vanuit de behandelkamer op het systeem 'patiënt-omgeving'. Onderschat die invloed evenmin, want dan laat je kansen liggen!

Regelruimte is niet in elke situatie altijd goed. Als er vanuit de leiding weinig steun is voor vrouwen op de afdeling administratie, terwijl er een hoge werklast is, dan leidt het hebben van veel regelruimte ('vrijheid') juist tot meer nekpijn en beperkingen (27). En de fysiotherapeut zelf? Onderzoek onder ruim achthonderd Amerikaanse fysiotherapeuten toont aan dat er, in vergelijking tot andere beroepsgroepen, een middelmatige werklast is in combinatie met veel regelruimte. Dat maakt het tot een actieve of *low strain* job. Werkgerelateerde musculoskeletale aandoening van de fysiotherapeuten bleken, zoals verwacht, samen te hangen met weinig regelruimte en/of een hoge werklast. Dit gold ook voor wisselen van baan (28).

4.3 Taxaties van de patiënt

We hebben gezien dat het gevoel greep te hebben op de probleemsituatie een centraal aspect is voor het al of niet optreden van de stressreactie. De primaire taxatie van de situatie en de secundaire taxatie van copingbronnen zoals Lazarus en anderen (1984) beschrijven, zijn hierbij van belang. De patiënt zal stress ervaren als hij zijn situatie taxeert als een dreiging, verlies of een uitdaging, terwijl tegelijkertijd het persoonlijk belang hoog is en de omgang met het probleem als niethanteerbaar wordt beschouwd. We bespreken achtereenvolgens de primaire en de secundaire taxatie die de patiënt van zijn situatie geeft. Voor de fysiotherapeut is het relevant in de stressoren van de patiënt een eerste onderscheid te maken in klachtgerelateerde stressoren, zoals pijn, functionele beperkingen en verminderde sociale participatie, en leefwereldgerelateerde stressoren, zoals een overladen dagprogramma. Het model van Lazarus is ook van toepassing als de stressor een chronische ziekte is (20).

4.3.1 TAXATIE VAN DE SITUATIE (PRIMAIRE TAXATIE)
De primaire taxatie is de eerste inschatting die de patiënt van een situatie maakt (7). Bij primaire taxatie gaat het om situationele redenaties ('het is een gevaarlijke situatie') en niet om psychologische redeneringen ('ik ben angstig'). Men beoordeelt daarbij razendsnel of het een potentieel dreigende situatie betreft, fysiek of persoonlijk. Het is de eerste indruk, een snapshot van de situatie en kan leiden tot 'de eerste schrik' – de toon is gezet (29). Een patiënte met een collesfractuur schrok enorm toen haar onderarm uit het gips kwam. Haar primaire taxatie van haar dunne, atrofische, schilferige, stijve en krachteloze arm: 'het is ernstig mis met me!'. Niemand had deze in aard nerveuze vrouw voorbereid op wat ze kon verwachten als haar arm uit het gips zou komen. Zo kreeg haar fantasie de kans een negatieve invloed op de beleving van het gezondheidsprobleem uit te oefenen. Deze eerste inschatting gaat snel, kan geconditioneerd zijn en wordt mede bepaald

door eerdere ervaring en persoonskenmerken (neuroticisme, sensatiezoeker). De primaire taxatie vindt dus ook plaats op basis van vooringenomenheid en overgevoeligheden: een patiënt die pijn verschrikkelijk vindt, zal een dreigende schade overmatig negatief inschatten. De primaire taxatie is de eerste impressie van de (gezondheid)situatie die het verdere verloop van de stressreactie sterk bepaalt (29).

4.3.2 TAXATIE VAN DE COPINGBRONNEN (SECUNDAIRE TAXATIE)

De stressreactie is niet alleen een gevolg van de primaire taxatie van de mate van dreiging of schade, maar ook van de secundaire taxatie van de copingbronnen. De secundaire taxatie is de verfijnde uitwerking van de situatie. Wat denkt de patiënt dat hij tegen de dreiging of schade kan doen: niets of van alles? Als hij meent dat er genoeg copingbronnen zijn om met de dreiging of schade om te gaan, zal er geen of een minder sterke stressreactie zijn. Lazarus en Folkman noemen de volgende copingbronnen (7):

- Gezondheid en energie: als men fit, vitaal en gezond is, is het veel makkelijker te copen met stressvolle situaties dan als men moe of ziek is.
- Positieve overtuigingen/persoonskenmerken, zoals optimisme, gevoel van controle/beheersing, zoals eigen-effectiviteitsverwachting, hoge zelfwaarde (30).
- Probleemoplossende vaardigheden.
- Sociale vaardigheden (dan is het eenvoudige van alles geregeld te krijgen).
- Sociale steun (emotioneel, informationeel, tastbare steun).
- Materiële bronnen (geld, goederen en diensten die men met geld kan kopen).

4.4 Copingproces

Behalve de inschatting van de situatie (dreiging, schade en copingbronnen), kan men ook het copingproces zelf beschrijven. Algemeen gesteld kunnen de copingactiviteiten gericht zijn op het verminderen van het probleem en op het reguleren van de emoties. Dit raamwerk wordt door de meeste onderzoekers nog steeds als een belangrijk uitgangspunt gezien (31). De probleem- en de emotiegeoriënteerde coping kunnen beide weer worden onderverdeeld in gedragsmatige en cognitieve vormen van coping (figuur 4.3). Doorgaans is de coping zowel gericht op het probleem als op de emoties. Heftige emoties verstoren immers het probleemoplossend vermogen. Dus ook bij probleemgerichte coping moet men zijn emoties reguleren.

Daarnaast kan men kijken of de coping verloopt via het vermijden (*avoidance*) van de stressor of juist op confrontatie met de stressor (*approach*) (30). Vermijdende coping kan soms zinvol zijn, vooral bij kortdurende stressoren die relatief oncontroleerbaar zijn, maar kan problemen onderhouden als de stressor aanhoudt, bijvoorbeeld als door ontkenning de therapietrouw vermindert. Ook krampachtig gedachten en gevoelens rond een stressor vermijden, blijkt doorgaans juist meer stress te geven. Vermijdende coping voorspelt in het algemeen slechtere gezondheidsuitkomsten. De effecten van confronterende coping zijn minder consistent, maar in het algemeen is het gunstig voor de mentale en de fysieke gezondheid.

In het nu volgende worden de vier groepen van copingstrategieën toegelicht. Figuur 4.3 geeft een overzicht van de genoemde strategieën, maar is incompleet. Aanvullende copingstrategieën vindt men in hoofdstuk 8 over stressmanagement.

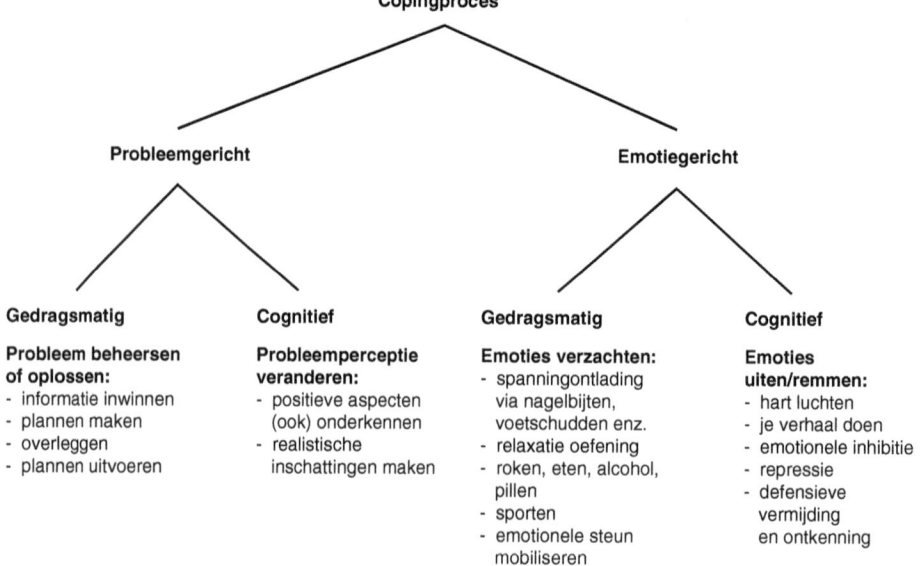

Figuur 4.3 *Vier groepen van copingstrategieën.*

– Bij *probleemgeoriënteerde gedragsmatige coping* zal de patiënt proberen het probleem te beheersen of op te lossen. Hij gaat informatie inwinnen, plannen maken, met anderen overleggen enzovoort. Het (her)krijgen van controle over de problematische situatie is in het algemeen erg gunstig (30, 31). De patiënt is de situatie meester en daardoor is de dreiging aanzienlijk minder. Deze copingvorm kan echter ongunstig zijn als de psychofysiologische kosten van de copinginspanningen groter zijn dan de baten. Als het uitoefenen van controle moeilijk is en veel mentale of fysieke inspanning vergt, leidt deze copingvorm juist tot een verhoogde sympathische activatie (32). Ratten ontwikkelen bijvoorbeeld meer maagzweren naarmate de stress-situatie die ze meester moeten worden, complexer wordt en meer copinginspanning van ze vraagt (33). Probleemoplossende coping wordt ook wel actieve coping genoemd en is geassocieerd met een toename van (nor)adrenaline door de toegenomen activiteit in de hypofysebijniermerg-as (SAM-as). Passieve coping en vermijding ontstaan juist in situaties die oncontroleerbaar zijn en geassocieerd zijn met een toename van cortisol door activiteit in de hypofysebijnierschors-as (HPA-as).

- *Probleemgeoriënteerde cognitieve coping* vindt plaats als de patiënt anders tegen het probleem aan probeert kijken. Hij gaat andere aspecten van de situatie belichten en herwaarderen – 'van problemen kun je leren'. Dit herwaarderen lukt vooral als de situatie niet al te ernstig is, want rampen zijn voor iedereen een ramp. Een optimistische actieve aanpak kan een positief effect hebben op het herstel. Vrouwen met borstkanker, bijvoorbeeld, die optimistisch waren en een vechtersgeest hadden, deden het postoperatief beter dan degenen die de situatie stoïcijns accepteerden en zich hulpeloos opstelden (34). Ook bij pijn helpen diverse cognitieve strategieën, zoals het verbeelden van sensaties die onverenigbaar zijn met de pijnsensaties (35). *Wishful thinking* is ook een vorm van probleemgeoriënteerde cognitieve coping, maar mist realiteitszin.
- Bij *emotiegeoriënteerde gedragsmatige coping* verzacht men de negatieve emoties. Men gaat spanningafleidende activiteiten vertonen, zoals nagelbijten, met de voet schudden en tanden knarsen. Roken, veel eten, alcohol en sport kunnen ook worden aangewend om de emoties te reguleren. Sommige patiënten zullen informatie over de stressor willen vermijden. Deze 'kop in het zand'-strategie geeft bij acute stressoren in het algemeen minder stress, maar zijn bij langlopende stressoren ongunstig, omdat de patiënt dan niets onderneemt om het probleem te reduceren. De patiënt kan ook actief sociale steun mobiliseren, zodat hij zich emotioneel gesteund voelt en mogelijk informatie krijgt die hem geruststelt.
- *Emotiegeoriënteerde cognitieve coping* vindt onder andere plaats als de patiënt zijn verhaal vertelt. Het vertellen van je verhaal en het uiten van de bijbehorende emoties is in het algemeen gunstig (36). Daardoor vermindert de arousal, omdat het vertellen van het verhaal

dwingt tot cognitieve verwerking. Er zijn ook strategieën die tot meer afstand tot het probleem leiden, zoals emotionele inhibitie, repressie, defensieve vermijding en ontkenning. Een voorbeeld van passieve emotiegerichte coping is een 32 jaar oude parketvloerlegger (familiebedrijf), die geen scholing heeft afgemaakt. De huid aan de voorzijde van zijn knieën was door de belasting fors verdikt door eelt. De knieschijven lieten bij bewegen een zeer grove crepitatie horen. Deze jongeman had de laatste anderhalf jaar in toenemende mate last van pijn in de beide knieën. Wat is zijn prognose? Zou hij dit werk tot zijn zestigste volhouden? Hij wou daar niet aan denken: 'Ik zie wel.' Dat geeft momentaan rust, maar in de toekomst ontstaan hoogstwaarschijnlijk onoverkomelijke problemen. Een actieve probleemgeoriënteerde coping zou op termijn beter zijn. Men kan daarbij denken aan het vroegtijdig oriënteren op omscholing.

Sociale steun, stress en gezondheid
Sociale integratie heeft onmiskenbaar gunstige effecten op onze mentale en fysieke weerbaarheid en gezondheid. Sociale isolatie, zoals eenzaamheid, is ronduit ongezond. De mate van ervaren sociale steun buffert tegen de negatieve effecten van stressvolle levensgebeurtenissen. Sociale steun draagt ook bij aan gevoelens van zelfwaardering (37).

4.4.1 WANNEER WELKE COPINGSTRATEGIE?
Als vuistregel geldt dat probleemgerichte coping gunstiger is voor emotioneel welbevinden dan bijvoorbeeld vermijdingsgerichte coping (38). Maar nuancering is op zijn plaats. De vraag is wanneer de patiënt een bepaalde copingstrategie het beste kan gebruiken. Albert Ellis houdt ons voor dat er in het leven slechts twee soorten problemen zijn (39): oplosbare en onoplosbare. Het is een simpel maar essentieel onderscheid, die om een verschillende strategie van coping vragen. Hoe men met deze twee soorten problemen om kan gaan, kan verduidelijkt worden aan de hand van een gebed van de theoloog Reinhold Niebuhr:

> *God, geef me de kalmte de dingen te aanvaarden die ik niet kan veranderen, de moed om de dingen te veranderen die ik kan veranderen en de wijsheid om het verschil tussen die twee te weten.*

De aard van het probleem en de copingstrategie moeten dus bij elkaar passen, anders vergroot men juist het probleem (31). Ook chronisch zieken moeten leren om bij onoplosbare problemen emotiegerichte strategieën toe te passen en bij veranderbare problemen probleemoplossende strategieën te gebruiken. In die zin is aandacht voor probleemoplossende strategieën ook belangrijk voor de fysiotherapie (11). Actieve probleemgerichte coping is in het algemeen wenselijk, maar juist bij chronische ziekten die gekenmerkt worden door blijvend functieverlies, beperking, pijn en ongemak, kan een dergelijke strategie in sommige gevallen ongunstig zijn. Bij bepaalde gegevenheden kan de patiënt zich maar beter neerleggen en zijn energie richten op doelen die wel haalbaar zijn, zoals het optimaliseren van het mentale en fysieke functioneren. Het heroverwegen en bijstellen van waarden en levensdoelen is meestal noodzakelijk voor een geslaagde aanpassing aan de ziekte.

Een aantal emotiegerichte copingstrategieën is gunstig bij veel ziekten: het herdefiniëren van de ziekte in een positief licht, het accepteren van de ziekte en het gebruikmaken van sociale steun. Afstand nemen door op te geven en het vermijden over de ziekte na te denken, verhogen in het algemeen juist de stress en de beperking (20). Soms is het belangrijk dat twee copinggerichtheden elkaar oscillerend afwisselen (31). Dit zien we bijvoorbeeld bij de verwerking van het verlies van een dierbaar persoon. De gerichtheid oscilleert dan tussen gerichtheid op verlies en gerichtheid op herstel, zie figuur 4.4 (40).

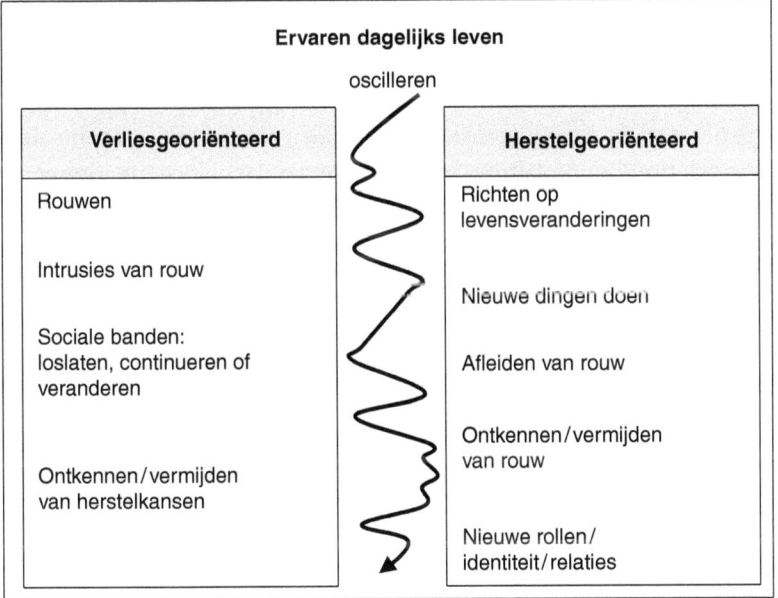

Figuur 4.4 *Dual-proces-model van coping bij verlies (Stroebe et al., 2007).*

Men kan bij het bevorderen van de coping ook aan de partner of ouders van de zieke patiënt denken. Zo bleek dat een programma gericht op het verbeteren van de coping van de moeder met haar ernstig zieke kind succesvol was. De moeder ervoer minder stress, gaf meer steun en zorg en het kind toonde minder aanpassingsproblemen. Het programma bestond voornamelijk uit het geven van informatie over de gedragingen van kinderen in een ziekhuis en hoe hiermee om te gaan (41). Een dergelijk model laat zich niet alleen makkelijk vertalen naar het betrekken van ouders bij kinderfysiotherapie, maar ook naar het betrekken van partners bij de behandeling van bijvoorbeeld CVA-patiënten. In hoofdstuk 10 wordt uitgebreid ingegaan op de partner of het gezin van de chronisch zieke.

Voorbeelden van misfit tussen coping en probleem

Sommige patiënten willen te graag. Een dergelijke overmatige motivatie kan paradoxale effecten hebben, zeker als verhoogde arousal een rol bij de klacht speelt. Sterk gemotiveerd zijn, zorgt via mentale inspanning immers juist voor een toename in centrale activatie. Een voorbeeld bij ademhalingstraining: voor sommige sterk gespannen patiënten is de mentale inspanning om een rustig adempatroon te hanteren, groot in vergelijking tot de controlewinst die ze boeken. Het paradoxale gevolg is dan juist een hogere centrale activatie en een versterkte ademhaling. We zien dan dat ademhalings- of ontspanningsoefeningen niet goed worden uitgevoerd. De patiënt is letterlijk hard aan het werken. Hier ziet men dat niet alleen een gebrek aan controle over een probleem tot stress kan leiden, maar dat ook overmatige controle het oplossen van het probleem kan belemmeren. Dit heeft ook relevantie voor de pijnpatiënt in een toestand van chronische stress. Men moet hem niet overladen met te veel verantwoordelijkheid of complexe copingstrategieën.

Ook Lerner benadrukt zowel de positieve als de negatieve effecten van actieve coping. Hij stelt dat er in relatie tot kanker enige aanwijzingen zijn dat positieve, actieve copingstrategieën, zoals hoop en vechten, succesvoller zijn voor de genezing dan depressie en passiviteit. Tegelijkertijd waarschuwt hij ervoor dat het gevecht om het leven niet altijd gewonnen wordt door diegene die in het behouden van het leven het hoogste of enige doel ziet. Een dergelijk krampachtig gevecht vernauwt het blikveld, waardoor men bijvoorbeeld de kleine positieve aspecten van het dagelijks leven niet meer waarneemt. Dat verhoogt de kans op depressie, wat de genezing juist tegenwerkt (42). Ook vechten tegen pijn kan in dit opzicht averechts werken (43). In paragraaf 11.6

wordt dit onder het kopje 'contextuele cognitieve gedragstheorieën' nader uitgewerkt.

4.5 Controleverwachtingen

4.5.1 BEHEERSORIËNTATIE

Een patiënt heeft opvattingen over de mate waarin hij in het algemeen invloed heeft op de dingen die hem gebeuren (gezondheid, financiën en sociale interacties). We noemen dit zijn beheersoriëntatie. In de Engelstalige literatuur spreekt men van *locus of control* (LOC). Als de patiënt meent dat datgene wat hem overkomt het gevolg is van het toeval, het lot of een belangrijke ander, dan spreekt men van een externe beheersoriëntatie. Meent de patiënt dat hij zelf een belangrijk aandeel heeft in datgene wat hem in positieve en negatieve zin overkomt, dan spreekt men van een interne beheersoriëntatie (44). Mensen met een interne beheersoriëntatie ervaren doorgaans minder stress en ook hun cortisolrespons is lager (45). Bovendien vertonen ze vaker een probleemgeoriënteerde coping. Ze stellen zich in de revalidatie actief op en vertonen een hogere therapietrouw (46). Daarbij is echter een kanttekening te plaatsen. In het dagelijks leven is een interne beheersoriëntatie inderdaad in het algemeen gunstig, omdat het dan doorgaans om oplosbare problemen gaat. In bepaalde werksettings echter, kan een dergelijke beheersoriëntatie ongunstig zijn: bijvoorbeeld in sterk gestructureerde situaties waar geen regelruimte aanwezig is (lopende band). Iemand met een interne beheersoriëntatie kan beter met rolonduidelijkheid op het werk omgaan, omdat hij de werkrollen voor een deel zelf inhoud geeft. Externen hebben juist structuur nodig (47). Ook bij ernstig chronisch zieken kan een overmatige interne beheersoriëntatie tot disfunctioneel gedrag leiden. De patiënt blijft dan tevergeefs proberen invloed uit te oefenen op zaken die vooral extern gedetermineerd zijn (48). Wanneer de fysiotherapeut vermoedt welke beheersoriëntatie de patiënt heeft, kan hij de mate waarin hij de patiënt laat meedenken en mee beslissen en de mate van structuur daaraan aanpassen.

Vooral als situaties nieuw of ambigu zijn, zal deze algemene opvatting over de beheersbaarheid van situaties de primaire taxatie van een situatie als neutraal, dreigend of uitdagend sterk beïnvloeden. Bij milde stressoren speelt het subjectieve oordeel een grote rol, bij ernstige stressoren is de reactie voor een ieder min of meer gelijk. Zo zal er bij verlies van de partner rouw optreden. Omdat deze algemene beheersoriëntatie diep ligt verankerd in het cognitieve systeem, vormt ze een breed doorwerkende overtuiging, die niet gemakkelijk te verande-

ren is. Ellis spreekt in dergelijke gevallen van kernopvattingen.
Een fysiotherapeut kan in het gesprek met de patiënt diens externe beheersoriëntatie ombuigen in de richting van een interne beheersoriëntatie (van passieve speelbal naar actieve speler). Hij kan de patiënt aanmoedigen zelf meer verantwoordelijkheid te nemen voor wat hem overkomt en hem de relatie laten ervaren tussen persoonlijke inspanningen en de effecten op zijn klacht. Dit kan helpen om een meer externe beheersoriëntatie naar een meer interne beheersoriëntatie te laten verschuiven.

4.5.2 EIGEN-EFFECTIVITEITSVERWACHTING EN UITKOMSTVERWACHTING

De patiënt heeft niet alleen ideeën over waar de oorzaak ligt van de dingen die hem overkomen (interne LOC of externe LOC), hij heeft ook verwachtingen over de effectiviteit van zijn gedrag. Hij zal zich ten aanzien van copinggedrag twee vragen stellen: (1) 'werkt het?' (uitkomstverwachtingen) en (2) 'kan ik het?' (eigen-effectiviteitsverwachting) (figuur 4.5).

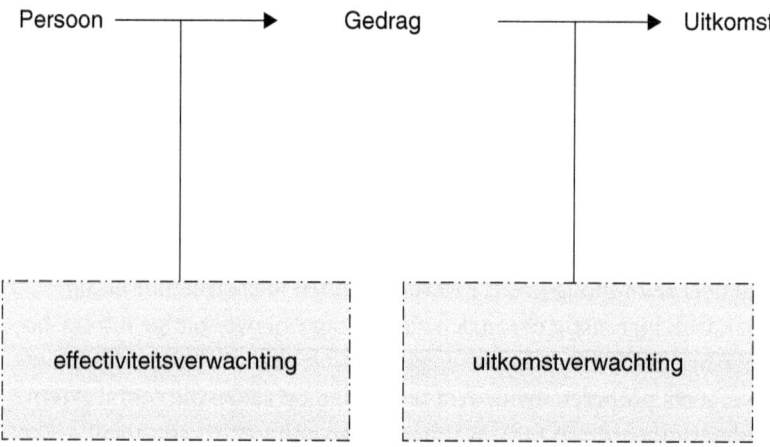

Figuur 4.5 *Model van Bandura.*

Met de uitkomstverwachting wordt hier de verwachte werkzaamheid van het gedrag of middel bedoeld, onafhankelijk van degene die het toepast. Daarnaast zal de patiënt ook verwachtingen hebben over de mate waarin hij zelf een dergelijke copingstrategie doeltreffend kan toepassen. Men noemt dit de eigen-effectiviteitsverwachting (49).
Dat dit twee verschillende verwachtingen van de patiënt zijn, blijkt uit het volgende voorbeeld. Een patiënt kan ervan overtuigd zijn dat ontspanningstraining gunstig is voor herstel (hoge succesverwachting),

maar tegelijkertijd sterk twijfelen of hij het zelf ooit goed zal kunnen uitvoeren (lage eigen-effectiviteitsverwachting). Hij heeft op basis van specifieke ervaring deze verwachtingen ontwikkeld, die dan ook vooral in bepaalde situaties gelden, bijvoorbeeld bij het omgaan met pijn. Een hoge eigen-effectiviteitsverwachting is geassocieerd met een scala van positieve uitkomsten. De negatieve invloed van kinesiofobie is bijvoorbeeld veel minder sterk als de patiënt een hoge eigen-effectiviteitsverwachting heeft (50). Belangrijk ook is het onderscheid tussen specifiek eigen-effectiviteitsverwachtingen, bijvoorbeeld rond ziekte en gezondheid, en een meer algemene verwachting van eigen-effectiviteit. Iedereen heeft zijn eigen invloedgebied. Een lage gezondheidgerelateerde eigen-effectiviteitsverwachting ('ik kan slecht met pijn omgaan') beïnvloedt vooral de gezondheidgerelateerde kwaliteit van leven van patiënten met musculoskeletale pijn. De algemene eigen-effectiviteitsverwachting ('doorgaans lukken de dingen me') beïnvloedt vooral het algemene psychologisch welzijn (51).

Bandura stelt dat eigen-effectiviteitsverwachtingen de gezondheid van de patiënt via twee routes beïnvloedt:
- Een fysiologische route; iemand met een hoge eigen-effectiviteitsverwachting om met stressoren om te kunnen gaan heeft een lagere fysiologische stressreactie. Studenten die een hoge eigen-effectiviteitsverwachting ten aanzien van hun examen hebben, ervaren significant minder stress (52).
- Een gedragsmatige route; iemand met een hoge eigen-effectiviteitsverwachting zal meer gemotiveerd zijn zelfmanagement rond ziekte in te zetten en vol te houden bij tegenslag (49).

De fysiotherapeut kan de patiënt motiveren en hoop geven door pessimistische uitkomstverwachtingen te verkennen en om te buigen naar meer optimisme: ontspanning of oefentherapie werkt! Maar het is niet voldoende dat de patiënt overtuigd is dat de ingezette middelen werkzaam zijn. Hij moet ook de overtuiging hebben dat hij de middelen zelf met succes kan uitvoeren. Het meest overtuigend voor de patiënt is het om het gewoon te doen, zodat hij kan ervaren dat hij het inderdaad zelf kan. Ook wijzen op succesvolle voorbeelden waarmee de patiënt zich kan identificeren, moedigt het zelfvertrouwen aan. Verbaal overtuigen door de fysiotherapeut – bijvoorbeeld: 'u kunt het, ik weet het zeker…' – is in dit opzicht de zwakste interventie.

4.6 Persoonskenmerken die de belastbaarheid mede bepalen

Stressbestendigheid is het vermogen om op adequate wijze met psychische belastende situaties om te gaan. Men vertoont dan in verhouding weinig stressreacties (SCEG; somatisch, cognitief, emotioneel en gedragmatig) in situaties die door anderen doorgaans als belastend worden ervaren. Stressbestendigheid is een moeilijk te definiëren concept en de generaliseerbaarheid van stressbestendigheid is niet al te groot (54). In die zin is een persoon vooral stressbestendig in bepaalde situaties en ten aanzien van bepaalde stressreacties. Persoonskenmerken en coping spelen vooral in veeleisende, bedreigende en ambigue situaties een grote rol. In een goed gestructureerde en stabiele omgeving zijn de vaardigheden, kennis en ervaring doorslaggevend voor het functioneren. Er wordt in de literatuur een aantal persoonseigenschappen besproken die ongunstig (zie 4.6.1) of gunstig (zie 4.6.2) kunnen zijn voor de stressbestendigheid. Ook belangrijk ook is dat vroeg-kinderlijke stress de stressbestendigheid later in het leven ondermijnt; het bepaalt daardoor mede de psychologische en fysieke gezondheid later in het leven (55). In het verlengde hiervan ligt de hechtingsstijl. Jonge kinderen die geen veilige betrouwbare bron van warmte (liefde) bij hun ouders ervaren hebben, hebben later vaker chronische pijn en gaan hier slechter mee om (56).

De relatie tussen persoonlijkheid en subjectief welzijn (een tegenhanger van stressgevoelens) is erg sterk: 39-63% (57). Dat relativeert enigszins de invloed van omstandigheden. Ook interessant is dat persoonlijkheid een rol speelt tussen stress en gezondheidsgedrag. Een extravert mens vertoont meer gezondheidsgedragverval onder hoge stress, dan een introvert. Datzelfde geldt voor mensen die hoog scoren op neuroticisme, terwijl bij iemand die nauwgezet is tijdens stress het gezondheidgedrag juist toeneemt (58).

4.6.1 ONGUNSTIGE PERSOONSEIGENSCHAPPEN

Mensen die sterk introvert zijn, reageren in psychofysiologische zin versterkt op psychologische stressoren en herstellen hier trager van. Ook mensen met alexithymie (een onvermogen emoties goed te verwoorden) zijn kwetsbaarder en hebben bijvoorbeeld meer kans op burn-out (59). Hetzelfde geldt voor patiënten die altijd erg zenuwachtig zijn en veel piekeren (neuroticisme) of patiënten die in algemene zin veel negatieve emoties ervaren (*negative affectivity*) (60). Dergelijke patiënten kenmerken zich door veel negatieve emoties en ervaren in belastende situaties makkelijk allerlei subjectieve psychosomatische klachten. De kans dat men daadwerkelijk objectiveerbare gezondheidsproblemen ontwikkelt, is echter relatief klein (61). Het hebben van een psychiatrische stoornis wordt dikwijls gekenmerkt door een verlaagde stressbestendigheid, deels omdat het copingrepertoire is verkleind. Mensen die neurotisch of angstig zijn en mensen met een externe beheersoriëntatie, hebben een voorkeur voor emotiegeoriënteerde copingstijlen en een passieve opstelling. Ze vluchten in palliatief gedrag (alcohol- en medicijngebruik). Er wordt daardoor niets aan het probleem gedaan, waardoor het juist groter kan worden en de klachten kunnen toenemen. De type A-patiënt is daaraan juist tegengesteld en neemt te veel hooi op zijn vork (1). Type A-gedrag is een complex van gedragingen waarvan het vijandigheidsfacet het meest consistent is gecorreleerd met cardiovasculaire problematiek. Andere componenten, zoals hoge betrokkenheid, kunnen op korte termijn bezien juist gunstig zijn.

4.6.2 GUNSTIGE PERSOONSEIGENSCHAPPEN

De al eerder genoemde interne beheersoriëntatie en de hoge eigen-effectiviteitsverwachting zijn in het algemeen gunstige eigenschappen die een persoon relatief stressbestendig maken. Andere gunstige eigenschappen zijn een hoge mate van zelfwaardering, optimisme en een zekere mate van extraversie. Ook patiënten die van het leven genieten of een betekenisvol leven hebben, zijn weerbaarder, onder andere doordat ze beter slapen (62). Positieve emoties versterken de psychologische veerkracht in stressvolle situaties (63). We werken hier enkele gunstige persoonlijkheidsfactoren verder uit. Voor een meer omvangrijk overzicht rond persoonlijkheid en positieve psychologie verwijzen we naar *Gezondheidspsychologie voor de fysiotherapeut, deel II* (11).

Optimisme-pessimisme
Optimisme is gunstig, omdat men meer de zonnige kant van de situatie ziet en zich niet snel laat ontmoedigen. Men gelooft in een goede afloop. Optimisme is daarom geassocieerd met een actieve probleemaanpak en het mobiliseren van sociale steun (64). Pessimisme vergroot de kans op mentale en fysieke gezondheidsproblemen. Een pessimistische verklaringsstijl wordt gekenmerkt door het feit dat men de negatieve gebeurtenis toeschrijft aan stabiele, globale en interne oorzaken: 'Het zal nooit veranderen, het tast alles aan en ik ben de oorzaak van dit alles.' Het hebben van deze verklaringsstijl op 25-jarige leeftijd voorspelt de gezondheid op 50-jarige leeftijd (65). Mogelijk dat een dergelijke verklaringsstijl meer stress met zich meebrengt en daardoor een verhoogd gezondheidsrisico. Een optimist daarentegen, zal als hij wordt geconfronteerd met een negatieve gebeurtenis, die

eerder toeschrijven aan veranderbare, specifieke en externe oorzaken: 'Het verandert wel weer, het is slechts één aspect en ik kan er wat aan doen.' Optimisme en het verwerven van gunstige levensbronnen versterken elkaar in de tijd en daarmee het mentaal en fysiek welzijn (66).

Zelfobservatie

Mensen met een hoog intern bewustzijn zullen eerder lichamelijke sensaties waarnemen. Ze ervaren daardoor eerder spanningssensaties. Het voordeel is echter dat ze op basis van die informatie eerder kunnen bijsturen in het geval ze overbelast dreigen te raken. Op termijn hebben ze daarom een betere gezondheid (1). Dit begrip is belangrijk voor de fysiotherapie, omdat een groot deel van de zelfregulatietechnieken ten aanzien van spanning bestaat uit het bevorderen van het lichaamsbewustzijn (67).

Probleemoplossende vaardigheden

Verschillen in cognitief functioneren kunnen het stressproces in verschillende fasen beïnvloeden (68). Een component van de algemene intelligentie is de contextuele intelligentie. Deze intelligentie is erg belangrijk voor de adaptatie aan het dagelijks leven. Ze bevat onderdelen als het vermogen om praktische problemen op te lossen, verbale vermogens en sociale competentie. Mensen die hoog op contextuele intelligentie scoren, zullen beter begrijpen of er al dan niet een potentieel dreigende situatie is ontstaan en wat de oorzaak daarvan is. Ze maken minder snel verkeerde taxaties. Door hun sterk praktisch probleemoplossend vermogen (inzicht) schatten ze de situatie goed in (primaire taxatie). Hun verbale en sociale vermogens zorgen ervoor dat ze snel accurate informatie verkrijgen (lezen of vergadering organiseren). Een slechte probleemoplosser daarentegen, zal zijn copingbronnen en capaciteiten niet goed onderzoeken of taxeren (secundaire taxatie) en anderen minder adequaat raadplegen of om steun vragen. De copingrespons van personen die hoog scoren op contextuele intelligentie is zowel emotioneel als probleemgericht. Personen die laag scoren, zullen het moeilijker hebben met probleemgerichte coping, zeker als het een sociaal probleem betreft. Ze scoren namelijk laag op communicatie, terwijl dat juist de kern vormt voor het tot stand brengen van veranderingen op het sociale vlak (68). Fysiotherapeuten kunnen de probleemoplossende vaardigheden van patiënt vergroten, bijvoorbeeld rond pijn, benauwdheid, vermoeidheid en beperkingen in activiteiten (11). In het kort komt het erop neer de patiënt tot net zo'n goede probleemoplosser te maken als de fysiotherapeut. En dat betekent niet alleen informeren/instrueren (=voorzeggen) maar na enige scholing de patiënt ook oefenen in het zelfstandig oplossen van gezondheidsproblemen. De stappen die de patiënt systematisch moet leren toepassen zijn: probleem verhelderen (wat is er precies aan de hand?), alternatieve oplossingen bedenken (brainstormen, anderen raadplegen), beslissingen nemen (na het evalueren van de opties), oplossingen toepassen (en vervolgens effect beoordelen).

Gehardheid

Gehardheid (*hardiness*) is een persoonseigenschap die rond 1979 werd geïntroduceerd door Kobasa. Ze is opgebouwd uit drie elementen: persoonlijke betrokkenheid (*commitment*), invloed hebben (*control*) en uitdagingen zien (*challenge*). Ze worden ook wel de 3C's genoemd. Mensen die hoog scoren op commitment vinden het gemakkelijk om betrokken te raken in de dingen die ze ondernemen. Ze zijn in het algemeen nieuwsgierig naar en geïnteresseerd in activiteiten, dingen en mensen. Mensen die hoog scoren op controle geloven en gedragen zich alsof ze de gebeurtenissen die rond hen plaatsvinden, kunnen beïnvloeden. Bij een hoge score op uitdagingen zien, heeft iemand de opvatting dat het leven nu eenmaal verandering met zich meebrengt en dat deze verandering een stimulus is voor persoonlijke ontwikkeling. Deze opvattingen maken optimistische cognitieve taxaties en copingacties meer waarschijnlijk, zodat de gebeurtenis wordt waargenomen als een natuurlijke verandering, betekenisvol en interessant ondanks de stressvolheid. Op deze wijze transformeren geharde personen stressvolle gebeurtenissen in minder stressvolle. Een hoge mate van gehardheid correleert met minder stress en een betere subjectief ervaren gezondheid. Dit effect is onafhankelijk van sport en sociale steun, die beide een aanvullend effect hebben (69). Het model staat nog steeds overeind (70); Pollock vertaalde het concept naar aanpassing aan chronische-ziektestressor: *Health Related Hardiness* (HRH). Chronisch zieken die hierop hoog scoren, zijn fysiek, mentaal en sociaal beter aangepast (71). De 3C's staan dan voor zelfvertrouwen en zelfsturing dat men met de ziektestressor om kan gaan (controle), de ziektestressor als een uitdaging zien en als een kans tot groei (challenge), en gemotiveerd zijn met de ziektestressor om te gaan (commitment). Er bestaat een Nederlandse vragenlijst voor dit concept (72).

Sense of coherence

Bij het construct *sense of coherence* (SOC) gaat het om de beleving dat de interne en externe stimuli in het leven begrijpelijk zijn (*comprehensibility*), dat er bronnen aanwezig zijn om met de eisen om te gaan (*manageability*) en deze eisen zinvol, belangrijk en inspanning waard zijn (*meaningfulness*). Het leven wordt als begrijpbaar, hanteerbaar en zinvol ervaren (73). Veel onderzoek toont de gunstige effecten van SOC op de mentale gezondheid en, in mindere mate, de fysieke gezondheid aan (74). Deels komen de effecten tot stand doordat SOC buffert tegen de schadelijke effecten van stressvolle levensgebeurtenissen (75). Ook jongeren (adolescenten) die hierop hoog scoren, doen het fysiek, mentaal en psychosociaal beter (76). Gehardheid en SOC lijken sterk op elkaar, zij het dat in gehardheid de uitdaging willen aangaan meer naar voren komt. Dergelijke constructen zijn belangrijk binnen de fysiotherapie, omdat ze een relatie hebben met gezondheid en welbevinden. Patiënten met fibromyalgie bijvoorbeeld, die een lage SOC aangeven, ervaren minder welzijn dan lotgenoten die hier hoog op scoren. Hoog-scoorders zijn schijnbaar in staat om een bevredigend leven te leiden, ondanks hun klachten en beperkingen. Laag-scoorders hebben daarom extra steun van de fysiotherapeut nodig in de vorm van pijnmanagement, stressmanagement, het herstellen van het slaapritme, het voorkomen of opheffen van sociale isolatie enzovoort (77).

Waarden en zingeving

Ook waarden, zingeving en spiritualiteit kunnen een bron van mentaal-emotionele steun zijn, omdat de patiënten dan bijvoorbeeld actiever zijn, meer hoop hebben en meer verbondenheid ervaren (78). Een belangrijk levensdoel hebben kan tegen ziekte beschermen (79). Bovendien vertonen mensen die op een of andere wijze 'gelovig' zijn, meer gezondheidsgedrag en hebben zij een groter sociaal steunnetwerk (80) wat ze weerbaarder maakt ten tijde van stress. Ze hebben ook minder pijn of kunnen daar beter mee omgaan (81). In Oosterse religies staat een accepterende houding ten opzichte van leed centraal als copingstrategie (82). Dit kan inderdaad gunstig zijn omdat er veel aanwijzingen zijn dat een koppig verzet tegen leed, het leed juist kan versterken (83). Religiositeit is doorgaans geassocieerd met een betere mentale en fysieke gezondheid. Een grondige meta-analyse toont aan dat religiositeit alle fasen van zelfregulatie en zelfbeheersing kan ondersteunen. Deze verhoogde zelfregulatie medieert waarschijnlijk tussen religie en gezondheid (84).

4.6.3 PERSOON OF OMGEVING

Uit het besprokene blijkt dat de persoon een belangrijke factor is in het stressproces. Men moet echter niet de fout maken de persoon volledig verantwoordelijk te stellen voor zijn problematiek. Zoals gezegd, zijn er immers situaties (ontslag, verlies van partner of ernstig gezondheidsprobleem) die bij nagenoeg iedereen een stressreactie oproepen.

Als vuistregel kan men stellen dat bij 'normale' personen het verlies van externe controle in de omgeving aanleiding geeft tot het verlies van interne controle. Bij mensen met een angststoornis ligt daarentegen het accent primair op het verlies van de interne controle, wat gemakkelijk leidt tot een verlies aan externe controle.

4.7 Stress, coping en gezondheid

De interactie omgeving-persoon kan tot acute stressreacties leiden, die door cumulatie van fysiologische reacties en gedragsveranderingen zorgen voor chronische ontregelingen. Deze chronische ontregelingen leiden op den duur tot stoornissen en aandoeningen. Opgemerkt moet worden dat levensstress een significante, maar relatief bescheiden invloed (10% verklaarde variantie) op objectieve fysieke of mentale ziekten heeft (85). Dit is een gemiddelde; de relatie is sterker voor kwetsbare groepen, zoals mensen die in hun jeugd misbruikt zijn. De relatie tussen ervaren stress (negatieve emoties) en subjectieve gezondheidsklachten (bijvoorbeeld pijnrapportage) is veel sterker: maximaal 25% kan hierdoor worden verklaard (61).

4.7.1 DE RELATIE TUSSEN DE PSYCHOLOGISCHE TOESTAND EN DE ENDOCRIENE STRESSREACTIE

Er bestaat een aantal psychobiologische stressmodellen dat de relatie tussen de endocriene activatie en psychologische toestand beschrijft. Henry en anderen (1977) beschrijven een model waaruit blijkt dat bedreiging van controle een andere psychobiologische toestand in gang zet dan daadwerkelijk controleverlies (86). Bij bedreiging van de controle ontstaat een 'vecht-vlucht'-reactie, zoals Cannon die beschreef. Er ontstaat agerend gedrag om de controle te behouden (vechten) of de negatieve uitwerking van controleverlies te verminderen (vluchten). In een dergelijke situatie wordt vooral het sympathico-bijniermergsysteem aangezet, waardoor het noradrenaline- en het adrenalineniveau stijgen. Wanneer deze dreiging lang bestaat en/of er daadwerkelijk verlies van controle is opgetreden, ontstaat de zogenoemde conservation withdrawal-reactie. Het organisme wordt relatief immobiel, verstilt en reageert niet meer op de omgeving. Het is een regulatoir proces dat energiebronnen bespaart en tot rust en herstel moet leiden (87). Dit gedrag gaat gepaard met activatie in de hypofysebijnierschors-as met als gevolg een toename van ACTH en cortisol. Dit is de neuro-endocriene respons die door Selye is beschreven. Beide systemen kunnen tegelijk geactiveerd zijn. Men levert dan forse inspanningen (*effort*), maar merkt dat men geen controle krijgt op de dreiging. Stressoren die beheersbaar zijn, leiden weliswaar door de mentale en fysieke inspanning die moet worden geleverd tot een fysiologische activatie, maar gaan zelden gepaard met negatieve emoties en verstoringen in het psychobiologische evenwicht (88). Een kenmerkend verschil tussen mentale belasting (zoals hard werken) en stress is dan ook het al of niet hebben van controle en het optreden van negatieve emoties, zoals angst. Het zijn juist deze negatieve emoties, ontstaan door het verlies van de greep op de situatie, die een te krachtige en aanhoudende activatie kunnen geven, die uiteindelijk voor verstoring van het psychobiologische evenwicht zorgt (88). Het gaat hier niet om de stressor op zichzelf, want het met succes hanteren van kortdurende beheersbare stressoren verhoogt juist de stressbestendigheid. Dit uit zich in een pittige maar zich snel herstellende adrenalinepiek, terwijl het cortisolniveau nauwelijks toeneemt (89). In die zin is het vermijden van kortdurende, potentieel handelbare stressoren ongunstig, omdat het de patiënt in psychobiologisch opzicht minder weerbaar maakt.

We besluiten dit hoofdstuk met een prachtige theorie over de persoonlijkheidstypen 'haviken' en 'duiven' (90). Uitgebreid dieronderzoek toont dat agressief proactief gedrag en weinig agressief reactief gedrag genetisch bepaald is. We zien deze dimensie niet alleen terug bij verschillende diersoorten, met haviken en duiven als exemplarisch voorbeeld, maar ook binnen één soort. Ook mensen verschillen onderling op deze dimensie. Deze verschillen in reageren (gedragsmatig, emotioneel, cognitief), in combinatie met verschillen in fysiologie, kunnen bij langdurige stress (allostatische overload) tot verschillende psychologische en fysieke aandoeningen leiden (tabel 4.2).

Voor studiesteun zie: www.PsychFysio.nl/boek.html

Tabel 4.2 Responspatronen van 'havik en duif-persoonlijkheden' (naar: Korte et al.) (90).		
	'Havik'	**'Duif'**
Gedragscomponenten		
Gedragsstrategie	vecht-vlucht	freeze-hide
Copingstijl	proactief	reactief
Emotionele staat	aggressief, stoutmoedig	niet-aggressief en voorzichtig
Biologische rol	territorium veroveren/verdedigen	gevaar binnen territorium voorkomen
Exploratie	snel en oppervlakkig	voorzichtig en grondig
Metabolisme	hoge energieconsumptie	energiebehoud
Autonoom zenuwstelsel en neuro-endocriene systeem		
HPA-output (cortisol)	laag	hoog
Sympathicus	hoog	laag
Adrenaline (bijniermerg)	hoog	medium
Parasympathicus	laag	hoog
Kosten van adaptatie (allostatische load)		
Mediatoren van allostase	inefficiënt gemanaged	te vaak vrijgemaakt
Emotie/gedrag	geweld/impulsstoornis	angststoornis
Fysiek	atypische depressie	melancholische depressie
	hypertensie/aritmie/acute hartdood	gewichtsverlies/metabolisch syndroom
	chronische vermoeidheid/hypersomnia	psychotisch/insomnia
	ontstekingen/auto-immuunziekte	infectie

Literatuur

1. Gaillard AWK. Stress, produktiviteit en gezondheid. Amsterdam: Niewezijds, 1996.
2. Jänig W. Autonomic Nervous System Dysfunction. In: Mayer ED, Bushnell MC, editors. Functional Pain Syndromes: presentation and pathophysiology. Seattle: IASP Press, 2009:265-300.
3. Blankenstein N. Reattributie in de huisartsenpraktijk. In: Feltz-Cornelis C van der, Horst H van der, editors. Handboek Somatisatie. Lichamelijk onverklaarde klachten in de eerste en de tweede lijn. Utrecht: De Tijdstroom uitgeverij BV, 2008:117-34.
4. Ng DM, Jeffery RW. Relationships Between Perceived Stress and Health Behaviors in a Sample of Working Adults. Health Psychology 2003;22(6):638-42.
5. Yu L, Chiu CH, Lin YS, Wang HH, Chen JW. Testing a model of stress and health using meta-analytic path analysis. Journal of Nursing Research 2007;15(3):202-14.
6. Holmes TH, Rahe RH. The social readjustment rating scale. Journal of Psychosomatic Research 1967;11:213-8.
7. Lazarus RS, Folkman S. Stress, appraisal, and coping. New York: Springer, 1984.
8. Harris T. Life events and health. In: Ayers S, Baum A, McManus C, Newman S, Wallston K, Weinman J, West R, editors. Cambridge handbook of psychology, health and medicine. 2 ed. Cambridge: Cambridge University Press, 2007:128-32.
9. Evans PD, Pitts MK, Smith K. Minor infection, minor life events, and the four day desirability dip. Journal of Psychosomatic Research 1988;32(4-5):553-639.

10. Radey M, Figley CR. The social psychology of compassion. Clin Soc Work J 2007;35:207-14.
11. Burken P van. Gezondheidspsychologie voor de fysiotherapeut: deel 2. Houten: Bohn Stafleu van Loghum, 2004.
12. Kaplan HB, Damphousse KR. Reciprocal relationships between life events and psychological distress. Stress Medicine 1997;13:75-90.
13. Allender A, Hutchinson L, Foster C. Life-change events and participation in physical activity: a systematic review. Health Promotion International 2008;23(2):160-72.
14. De Jonge J, Le Blanc P, Schaufeli W. Psychosociale werkstressmodellen. In: Schaufeli W, Bakker A, editors. De psycholgie van arbeid en gezondheid. 2 ed. Houten: Bohn Stafleu van Loghum, 2007:25-49.
15. Karasek R, Theorell T. Healthy work. New York: Wiley, 1990.
16. Siegrist J. Adverse health effects of Effort-Reward Imbalance at work: Theory, empirical support, and implications for prevention. In: Cooper CL, editor. Theories of organizational stress. New York: Oxford University Press, 2002.
17. Peter R, Geißler H, Siegrist J. Associations of effort-reward imbalance at work and reported symptoms in different groups of male and female public transport workers. Stress Medicine 1998;14:175-82.
18. Warr P. Work, Happiness and Unhappiness. Mahwah: Lawrence Erlbaum Associates, 2007.
19. Peeters M, Heiligers P. De balans tussen werk en privé. In: Schaufeli W, Bakker A, editors. De psycholgie van arbeid en gezondheid. 2 ed. Houten: Bohn Stafleu van Loghum, 2007:299-314.
20. Petrie KJ, Reynolds L. Coping with chronic illness. In: Ayers S, Baum A, McManus C, Newman S, Wallston K, Weinman J, West R, editors. Cambridge handbook of psychology, health and medicine. 2 ed. Cambridge: Cambridge University Press, 2007:46-9.
21. Kiviruusu O, Huure T, Aro H. Psychosocial resources and depression among chronically ill young adults: Are males more vulnerable? Social Science & Medicine 2007;65:173-86.
22. Dewey D, Crawford SG. Correlates of maternal and paternal adjustment to chronic childhood disease. Journal of Clinical Psychology in Medical Settings 2007;14:219-26.
23. Weiss JM. Influence of psychological variables on stress-induced pathology. In: Porter R, Knight J, editors. Physiology, emotion & psychosomatic illness. Amsterdam: Associated Scientific Publishers, 1972:253-65.
24. Brosschot JF, Godaert GLR, Benschop RJ, Olff M, Ballieux RE, Heijnen CJ. Experimental stress and immunological reactivity: a closer look at perceived uncontrollability. Psychosomatic Medicine 1998;60:359-61.
25. Lange AH de, Taris TW, Kompier MAJ, Houtman ILD, Bongers PM. "The Very Best of the Millennium": Longitudinal Research and the Demand-Control-(Support) Model. Journal of Occupational Health Psychology 2003;8(4):282-305.
26. Johnson JV, Hall EM. Job strain, work place social support, and cardiovascular disease: a cross-sectional study of a random sample of the Swedish working population. American Journal of Public Health 1988;78(10):1336-42.
27. Johnston V, Jimmieson NL, Souvlis T, Jull G. Interaction of psychosocial risk factors explain increased neck problems among female office workers. Pain 2007;129:311-20.
28. Campo MA, Weiser S, Koenig KL. Job Strain in Physical Therapists. Physical Therapy 2009;89(9):946-56.
29. Pretzer JL, Beck AT. Cognitive approaches to stress and stressmanagement. In: Lehrer PM, Woolfolk RL, Sime WE, editors. Principles and practice of stress management. 3 ed. New York: The Guilford Press, 2007:465-96.

30. Taylor S, Stanton AL Coping resources, coping processes, and mental health. Annual Review of Clinical Psychology 2007;3:377-401.
31. Folkman S, Moskowitz JT. Coping: Pitfalls and Promise. Annual Review of Psychology 2004;55:745-74.
32. Dantzer R. The psychosomatic delusion. New York: The Free Press, 1993.
33. Tsuda A, Tanaka M, Nishikawa T, Hirai H. Effects of coping behavior on gastric lesions in rats as a function of the complexity of coping tasks. Physiology and Behavior 1983;30:805-8.
34. Greer S, Morris T, Pettingale KW. Psychological response to breast cancer: effect on outcome. Lancet 1979:785-7.
35. Winterowd C, Beck, AT, Gruener D. Cognitive therapy with chronic pain patients. New York: Springer Publishing Company, 2003.
36. Pennebaker JW, Fisher S, Reason J. Confiding traumatic exepriences and health. Handboek of life stress, cognition and health. Chichester: Wiley, 1988:669-80.
37. Cohen S. Social relationships and health. American Psychologist 2004;676-84.
38. Ben-Zur H. Coping styles and affect. International Journal of Stress Management 2009;16(2):87-101.
39. Ellis A. Reason and emotion in psychotherapy. New York: Lyle Stuart, 1962.
40. Stroebe M, Schut H, Stroebe W. Coping with bereavement. In: Ayers S, Baum A, McManus C, Newman S, Wallston K, Weinman J, West R, editors. Cambridge handbook of psychology, health and medicine. 2 ed. Cambridge: Cambridge University Press, 2007:41-6.
41. Melnyk BM, Alpert-Gillis LJ, Hensel PB, Cable-Beiling RC, Rubenstein JS. Helping mothers cope with a critically ill child: a pilot test of the COPE intervention. Research in Nursing & Health 1997;20:3-14.
42. Lerner M. Choices in healing: integrating the best of conventional and complementary approaches to cancer. London: The MIT Press, 1994.
43. McCracken LM, Keogh E. Acceptance, mindfulness, and values-based action may counteract fear and avoidance of emotions in chronic pain: an analysis of anxiety sensitivity. The Journal of Pain 2009;10(4):408-15.
44. Rotter JB. Some problems and misconceptions related to the construct of internal versus external control of reinforcement. Journal of Consulting and Clinical Psychology 1975;43:56-67.
45. Bollini AM, Walker EF, Hamann S, Kestler L. The influence of perceived control and locus of control on the cortisol and subjective responses to stress. Biological Psychology 2004;67:245 60.
46. Turk DC, Gatchel RJ, Turk DC. Biopsychosocial perspective on chronic pain. Psychological approaches to pain management: a practitioner's handbook. London: Guilford Press, 1996:3-32.
47. Hurrell JJ, Murphy LR. Locus of control, job demands, health. In: Cooper CL, Payne R, editors. Personality and stress: individual differences in the stress process. Chichester (Eng): John Wiley & Sons Ltd, 1991:133-49.
48. Skevington SM. The psychology of pain. Chichester: John Wiley & Sons, 1995.
49. Bandura A. Self-efficacy in health functioning. In: Ayers S, Baum A, McManus C, Newman S, Wallston K, Weinman J, West R, editors. Cambridge handbook of psychology, health and medicine. 2 ed. Cambridge: Cambridge University Press, 2007:191-3.
50. Woby SR, Urmston M, Watson PJ. Self-efficacy mediates the relation between pain-related fear and outcome in chronic low back pain patients. European Journal of Pain 2007;11:711-8.
51. Taylor WJ, Dean SG, Siegert RJ. Differential association of general and health self-efficacy with disability, health-related quality of life and psychological distress

from musculoskeletal pain in a cross-sectional general adult population survey. Pain 2006;125(225-232).
52. Karademas EC, Kalantzi-Azizi A. The stress process, self-efficacy expectations, and psychological health. Personality and individual differences 2004;37:1033-43.
53. Denison E, Åsenlöf P, Sandborgh M, Lindberg P. Musculoskeletal Pain in Primary Health Care: Subgroups Based on Pain Intensity, Disability, Self-Efficacy, and Fear-Avoidance Variables. The Journal of Pain 2007;8(1):67-74.
54. Gennip MAM, Vingerhoets AJJM. Zin en onzin van het begrip stressbestendigheid. Gedrag & Gezondheid 1998;26:201-9.
55. Houdenhove B van. 'Slechte start in het leven': kwetsbaarder voor stressgebonden ziekten? In: Houdenhove B van, editor. Stress, het lijf, en het brein. Leuven: LannooCampus, 2007:75-94.
56. Porter LS, Davis, D, Keefe FJ. Attachment and pain: Recent findings and future directions. Pain 2007;128:195-8.
57. Steel P, Schmidt J, Shultz J. Refining the relationship between personality and Subjective Well-Being. Psychological Bulletin 2008;134(1):138-61.
58. Korotkov D. Does personality moderate the relationship between stress and health behavior? Expanding the nomological network of the five-factor model. Journal of Research in Personality 2008;42:1418-26.
59. Mattila AK, Ahola K, Honkonen T, Salminen JK, Huhtala H, Joukamaa M. Alexithymia and occupational burnout are strongly associated in working population. Journal of Psychosomatic Research 2007;62:657-65.
60. Zellars KL, Meurs JA, Perrewé PL, Kacmar CJ. Reacting to and recovering from a stressful situation: The negative affectivity–physiological arousal relationship. Journal of Occupational Health Psychology 2009;14(11):11-22.
61. Watson D, Pennebaker JW. Health complaints, stress, and distress: exploring the central role of negative affectivity. PsycholRev 1989 04;96(2):234-54.
62. Steptoe A, O'Donnell K, Marmot M, Wardle J. Positive affect, psychological well-being, and good sleep. Journal of Psychosomatic Research 2008;64:409-15.
63. Tugade M, Fredrickson BL. Regulation of positive emotions: emotion reglulation strategies that promote resilience. Journal of Happiness Studies 2007;8:311-33.
64. Carver CS, Scheier MF, Snyder CR, Lopez SJ. Optimism. Handbook of positive psychology. New York: Oxford University Press, 2002:231-43.
65. Peterson C, Selgman MEP. Vaillant GE. Pessimistic explanatory style is a risk factor for physical illness: a thirty-five-year longitudinal study. Journal of Personality and Social Psychology 1988;55:23-7.
66. Segerstrom SC. Optimism and resources: effects on each other and on health over 10 years. Journal of research in personality 2007;41:772-86.
67. Dixhoorn J van, Kaiser G, Siegrist J, Rosenfeld E, Wetzel-Vandai K. Körperwahrnehmung und Selbstregulation. Die zukunft der medizin Neue wege der gesundheit? Frankfurt: Campus Verlag, 1996: 209-24.
68. Payne R. Individual differences in cognition and the stress process. In: Cooper CL, Payne R, editors. Personality and stress: individual differences in the stress process. Chichester: John Wiley & Sons Ltd, 1991:181-201.
69. Kobasa SCO, Maddi SR, Puccetti MC, Zola MA. Effectiveness of hardiness, exercise and social support as resources against illness. Journal of Psychosomatic Research 1985;29:525-33.
70. Maddi SR. The Story of Hardiness: Twenty Years of Theorizing, Research, and Practice. Consulting Psychology Journal: Practice and Research 2002;54(3):175-85.
71. Brooks MV. Health-Related Hardiness and chronic illness: a synthesis of current research. Nursing Forum 2003;38(3):11-20.

72. Gebhardt WA, Doef, MP van der, Paul L. The revised Dutch Health Hardiness Inventory (RHHI-24): Psychometric properties and relationship with self-reported health behavior and health in two Dutch samples. Health Education Research 2001;16(5):579-92.
73. Antonovsky A. The structural sources of salutogenic strengths. In: Cooper CL, Payne R, editors. Personality and stress: individual differences in the stress process. Chichester: John Wiley & Sons Ltd, 1991:67-104.
74. Eriksson M, Lindström B. Antonovsky's sense of coherence scale and the relation with health: a systematic review. Journal of Epidemiology and Community Health 2006;60:376-81.
75. Richardson CG, Ratner PA. Sense of coherence as a moderator of the effects of stressful life events on health. Journal of Epidemiology and Community Health 2005;59:979-84.
76. Togari T, Yamazaki Y, Takayama TS, Yamaki CK, Nakayama K. Follow-up study on the effects of sense of coherence on well-being after two years in japanese university undergraduate students. Personality and individual differences 2008;44:1335-47.
77. Söderberg S, Lundman B, Norberg A. Living with fibromyalgia: sense of coherence, perception of well-being, and stress in daily life. Research in Nursing & Health 1997;20:495-503.
78. Wills M. Connection, action and hope: an invitation to reclaim the "spiritual" in health care. Journal of religion and health 2007;46:423-36.
79. Wakai K, Kojima M, Nishio K, Suzuki S, Niwa Y, Lin Y et al. Psychological attitudes and risk of breast cancer in Japan: a prospective study. Cancer Causes Control 2007;18:259-67.
80. Santrock JW. A topical approach to life-span development. New York: McCraw-Hill, 2007.
81. Wachholtz AB, Pearce MJ, Koenig H. Exploring the relationship between spirituality, coping and pain. Journal of Behavioral Medicine 2007;30:311-8.
82. Tyson PD, Pongruengphant R. Buddhist and western perspectives on suffering, stress, and coping. Journal of religion and health 2007;46:351-7.
83. Luoma JB, Hayes SC, Walser RD. Learning ACT: an acceptance and commitment therapy skills-training manual for therapists. Oakland: New Harbinger, 2007.
84. McCullough ME, Willoughby BLB. Religion, self-Regulation, and self-Control: associations, explanations, and implications. Psychological Bulletin 2009;135(1):69-93.
85. Yu L, Lin YS, Chen JW, Wang IIII, Chiu CII. A meta-analysis of the association between stress and health in Taiwan. The Kaohsiung Journal of Medical Sciences 2007;23:287-97.
86. Henry JP, Stephens PM. Stress, health, and the social environment: A sociobiologic approach to medicine. New York: Springer Verlag, 1977.
87. Engel GL, Schmale AH. Conservation-withdrawal: a primary regulatory process for organismic homeostasis. In: Porter R, Knight J, editors. Physiology, emotion & psychosomatic illness. Amsterdam: Associated Scientific Publishers, 1972:57-85.
88. Gaillard AWK. Stress, produktiviteit en gezondheid. Den Haag: Academic Service, 2003.
89. Dienstbier RA. Arousal and physiological toughness: implications for mental and physical health. PsycholRev 1989 01;96(1):84-100.
90. Korte SM, Koolhaas JM, Wingfield JC, McEwen BS. The Darwinian concept of stress: benefits of allostasis and costs of allostatic load and the trade-offs in health and disease. Neuroscience and Biobehavioral Reviews 2005;29:3-38.

Psychiatrie 5

Drs. P. van Burken

5.1 Kennis van de psychiatrische beelden

Kennis van psychiatrische beelden is belangrijk voor de fysiotherapeut omdat pijn aan het bewegingsapparaat een veelvoorkomende klacht is bij overspanning, depressie, angststoornissen en posttraumatische stress-stoornissen. Psychiatrische aandoeningen zijn een herstelbelemmerende factor, omdat ze gepaard gaan met minder adequate coping en meer stress, verhoogde psychofysiologische activatie en soms met verminderd immuunfunctioneren. Ook het gedrag van de patiënt kan het herstel in de weg staan: uitval uit een multidisciplinair pijnbehandelprogramma is bijvoorbeeld groter wanneer de patiënt depressieve kenmerken heeft of een persoonlijkheidsstoornis uit het dramatische cluster zoals een theatrale persoonlijkheidsstoornis (1). Nederlands onderzoek toont dat fysiotherapeutische behandeldoelen in de eerste lijn aanzienlijk minder vaak bereikt worden bij patiënten met stoornissen uit het cluster somatisatiesyndroom of somatisatie-distress-syndroom (2). De communicatie met patiënten met psychiatrische problematiek is gecompliceerd, waarbij het voor de fysiotherapeut niet altijd direct duidelijk is waar dat aan ligt. In een aantal gevallen is het gedrag van de patiënt dermate afwijkend dat de psychiatrische stoornis als het ware direct zichtbaar is. In andere gevallen kan een 'niet pluis'-gevoel in de omgang met de patiënt het vermoeden versterken dat psychiatrische comorbiditeit speelt. Het contact loopt net wat stroever of anders dan men gewoonlijk ervaart en kan daardoor irritaties oproepen. Om met deze 'oneffenheden' in het patiëntencontact om te kunnen gaan, is de attitude van de fysiotherapeut van doorslaggevend belang. Een fysiotherapeut die een patiënt met chronische pijn en een theatrale persoonlijkheidsstoornis een irritante klager vindt, doorziet de problematiek van deze patiënt niet. Kennis van psychische stoornissen zal de tolerantie voor abnormaal

gedrag vergroten. Begrijpt men deze problematiek niet, dan zal men de patiënt kwijt willen of in ieder geval de interactie verminderen – een stereotype handelwijze die de patiënt helaas al te vaak tegenkomt (3). Het herkennen van psychiatrische problematiek is ook belangrijk om gevoel te krijgen voor de grenzen van fysiotherapie en de grenzen van het adaptatievermogen van de patiënt. Bij patiënten met psychische trauma's zoals seksueel misbruik en geweld en patiënten met een zwakke persoonlijkheidsstructuur moet men voorzichtig omgaan met lichamelijke aanraking en ontspanningsoefeningen. Deze patiënten kunnen anders niet te hanteren herbelevingen krijgen of ontregelen en dissociëren (4). Een psychiatrische aandoening bepaalt mede wat men nog wel en wat men niet kan beïnvloeden als fysiotherapeut.
Als er naast de klacht aan het bewegend functioneren sprake blijkt van psychische surmenage, kan de algemeen fysiotherapeut hier best enige aandacht aan schenken. Het verminderen van een angststoornis of depressie op zichzelf is echter geen primair behandeldoel binnen de fysiotherapie.
Psychiatrische kennis is voor iedere fysiotherapeut relevant, maar het is vooral de psychosomatische fysiotherapeut die hier als specialist een stap verder kan gaan.
Psychiatrische problematiek wordt door de huisarts nog te weinig onderkend en daardoor niet altijd optimaal behandeld. Signalering van psychiatrische comorbiditeit door de fysiotherapeut, gevolgd door rapportage aan de huisarts, kan de detectie en de behandeling ervan in de eerste lijn verbeteren (5). De fysiotherapeut kan door kennis van de psychiatrie bij de patiënt de drempel verlagen voor psychosociale interventies en medicatie. Hij kan de patiënt aansporen de klacht met de huisarts te bespreken, omdat de klacht waarschijnlijk behandelbaar is. Vaak denkt de patiënt ten onrechte dat het allemaal geen zin heeft. De fysiotherapeut kan de schaamte verminderen door onbevooroordeeld te luisteren naar het verhaal van de patiënt. Mogelijk dat de patiënt daardoor ook de moed krijgt om naar de huisarts of een psycholoog, psychiater of maatschappelijk werker te gaan.
Patiënten en fysiotherapeuten hebben vaak irrationele opvattingen over psychofarmaca, terwijl deze medicatie het lijden opmerkelijk kan verlichten en adaptatie van de patiënt mogelijk kan maken. Het is bijvoorbeeld handig als de fysiotherapeut weet dat een antidepressivum goed kan helpen bij een paniekstoornis, maar dat bepaalde klachten de eerste weken kunnen toenemen voordat het middel aanslaat. Een antidepressivum slikken terwijl men niet depressief is en ook nog een toename in paniekklachten ervaren, is een bron voor therapieontrouw als men niet over de juiste informatie beschikt.

Een fysiotherapeut kan met algemene informatie over bijvoorbeeld angststoornissen of depressie en de behandelopties een steun zijn voor de patiënt. Hij adviseert niet – dat is de taak van de huisarts –, maar goed aansluiten bij de richtlijnen van de huisarts versterkt wel diens impact en daarmee de therapietrouw. Vooral psychosomatische fysiotherapeuten kunnen hier een waardevolle rol spelen.

5.2 Epidemiologie van psychische en psychiatrische problemen

Uit het omvangrijke Nemesis-onderzoek blijkt dat de prevalentie van psychische stoornissen in de Nederlands bevolking aanzienlijk is. Op jaarbasis heeft ongeveer een kwart van de bevolking een psychiatrische stoornis. Stemmingsstoornissen, angststoornissen en middelenstoornissen (alcoholmisbruik) komen op jaarbasis bij één op de tien Nederlanders voor. Een klein deel (vijftien procent) van de mensen met psychiatrische stoornissen komt bij de huisarts. De meest voorkomende problemen die bij de huisarts worden gerapporteerd zijn nervositeit, slapeloosheid, acute stressreacties, gedeprimeerde gevoelens en daadwerkelijke depressiviteit. Ongeveer dertig procent van de patiënten presenteert het psychische probleem als een lichamelijke klacht. Het is echter niet mogelijk om op basis van lichamelijke klachten een psychisch probleem te detecteren. Vermoeidheid bijvoorbeeld, komt weliswaar bij zeventien procent van de patiënten met een depressie voor, maar als een patiënt zich met vermoeidheidsklachten bij de huisarts meldt, bedraagt de kans dat hij depressief is slechts twee procent (6). Het overgrote deel van de klachten waarvoor de huisarts naar fysiotherapie verwijst, is multiconditioneel van aard, met doorgaans vaag beschreven diagnoses. Hoe 'harder' de diagnose van de huisarts is, des te vaker wordt de hulp van de specialist ingeroepen (7). Bij chronische pijn wordt wel een prevalentie van psychiatrische problematiek van vijftig tot negentig procent beschreven (8, 9). Het betreft dan hoofdzakelijk angststoornissen, depressie, persoonlijkheidsproblematiek en middelenmisbruik. De vraag is echter of er in de eerstelijnsfysiotherapie ook sprake is van een dergelijke hoge comorbiditeit, omdat deze onderzoeken doorgaans in gespecialiseerde pijnklinieken plaatsvonden. Een representatief onderzoek binnen de Nederlandse fysiotherapie waarbij 377 patiënten uit veertien eerstelijnspraktijken betrokken waren, geeft de volgende percentages matige tot sterk verhoogde scores op de vierdimensionale klachtenlijst (4DKL)(10):
- 29,7% distress-score;
- 13,8% depressiescore;
- 6,1% angstscore;
- 32,4% somatisatiescore.

De onderzoekers schrijven dat de prevalentie naar alle waarschijnlijkheid wat hoger ligt omdat patiënten die psychologische hulp kregen en patiënten met een chronische somatische aandoening (lijst Borst) geëxcludeerd waren. Kijkt men alleen naar de patiënten die bij de psychosomatische fysiotherapeut onder behandeling waren, dan zijn de percentages aanzienlijk hoger (resp. 75%, 75%, 25%, 75%). Voor de angst- en depressiescore was dit statistisch significant. Vooral patiënten binnen de fysiotherapie die hun hoofdklacht op meerdere lichaamslocaties presenteren, hebben een verhoogde kans op aanwezigheid van angststoornis of depressie (11). Ook een jongere leeftijd en geen werk hebben, voorspellen angst of depressie, maar in veel mindere mate. Bij patiënten met een chronische somatische aandoening komen angststoornissen en stemmingsstoornissen aanzienlijk meer voor dan in de algemene populatie. Roy-Byrne en anderen (2008) schatten op basis van uitgebreid literatuuronderzoek dat 20-30% van de astmapatiënten een majeure depressie heeft en ongeveer 20-45% een angststoornis. Ongeveer 10-20% van de patiënten met kanker heeft een majeure depressie en 10-20% heeft een angststoornis. Rond de 15-25% van de patiënten met chronische pijn heeft een angststoornis (12). De spreiding is aanzienlijk en wordt mede veroorzaakt door definities en onderzoeksmethodiek. Een Nederlands onderzoek onder 1788 patiënten met een medische chronische aandoening binnen een huisartsensetting toont aan dat de kans op een psychiatrische aandoening significant verhoogd is. De mentale gezondheid werd gemeten met de *General Health Questionnaire-12 items* (GHQ-12). Dit is een lijst die ook binnen de fysiotherapie gebruikt kan worden. De score bedroeg gemiddeld 2,01 punten tegen 1,11 in de algemene populatie (13). Een deel van de psychische problemen van chronische zieken is een aanpassingsprobleem van voorbijgaande aard. Na ongeveer één jaar heeft er een zekere aanpassing aan de ziekte plaatsgevonden; de chronisch zieke leert met de ziekte om te gaan en weet deze in te passen in het dagelijks leven. Bij sommigen blijft er echter sprake van persisterende problematiek (14).

Zoals gezegd, is er binnen de eerste lijn sprake van ondersignalering, onderdiagnostiek en onderbehandeling van psychopathologische afwijkingen. Bij 30% van de mensen met klinisch relevante psychische problematiek werd deze problematiek niet herkend door de huisarts. Als de contactreden van de patiënt puur somatisch was, dan werd zelfs 57% van de klinisch relevante psychische problematiek niet herkend

(15). Dat men psychiatrische problematiek bij medische chronische zieken slecht herkent, is toe te schrijven aan (16):
- de overlap in symptoompresentatie (beide kunnen bijvoorbeeld vermoeidheidsverschijnselen of apathie vertonen);
- het gegeven dat de psychische symptomen, zoals depressie, vaak als invoelbaar en begrijpelijk worden gezien in verband met de chronische aandoening en niet als een aandoening op zichzelf;
- een tekort aan kennis en ervaring met psychiatrische aandoeningen onder somatische behandelaars.

Een omvangrijke meta-analyse toont dat ongeveer 50% van de depressies door de huisarts gemist wordt (17). Dergelijke getallen van niet-herkenning ziet men niet alleen bij huisartsen, maar ook bij andere gezondheidswerkers, zoals verpleegkundigen (18). Fysiotherapeuten vormen daarop geen uitzondering (19).
Naast herkenning van psychiatrische aandoeningen, doorverwijzing en ondersteuning van de behandeling door bijvoorbeeld bewegingsinterventies, massage en ontspanningstherapie is er in toenemende mate ook aandacht voor preventie van (verergering van) psychische problematiek. Een meta-analyse suggereert dat preventie de incidentie van vooral depressie met wel 27% kan reduceren (20). Een preventieprogramma uitgevoerd door specifiek geschoolde fysiotherapeuten blijkt de ontwikkeling van paniekstoornis te verminderen bij patiënten met milde tekenen van paniek (21).
Voor zowel depressie als angst en somatisatie geldt dat de huisarts maar matig uit de voeten kan met de classificatie van de DSM-IV. De DSM-IV is een classificatiesysteem voor psychiatrische aandoeningen die in een psychiatrische setting is ontwikkeld en wordt gebruikt. De psychiater ziet de extremen, de huisarts – en naar alle waarschijnlijkheid de fysiotherapeut – ziet vooral allerlei mildere vormen. In de eerste lijn gaat het meer om een continuüm, verlopend van licht gedeprimeerd naar een milde depressie of zelfs een majeure depressie zoals de DSM-IV die definieert. Dit bezwaar van de DSM-IV-classificatie geldt ook voor de fysiotherapeut.

5.3 Oorzaken van psychopathologie

Doorgaans ontstaat psychopathologie uit een combinatie van erfelijke aanleg en (sociale) omgevingsfactoren (22) (23). De twee gangbare gen-omgeving-modellen zijn (a) het diathesis-stress-model en (b) *reciprocal gen environment*-model (23).
Het diathesis-stress-model stelt dat iemand een erfelijke (psychiatrische) kwetsbaarheid kan hebben die door stress geactiveerd wordt.

Mensen met een korte variant van een bepaald serotoninegen hebben viermaal zo veel kans op een depressie door stress als mensen met de lange variant van het gen. Het reciprocal gen environment-model stelt dat de genetische aanleg ervoor kan zorgen dat een persoon meer stressvolle levensomstandigheden 'opzoekt', zoals gecompliceerde relaties. De erfelijke aanleggen kunnen elkaar versterken.

5.3.1 BIOLOGISCHE OORZAKEN

Van depressie, schizofrenie en mogelijk ook alcoholisme is bekend dat er een genetische component aanwezig is; in het algemeen is de invloed minder dan vijftig procent. Ook ons temperament blijkt voor een belangrijk deel constitutioneel te zijn. Er kan ook sprake zijn van een disfunctie in de hersenen. De volgende vijf neurotransmitters spelen een centrale rol in psychopathologie: noradrenaline, serotonine, dopamine, GABA en glutamaat. De vroegere interpretatie dat depressie veroorzaakt wordt door hoog noradrenaline- en laag serotonineniveau, schizofrenie door een hoog dopamineniveau en angststoornis door een laag GABA, is te simplistisch gebleken. Tegenwoordig schat men dat er meer dan honderd verschillende neurotransmitters binnen het zenuwstelsel werkzaam zijn, elk met meerdere typen receptoren.
Wat betreft hersenstructuren en psychopathologie blijken de frontaal lobben (geassocieerd met denken, herinneren en sociale interactie), het limbische systeem en de basale ganglia erg belangrijk. De biologische kwetsbaarheid blijkt voor een deel psychologisch beïnvloedbaar. Succesvolle psychologische behandelingen van obsessief-compulsieve stoornis, depressie en specifieke fobieën laten zien dat de disfunctionele hersenactiviteit normaliseert. Ook een zorgzame adoptieouder kan voorkomen dat kinderen die in psychiatrische zin erfelijk belast zijn psychopathologie ontwikkelen.

5.3.2 EMOTIES

Bijna vanzelfsprekend zijn emoties verbonden aan psychopathologie. Voor een deel is psychopathologie op te vatten als emotionele ontregelingen van normaal voorkomende emotionele processen (24). Iedereen kent de alledaagse emotionele toestanden van angst, bedroefdheid, boosheid en blijdschap; ontregelingen daarvan kunnen zich echter uiten in angststoornissen, depressie, agressie en manie. Bovendien beïnvloeden emoties ook nog eens het cognitieve functioneren en dit kan de ontregeling verder versterken of onderhouden; iemand die depressief is zal vooral negatieve jeugdervaringen kunnen ophalen.

5.3.3 PSYCHOSOCIALE OORZAKEN

Het wereld- en zelfbeeld dat we hebben opgebouwd, kan tot negatieve emoties leiden, zoals verdriet, boosheid en angst, soms zelfs tot pathologische vormen daarvan. Dit wordt bij de cognitieve gedragstherapie besproken (zie hoofdstuk 6).

De behoeften die iemand heeft, zoals behoefte aan orde, invloed, liefde, zelfachting, zinvolheid en persoonlijke groei kunnen, als ze vroeg of langdurig worden geblokkeerd, tot psychische problemen leiden. Behoeften kunnen allesoverheersend worden waardoor er onaangepast gedrag ontstaat. Iemand met een gekrenkte eigenwaarde kan bijvoorbeeld gemotiveerd zijn deze kost wat kost te herstellen.

Ook vroegkinderlijke stress (deprivatie en psychotrauma) is een belangrijke voorspeller voor de latere psychologische en fysieke gezondheid (25). Het is mogelijk dat de ouder niet kan voldoen aan de behoefte aan contact van het kind. Veel studies zijn gericht op het gedrag van de moeder; een warme stimulerende moeder blijkt dan belangrijk voor de psychische ontwikkeling. Instituten kunnen niet altijd aan die behoefte voldoen, maar sommige ouders ook niet. Ze verwaarlozen hun kind in affectieve zin.

We spreken van een psychotrauma bij elke negatieve ervaring die een serieuze psychische beschadiging geeft. Na een psychotrauma is het van essentieel belang dat het kind wordt opgevangen. Het is overigens niet zo dat elk kind op eenzelfde manier reageert op een psychotrauma. Wel blijkt dat misbruik of incest bijna altijd een moeilijke ontwikkeling geeft. Het kind bouwt daardoor geen basisvertrouwen op, wat zeer nadelige gevolgen heeft.

Er zijn ook een aantal ongunstige opvoedingspatronen te benoemen: overbescherming en sterk restrictief gedrag, onrealistische eisen stellen, te grote tolerantie, gebrekkige discipline, inadequate en irrationele communicatie en ouders die een slecht voorbeeld vormen. Sommige gezinsstructuren zijn relatief ongunstig, bijvoorbeeld gebroken of antisociale gezinnen. De omgang met vriendjes blijkt van belang: een lage populariteit en status (soms door het kind zelf uitgelokt) leiden tot problematische relaties en ontwikkeling.

5.3.4 SOCIOCULTURELE OORZAKEN

In een laag sociaaleconomisch milieu blijkt er meer psychopathologie voor te komen. Het is echter niet altijd duidelijk wat nu de oorzaak en wat het gevolg is. Het kan bijvoorbeeld zo zijn dat de slecht-aangepasten juist in een lager sociaaleconomisch milieu terechtkomen of dat dit milieu meer stressoren geeft. Verder biedt de opvoeding in dit milieu weinig adequate copingstrategieën aan. Vooroordelen, discriminatie, werkloosheid en sociale veranderingen geven stress en meer psychologische storingen.

5.4 Spanningsklachten en overspanning (surmenage)

Spanningsklachten en surmenage komen veel voor. Spanningsklachten, ook wel nerveus-functionele klachten genoemd, komen over een periode van zeven jaar voor bij 45% van de ingeschrevenen in een huisartspraktijk. Overspanning (surmenage) kent een incidentie van 4,8-14 per 1000 per jaar in een huisartspraktijk (26).
Spanningsklachten moeten onderscheiden worden van overspanning (surmenage):

- Spanningsklachten zijn lichamelijke of psychische klachten die zijn veroorzaakt door levensproblematiek. Men spreekt ook wel van distressklachten. De klachten zijn vaag omschreven en wisselend in intensiteit, karakter, lokalisatie en verloop in de tijd. Naast de gepresenteerde spanningsklacht (bijvoorbeeld nekpijn of benauwdheid), meldt de patiënt ook een aantal distress-symptomen: moeheid/lusteloosheid, gespannenheid, piekeren, insomnia of hypersomnia, prikkelbaarheid, emotionele labiliteit, concentratieproblemen, gedeprimeerdheid, gevoel van onmacht, verlies aan interesse en demoralisatie. De ongerustheid over de klacht en het oplossen van de psychosociale problematiek vragen de aandacht in de behandeling (27).
- Onder overspanning (surmenage) verstaat men een subacuut decompensatiesyndroom ten gevolge van psychosociale overbelasting. Ook nu zijn er veel spanningsklachten en ernstige distress-symptomen, maar vooral ook sociaal disfunctioneren. Er is sprake van een falende coping. De klachten bestaan nog niet lang en er is een voorgeschiedenis van normaal functioneren (27). Het gaat grotendeels om jongvolwassen mensen met betaald werk. Ze hebben vaker studie- of werkproblemen dan de controlegroep van patiënten met somatische of psychiatrische klachten. Meer dan de helft zit in de ziektewet. De belangrijkste klachten zijn gespannenheid, piekeren, moeheid en slaapproblemen (28). Er worden verschillende en vaak meer oorzaken tegelijk genoemd, op het vlak van gezinsproblemen, werkproblemen, levensgebeurtenissen (ziekte, sterfte), overbelasting in het werk en/of gezin. Een kenmerk is niet zozeer het druk hebben, als wel het niet meer aankunnen en controleverlies. Er wordt een kritieke grens bereikt, waarna doorgaans werkverzuim volgt (29). Er is geen echte psychiatrische stoornis.

Overspanning moet van depressie en angst worden onderscheiden, omdat deze ook sterke distress-symptomen en sociaal disfunctioneren kennen. Overspanning kan op den duur echter wel worden gecompliceerd door somatische fixatie, depressie en angststoornissen. Dit heeft te maken met een predispositie om dergelijke problematiek te ontwikkelen, samen met een toestand van ernstige distress (27). Men kan het volgende continuüm definiëren:

1 distress-symptomen (tijdelijk, fluctuerend en hanteerbaar);
2 distressklachten (meer continu en storend aanwezig, vaak een hoofdklacht);
3 overspanning (decompensatie, sociaal functioneren raakt sterk aangetast);
4 overspanning met complicerende psychiatrische component (deze is als persoonskenmerk al aanwezig of is door een surmenageproces geluxeerd).

Overspanning is een toestand van ontreddering. De patiënt is stuurloos geworden, wat onder andere blijkt uit zijn onvermogen de problemen op een rijtje te krijgen. Hij vertelt een wat verward verhaal en heeft moeite een duidelijke daginvulling aan te houden. Deze toestand maakt dat in aanvang rust van werk of gezinsverplichtingen nodig is. Daarnaast is uitleg van de klachten binnen een biopsychosociaal model nodig, maar ook gerichte, sturende adviezen en controle of deze worden opgevolgd. Als een patiënt met overspanning na drie à vier weken thuis zijn helemaal nog niet is opgeknapt, dient men gealarmeerd te raken. Wat kan de oorzaak zijn van het vertraagde herstel? Is er toch een lichamelijke oorzaak, een psychiatrische stoornis? Schaamt men zich over de overspanning (probleem over een probleem)? Vertraagt de omgeving het herstel? Is men overweldigd en raakt men verder gedecompenseerd (sociaal isolement, angst, depressie)? Oude trauma's kunnen door de huidige decompensatie weer naar boven komen (30). Terluin heeft een valide klachtenlijst ontwikkeld (4DKL) voor de eerste lijn, die de patiënt zelf kan invullen. De vragenlijst differentieert tussen distress (en overspanning), depressie, angst en somatisatie (31) (32). Met behulp van deze lijst kan de huisarts of (psychosomatisch) fysiotherapeut bepalen of er alleen sprake is van stress of overspanning of dat er ook psychiatrische problematiek aanwezig is. In het eerste geval is de prognose gunstig en kan de huisarts de begeleiding zelf uitvoeren, indien nodig in samenwerking met een fysiotherapeut; in het tweede geval zijn doorgaans medicatie en doorverwijzing naar elders (psycholoog/maatschappelijk werk/psychosomatisch fysiotherapeut) noodzakelijk.

5.5 Somatoforme stoornissen

Patiënten met somatoforme stoornissen presenteren lichamelijke klachten die een onderliggende lichamelijke aandoening doen vermoeden. Vaak hebben de patiënten een overmatige lichamelijke preoccupatie. De klachten zijn echter niet (geheel) verklaarbaar door een lichamelijke aandoening of door een andere psychiatrische stoornis. Om praktische redenen worden meerdere stoornissen in de DSM-IV in deze categorie ondergebracht (33). Juist deze voor de fysiotherapeut belangrijke categorie zal grondig gewijzigd worden in de nieuwe DSM-V (34). We beperken ons hier tot medisch onverklaarde klachten en somatisatie, somatisatiestoornis en conversie. Chronische-pijnstoornissen zonder afdoende medische verklaring worden in de navolgende hoofdstukken beschreven: chronische pijn algemeen (hoofdstuk 11), whiplash (hoofdstuk 12), fibromyalgie (hoofdstuk 13) en hoofdpijn (hoofdstuk 14). Het chronische-vermoeidheidssyndroom wordt in hoofdstuk 20 besproken.

5.5.1 MEDISCH ONVERKLAARDE KLACHTEN, SOMATISATIE EN SOMATISCHE FIXATIE

Klachten die medisch niet afdoende te verklaren zijn, komen in de gezondheidszorg veel voor. In Nederland gaat 25-50% van de bezoeken aan de huisarts met klachten of symptomen die niet medisch (geen lichamelijke oorzaak) te verklaren zijn. De groep die een meer chronisch karakter heeft –minimaal viermaal in een jaar met deze klachten bij de huisarts komen – is echter veel kleiner (ca. 2,5%) (35). Een groot deel van deze patiënten (40%) heeft significante psychische problematiek, blijkend uit een significant verhoogde score op de GHQ-12 (36). Ze zijn wat meer ontevreden over de consulten bij de huisarts en rapporteren meer sociaal isolement. Deze groep vormt een belasting voor de hulpverlener doordat men vaak moeilijk tot overeenstemming over de oorzaak van de klacht kan komen. De 'typische patiënt' is een vrouw tussen de 35-45 jaar. Het beloop van medisch onverklaarde klachten en somatisatie is minder slecht dan voor hypochondrie: 50-70% verbetert geleidelijk in de tijd, terwijl 10-30% verslechtert. Bij hypochondrie blijkt 50-70% niet te herstellen (37). Binnen de fysiotherapie heeft 32,4% van alle patiënten een verhoogde somatisatiescore op de 4DKL (10).

Somatisatie en somatische fixatie zijn geen DSM-IV-categorieën maar verwijzen naar processen. Bij somatisatie neigt de patiënt ertoe lichamelijke ongemakken en klachten te ervaren en te rapporteren die doorgaans door een combinatie van stress, selectieve aandacht en verkeerde interpretatie veroorzaakt worden. De patiënt meldt de lichamelijke sensaties van een stressreactie en schrijft dit toe aan een medische ziekte, maar meldt het conflict niet. Een aanverwant begrip is somatische fixatie. Dit is een proces waarbij mensen onnodig afhankelijk worden van medische hulpverlening of zelfs vastlopen in het medisch kanaal. Het ontstaat omdat onschuldige of stressgerelateerde sensaties of klachten vooral biomedisch geïnterpreteerd worden door henzelf, de thuisomgeving en de hulpverleners. Daardoor worden ook de oplossingen binnen het biomedische circuit gezocht. Omdat de oorzaak niet aangepakt wordt, verdwijnen de klachten niet en neemt de zorg dat het iets serieus betreft alleen maar toe (38). Somatisatie komt in de algemene populatie en in de eerste lijn in lichte vorm zeer veel voor en kan in lichte vorm als normaal worden beschouwd. Het andere uiterste vormt de veel zeldzamere somatisatiestoornis, die als psychiatrische stoornis beschreven wordt in de DSM-IV.

Een mogelijk verklaringsmodel voor het ontstaan van onverklaarde lichamelijke klachten is de somatosensore filterhypothese – geïnspireerd door het werk van Barsky – over somatosensore amplificatie en somatosensore signalen, beschreven door Damasio. Volgens de somatosensore filterhypothese worden er bij verhoogde activiteit van het limbisch systeem (bij stress) minder somatosensore signalen weggefilterd. Hierdoor komen er meer signalen door in de cerebrale cortex, wat tot sterkere symptoomperceptie leidt. Deze versterkte symptoomperceptie, in combinatie met disfunctionele ziektecognities, veroorzaken het klagen en het ziektegedrag (39). Er zijn inderdaad aanwijzingen dat patiënten met somatoforme stoornissen somatische informatie vertekend verwerken (40). Patiënten met bijvoorbeeld een somatofome pijnstoornis verwerken de emotionele dimensie van pijn sterker (41).

5.5.2 BEHANDELING EN BEGELEIDING

De fysiotherapeut heeft, door zijn lichamelijke gerichtheid en accent op bewegen, in deze DSM-categorie een duidelijke functie. In de eerste plaats omdat lichamelijke kracht- en conditietraining de klachten in deze groep reduceren (42). Bovendien kan de fysiotherapeut (in lichtere gevallen) overmatige negatieve aandacht, catastroferen en disfunctioneel gedrag beïnvloeden. Kennis van somatoforme stoornissen is echter ook belangrijk om verdere escalatie te voorkomen door de biomedische verklaring in het hoofd van de patiënt niet te versterken en mogelijk zelfs om te buigen in de richting van een functionele biopsychosociale duiding van de klachten en oplossingen.

We geven enkele algemene aanbevelingen voor de lichtere vormen binnen de eerste lijn (38). Zoals altijd vormt een goede hulpverlener-patiëntverhouding de basis. Verder moet men voor deze patiëntengroep een adequate attitude verwerven: aanvaard de neiging tot somatiseren, bagatelliseer de klachten niet, dring de eigen mening niet op, verwacht geen genezing maar streef naar beter functioneren. De fysiotherapeut moet met de weerstand van de patiënt om kunnen gaan. Verder is van belang dat men een stress-syndroom, depressie of angststoornis die ten grondslag kan liggen aan de somatisatie, herkent en eventueel behandelt. Juist (psychosomatische) fysiotherapeuten lijken invloed te kunnen uitoefenen op deze patiëntengroep. Als 'somatische' therapeuten sluiten ze in eerste instantie aan bij de klachtbeleving van de patiënt. Via uitleg, ontspanningstraining, conditietraining, expressieve bewegingstherapie en het verhelderen van de relatie tussen stress en lichamelijke klachten, kan de (psychosomatisch) fysiotherapeut de patiënt helpen de klachten realistischer te duiden en functioneler om te gaan met stress. De reattributieaanpak biedt hier een algemeen raamwerk, dat door de fysiotherapeut verder aangevuld kan worden met allerlei stressmanagementtechnieken.

Reattributieaanpak
Binnen de huisartsengeneeskunde wordt de reattributieaanpak met succes bij medisch onverklaarde klachten toegepast. Het is verstandig als eerstelijnsfysiotherapeuten hierbij aansluiten. Niet alleen omdat deze aanpak in de eerste lijn werkzaam bleek, maar ook omdat de huisarts nu eenmaal de belangrijkste medespeler is voor de fysiotherapeut. Voor een goede samenwerking is een gemeenschappelijk referentiekader essentieel. Bij de reattributieaanpak worden drie fasen onderscheiden:
– de fase van zich begrepen voelen;
– de fase van het verbreden van de agenda;
– de fase waarin de link wordt gelegd.

De nu volgende beschrijving is met kleine aanpassing overgenomen van Mast (39).
In de eerste fase luistert de fysiotherapeut actief naar het verhaal van de patiënt, vraagt dóór op de klachten en doet een gericht lichamelijk onderzoek met als voornaamste doel dat de patiënt zich begrepen voelt. De lichamelijke klacht is het uitgangspunt voor de analyse volgens het zogenaamde SCEGS-model (somatische, cognitieve, emotionele, gedragsmatige en sociale dimensie). Daarbij wordt aandacht gegeven aan de somatische dimensie (bijvoorbeeld: de hoofdpijn is begonnen na een zware griep), de cognitieve dimensie (de gedachte bestaat

dat de hoofdpijn niet normaal is en dat rust goed is), de emotionele dimensie (er is de angst een hersentumor te hebben en de zorg om de kinderen die achter zullen blijven), de gedragsdimensie (dagelijks gebruik van pijnstillers, stoppen met activiteiten, ziektewet) en de sociale dimensie (het betreft een alleenstaande moeder met weinig sociale steun).

Hierna wordt in de tweede fase de agenda verbreed, doordat de fysiotherapeut de waarnemingen samenvat, waarbij (a) normale bevindingen in positieve bewoordingen worden weergegeven (spierspanning verklaart de hoofdpijnklachten, in het hoofd is het in orde) en (b) emoties en klachteninterpretaties als begrijpelijk worden benoemd (ongerustheid over een tumor die verergerd is na het overlijden van een zus). De klacht wordt expliciet als reëel benoemd en er wordt uitleg gegeven: er is een vicieuze cirkel waarin angst(toename) spierspanning en hoofdpijn veroorzaakt, wat leidt tot (meer) angst voor een hersentumor en meer aandacht voor de hoofdpijn, waardoor de angst weer verder toeneemt.

In de derde fase gaat de fysiotherapeut na of de patiënt zelf op basis van de observaties van de fysiotherapeut de link kan leggen tussen de klachten en zijn emoties of gedrag, en of uit de reacties van de patiënt op de interpretaties van de fysiotherapeut blijkt dat hij deze link bevestigt. Daarmee ligt de weg open voor een andere dan een zuiver somatische aanpak van de klachten. Als de patiënt de link niet herkent, kan de fysiotherapeut vragen klachten, gedachten en gedrag enige tijd te registreren in een dagboek.

5.5.3 SOMATISATIESTOORNIS

De prevalentie van de somatisatiestoornis onder de bevolking bedraagt ongeveer 0,5%; bij vrouwen is deze hoger dan bij mannen (43). Een somatisatiestoornis ontwikkelt zich vanaf de puberteit, in ieder geval vóór het dertigste levensjaar. Men heeft in de loop der jaren dertien of meer klachten gehad, zonder dat deze voldoende verklaard kunnen worden door een lichamelijke oorzaak. Aan de volgende vier criteria moet in het ziekteverloop worden voldaan (33):
– vier pijnklachten gerelateerd aan vier verschillende locaties of functies;
– twee maag-darmklachten, uitgezonderd pijnklachten;
– een seksuele klacht uitgezonderd pijn;
– een pseudoneurologische klacht (ten minste één conversiesymptoom).

De patiënt brengt de klachten dramatisch en emotioneel, maar ook warrig en inconsistent. Zestig procent wordt meer dan eenmaal per jaar doorverwezen naar somatische specialismen. Patiënten met een somatisatiestoornis hebben vaker dan gemiddeld traumatische jeugdervaringen, ruzies, misbruik of affectieve verwaarlozing meegemaakt. Ze presteren gemiddeld slechter op school en vertonen vaker delinquent gedrag. Ook het beroepsmatig functioneren is minder. Echtscheiding komt bij 30-35% voor. Depressie wordt in 52-94% van de nevendiagnoses gesteld, daarnaast ook algemene angststoornis, paniekstoornis, fobieën en alcohol- en drugsmisbruik; 25% heeft ook een antisociale of theatrale persoonlijkheidsstoornis (43). Het verloop van de stoornis is chronisch en intermitterend.

De definitie van somatisatiestoornis moet in de eerste lijn ruimer worden opgevat dan in de DSM-IV-TR beschreven staat en meer als continuüm worden gezien: bijvoorbeeld negen tot twaalf symptomen hebben, in plaats van dertien. De lichtere vormen op het continuüm hebben een gunstiger prognose. Patiënten met alleen medisch onverklaarde klachten, al dan niet met angst of depressie, onderscheiden zich in gunstige zin ten opzicht van patiënten die strikt aan de DSM-IV-TR-criteria van somatisatiestoornis voldoen. Het overgrote deel van de klachten verbeterde of verdween in de eerste groep en ook de medische consumptie was aanzienlijk lager (44).

Wees voorzichtig met fysieke afwijkingen die zich manifesteren als multipele vage somatische symptomen, zoals multipele sclerose. Door overlap wordt de somatisatiestoornis nogal eens verward met depressie of angststoornis. Hypochondrische patiënten zijn bang dat ze een ernstige ziekte hebben en willen van het tegendeel worden overtuigd. De patiënt met somatisatiestoornis zoekt onbewust juist naar bevestiging van zijn ziek zijn om zo zijn ziektegedrag te legitimeren. De prognose van somatisatiestoornis is ongunstig en de behandeling is zelfs moeilijker dan die van conversie (33).

5.5.4 DE CONVERSIESTOORNIS

Vroeger werd conversie 'hysterie' genoemd. De patiënt presenteert ernstig fysiek disfunctioneren zonder dat er pathologische afwijkingen aantoonbaar zijn – 'blind' zonder dat de oogzenuwen of hersengebieden zijn beschadigd. Tegenwoordig interpreteert men de symptomen als een verdedigingsreactie: de patiënt probeert 'iets' af te weren, uit het bewustzijn weg te houden. Zo kan een verminderd pijngevoel of gevoelloze huid als afweer van mishandeling dienen. Het frappante is dat soldaten die in de Tweede Wereldoorlog aan conversie leden, vaak problemen kregen in zintuigorganen die met hun oorlogstaak te maken hadden. Ook verlammingen, tics en trillen worden gezien. Er zijn altijd tegenstrijdige bevindingen: soms kan de patiënt in zit wel van alles, maar niet in stand, of hij geeft aan alleen te kunnen fluisteren, maar hoest op een later moment wel hard. Het niet meer kunnen spreken, ontstaat wel eens na een heftige emotionele schok. Soms krijgt de patiënt zelfs een soort epileptisch insult. Het valt op dat hij zich daarbij nooit beschadigt, de pupilreactie normaal blijft en een dergelijke aanval zelden voorkomt als er geen andere mensen in de buurt zijn. Naast de sensorische en motorische verschijnselen zijn er ook orgaanbevindingen, zoals hoofdpijn, koude handen of voeten, duizeligheid, moeilijk ademen. Soms zijn er ook zichtbare symptomen, zoals temperatuurverhoging of bijvoorbeeld een dikke buik bij een schijnzwangerschap. Conversie kan bijna alle ziekten imiteren en dat maakt de diagnose zo moeilijk. Conversie wordt binnen de fysiotherapie vooral gezien in verband met het bewegend functioneren, zeker ook omdat er aanwijzingen zijn dat recent fysiek letsel een rol kan spelen in het ontstaansmechanisme van conversie (45).

Er is een belangrijk onderscheid tussen conversie en iemand die opzettelijk doet of hij ziek is, de simulant. Iemand met conversie is oprecht, hij 'weet' niet beter. De simulant is echter constant op zijn hoede om niet door de mand te vallen. Hij is daarom achterdochtig en praat behoedzaam over de symptomen. Als men de simulant attendeert op inconsistenties, wordt hij acuut defensief. Iemand met conversie kan daarentegen naïef verbaasd zijn.

Dissociatie als verklaringsmodel

Er zijn verschillende verklaringsmodellen. Het dissociatiemodel biedt volgens Moene en Rümke de meeste aanknopingspunten (46). Zij stellen dat conversie op te vatten is als een soort zelfhypnose waarbij de automatische onbewuste informatieverwerking gedissocieerd raakt van de vrijwillige bewuste informatieverwerking. De bewuste informatieverwerking zou daarbij relatief falen. Na een psychisch trauma kan deze dissociatie ingezet worden als verdedigingsmechanisme om iets niet meer bewust te hoeven voelen of doen. Experimenteel is aangetoond dat neuropsychologisch gezien, de onbewuste bewegingssturing inderdaad nog intact is terwijl de bewuste aansturing verminderd is. Bovendien blijkt uit onderzoek dat zich bij conversie en hypnose in de hersenen vergelijkbare neurologische processen afspelen.

Naast deze dissociatie kunnen leerprocessen en vertekende informatieverwerking, zoals bij somatoforme stoornissen, een rol spelen.

5.5.5 FYSIOTHERAPEUTISCHE BIJDRAGE AAN DE BEHANDELING VAN CONVERSIE

De fysiotherapeut kan een belangrijke rol spelen bij de behandeling van conversie, vooral bij motorische conversie. Een onderzoek laat zien dat een standaard-gedragsmatige fysiotherapeutische aanpak, bestaande uit fysieke en motorische training, vooral effectief was bij de acute gevallen van conversie, maar niet bij de chronische gevallen (47). Voor de chronische gevallen is meer nodig. Dit pleit voor een gelijktijdige en nauwe samenwerking tussen (psychosomatisch) fysiotherapeut en een psycholoog, die werken vanuit een onderling consistent verklaringsmodel en behandeltraject. De fysiotherapeut moet dan beschikken over specifieke kennis en enkele specifieke, maar relatief eenvoudige interventies. We volgen hier de praktische aanwijzingen van Moene en Rümke, waarbij zowel de rol van de psycholoog als de (psychosomatisch) fysiotherapeut gedetailleerd beschreven staan (46). De fysiotherapeut kan altijd proberen de fysieke gevolgen van de langdurige immobilisatie, die vaak bij conversie ontstaan, te verminderen. Daarnaast kan hij de conversie-uiting via cognitief-gedragsmatige revalidatieprincipes doen afnemen. Uitleg over het proces van dissociatie en de rol van vroege of actuele stress (belastbaarheid) vormt daarbij het uitgangspunt. Leerprincipes met kleine stapsgewijze opbouw (bijvoorbeeld van loopafstand) en optimistische en veelvuldige consistente beloning (bekrachtiging) van de vooruitgang, vormen het algemeen klimaat. Enkele specifieke procedures zijn (46) de volgende:

- Bij een 'slappe verlamming' kan EMG-biofeedback ingezet worden om vanuit minuscule bewuste aanspanningen van bijvoorbeeld de grote teen, geleidelijk toe te werken naar het heffen van de gehele voet en uiteindelijk opname in het looppatroon. Thuis oefenen – driemaal daags dertig minuten – en registratie van de vooruitgang in het aantal heffingen in een curve is daarbij erg ondersteunend.
- Bij spastische verkrampingen kan registratie van de 'aanvallen' en stress inzicht geven in de relatie daartussen. Daarnaast wordt gezocht naar nabijgelegen lichaamsregio's die niet in een krampstand staan en nog wel kunnen bewegen. Vandaaruit wordt bewegen geoefend in de vorm van alsmaar aan- en ontspannen, en wordt langzaam toegewerkt naar meer verkrampte regio's. Ook subtiel minimaal leren aanspannen, zoals bij progressieve relaxatie, bevordert het spiergevoel en de controle erover. Rustige rekkingen kunnen het proces ondersteunen.
- Bij onbewust optredende schuddingen en schokken van lichaamsdelen wordt 'loslaten' geoefend door bijvoorbeeld progressieve relaxatie. Belangrijk is dat de patiënt leert het verzet tegen de schud-

dingen op te geven omdat dit gevecht het schudden juist versterkt. Ook loslaten verbinden aan een cue, bijvoorbeeld uitademen, kan helpen omdat het afleiding geeft. Afleiden sluit aan bij de bevinding dat bij conversie een verhoogde zelfmonitoring van de aangedane ledemaat speelt. Al afleidend bewegingen uitlokken en uitbouwen, kan daarom beter werken dan geconcentreerd en welbewust de ledemaat proberen te heffen (48).

5.6 Angststoornissen

Bij alle angststoornissen zijn drie basale psychopathologische processen oorzakelijk en onderhoudend werkzaam:
- angstige overbezorgdheid (door vertekening in informatieverwerking);
- vrees en paniek (door 'vals alarm'-signalen voor gevaarlijke situaties);
- vermijdingsgedrag.

De specifieke inkleuring van deze drie factoren is echter erg individueel en stoornisbepaald. Een patiënte met bijvoorbeeld een paniekstoornis zal benauwdheid als een gevaarsignaal duiden; iemand met een sociale fobie een situatie waarbij in het openbaar iets gezegd moet worden (49).

5.6.1 GEGENERALISEERDE ANGSTSTOORNIS

De angst die patiënten met een gegeneraliseerde angststoornis ervaren, is niet situationeel. Dat wil zeggen dat er niet een specifiek object is waarvoor men bang is, zoals bij de fobieën. Mensen met een gegeneraliseerde angststoornis zijn nagenoeg altijd gespannen. Het zijn de nerveuze typen. Men weet vaak niet eens meer waar men gespannen voor is; de angst is er gewoon. Deze mensen zijn vaak overgevoelig in relaties met anderen, hebben veel zorgen en piekeren veel. Vooral dat piekeren blijkt een centraal element te zijn. Daarnaast hebben ze moeite met het concentreren, veel lichamelijke klachten, slaapstoornissen en nachtmerries en zijn vaak depressief. Ze hebben moeite met het nemen van beslissingen en denken veel over hun (mogelijke) fouten na. Deze mensen gebruiken, zoals voorspelbaar, veel slaappillen, rustgevende middelen en alcohol (50).

Behandeling
De behandeling bestaat uit een cognitief-gedragmatige benadering met verschillende elementen: steunende gespreksvoering, veranderen

van cognities, het piekeren doorbreken, ontspanning en interactietraining. Dit blijkt effectief te zijn. Als medicatie zijn SSRI's of benzodiazepinen effectief gebleken. SSRI's hebben de voorkeur omdat benzodiazepinen verslavend werken en sufheid, concentratie en geheugenproblemen als bijwerking hebben (51). De fysiotherapeut kan de behandeling ondersteunen met ontspanningstraining (52), krachtof conditietraining (53) en totale lichaamsmassage (54). Mogelijk dat lichte massage daarbij beter werkt dan stevige (55). Bovendien zijn er aanwijzingen dat stilte tijdens de behandeling meer angstreductie geeft dan gezellig wat weg babbelen (56).

5.6.2 PANIEKSTOORNIS MET OF ZONDER AGORAFOBIE

Iemand die een paniekaanval ervaart, wordt plotseling doodsbang en ervaart een scala van sterke lichamelijke sensaties, zoals hartkloppingen, benauwdheid en duizeligheid. Hij raakt in paniek zonder dat er reden toe is. Dit is een uiterst nare ervaring, die een diepe indruk achter kan laten. Tussen de paniekaanvallen door is men relatief klachtenvrij. Wanneer iemand een paniekaanval op straat krijgt, is het niet verwonderlijk dat hij daarna de straat of bijvoorbeeld winkels begint te vermijden (agorafobie). Hij is immers bang dat het weer zal gebeuren en die gedachte zorgt voor anticipatieangst, die het vermijden ingang zet. Men spreekt van een paniekstoornis als de aanvallen minstens eenmaal per week plaatsvinden en langer dan vier weken bestaan. Binnen de eerste lijn is de prevalentie 7-13% (51). Zoals gesteld, gaan paniekaanvallen gepaard met plotseling optredende heftige lichamelijke neurovegetatieve en pseudoneurologische sensaties. Het hart klopt sterk en snel in de borst, men kan het benauwd krijgen, transpireren en bijvoorbeeld duizelig worden. Het is dan ook niet verwonderlijk dat 25% van de mensen die een eerste aanval ervaren, op een EHBO-post van een ziekenhuis belandt met de melding dat ze een hartaanval hebben (57). Het kost het personeel dan relatief veel moeite om de patiënten ervan te overtuigen dat ze een paniekaanval hebben. De klachten die de patiënten omschrijven, lijken sterk op het klachtencomplex van patiënten binnen de fysiotherapeutische setting met het hyperventilatiesyndroom. De paniek zou ontstaan omdat men tijdens stress ongemerkt hyperventileert, waarna er allerlei onaangename lichamelijke sensaties volgen, die op hun beurt catastrofaal worden geïnterpreteerd. De angst neemt daardoor verder toe en op deze wijze ontstaat een vicieuze cirkel. Dat hyperventileren een oorzaak is van de paniekstoornis, is in de jaren negentig van de vorige eeuw sterk betwijfeld (58). Recent zijn er echter aanwijzingen dat bij een subgroep van patiënten er waarschijnlijk wel een relatie met respiratoir functioneren bestaat. Enkele bevindingen: angstige verbeelding veroorzaakt hyperventilatie en benauwdheid bij patiënten met medisch onverklaarde benauwdheid (59). Paniekpatiënten met veel respiratoire symptomen reageren versterkt op CO-provocaties (60). Verlaagde CO-niveaus zijn mogelijk de oorzaak van 'angst voor lichamelijke sensaties' bij paniekstoornis en niet andersom (61). Zie ook hoofdstuk 17.

Het is frappant dat juist bepaalde antidepressiva, dus middelen die een depressie kunnen verminderen, goed tegen paniekaanvallen helpen. Dat kan een aanwijzing zijn dat bepaalde neurotransmitters in de hersenen iets te maken hebben met het ontstaan van of de gevoeligheid voor paniekaanvallen. De paniekstoornis blijkt behandelbaar binnen de fysiotherapie (62). Hierbij richt de fysiotherapeut zich op de disfunctionele adembeweging en spierontspanning en schenkt aandacht aan bijkomende cognities en gedragingen. Een pilot laat zien dat fysiotherapeuten ook bij lichte paniekklachten een werkzaam preventieprogramma kunnen uitvoeren (21).

5.6.3 FOBIEËN

Enkele van de bekendste fobieën zijn: angst voor kleine afgesloten ruimten (claustrofobie), sociale fobie, acrofobie, en pyrofobie. Deze fobieën rekent men tot de enkelvoudige fobieën; de patiënt is bang voor slechts één soort situatie of object. Fobieën komen het meest voor bij vrouwen en meer bij jongvolwassenen. Ook fobieën gaan, net zoals de paniekaanval, gepaard met allerlei lichamelijke angstsensaties. Daarnaast kunnen fobieën het leven behoorlijk overhoop gooien en tot depressie leiden. Het lastige van fobieën en paniekaanvallen is dat men de situaties waarvoor men bang is, gaat vermijden. Dit heeft in eerste instantie tot gevolg dat de angst vermindert. Met andere woorden: het vermijden wordt beloond. De kans dat men een volgende keer dezelfde situatie weer zal vermijden, neemt daarmee toe. Een ander nadeel is dat men door het vermijden geen ervaringen opdoet die de angst voor de fobie tegenspreken. Het blijkt namelijk dat de angst afneemt, wanneer iemand herhaaldelijk datgene doet waar hij bang voor is. De fobie vermindert omdat iemand dan merkt dat het drama dat hij keer op keer verwachtte, niet plaatsvindt (50).

De fobieën die voor de fysiotherapeut van belang zijn, zijn sociale fobie, ziektefobie en claustrofobie. Patiënten met sociale fobieën worden gespannen als ze in de aandacht staan en zijn zeer gevoelig voor kritiek. Het spreekt vanzelf dat de fysiotherapeut hier respectvol mee om moet gaan, om de ervaren inefficiëntiegevoelens op het sociale vlak niet verder te versterken. Belangrijk is ook dat de fysiotherapeut voldoende bescherming biedt om de angst te reduceren, omdat de patiënt anders vooral sociaal wenselijk gedrag gaat vertonen: 'De behandeling werkt', zegt hij dan, uit angst voor kritiek.

De patiënt met claustrofobie kan onder meer problemen hebben met het alleen zijn in een gesloten ruimte. De fysiotherapeut kan een bijdrage leveren aan het reduceren van ziektefobie door de reattributieaanpak te combineren met diverse stressmanagementtechnieken en het ter discussie stellen van catastrofale gedachten over de vermeende aandoening (zie hoofdstuk 6, 8 en 9 voor een palet aan potentiële interventies).

5.6.4 OBSESSIEF-COMPULSIEVE STOORNISSEN

Bij obsessief-compulsieve stoornissen (OCS) zijn de dwanggedachten (obsessies) meestal angstwekkend en gaan ze doorgaans gepaard met rituelen en dwanghandelingen (compulsies), zoals wassen en controleren, die tot angstreductie leiden. Het gaat hierbij om hardnekkige gedachten en gedragingen die zich opdringen. De patiënt kan deze gedachten of gedragingen niet of moeilijk tegenhouden. Binnen de OCS zijn minstens vier welomschreven symptoomdimensies te onderscheiden (63): smetvrees of wassen, controleren, ordenen of nastreven van symmetrie en verzamelen. Dwangmatig wassen (handen, kleding) wordt gevoed door de irrationele angst een ander te besmetten. Met dwangmatig controleren (gaskraan, cheques) wordt een vermeende ramp voorkomen. De patiënt is in het algemeen bang een ander iets aan te doen, daarom worden bijvoorbeeld scherpe voorwerpen uit huis geweerd. De dwanggedachten en dwanghandelingen veroorzaken een aanzienlijke last, omdat ze per dag vaak meer dan één uur in beslag kunnen nemen en de dagelijkse gang van het leven verstoren. De gemiddelde lifetime-prevalentie is 2,4%. De etiologie is multicausaal. Mogelijk is er een betrokkenheid van een verstoord serotonerg systeem. Er is ook een genetische factor. De concordantie voor obsessief-compulsieve stoornissen bij monozygote tweelingen is 65%, bij dizygote tweelingen is dit 15%. De dwanghandelingen leiden tot een afname van de angst en arousal; op deze wijze (beloning) blijft de dwanghandeling bestaan. De cognitieve theorie stelt dat ieder mens intrusieve (opdringende) gedachten ervaart die van gelijke aard zijn als die van dwangpatiënten, maar 'normale mensen' interpreteren deze gedachten niet problematisch. Patiënten met OCS bezoeken regelmatig somatische artsen voor de behandeling van gevolgen of symptomen van OCS, maar de onderliggende dwangstoornis wordt vaak niet als zodanig herkend. De periode tussen het ontstaan van symptomen en het begin van de behandeling is gemiddeld veertien jaar, mede ook door schaamte van de patiënt. Er is daarom grote behoefte aan een snellere herkenning van OCS door hulpverleners binnen de somatische zorg en aan een snellere verwijzing naar een psychiater (63).

Behandeling
Spontaan herstel treedt zelden op als men langer dan één jaar klachten heeft. Eerste keuze voor therapie is exposure in combinatie met responspreventie (ERP). Daarbij moet de patiënt zichzelf minimaal tweemaal per week tachtig minuten blootstellen aan de situaties die de dwanghandeling uitlokken. Tijdens deze exposure mogen de dwangrituelen niet worden uitgevoerd (responspreventie). Vooraf worden, met een therapeut, de dwanguitlokkende situaties in een hiërarchie van oplopende angst geplaatst. De patiënt neemt vervolgens deze situaties stuk voor stuk – thuis of onder begeleiding van een therapeut – door. De patiënt bepaalt het tempo bij het doorlopen van de hiërarchie. Medicatie is tweede keuze voor behandeling, maar kan belangrijk zijn; cognitief-gedragsmatige therapie is weliswaar bewezen effectief, maar de meeste patiënten zijn na afloop niet geheel klachtenvrij. Bij patiënten met OCS blijkt een antidepressivum als clomipramine of SSRI's zoals fluoxetine of fluvoxamine een vermindering te geven van de angsten, dwanggedachten en -handelingen. De SSRI's hebben minder bijwerkingen. Ongeveer negentig procent van de patiënten ervaart verlichting door deze medicatie, maar Nederlands onderzoek toont ook aan dat slechts zestig procent van de patiënten het juiste medicijn krijgt en daarvan nam minder dan twintig procent een voldoende hoge dosis (64).

Een combinatie van medicatie en exposure bleek het effectiefst op korte termijn. Als men alleen medicatie geeft, is de kans op terugval groter dan in combinatie met exposure (51).

De fysiotherapeut kan op een gegeven moment zijn vermoeden bevestigd zien dat de patiënt OCS heeft. Tactvol navragen (schaamte voorkomen) en na bevestiging wijzen op mogelijk behandelopties bij de huisarts kan veel leed verlichten.

5.6.5 POSTTRAUMATISCHE STRESS-STOORNIS
Patiënten met een posttraumatische stress-stoornis (PTSS) hebben een dermate ernstig fysiek of psychologisch trauma meegemaakt dat ze dit niet kunnen verwerken. Ze kunnen het trauma geen plaats geven in hun leven. Het betreft hier onder andere martelingen, oorlogsgeweld, seksuele mishandelingen of een crimineel incident, maar ook bijvoorbeeld een ernstig verkeersongeval. Er is sprake van ongewild herbeleven van de traumatische gebeurtenis in gedachten, beelden en dromen; soms handelt de patiënt plotseling alsof de traumatische

gebeurtenis opnieuw plaatsvindt. De patiënt vermijdt alles (gedachten, plaatsen) dat aan het trauma kan herinneren. Ook afstomping komt voor, waarbij de patiënt de belangstelling voor de omgeving verliest. Soms kan de patiënt zich belangrijke aspecten van het trauma niet meer herinneren. Er zijn tevens symptomen van verhoogde prikkelbaarheid, zoals woede-uitbarstingen en overmatige schrikachtigheid. Herbeleving, vermijding, afstomping en prikkelbaarheid zijn dermate ernstig dat ze een normaal functioneren in de weg staan. De symptomen zijn langer dan één maand na het trauma aanwezig, anders spreekt men van een acute stress-stoornis (51). Posttraumatische stress-stoornis en chronische pijn komen vaak samen voor (65). De fysiotherapeut krijgt dan ook zeker te maken met getraumatiseerde patiënten: patiënten met incestervaringen, bijvoorbeeld, of vluchtelingen die zijn gemarteld (66). Vaak zijn de pijnklachten die ze presenteren bij de fysiotherapeut spanningsgerelateerd. De fysiotherapeut dient zeer behoedzaam met deze patiënten om te gaan. Enerzijds omdat de grenzen van de patiënt zo ernstig zijn overschreden dat ze als het ware poreus geworden zijn (4); hij kan daardoor niet meer goed 'nee' zeggen, ook niet als de behandeling pijn doet. Anderzijds omdat de herbeleving gemakkelijk, heftig en onverwacht op gang kan komen wanneer er associaties met het trauma zijn. Bijvoorbeeld: de deur van behandelkamer is dicht en de patiënt ligt 'weer' op zijn rug of de fysiotherapeut raakt het lichaamsdeel aan waar men gemarteld is. Manipulaties kunnen ook associaties oproepen met het trauma en zijn sowieso niet raadzaam, omdat ze buiten de controle van de patiënt plaatsvinden. Bovendien kunnen massage en ontspanning zorgen dat de afweer minder wordt en traumatisch herbeleven of dissociëren kan ontstaan (4). De fysiotherapeut moet juist zo handelen dat de patiënt meer controle en respect ervaart, bijvoorbeeld door de patiënt zelf te laten beslissen of een stopteken af te spreken voor het geval een handeling te belastend is. Het is niet raadzaam om als fysiotherapeut op eigen initiatief door te vragen over de traumatische gebeurtenissen, omdat de herbeleving die daardoor ontstaat vaak niet heilzaam (hanteerbaar) is. Luisteren kan wel, maar specifieke hulp is noodzakelijk (67).

Een voor fysiotherapeuten belangrijke groep vormt de whiplashpatiënten. Een PTSS komt relatief veel voor bij deze groep (bij 25% in de eerste drie à vier weken, 13% nog na zes maanden) en dit voorspelt verminderd herstel. Posttraumatische stress-symptomen zijn via het aanjagen van centrale sensitisatie een voorspeller voor chroniciteit twee à drie jaar na een whiplashongeval (68). Screenen op tekenen van PTSS bij whiplash is daarom belangrijk. Omdat de tekenen van PTSS direct na het ongeval als onderdeel van normale verwerking gezien kunnen worden, adviseert men het verloop van deze tekenen drie à vier weken af te wachten. Als er dan nog aanwijzingen voor PTSS aanwezig zijn, wordt nader onderzoek door een psycholoog geadviseerd (69).

5.7 Depressie

Het onderscheid tussen een normale emotionele reactie op verlies (verdriet of rouw) en een depressieve stoornis is voor een deel arbitrair. Er is feitelijk sprake van een geleidelijke overgang (70). Vanzelfsprekend treft men binnen een psychiatrische setting vaker zwaardere gevallen aan dan in de eerstelijnshuisarts- of fysiotherapiepraktijk.

5.7.1 DEPRESSIVITEIT ALS NORMAAL VERSCHIJNSEL

Bij depressiviteit als normaal verschijnsel is er geen sprake van een stoornis, maar zijn de depressieve gevoelens van de patiënt een begrijpelijke reactie op de omstandigheden. Het is een fase die tot iets moet leiden en die niet alleen maar doet lijden. De patiënt heeft vooral begrip, inzicht en begeleiding nodig, maar geen medicatie (71). Depressiviteit als normaal verschijnsel komt bijvoorbeeld voor als reactie op het verlies van een vertrouwd persoon. Men kan stellen dat deze reactie aangepast is; ze heeft in een bepaald opzicht nut. Iemand verricht op het moment van deze depressiviteit namelijk veel 'werk'. Hij verwerkt een deel van de teleurstelling en het verlies, omdat hij zichzelf blootstelt aan gedachten of fantasieën die anders zouden worden ontweken. Verder is het gelukkig zo dat deze depressiviteit in het algemeen vanzelf overgaat. Een rouwproces ontstaat niet alleen bij het overlijden van een partner, maar ook na verlies van bijvoorbeeld een vriend, status, echtscheiding, financiële teruggang en bij het krijgen van een lichamelijke handicap of ernstige chronische ziekte. Een kenmerk van een dergelijke periode is dat men geen enkele interesse meer heeft in zaken die men voorheen wel de moeite waard vond. Men ervaart vervelende fantasieën en herinneringen die erg pijnlijk kunnen zijn. Dit hoort bij het verwerken, want de emotionele pijn dooft uit als de pijnlijke gedachte vaak wordt herhaald. Daarom is het belangrijk dat de pijnlijke gebeurtenis besproken blijft worden. Na een dergelijke milde depressieve periode van rouw, treedt men geleidelijk weer meer naar buiten. Sommige rouwprocessen lopen vast, waardoor de kans op een ernstige depressieve episode groter wordt. Een vrij willekeurige vuistregel is dat een rouwproces niet langer moet duren dan één jaar, in die zin dat boosheid of depressiegevoelens de terugkeer naar het normale functioneren verstoren (72). Men doet er dan verstandig aan psychologische hulp te zoeken. Het ontbreken van rouwverschijnselen na het verlies van iemand aan wie men sterk gehecht was, is een slecht teken. Het duidt erop dat de persoon niet aan het verwerken is. Voor even is dat soms noodzakelijk, maar op termijn leidt het tot emotionele problemen.

5.7.2 DEPRESSIE ALS SYNDROOM: DEPRESSIE IN ENGERE ZIN EN MILDE DEPRESSIE

Depressie als syndroom komt in ernstige vorm voor bij 5,4% van de patiënten die een huisarts bezoeken; in mildere vorm bij 7,3%. Binnen de eerstelijnsfysiotherapie zou 13% van de patiënten een sterk verhoogde depressie score hebben op de 4DKL (10). Vrouwen hebben door hun emotionele reactiviteit, genetische aanleg, hormonale invloeden, negatieve cognitieve stijl (een vorm van pessimisme) en piekeren een tweemaal grotere kans op depressie dan mannen (73). Stressvolle levensomstandigheden kunnen depressie luxeren, maar spelen vooral een belangrijke rol in de eerste episode en minder in herhaalde episodes (74). Een aanzienlijk deel van deze patiënten wordt niet gesignaleerd of gediagnosticeerd en niet behandeld (75). Het omgekeerde geldt ook: bij mensen met een depressie is de kans groter dat men een somatische aandoening over het hoofd ziet (76). Belangrijk om te realiseren is dat bij depressie het suïciderisico verhoogd is.

De diagnostische criteria voor depressie bestaan uit drie clusters: affectieve, lichamelijke en cognitieve symptomen. Men spreekt in navolging van de DSM-IV van een depressie in engere zin (majeur depressie) als minstens vijf van de volgende symptomen twee weken aanwezig zijn (70). In ieder geval moet één symptoom uit het affectieve cluster (de kernsymptomen) aanwezig zijn:

Majeure depressie (DSM-IV)

Affectieve symptomen
- gedeprimeerde stemming;
- opvallend verlies van interesse of plezier.

Lichamelijke symptomen
- gewichtsverlies of toename van eetlust en gewicht;
- bijna dagelijks insomnia of hypersomnia;
- bijna dagelijks agitatie of remmingsgevoel;
- bijna dagelijks vermoeidheid.

Cognitieve symptomen
- bijna dagelijks gevoel van schuld of waardeloosheid;
- bijna dagelijks concentratieproblemen;
- terugkerende gedachten aan dood of suïcide.

Screening en begeleiding door fysiotherapeut

Het screenen op depressie is belangrijk omdat zowel medicatie als psychotherapie werkzaam zijn om dit ernstige lijden te verlichten. Screening op depressie wil niet automatisch zeggen dat de diagnostiek en de behandeling van depressie dan verbetert. Wel is het zo dat een specifiek en eenvoudig te interpreteren screeningsinstrument, dat vooral gericht is op de hoge risicogroep, de kans vergroot dat de uitslag meegenomen wordt in de diagnostiek en behandeling (77). Vanuit dit oogpunt is het verstandig eerst de korte Mental Health Inventory (MHI-5), bestaande uit vijf items, af te nemen. Hierin geven drie vragen een aanwijzing voor depressie en twee items voor angst (78). Daarna kan de meer uitgebreide 4DKL ingezet worden (79).

Vanuit de fysiotherapie kan de depressieve patiënt ondersteund worden door het aanbieden van bewegingsinterventies (53). Vooral bij het stimuleren van de overgang van passiviteit naar activiteit en de aanwezige verlaagde psychische en fysieke belastbaarheid (blessurerisico) is begeleiding door een (psychosomatisch) fysiotherapeut zinvol. Als de belastbaarheid toegenomen is, kan verwijzing naar sportschool of sportvereniging een goed advies zijn. Hierdoor wordt de patiënt meer zelfstandig en ontstaan er kansen voor het uitbouwen van zijn sociale netwerk. Een fysiek actieve leefstijl blijkt ook in preventieve zin gunstig tegen depressie te zijn (80). Concreet taalgebruik aanmoedigen (Wat bedoelt u precies? Kunt u een voorbeeld noemen? Wie bedoelt u met 'ze'?) kan de depressieve verschijnselen soms verlichten. Lichttherapie bij seizoensgebonden depressie is een algemeen advies dat de patiënt zelf verder kan onderzoeken en bespreken met de huisarts (81).

5.8 Schizofrenie

Schizofrenie is een ernstige aandoening (82); vijftig tot zeventig procent van de patiënten met schizofrenie ervaart wanen en hallucinaties. Achtervolgingswaan is een veelvoorkomende waan. De meest voorkomende hallucinaties zijn auditief: de patiënt hoort dan stemmen. Onderzoek toont dat tijdens auditieve hallucinaties vooral het gebied van Broca actief is (spraakproductie) en niet het gebied van Wernicke (spraakperceptie) (83). Dat wijst erop dat de schizofrene patiënt feitelijk naar zijn eigen innerlijke stem luistert zonder zich hier bewust van te zijn. Naast wanen en hallucinaties kan er ook sprake zijn van vreemde, incoherente spraak, ontregeld of katatoon (verstijfd) motorisch gedrag en een aantal negatieve symptomen zoals apathie, nauwelijks spreken, geen plezier kunnen beleven en vlakke emoties.

De belangrijkste aanpak bij schizofrenie is medicamenteus in combinatie met begeleiding en zelfmanagement (84). Enkele medicijnen die gegeven worden bij schizofrenie zijn olanzapine, risperidon, quetiapine en clozapine. Daarnaast is voorlichting belangrijk, zoals het advies geen cannabis te gebruiken, evenals intensieve begeleiding thuis of op werk. Klassieke psychotherapie helpt niet, maar het kan wel zinvol zijn de cliënt te leren de vroege symptomen van een nieuwe psychotische periode te herkennen en hoe hiernaar te handelen. Volgens een recent literatuuronderzoek naar aanvullende benaderingen bij schizofrenie heeft fysiotherapie ook een plaats in een multidisciplinaire benadering (85). Schizofrene patiënten hebben vaak een verstoorde lichaamsbeleving en lichaamsgerichte benaderingen zoals *Body Awereness Therapy* (BAT) kunnen dit verbeteren. Ook ontspanningstraining kan helpen de stress te reduceren en zo de kans op een psychotische periode te verminderen en het algemene welbevinden te verbeteren. Door de sedatieve leefstijl (apathie), de bijwerkingen van antipsychotica en de daarmee samenhangende kans op cardiovasculaire problematiek is conditietraining op zijn plaats. Er is nog weinig onderzoek gedaan naar het beïnvloeden van de psychomotorische stoornissen, maar het lijkt aannemelijk dat oefentherapie, mogelijk geïnspireerd op het Parkinsonbeeld, hier ook iets kan betekenen. Een onderzoek toont aan dat looptraining op de loopband de loopsnelheid kan verbeteren. Wel moet opgemerkt worden dat ontspanningsoefeningen en massage niet zo maar toegepast kunnen worden omdat een te 'indringende' opbouw daarvan juist een ontregeling kan uitlokken (4).

5.9 Persoonlijkheidsstoornissen

Persoonlijkheidsstoornissen verdienen nadrukkelijk ook aandacht binnen de fysiotherapie. Een patiënt met een theatrale persoonlijkheidsstoornis zal zijn klachten immers op dramatische wijze brengen, een patiënt met een narcistische persoonlijkheidsstoornis wekt door zijn arrogantie irritaties bij de fysiotherapeut op en een patiënt met een afhankelijke persoonlijkheidsstoornis blijft alsmaar om hulp vragen. Er zijn meer persoonlijkheidsstoornissen, maar door ruimtegebrek wordt de lezer voor een verdere bespreking hiervan verwezen naar drie publicatie die ook de communicatieve implicaties van persoonlijkheidsstoornissen beschrijven voor de fysiotherapeut (4, 86, 87).

5.10 Suïcide

Voor de Nederlandse normhuisartspraktijk van 2000 mensen is de schatting dat er tweemaal per jaar een suïcidepoging plaatsvindt en elke vijf à tien jaar een geslaagde poging (71). Het aantal zelfdodingen in Nederland is in de laatste 25 jaar met 38% gedaald; de daling blijft echter achter onder mannen van 20-59 jaar. Van de ruim 43.000 levensjaren die in 2007 verloren gingen door zelfdoding, betrof 82% de leeftijdsgroep van 20-59 jaar (88). Vaak is er een crisissituatie geweest die aangezet heeft tot suïcidale gedachten. Vooral emotionele verlating, zoals scheiding, dood van een dierbare en onbeantwoorde liefde zijn aanleidingen. Iemand die zelfdoding overweegt, communiceert op indirecte wijze de hulpkreet 'help me, ik zie het niet meer zitten'. Men heeft doorgaans ook problemen of lijdt aan een depressie. De fysiotherapeut moet beseffen dat hij niet op voorhand kan bepalen of het een serieuze dreiging is op basis van gedachten als 'hij is er de persoon niet voor', 'ze doet het om aandacht te krijgen', 'mensen die erover praten, doen het niet' of 'ik kan er toch niets tegen doen; als ze willen gaan, gaan ze'.

De hulpverlener dient niet proberen te 'bewijzen' dat de gedachte aan zelfdoding irrationeel is, maar door luistergedrag uitnodigen tot een gesprek. Soms moet men aandringen en tamelijk concreet vragen: 'Heb je wel eens de gedachten om er een eind aan te maken?' Verken als het antwoord bevestigend is hoe concreet het plan is uitgewerkt; hoe concreter deze uitwerking des te groter het risico. Ook eerdere pogingen vormen een belangrijke aanwijzing voor een nieuwe poging. Soms uit de patiënt het zelfs direct: 'Ik wou dat ik dood was' of: 'Ik zou willen slapen en nooit meer wakker worden.' Enkele andere signalen zijn: de patiënt gedraagt zich depressief, trekt zich terug uit contacten, wordt stiller, verwaarloost zich en er is sprake van alcohol- en drugsmisbruik. Op school en werk gaat het slechter, men verzuimt meer en heeft concentratieproblemen. Opvrolijken heeft meestal een averechtse werking. De fysiotherapeut kan wel aanmoedigen hulp te vragen, de arts in te lichten, of een telefonische hulpdienst te bellen. Eventueel kan hij zelf stappen ondernemen om de huisarts in te lichten als de patiënt dit niet doet (89).

Voor studiesteun zie: www.PsychFysio.nl/boek.html

Literatuur

1. Howard K, Mayer TG, Theodore BR, Gatchel RJ. Patients with chronic disabling occupational musculoskeletal disorder failing to complete functional restoration: analysis of treatment-resistant personality characteristics. Arch Phys Med Rehabil 2009;90:778-85.
2. Horst M van der, Lindboom R, Lucas C. De aanwezigheid van psychische problematiek in de eerstelijns fysiotherapiepraktijk: een clusteranalyse. De prognostische waarde van de Vierdimensionale Klachtenlijst (4DKL). Nederlands Tijdschrift voor Fysiotherapie 2005;115(4):106-11.
3. Harper RG. Personality-guided therapy in behavioral medicine. Washington, DC: American Psychological Association, 2003.
4. Eurelings-Bontekoe EHM. Massage bij chronische pijnproblematiek. Zeker niet altijd zonder risico's. In: Dijkstra JA, Burken P van, Marinus J, Nijs J, Wilgen CP van, editors. Jaarboek voor Fysiotherapie 2005. Houten: Bohn Stafleu van Loghum, 2005:34-48.
5. Wijgerden M van. Depressie in de praktijk: verbeterde screening van depressieve klachten in de eerstelijns fysiotherapiepraktijk. Afstudeerproject Professional Master Fysiotherapie - Psychosomatiek. Utrecht: Hoogeschool Utrecht, 2009.
6. Grundmeijer HGM, Brouwer H, Weert HCPM van. Psychische klachten en problemen in de huisartspraktijk. Bijblijven 1995(11/4/1):27-33.
7. Grundmeijer HGLM, Brouwer HL. De betekenis van fysiotherapie bij aandoeningen van het bewegingsapparaat. Huisarts en Wetenschap 1988;31:44-50.
8. Gatchel JR. Psychological disorders and Chronic pain. In: Gatchel RJ, Turk DC, editors. Psychological approaches to pain management: a practitioner's handbook. London: Guilford Press, 1996:33-52.
9. Dersh J, Polatin PB, Gatchel RJ. Chronic pain and psychopathology: research findings and theoretical considerations. Psychosomatic Medicine 2002;64:773-86.
10. Horst M van der, Lindboom R, Lucas C. De aanwezigheid van psychische problematiek in de eerstelijns fysiotherapiepraktijk: een clusteranalyse. De prognostische waarde van de Vierdimensionale Klachtenlijst (4DKL). Nederlands Tijdschrift voor Fysiotherapie 2005;115(4):106-11.
11. Horst M van der, Terluin B, Lucas C. De invloed van depressie en angst in de eerstelijns fysiotherapiepraktijk. Nederlands Tijdschrift voor Fysiotherapie 2007;117(1):15-22.
12. Roy-Byrne PP, Davidson KW, Kessler RC, Asmundson GJG, Goodwin RD, Kubzansky L et al. Anxiety disorders and comorbid medical illness. General Hospital Psychiatry 2008;30:208-25.
13. Verhaak PFM, Heijmans MJWM, Peters L, Rijken M. Chronic disease and mental disorder. Social Science & Medicine 2005;60:789-97.
14. Poppelaars CAM, Hengeveld MW, Kaptein AA. Psychische en psychiatrische problemen bij chronisch somatisch zieken: aanbevelingen voor toekomstig onderzoek en implicaties voor de zorgverlening. Nederlands Tijdschrift voor Geneeskunde 1996;140:415-8.
15. Bensing JM, Verhaak PF. Psychische problemen in de huisartspraktijk veelvormiger en diffuser dan in de psychiatrie. Nederlands Tijdschrift voor Geneeskunde 1994;138:130-5.
16. Leentjens AFG. Psychiatrische stoornissen bij patienten met een lichamelijke aandoening. In: Vandereyken W, Hoogduin CAL, Emmelkamp PMG, editors. Hand-

boek psychopathologie: deel 1 basisbegrippen. Houten: Bohn Stafleu van Loghum, 2008:107-21.
17. Mitchell AJ, Vaze A, Rao S. Clinical diagnosis of depression in primary care: a meta-analysis. Lancet 2009;374(9690):609-19.
18. Bower P, Baum A, Newman S, Weinman J, West R, McManus C. Psychological problems: detection. Cambridge handbook of psychology, health and medicine. Cambridge: Cambridge University Press, 1997:304-7.
19. Haggman S, Maher CG, Refshauge KM. Screening for symptoms of depression by physical therapists managing low back pain. Physical Therapy 2004;84(12):1157-66.
20. Beekman ATF, Cuijpers P, Marwijk HWJ van, Smit F, Schoevers RA, Hosman C. Preventie van psychiatrische stoornissen. Nederlands Tijdschrift voor Geneeskunde 2006;150(8):419-23.
21. Soels-Roos A. Screenen van distress, somatisatie, depressie en angst door de algemeen fysiotherapeut een literatuuronderzoek. Afstudeerproject Professional Master Fysiotherapie - Psychosomatiek. Utrecht: Hoogeschool Utrecht, 2009.
22. Carson RC, Butcher JN, Coleman JC. Abnormal psychology and modern life. Glenview: Scott, Foresman and Company, 1988.
23. Barlow DH, Durand VM. An integrative approach to psychopathology. In: Barlow DH, Durand VM, editors. Abnormal psychology: an integrative approach. 5 ed. Belmont: Wadsworth Centage Learning, 2009:30-67.
24. Johnson-Laird PN, Mancini F, Gangemi A. A hyper-emotion theory of psychological illnesses. Psychological Review 2006;113(4):822-41.
25. Houdenhove B. van 'Slechte start in het leven': kwetsbaarder voor stressgebonden ziekten? In: Houdenhove B van, editor. Stress, het lijf, en het brein. Leuven: LannooCampus, 2007:75-94.
26. Terluin B, Klink JJL van der, Schaufeli WB. Stressgerelateerde klachten: spanningsklachten, overspanning en burnout. In: Klink JJL van der, Terluin B, editors. Psychische problemen en werk. Handboek voor een activerende begeleiding door huisarts en bedrijfsarts. Houten: Bohn Stafleu van Loghum, 2005:259-90.
27. Terluin B. Spanningsklachten en surmenage. In: Ree JW van, Vries MW, editors. Psychiatrie. Houten: Bohn Stafleu van Loghum, 1997:266-79.
28. Terluin B, Winnubst JAM, Gill K. Kenmerken van patiënten met de diagnose psychische surmenage in de huisartspraktijk. Nederlands Tijdschrift voor Geneeskunde 1995;139:1785-9.
29. Terluin B, Troost J. Overspannen: het verhaal van de patiënten. Medisch Contact 1993;48:1544-6.
30. Terluin B, Gill K. Surmenage. The Practitioner 1992;9:385-8.
31. Terluin B. De vierdimensionele klachtenlijst (4DKL) in de huisartspraktijk. De psycholoog 1998(jan):18-24.
32. Terluin B, Marwijk HWJ van, Adèr HJ, Vet HCW de, Penninx BWJH, Hermens MLM et al. The Four-Dimensional Symptom Questionnaire (4DSQ): a validation study of a multidimensional self-report questionnaire to assess distress, depression, anxiety and somatization. BMC Psychiatry 2006;6(34):doi:10.1186/471-244X-6-34.
33. Hoogduin CAL, Spinhoven Ph, Hagenaars MA, Bleijenberg G, Knoop H. Somatoforme stoornissen. In: Vandereyken W, Hoogduin CAL, Emmelkamp PMG, editors. Handboek psychopathologie: deel 1 basisbegrippen. Houten: Bohn Stafleu van Loghum, 2008:293-330.
34. Dimsdale J, Creed F. The proposed diagnosis of somatic symptom disorders in DSM-V to replace somatoform disorders in DSM-IV – a preliminary report. Journal of Psychosomatic Research 2009;66(6):473-6.

35. Verhaak PFM, Meijer SA, Visser AP, Wolters G. Persistent presentation of medically unexplained symptoms in general practice. Family Practice 2006;23:414-20.
36. Dirkzwager AJE, Verhaak PFM. Patients with persistent medically unexplained symptoms in general practice: characteristics and quality of care. BMC Family Practice 2007;8(33):doi:10.1186/1471-2296-8-33.
37. Olde Hartman TC, Borghuis MS, Lucassen PLBJ, Laar FA van de, Speckens AE, Weel C van. Medically unexplained symptoms, somatisation disorder and hypochondriasis: Course and prognosis. A systematic review. Journal of Psychosomatic Research 2009;66:363-77.
38. Cox MF. Somatisatie en somatische fixatie. In: Ree JW van, Vries W de, editors. Psychiatrie. Houten: Bohn Stafleu Van Loghum, 1997:280-93.
39. Mast RC van der. Onverklaarde lichamelijke klachten: een omvangrijk probleem, maar nog weinig zichtbaar in opleiding en richtlijnen. Nederlands Tijdschrift voor Geneeskunde 2006;150:686-92.
40. Martin A, Buech A, Schwenk C, Rief W. Memory bias for health-related information in somatoform disorders. Journal of Psychosomatic Research 2007;63:663-71.
41. Gündel H, Valet M, Sorg C, Huber D, Zimmer C, Sprenger T, Tölle TR. Altered cerebral respons to noxious heat stimulation in patients with somatoform pain disorder. Pain 2008;137:413-21.
42. Moss-Morris R, Wrapson W. Functional somatic syndromes. In: Kolt GS, Andersen MB, Shepard KF, editors. Psychology in the physical and manual therapies. London: Churchill Livingstone, 2004:293-319.
43. Zwaard R van der, Grundmeijer HGLM. Somatisatiestoornis: klinisch beeld, herkenning en behandeling. Nederlands Tijdschrift voor Geneeskunde 1994;138:595-9.
44. Hemert AM van, Speckens AEM, Rooijmans HGM, Bolk JH. Criteria voor somatiseren onderzocht op een polikliniek voor algemene interne geneeskunde. Nederlands Tijdschrift voor Geneeskunde 1996;140:1221-6.
45. Stone J, Carsona A, Aditya H, Prescott R, Zaubi M, Warlow C, Sharpe M. The role of physical injury in motor and sensory conversion symptoms: A systematic and narrative review. Journal of Psychosomatic Research 2009;66:383-90.
46. Moene F, Rümke M. Behandeling van de conversiestoornis. Houten: Bohn Stafleu van Loghum, 2004.
47. Shapiro AP, Teasell RW. Behavioural interventions in the rehabilitation of acute v. chronic non-organic (conversion/factitious) motor disorders. British journal of psychiatry 2004;185:140-6.
48. Lange FP de, Roelofs K, Toni I. Motor imagery: a window into the mechanisms and alterations of motor system. Cortex 2008;44:494-506.
49. Rego SA, Muller KL, Sanderson WC. Psychopathological mechanism across anxiety disorders. In: Salzinger K, Serper MR, editors. Behavioral Mechanisms and Psychopathology: Advancing the Explanation of Its Nature, Cause, and Treatment. Washington: American Psychological Association, 2009:141-73.
50. Barlow DH, Durand VM. Anxiety disorders. In: Barlow DH, Durand VM, editors. Abnormal psychology: an integrative approach. 5 ed. Belmont: Wadsworth Centage Learning, 2009:120-69.
51. Emmelkamp PMG, Ehring T, Powers MP. Angststoornissen. In: Vandereyken W, Hoogduin CAL, Emmelkamp PMG, editors. Handboek psychopathologie: deel 1 basisbegrippen. Houten: Bohn Stafleu van Loghum, 2008:231-70.
52. Pluess M, Conrad A, Wilhelm FH. Muscle tension in generalized anxiety disorder: a critical review of the literature. Journal of anxiety disorders 2009;23:1-11.

53. Landers DM, Arent SM. Physical activity and mental health. In: Tenenbaum G, Eklund RC, editors. Handbook of sportpsychology. 3 ed. New Jersey: John Wiley & Son, 2007:496-501.
54. Moyer CA, Rounds J, Hannum JW. A meta-analysis of massage therapy research. Psychological Bulletin 2004;130(1):3-18.
55. Billhult A, Määttä S. Light pressure massage for patients with severe anxiety. Complementary Therapies in Clinical Practice 2009;15(2):96-101.
56. Moyer CA, Rounds J, Hannum J. The Non-Talking Cure: Massage therapy's psychotherapeutic effects are associated with therapeutic bond. 20th Annual Convention of the Association for Psychological Science, 2008.
57. Barlow DH, Cerney JA. Psychological treatment of panic. London: The Guilford Press, 1988.
58. Hornsveld H. Farewell to the hyperventilation syndrome. Amsterdam: Universiteit van Amsterdam, 1996.
59. Han JN, Zhu YJ, Luo DM, Li SW, Diest I van, Bergh O van den, Woestijne KP van de. Fearful imagery induces hyperventilation and dyspnea in medically unexplained dyspnea. Chinese Medical Journal 2008;121(1):56-62.
60. Freire RC, Lopes FL, Valenca AM, Nascimento I, Veras AB, Mezzasalma MA et al. Panic disorder respiratory subtype: a comparison between responses to hyperventilation and CO_2 challenge tests. Psychiatry Research 2008;157:307-10.
61. Meuret AE, Rosenfield D, Hofmann SG, Suvak MK, Roth WT. Changes in respiration mediate changes in fear of bodily sensations in panic disorder. Journal of Psychiatric Research 2009;43(6):634-41.
62. Burken P van. Het hyperventilatiesyndroom: een vergelijkend effectonderzoek van twee behandelstrategieën. Nederlands Tijdschrift voor Fysiotherapie 1996;106:94-104.
63. Grootheest DS van, Heuvel OA van den, Cath DC, Oppen P van, Balkom AJLM van. Obsessieve-compulsieve stoornis. Nederlands Tijdschrift voor Geneeskunde 2008;152(43):2325-9.
64. Denys D, Megen HJGM van, Westenberg HGM. Tekortschietende farmacotherapie bij patiënten met dwangstoornissen. Nederlands Tijdschrift voor Geneeskunde 2001;145(19):914-8.
65. Villano CL, Rosenblum A, Magura S, Fong C, Cleland C, Betzler TF. Prevalence and correlates of posttraumatic stress disorder and chronic severe pain in psychiatric outpatients. Journal of rehabilitation research & development 2007;44(2):167-78.
66. Burken P van. Posttraumatische stress-stoornis en fysiotherapie. FysioPraxis 2001;5:40-3.
67. Hölzel H. Posttraumatische stress: littekens op een ziel. Fysiopraxis 1998 14:24-6.
68. Sterling M, Jull G, Kenardy J. Physical and psychological factors maintain long-term predictive capacity post-whiplash injury. Pain 2006;122:102-8.
69. Sterling M, Kenardy J. Physical and psychological aspects of whiplash: important considerations for primary care assessment. Manual Therapy 2008;13:93-102.
70. Does AJW van der, Zitman FG. Stemmingsstoornissen. In: Vandereyken W, Hoogduin CAL, Emmelkamp PMG, editors. Handboek psychopathologie: deel 1 basisbegrippen. Houten: Bohn Stafleu van Loghum, 2008:195-230.
71. Heyrman J. Depressie. In: Ree JW van, Vries MW, editors. Psychiatrie. Houten: Bohn Stafleu Van Loghum, 1997:63-84.
72. Maciejewski PK, Zhang B, Block DB, Prigerson HG. An empirical examination of the stage theory of grief. JAMA 2007;297(7):716-23.
73. Hyde JS, Mezulis AH, Abramson LY. The ABCs of depression: integrating affective, biological, and cognitive models to explain the emergence of the gender difference in depression. Psychological Review 2008;115:291-313.

74. Stroud CB, Davila J, Moyer A. The relationship between stress and depression in first onsets versus recurrences: A meta-analytic review. Journal of Abnormal Psychology 2008;117:206-13.
75. Ormel J, Bartel M, Nolen WA. Onderbehandeling bij depressie; oorzaken en aanbevelingen. Nederlands Tijdschrift voor Geneeskunde 2003;147(21):1005-9.
76. Zastrow A, Faude V, Seyboth F, Niehoff D, Herzog W, Löwe B. Risk factors of symptom underestimation by physicians. Journal of Psychosomatic Research 2008;64:543-51.
77. Gilbody S, Sheldon T, House A. Screening and case-finding instruments for depression: a meta-analysis. CMAJ 2008;178(8):997-1003.
78. Cuijpers P, Smits N, Donker T, Have M ten, Graaf R de. Screening for mood and anxiety disorders with the five-item, the three-item, and the two-item Mental Health Inventory. Psychiatry Research 2009;168:250-5.
79. Dekker-Beems M. Screenen van distress, somatisatie, depressie en angst door de algemeen fysiotherapeut een literatuuronderzoek. Afstudeerproject Professional Master Fysiotherapie - Psychosomatiek. Utrecht: Hoogeschool Utrecht, 2009.
80. Teychenne M, Ball K, Salmon J. Physical activity and likelihood of depression in adults: A review. Preventive Medicine 2008;46:397-411.
81. Lurie S, Gawinski B, Pierce D, Rousseau S. Seasonal affective disorder. American Family Physician 2006;74(9):1521-4.
82. Barlow DH, Durand VM. Schizophrenia and other psychotic disorders. In: Barlow DH, Durand VM, editors. Abnormal psychology: an integrative approach. 5 ed. Belmont: Wadsworth Centage Learning, 2009:466-99.
83. McGuire PK, Shah GM, Murray RM. Increased blood flow in Broca's area during auditory hallucinations in schizophrenia. Lancet 1993;342(8873):703-6.
84. Bosch RJ van den. Schizofrenie en andere psychotische stoornissen. In: Vandereyken W, Hoogduin CAL, Emmelkamp PMG, editors. Handboek psychopathologie: deel 1 basisbegrippen. Houten: Bohn Stafleu van Loghum, 2008:155-94.
85. Vancampfort D, Knapen J, Hert M de, Deckx S, Probst M. Fysiotherapie bij mensen met schizofrenie. Een literatuuronderzoek. Nederlands Tijdschrift voor Fysiotherapie, ter publicatie aangeboden.
86. Burken P van. De persoonlijkheid van de patiënt als factor in herstel. In: Dijkstra JA, Burken P van, Marinus J, Nijs J, Wilgen CP van, editors. Jaarboek Fysiotherapie Kinesiotherapie 2005. Houten: Bohn Stafleu van Loghum, 2005:75-91.
87. Burken P van. Gezondheidspsychologie voor de fysiotherapeut: deel II. Houten: Bohn Stafleu van Loghum, 2004.
88. Hemert AM van, Kruif M de. Dalende incidentie van zelfdoding en veranderende methoden. Nederlands Tijdschrift voor Geneeskunde 2009;153:B384.
89. Diekstra R. Als je leven pijn doet. Utrecht: Bruna Uitgevers, 1990.

Inzichten uit de klinische psychologie: kansen en grenzen 6

Drs. P. van Burken

6.1 Psychosociale begeleiding door de fysiotherapeut

Er is een verschil tussen een psycholoog en een fysiotherapeut als het gaat om het beïnvloeden van psychosociale herstelbelemmerende factoren. De psycholoog richt zich op disfunctionele cognities, emoties en gedragingen met als hoofddoel het verbeteren van het psychosociale functioneren. De fysiotherapeut richt zich eveneens op het beïnvloeden van de cognities, emoties en gedragingen van de patiënt, maar vooral voor zover dit noodzakelijk is voor een optimaal bewegend functioneren. Enkele voorbeelden van fysiotherapeutische beïnvloeding met een directe relatie tot bewegen:
- cognities; planning van motorische gedragingen of kennis over adequaat bewegingsgedrag in een specifieke werksetting;
- emoties; bewegingsplezier bevorderen of bewegingsangst verminderen;
- gedrag; motorische gedragsveranderingen, tilbeweging, trainingsintensiteit aanpassen.

De fysiotherapeut kan zich ook richten op cognities, emoties en gedragingen die geen direct verband hebben met het bewegend functioneren, maar die wel een algemeen herstelbelemmerende factor voor het bewegend functioneren vormen. Men kan dan denken aan het beïnvloeden van ziektecognities (bijvoorbeeld catastroferen over pijn), emotionele stress en algemene leefstijlgedragingen.
Als rugpijn bij aanmelding de hoofdklacht is en deze blijkt na anamnese en onderzoek voor een deel samen te hangen met psychosociale factoren, dan kan fysiotherapie geïndiceerd zijn. Naast aandacht voor het somatische spoor zal er dan ook aandacht voor het psychosociale spoor nodig zijn. Dat kan de fysiotherapeut of psychosomatisch fysiotherapeut zijn, als het lichte tot matige problematiek betreft,

maar ook de huisarts, maatschappelijk werker of psycholoog. Als de patiënt echter tot het inzicht komt en onderkent dat de rugpijn niet de hoofdklacht is, dan is primair professionele psychosociale dienstverlening aangewezen. Fysiotherapeuten kunnen ook bij psychologische problematiek een bijdrage aan het sociaalemotionele herstel leveren, bijvoorbeeld met interventies gericht op lichaamsbewustwording of door het geven van ontspanningsinstructies, maar de relatie tussen het handelen van de fysiotherapeut en de kern van het beroepsprofiel 'gericht op bevorderen van gezondheid met betrekking tot bewegen' is daarmee verder uit zicht geraakt (1). De richting van beïnvloeden is nu omgekeerd: de fysiotherapeut richt zich vanuit het bewegend functioneren op het sociaalemotionele functioneren, wat immers de hoofdklacht is. Beschouwd vanuit het beroepsprofiel fysiotherapie behoort het behandelen van spanningsklachten zonder gericht te zijn op het verbeteren van de gezondheid met betrekking tot het bewegen, niet tot het domein van de fysiotherapie. Internationaal is de roep om leefstijlinterventies die door de fysiotherapeut ondersteund worden begeleid, groter geworden. Stressmanagement, ook in preventieve zin, wordt daar nadrukkelijk in genoemd (2). Nu is het lichaam, het motorische systeem of het bewegen het therapeutische middel (hoofdstuk 9) om tot stressreductie of emotioneel welzijn te komen.

De kennis en vaardigheden die de fysiotherapeut ontleent aan de klinische psychologie zijn niet bedoeld om de klinisch psycholoog te vervangen of psychotherapie te bedrijven. Wel kan de fysiotherapeut elementen uit dit kennisdomein inzetten voor het verminderen van het gezondheidsprobleem van de patiënt. Op basis van kennis en vaardigheden uit de cliëntgerichte gesprekstherapie kan de fysiotherapeut zijn communicatie en basishouding verbeteren, zodat de therapeutische relatie en communicatie groei- of zelfregulatiebevorderend worden (3). Een voorbeeld uit de cognitieve gedragstherapie: in 1962 was al bekend dat patiënten die 'catastroferen' de gevolgen overdrijven van een bepaald incident (pijn bijvoorbeeld). Daardoor wordt het emotionele en gedragmatige functioneren van deze patiënten sterker aangetast dan nodig is (4). Met behulp van Rational Emotive Behavior Therapy (REBT), een cognitief-gedragsmatige benadering, kan de fysiotherapeut de patiënt helpen deze catastrofale cognities te achterhalen en ter discussie te stellen. Voorbeelden uit de gedragstherapie zijn het toepassen van *graded activity* en *graded exposure* om het bewegend functioneren van de patiënt te verbeteren.

6.1.1 'KUNST' EN 'KUNDE' IN DE INTERACTIE MET DE PATIËNT

Bij psychologische begeleiding kan men kunst en kunde onderscheiden. De kunst verwijst naar een zekere mate van virtuositeit, die erg lastig te beschrijven is. Twee fysiotherapeuten die gelijke experts zijn in kunde (kennis, vaardigheden en juiste attitude) zullen beide goede resultaten bereiken, maar degene die wat extra heeft in de 'kunst van het hulpverlenen' zal de beste uitkomsten bereiken. Het is te vergelijken met twee uitmuntende violisten, die beide de muziek foutloos spelen, maar waarvan één de zaal in een soort extase weet te brengen. De 'kunst' is niet of moeilijk aan te leren. Aanleg, motivatie en het leven dragen hieraan bij. De kunde van het hulpverlenen is wel verwoordbaar en overdraagbaar. Men kan in de kunde van de psychosociale hulpverlening een aantal onderscheidingen aanbrengen (5). In figuur 6.1 wordt dit gevisualiseerd.

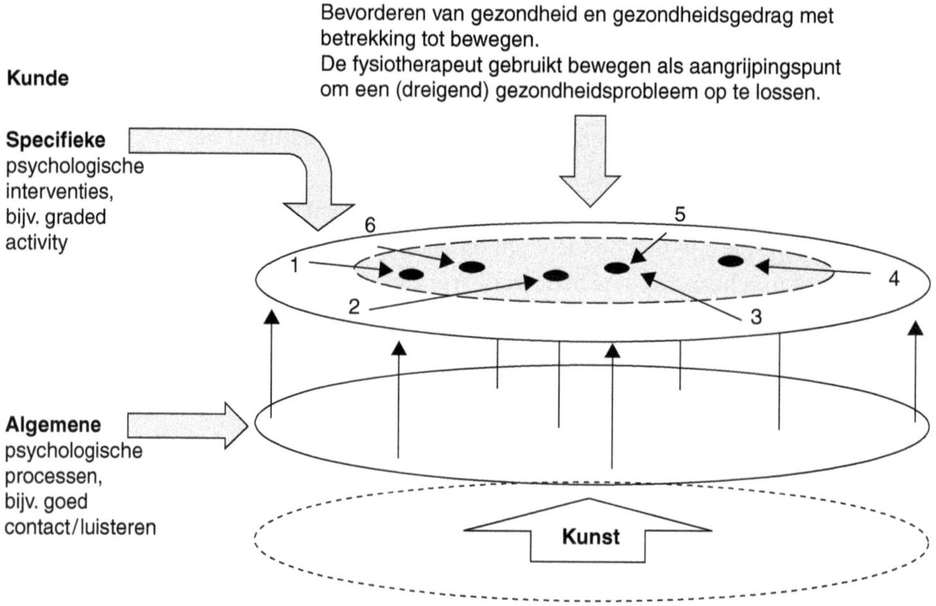

Figuur 6.1 *Psychologische interventies in relatie tot bewegend functioneren.*

Algemene psychologische interventies

Psychologische interventies zijn te onderscheiden in algemene psychologische interventies en specifieke psychologische interventies. De algemene psychologische interventies zijn in elk patiëntencontact noodzakelijk. Ze bestaan uit:

a een reeks welomschreven basale communicatieve vaardigheden, zoals doelgericht stilzwijgen (een betekenisvolle stilte), attenderen, beknopt samenvatten en parafraseren, gevoelens reflecteren, interpreteren, en confronteren;
b het communiceren van een 'groeibevorderende' therapeutische basishouding met als kernelementen: echtheid van de fysiotherapeut, onvoorwaardelijke acceptatie van de patiënt en empathie.

Binnen deze algemene psychologische interventies is nog onderscheid aan te brengen, namelijk 'aansluiten' versus 'ontregelen' (6). Onvoorwaardelijke acceptatie, empathie en echtheid communiceren, zijn gedragingen die aansluiting zoeken bij de patiënt; ze worden altijd goed verdragen en zijn daarom goed toepasbaar door de fysiotherapeut. Verduidelijken, confronteren en interpreteren zijn gedragingen die ontregelen, en gericht zijn op het doorbreken van bestaande denk- en gedragspatronen. De fysiotherapeut dient deze communicatieve gedragingen meer behoedzaam toe te passen.

Specifieke psychologische interventies
De specifieke psychologische interventies zijn welomschreven psychologische procedures die heel precies ingezet worden op specifieke aspecten van het gezondheidsprobleem van de patiënt. In tabel 6.1 staat een aantal voorbeelden beschreven.
In hoofdstuk 8 wordt een algemeen raamwerk geschetst voor pijn- en emotiemanagement waarbij de link tussen herstelbelemmerende factoren en interventie gelegd wordt.
Vooral ten aanzien van de specifieke psychologische interventies moet de grens tussen fysiotherapie en psychotherapie bewaakt worden.
Dat de fysiotherapeut gebruik mag maken van interventies vanuit de psychologie, blijkt uit de uitspraak van een van de grondleggers van de cognitief-gedragsmatige benadering (CBT):

> *One of the future directions of CBT will be to 'give CBT away', so nurses, probation officers, coaches, as well as computers, will be able to conduct CBT(8).*

Tabel 6.1 Herstelbelemmerende factor en specifieke psychologische interventies.

Herstelbelemmerend factor	Specifieke psychosociale interventie
— Patiënt heeft verkeerde opvattingen over de aard en de gevolgen van zijn aandoening	Gerichte voorlichting
— Patiënt heeft moeite zijn aandacht van de pijn af te leiden.	Aandachttraining (7)
— Patiënt ervaart veel 'gespannenheid' bij zijn gezondheidsprobleem.	Ontspanningoefeningen
— Patiënt lijkt noodzaak tot gedragsverandering niet te zien.	Elementen uit motivational interviewing
— Patiënt is bang om te bewegen.	Graded activity/exposure
— Patiënt kan lokale spierspanning niet reduceren.	EMG-biofeedback
— Patiënt beweegt gespannen maar heeft daar weinig inzicht of vaardigheden in.	Elementen uit lichaambewustwording en Feldenkrais
— Patiënt vecht al jaren krampachtig tegen de pijn.	Werken aan acceptatie, bijvoorbeeld via elementen uit Acceptance en Commitment Therapy (ACT)
— De voetballer wil tijdens de revalidatie het vertouwen in zijn 'been' versterken.	Verbeeldingsoefening waarbij de voetballer zich succesvol beweegt in een gevaarlijke spelsituatie

6.1.2 HET NIVEAU VAN PSYCHOSOCIALE COMPLEXITEIT VAN HET GEZONDHEIDSPROBLEEM

Om het verschil aan te geven tussen de algemeen fysiotherapeut en de psychosomatisch fysiotherapeut ontwikkelde Van Burken (2005) een hiërarchie met vier niveaus van complexiteit in het psychologisch functioneren van de patiënt in relatie tot zijn gezondheidsprobleem. Deze beschrijving is met enkele kleine aanvullingen opgenomen in de domeinomschrijving Psychosomatische fysiotherapie (9). Het is een handzaam ordenend schema gebleken dat breed binnen de fysiotherapie zijn dienst doet. De vier beschreven niveaus zijn niet bedoeld als een definitieve beschrijving, maar meer als een oriënterend raamwerk waarbij het vermogen tot zelfregulatie als uitgangspunt dient. Het gaat om de niveaus ongecompliceerd, licht gecompliceerd, matig gecompliceerd en zwaar gecompliceerd.

Ongecompliceerd

Er is sprake van een klacht over het bewegend functioneren bij een in psychisch opzicht stabiel persoon met een voor hem betekenisvol leven. Er is in potentie een voldoende mate van zelfregulatie ten aanzien van het gezondheids- of levensdomein.

Licht gecompliceerd

Naast klachten over het bewegend functioneren heeft de patiënt enkele disfunctionele opvattingen over ziekte en/of ziektegedragingen en mogelijk spelen ook emoties rondom de aandoening of de beperkingen een rol. De disfunctionele ziekteopvattingen, ziektegedragingen en emoties rondom de aandoening en de gevolgen ervan zijn relatief eenvoudig door voorlichting te corrigeren. Dit alles bij een in psychisch opzicht stabiel persoon met een voor hem betekenisvol leven. De persoon heeft in potentie voldoende zelfregulatie ten aanzien van zijn leven, maar de zelfsturing ten aanzien van zijn gezondheidsprobleem is door verkeerde (ziekte)opvattingen en gebrekkige informatie niet optimaal.

Matig gecompliceerd

Er is sprake van een klacht over het bewegend functioneren. De patiënt heeft ziekteopvattingen en/of ziektegedragingen die dermate disfunctioneel en hardnekkig zijn dat eenvoudige voorlichting deze niet corrigeert. De impact van de gezondheidsklacht wordt manifest op verschillende levensgebieden. Er zijn bovendien voor het herstel duidelijk ongunstige persoonskenmerken aanwezig, zoals een lage persoonlijke effectiviteitverwachting, externe beheersoriëntatie, pessimisme, neuroticisme enzovoort. Ook kan er sprake zijn van levensproblematiek die niet direct door de ziektelast veroorzaakt wordt, maar die het copingpotentieel voor het gezondheidsprobleem wel vermindert. Men kan daarbij denken aan werk, relationele of financiële problemen. De zelfregulatie is onvoldoende, het potentieel lijkt verlaagd door de ongunstige persoonskenmerken. De zelfsturing wordt extra bemoeilijkt door de levensproblematiek die gelijktijdig aanwezig is. Het bevorderen van de zelfregulatie vraagt hier om een aanpak op maat, met interventies gericht op zowel biomedische componenten (gezondheidsdomein), als meer psychologische of psychosociale componenten (levensdomein). Voorlichting als enige interventie volstaat hier niet. De psychologische coaching in combinatie met de psychosomatische fysiotherapeutische interventies zijn actief van aard en worden strategisch gekozen. De fysiotherapeut moet competent zijn om (tot bepaalde grenzen) de bovengenoemde herstelbelemmerende factoren in directe of indirecte zin te beïnvloeden, of hier minimaal rekening mee weten te houden, zodat deze factoren het zorgproces zo min mogelijk verstoren. De fysiotherapeut maakt gebruik van specifieke interventies om deze patiëntengroep te behandelen. Gedragsmatige interventies, adem- en ontspanningsmethodieken, specifieke gespreksvaardigheden en methodieken gericht op lichaamsbewustwording en bewegingsexpressie vormen belangrijke onderdelen van de behandeling. De behandeling kan nog monodisciplinair van aard zijn.

Zwaar gecompliceerd

Er is sprake van een klacht over het bewegend functioneren. Er zijn duidelijke disfunctionele ziekteopvattingen, ziektegedragingen en emoties die de klacht bestendigen. Naast de ongunstige persoonskenmerken (zoals pessimisme en externe beheersoriëntatie), is psychopathologie aan de orde in de zin van bijvoorbeeld stemmings- of angststoornissen, somatoforme stoornissen en/of persoonlijkheidsstoornissen. Er kan bijvoorbeeld sprake zijn van misbruik van middelen (alcohol, medicatie) en/of van traumatiserende gebeurtenissen in heden of verleden met impact op het huidige functioneren. De gezondheidsklachten hebben een duidelijke functie gekregen in het leven van de persoon. De zelfregulatie is uitermate laag. De patiënt heeft zich (passief) bij de problematiek neergelegd en kan de problematiek niet aan. De patiënt is mogelijk ook als overspannen te kenmerken. De fysiotherapeut zal, naast veel psychologische tact (kennis en vaardigheden), ook over een specifieke attitude moeten beschikken om een adequate zorgrelatie met deze patiënt met complexe problematiek op te bouwen. Daarnaast dient hij te beschikken over kennis en vaardigheden om verdere 'schade' te voorkomen, de grenzen van zijn domein te onderkennen en samen te kunnen werken met anderen (psycholoog, psychiater, maatschappelijk werker, sociaal-pedagogisch werker, bedrijfsarts of huisarts) binnen de zorg. Het fysiotherapeutische beleid ten aanzien van het beïnvloeden van de relatie tussen deze psychische factoren en het bewegend functioneren is als minder actief-ingrijpend te kenmerken dan bij de categorie 'matig gecompliceerd'. Op de voorgrond staat vooral het adequaat omgaan van de fysiotherapeut met de ernstige herstelbelemmerende factoren van de patiënt om het fysiotherapeutische zorgproces gestalte te kunnen geven; het gaat niet zo zeer om het verminderen van deze herstelbelemmerende factoren. Daar richten andere zorgaanbieders (psycholoog, psychiater, maatschappelijk werker, sociaal-pedagogisch werker) binnen de zorg zich op. Wel kan de fysiotherapeut de doelen van deze gezondheidswerker ondersteunen door bijvoorbeeld het aanbieden van adem- en ontspanningsmethodieken, methodieken gericht op lichaamsbewustwording, beweging als expressie, interactieve massagetechnieken en duurtraining ter verbetering van de stemming. De behandeling heeft bijvoorkeur een sterk multidisciplinair karakter.

6.1.3 EFFECTIVITEIT VAN PSYCHOLOGISCHE INTERVENTIES DOOR PSYCHOLOGEN, HUISARTSEN EN FYSIOTHERAPEUTEN

Psychotherapie heeft zich inmiddels bewezen als effectief, klinische relevant en efficiënt (10): zeventig procent ervaart voordeel van de therapie en veertig tot zestig procent daarvan herstelt tot 'normaal' functioneren. Waarbij geldt dat de verschillende psychotherapeutische stromingen doorgaans onderling weinig verschillen in effectiviteit. De grootste winst wordt in het begin van de therapie behaald, maar groeit met meer sessies wel door. Expliciete feedback (bijvoorbeeld via meetinstrumenten) over de progressie die de patiënt boekt tijdens de therapie helpt de therapeut 'stagnerende' gevallen te herkennen en motiveert hem zich extra in te spannen.

In psychotherapie blijkt de effectiviteit van de algemeen psychologische interventies hoger te zijn dan de effectiviteit van de specifieke therapeutische procedures (11). Oorzaken buiten de therapie (steun uit de omgeving), verwachtingen (placebo) en algemene psychologische interventies bepalen samen voor vijfentachtig procent het totaaleffect van psychotherapie. Kijken we alleen naar de algemene psychologische interventies, dan dragen die voor dertig procent bij aan het totaaleffect. Het effect van specifieke psychologische interventies aan het totaaleffect is bescheiden: slechts vijftien procent (zie figuur 6.2). Een fysiotherapeut doet er goed aan vooral te investeren in algemene psychologische interventies. Het is verstandiger dat hij goed leert communiceren dan dat hij specifieke psychologische technieken aanleert.

Of de fysiotherapeut hetzelfde effect bereikt bij zijn patiënten met psychosociale herstelbelemmerende factoren blijft een vraag. Kijkend naar andere hulpverleners in de eerste lijn, zoals huisartsen, dan is het resultaat van psychologische interventies door hen uitgevoerd, nog niet overtuigend bewezen (12). Een eenmalige consult van twintig minuten door de huisarts, gericht op psychosociale factoren bij patiënten met rugklachten, had geen effect omdat dit waarschijnlijk te weinig intensief was (13). Ook twee keren uitgebreid (één à twee uur) luisteren naar emotionele gebeurtenissen in het leven van de patiënt door een getrainde huisarts, blijkt onvoldoende om een verbetering bij somatiserende patiënten te bereiken (14). De reattributieaanpak helpt de patiënt een functioneler perspectief op zijn klacht te ontwikkelen. De reattributieaanpak, uitgevoerd door goed getrainde huisartsen bij somatiserende patiënten, blijkt echter ook niet onomstotelijk positief. Dit ligt waarschijnlijk aan het feit dat er vaak minder dan de voorgestelde sessies van twintig minuten werd uitgevoerd (15).

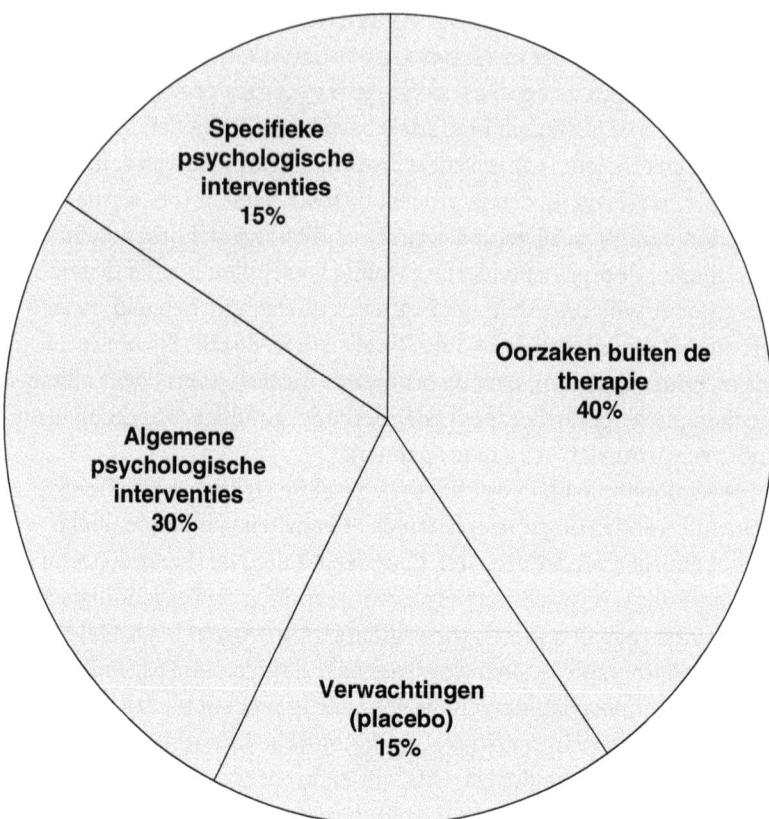

Figuur 6.2 Bijdragen aan het psychotherapeutische effect (11).

Onderzoek binnen de fysiotherapie is nog schaars. Een onderzoek (N=42) waarbij verschillende praktijken betrokken waren, suggereert dat gemiddeld tien behandeling een significante verbetering van hyperventilatie, c.q. paniekklachten kan geven (16). Een ander onderzoek toont aan dat een aantal belangrijke psychosociale herstelbelemmerende factoren te reduceren is door een stressmanagementprogramma. Het programma bestond uit zestien sessies en werd uitgevoerd door een fysiotherapeut en een psycholoog (17). Combineren we deze gegevens met bijvoorbeeld onderzoek bij stressmanagement bij hartpatiënten, dan blijkt dat om effect te hebben, er een intensiever contact nodig is dan de context van de huisarts gewoonlijk kan bieden (18). Fysiotherapeuten bevinden zich in dat opzicht in een gunstige situatie. Goedgetrainde fysiotherapeuten, zoals psychosomatische fysiotherapeuten, lijken aan de voorwaarden te voldoen (al dan niet in samenwerking met een psycholoog). Ze hebben een intensieve scholing van drie jaar in psychologische factoren (analyses en interventies) en blijken in de praktijk een laagdrempelige uitstraling te hebben. Daarnaast biedt fysiotherapie de mogelijkheid voor frequent contact en is de contactduur per sessie lang genoeg om met de patiënt te kunnen werken. Of deze fysiotherapeuten daadwerkelijk een betere effectiviteit bereiken dan de huisartsen, moet echter de komende jaren nog bewezen worden.

6.1.4 CONTOUREN VAN GRENZEN

Van een ongecompliceerd en licht psychosociaal gecompliceerd gezondheidprobleem mag men verwachten dat elke fysiotherapeut ermee om weet te gaan. Wat betreft matig en zwaar gecompliceerd is dit geen vanzelfsprekendheid meer. Een fysiotherapeut zal op dit complexiteitniveau specifieke kennis, vaardigheden en attitude moeten verwerven. Een voor de hand liggende route is via korte cursussen of een langer scholingstraject tot bijvoorbeeld professional master in psychosomatische fysiotherapie. Daarmee is niet gezegd dat fysiotherapeuten zonder deze scholing niet adequaat zouden handelen. De benodigde psychologische kennis, vaardigheden en attitude kan ook onder het kopje 'levenswijsheid' verworven zijn. Levenswijsheid in de vorm van psychologische kennis en vaardigheden is nu eenmaal het domein van elk mens (19). Levenswijsheid wordt niet alleen via formele scholing verworven, maar ook door veel sociale interacties binnen het beroep, lezen vanuit interesse, allerlei levensgebeurtenissen zelf meemaken, en bijvoorbeeld stage of supervisie. Dit is een belangrijk onderscheid met de biomedische dimensie binnen de fysiotherapie: het uitvoeren van een hoogcervicale manipulatie is 'van nature' niet aangeboren, empathisch luisteren wel.

Na deze algemene aanmoediging volgen hier ook enkele aanvullende waarschuwingen over grenzen. De fysiotherapeut dient het fysiotherapeutische doel 'optimale gezondheid in relatie tot bewegen' voor ogen te blijven houden. Bij matige of zware complexiteitniveaus moet hij kritisch zijn eigen bekwaamheid inschatten. De fysiotherapeut bewaakt een zekere mate van balans tussen psychosociale interventies en fysiotherapeutische beroepsspecifieke interventies, zoals oefentherapie. Algemene psychologische interventies kunnen en moeten altijd toegepast worden. Specifiek psychologische interventies daarentegen worden meer behoedzaam/kritisch ingezet. Ook het procesverloop in de tijd wordt kritisch beoordeeld: reageert de patiënt binnen een relatief korte behandelperiode van bijvoorbeeld zes behandelingen op de aangeboden psychologische interventie?

Twee voorbeelden om de nuancering ten aanzien van grenzen te verduidelijken. De verwerking van incest is geen indicatie voor fysiotherapie (aard- en ernstdimensie). Het komt echter voor dat de patiënt dermate 'rijp' is voor verwerking dat luisteren alleen al een grote steun vormt en een eerste stap is naar definitieve verwerking elders. Anderzijds kan er sprake lijken van eenvoudige levensproblematiek, maar blijkt uit het procesverloop dat de patiënt niets met de geboden steun doet.

Binnen de klinische psychologie onderscheidt men de volgende drie hoofdstromen: cliëntgerichte gesprekstherapie, (cognitieve) gedragstherapie en psychodynamische therapie. In het navolgende worden deze besproken.

6.2   Cliëntgerichte gesprekstherapie

Zoals gezegd, zijn de algemeen psychologische interventies belangrijker dan de specifieke psychologische interventies. De algemeen psychologische interventies verwijzen niet alleen naar basale communicatieve vaardigheden, maar vooral ook naar de kwaliteit van de therapeutische relatie. Het was Carl Rogers (1902-1987) die deze factoren voor 'contactgroei' expliciet heeft benoemd en een therapeutische stroming ontwikkelde die later de cliëntgerichte gesprekstherapie zou heten. Binnen deze benadering wordt het belang en de noodzaak van een goede werkrelatie – *working alliance* – met de patiënt (cliënt) benadrukt, een relatie die ook voor de fysiotherapie geldig is (3, 20). Een persoonlijke benadering die veiligheid, vertrouwen en begrip biedt, oog heeft voor de waarden en voorkeuren van de patiënt en de patiënt betrekt in beslissingen, zijn daar ingrediënten van. Het fundament zijn de drie basisvoorwaarden voor 'psychologische groei' (21):
– onvoorwaardelijke acceptatie;
– echtheid of congruentie;
– accurate empathie.

Onvoorwaardelijke acceptatie
De fysiotherapeut accepteert de patiënt als mens zoals hij is en wil zich voor hem inzetten zonder dat dit de patiënt onvrij maakt. Deze acceptatie is zo veel mogelijk onvoorwaardelijk. Dat wil zeggen dat er geen voorwaarden ('als-dan') aan verbonden zijn, zoals: 'ik accepteer je alleen als je moeiteloos meewerkt'. Elk gevoel of elke gedachte die de patiënt in het gesprek naar voren brengt, wordt onvoorwaardelijk aanvaard. De patiënt ervaart daardoor dat hij werkelijk alles kan zeggen, ook zijn diepste geheimen, zonder op afkeuring te stuiten. Bovendien leert hij dat als de fysiotherapeut hem als mens accepteert, hij mis-

schien ook minder beoordelend (afkeurend) naar zichzelf kan worden. Het tegengestelde van deze onvoorwaardelijke acceptatie zijn negatieve vooroordelen en je persoonlijke voor- en afkeuren ten aanzien van de patiënt verhuld of onverhuld kenbaar maken. Dat betekent niet dat elk grensoverschrijdend gedrag zomaar getolereerd moet worden – die kunnen wel degelijk consequenties voor de patiënt hebben –, maar dat hoeft niet automatisch gepaard te gaan met het verwerpen van de patiënt als mens. Fysiotherapeuten zullen op deze attitudekwaliteit vooral aangesproken worden als ze met 'moeilijke' patiënten werken, die bijvoorbeeld passief, arrogant, theatraal of achterdochtig zijn. Naast deze accepterende grondhouding, is er ook een positieve welwillendheid in de vorm van warmte of zorg dragen voor de patiënt, zonder dat dit claimend of verstikkend voor de patiënt werkt. Een primaire voorwaarde voor acceptatie van het beleven van de patiënt is het openstaan voor de psychologische dimensie. Helaas is die binnen de fysiotherapie op dit moment nog niet optimaal. Het beperkt openstaan voor de psychologische dimensie begint al op de opleiding (22).

Echtheid
Echtheid verwijst ernaar dat de fysiotherapeut in staat is gevoelens en gedachten die in hem opkomen, echt te doorleven (congruentie) en niet weg te stoppen of te verdraaien. Als een fysiotherapeut zijn eigen gevoelens van boosheid niet durft te onderkennen, dan zal hij deze ook niet empathisch kunnen oppikken bij een patiënt. Althans, hij zal er niets mee kunnen doen; het maakt hem misschien zelfs wel bang. Een tweede facet van echtheid is dat men in staat is het eigene van zichzelf in de relatie met de patiënt te laten zien (transparantie). Men hoeft bijvoorbeeld niet altijd 'mooi weer' te spelen, maar kan op gepaste momenten ook de eigen onzekerheid laten merken (23). Het is daarbij belangrijk dat de zelfonthullingen van de fysiotherapeut in aantal beperkt en voor het proces van de patiënt functioneel zijn. Onderzoek toont dat zelfonthulling door de therapeut doorgaans positieve effecten heeft. Het bevordert bijvoorbeeld de zelfonthulling van de patiënt en de therapeut wordt als warmer waargenomen. Zelfonthulling kan om veel redenen functioneel ingezet worden: om de werkrelatie te bevorderen, de therapeut te demystificeren, een voorbeeld te stellen, de cliënt authentieke mens-tot-menscommunicatie te laten ervaren (24). Zelfonthulling moet nooit ingezet worden om de behoefte van de fysiotherapeut, bijvoorbeeld aan goedkeuring of medelijden, te bevredigen. Na elke zelfonthulling moet de aandacht direct weer op de patiënt gericht worden.

Accurate empathie

Empathie betekent dat de fysiotherapeut zich inleeft in de gevoelens en gedachtewereld van de patiënt alsof het zijn eigen belevingen waren, zonder ooit dit 'alsof-karakter' te verliezen (21). Er zijn grofweg drie wijzen van empathisch reageren te onderscheiden (25):

- Empathie als verstandhouding; de fysiotherapeut is vriendelijk, heeft begrip, erkenning en acceptatie voor de gevoelens van de patiënt. Het is een vorm van invoelendheid die we ook tegenkomen in de alledaags omgang. Het helpt bij de opbouw van de werkrelatie en het creëren van veiligheid.
- Empathie als een vorm van (cognitief) begrijpen; de fysiotherapeut wil empathisch begrijpen hoe het is en voelt om deze patiënt te zijn, gebaseerd op zijn kennis van de wereld van de patiënt. Hij wil het persoonlijke verhaal achter de patiënt begrijpen, zodat bijvoorbeeld de klachten, waarden en voorkeuren van de patiënt te plaatsen zijn en bespreekbaar gemaakt kunnen worden. Deze vorm van empathie ondersteunt het narratief redeneren over en met de patiënt. Deze vorm van empathisch luisteren is bijvoorbeeld van essentieel belang bij het geruststellen van de patiënt. Geruststellen op basis van autoriteit of testuitslag alleen (dus zonder bijgevoegde verklaring), of op basis van onvoldoende verklaring door gebrekkige aansluiting bij de evaringen of ideeën van de patiënt, werkt niet. Geruststelling werkt alleen als het vergezeld gaat met een acceptabele verklaring voor de patiënt (26).
- Procesempathie en communicatieve afstemming; de fysiotherapeut probeert constant bij het actuele beleven van de patiënt te blijven en dit te verwoorden. Het vormt de basis voor diepgaand psychologisch contact. De patiënt kan zich daardoor erkend voelen, verbonden voelen, en het kan hem ook helpen zijn beleven beter te verwoorden. Adequaat expressie geven aan eigen beleven, is geen gemakkelijk proces; het valt niet mee altijd de woorden te vinden die de lading dekken. Dit speelt bijvoorbeeld als de patiënt lijfelijk ervaart (*felt sense*) dat een bepaalde situatie 'niet goed' voelt, maar hij hier nog niet de vinger op kan leggen (27). Als de patiënt er echter met behulp van de empathische reflecties van de fysiotherapeut in slaagt het voorheen niet-verwoordbare te verwoorden, verandert er iets in zijn beleving. Gewoonlijk treedt er in ieder geval een opluchting op ('ja, zo is het ..., dat bedoel ik ... dat speelt er ...') en heeft de patiënt zicht gekregen op een betekenisvol aspect van zichzelf. Hij leert zichzelf kennen en groeit een stukje (28). Als een hulpverlener de patiënt helpt zijn preverbale belevingen te verwoorden, dan verbetert daardoor de emotieregulatie van de patiënt (29).

Empathisch reflecteren

Het proces van accuraat empathisch reflecteren bestaat uit drie stappen. Een eerste stap is dat de fysiotherapeut ontvankelijk is voor de patiënt. Hij maakt zich als het ware los van zijn eigen visie en dagelijkse beslommeringen, om er volledig voor de patiënt te zijn. De fysiotherapeut dient zelf zo weinig mogelijk gevoelsblokkades te hebben die de kwaliteit van het contact nadelig kunnen beïnvloeden. Daarna volgt de tweede stap: het actief inleven in de patiënt en letten op de beleving die in de boodschap van de patiënt doorklinkt, de betekenissen die de patiënt tussen de regels wel noemt, maar nog niet beseft. De fysiotherapeut kan dit bereiken door het verhaal van de patiënt en zijn non-verbale expressie volledig in zichzelf door te laten klinken en te kijken wat dit bij hemzelf oproept. Recent onderzoek rond spiegelneuronen bevestigt vanuit de neurologie dit algemene menselijke vermogen om empathisch waar te nemen en te beleven wat een ander denkt of voelt (30). De derde stap bestaat uit het reflecteren. Bijvoorbeeld: 'Door de manier waarop jij zegt dat je werkgever je sinds je thuis bent nooit gebeld heeft, krijg ik het gevoel dat dit je erg bezighoudt.' Exacte specificiteit is hier van belang. De fysiotherapeut doet zo goed mogelijk zijn best om de juiste woorden te vinden en toetst bij de patiënt of zijn reflectie juist is. De patiënt heeft de opdracht na te gaan of de gegeven reflectie klopt (inward checking). Is het inderdaad een accurate empathische reflectie, dan krijgt de fysiotherapeut vaak een reactie van de patiënt als: 'Ja precies, zo is het.' (31). Deze exacte specificiteit en inward checking zijn twee vitale aspecten om het empathisch luisteren accuraat te laten zijn. Het zal duidelijk zijn dat deze gesprekken om een zekere rust en concentratie vragen; ze verlopen qua spreektempo en pauzes ook duidelijk trager (maar intensiever). Lastig is dat fysiotherapeut vaak tijdsdruk ervaart, wat het empathisch luisteren naar de patiënt niet ten goede komt (32).

De fysiotherapeut geeft de patiënt niet alleen terug wat de patiënt zelf zegt te voelen, maar vooral ook wat hij meent te merken dat er nog meer meespeelt in de patiënt. Juist daardoor krijgt de patiënt meer inzicht in zijn beleven en situatie (31). Het is echter niet de bedoeling dat de fysiotherapeut werkelijk alles wat hij empathisch waarneemt, reflecteert. Het moet functioneel blijven in het proces dat gaande is. Het is vervelend voor de patiënt als hij ongevraagd reflecties krijgt, hoe accuraat ook, terwijl hij diepere belevingen nog niet kan of wil communiceren. Empathie alleen is niet voldoende, maar moet vaardig aangevuld worden met klinische expertise en kritische reflectie (33).

6.3 Leertheoretische benaderingen

De gedragstherapie steunt op de theorieën over leren uit de experimentele psychologie. We bespreken hier drie elementaire vormen van leren. Twee eenvoudige vormen van leren zijn de klassieke conditionering en de operante conditionering. Observationeel leren is een complexe vorm van leren, die aansluit bij de theorie over de informatieverwerking.

6.3.1 KLASSIEKE CONDITIONERING

De theorie van klassieke conditionering is ontstaan uit het werk van de Russische fysioloog Pavlov (34). Bij klassieke conditionering leert men twee gebeurtenissen met elkaar te associëren. Pavlov luidde een bel vlak voordat hij een hond voedsel gaf. Hij ontdekte dat na herhaalde aanbieding het geluid van de bel alleen al een toename in speekselvloed kon veroorzaken. Hij noemde het voedsel de ongeconditioneerde stimulus (US), omdat die reflexmatig voor een speekseltoename zorgt. Deze speekseltoename als (natuurlijke) reactie op het voedsel noemde hij de ongeconditioneerde respons (UR). De bel wordt de geconditioneerde stimulus (CS) genoemd, de toegenomen speekselvloed als reactie op het luiden van de bel noemt men de geconditioneerde respons (CR). De te conditioneren stimulus moet in de tijd gezien voor en dichtbij de te conditioneren respons liggen. Deze vorm van leren heeft vooral betrekking op autonome en emotionele responsen, waarbij moet worden opgemerkt dat men sommige associaties makkelijker leert dan andere. Angst voor spinnen, slangen, bloed, 'beknellende ruimtes', donker, hoogte, water en zelfs boze gezichten hebben voor een deel een evolutionaire grondslag (35). Het is daarom niet vreemd dat veel menselijke fobieën deze stimuli als onderwerp hebben.

De principes van klassieke conditionering zijn naar veel gebieden te vertalen die relevantie hebben voor de fysiotherapie. Belasten na een acuut letsel, kan men bijvoorbeeld opvatten als een ongeconditioneerde stimulus (US) die pijn, sympathische activatie en toename in spiertonus als ongeconditioneerde respons (UR) heeft. Bepaalde activiteiten, zoals traplopen, kan een geconditioneerde stimulus (CS) worden, als deze door paring aan de ongeconditioneerde pijnrespons wordt geassocieerd. Op den duur kan deze activiteit dan pijn oproepen, ook al is het letsel, de nociceptieve bron, niet meer aanwezig. Men heeft dan te maken met een geconditioneerde pijnrespons (CR) (36). Lastig is dat conditionering van sympathicusactiviteit en spiertonus op zichzelf opnieuw een bron van nociceptie kunnen genereren. Dit is een belangrijk mechanisme voor het blijven bestaan van chronische pijn.

6 Inzichten uit de klinische psychologie: kansen en grenzen

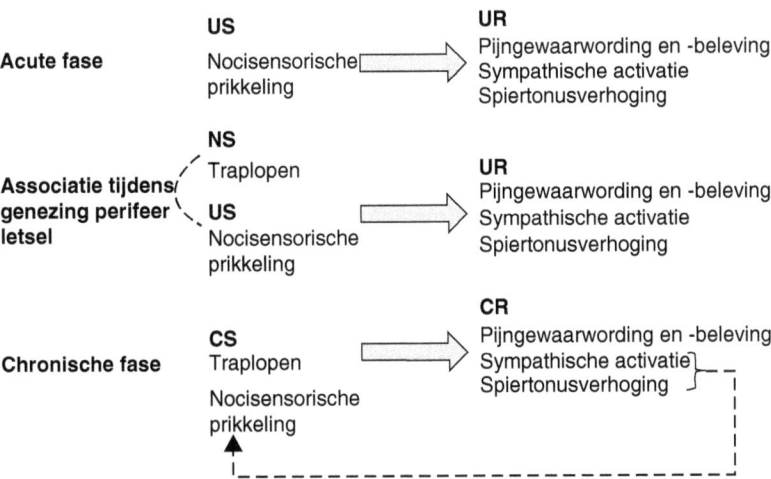

Figuur 6.3 *Klassieke conditionering van chronische pijn.*

Op deze wijze is ook het immuunsysteem te conditioneren, zodat een placebopil na aanvankelijke paring aan een werkzaam middel ook immuuneffecten kan bewerkstelligen (37). Ook hyperventilatieklachten, panieksymptomen, benauwdheidsklachten en veel medisch onverklaarde lichamelijke klachten kunnen via conditionering aan bepaalde situaties zijn geassocieerd (hoofdstuk 17).

Interventies kunnen worden gebaseerd op deze principes van klassieke conditionering. Het idee is dat door herhaalde blootstelling aan de geconditioneerde stimuli (traplopen bijvoorbeeld) zonder dat dit gepaard gaat met pijn, de geconditioneerde respons (pijn) vermindert (extinctie). Graded exposure bij rugpatiënten met angst om te bewegen (kinesiofobie), is hier voor een deel op gebaseerd. In essentie stelt men daarbij met de patiënt een 'angsthiërarchie' op van bewegingen die hij in toenemende mate 'eng' vindt in verband met zijn rugpijn (38). Daarna wordt begonnen met het oefenen (=exposure) in de meest gemakkelijke situatie, zodat er nu geen of weinig pijn ontstaat. De techniek is cognitief te versterken door vooraf de negatieve voorspellingen over de pijn uit te vragen en deze vervolgens, door de handeling, herhaaldelijk te laten ontkrachten (zie ook hoofdstuk 11).

De negatieve effecten van een chemokuur, zoals de anticipatiemisselijkheid, kunnen worden verminderd door de ontspanningsrespons te laten associëren met de toediening van de chemokuur (39). Op gelijke wijze kan een fysiotherapeut de watervrees van een kind verminderen door geleidelijk ontspanning te laten associëren met het kijken naar kinderen in het water. Vervolgens ontspannen, terwijl het kind met de voeten over de rand van het bad hangt, enzovoort. Men kan prettige gevoelens laten associëren met een nieuwe vaardigheid of gezondheidsgedrag, zodat de kans dat men het uitvoert groter wordt (40). De onvoorwaardelijke aanvaarding en de empathische relatie die de fysiotherapeut met de patiënt onderhoudt, hebben op zichzelf al een desensitiserende invloed op de problematiek die de patiënt presenteert (5). Zo ook kan de relaxatie die ontstaat tijdens de massage een desensitiserend effect hebben op het materiaal dat de patiënt tijdens de massage inbrengt.

6.3.2 OPERANTE CONDITIONERING

Operante conditionering is een vorm van leren die vooral betrekking heeft op zichtbaar gedrag, de operanten. Het aanleren of afleren van pijnexpressie en pijnvermijdingsgedrag via beloning of straf zijn hier voorbeelden van. Operante conditionering kan niet alleen het pijngedrag beïnvloeden, maar ook de pijngevoeligheid (41).
Skinner is een belangrijke vertegenwoordiger van deze leertheorie (42). De intentie om beloning te krijgen en straf te vermijden, vormt de basis van deze vorm van leren. Leren bestaat hieruit dat men ontdekt dat een bepaalde respons volgt op een bepaalde stimulus (consequentie). Het volgende is ontleend aan de overzichtelijke uiteenzetting van Nolen-Hoeksema en anderen (43). Als er op gedrag een plezierige consequentie volgt, dan neemt de kans dat het gedrag opnieuw wordt vertoond toe. De plezierige consequenties die direct op het gedrag volgen, noemt men beloning of bekrachtigers. Een bekrachtiger kan bestaan uit het aanbieden van iets plezierigs, zoals een complimentje, aandacht, geld, macht en status (positieve bekrachtiging), of uit het wegnemen van iets onplezierigs, zoals minder pijn bij het lopen met een kruk (negatieve bekrachtiging). Men spreekt van straf als er een onplezierige gebeurtenis op het gedrag volgt. De intensiteit of frequentie van het gedrag neemt dan af: een patiënt met agorafobie neemt de moedige stap naar de praktijk, maar krijgt onderweg een paniekaanval. De kans dat hij nogmaals alleen naar de praktijk komt, is kleiner geworden. Wat een patiënt als een beloning of een straf ziet, is weliswaar individueel bepaald, maar er zijn wel algemene regels te geven. Pijn en ander fysiek ongemak is onplezierig en het wegnemen daarvan is een 'beloning'; een toename daarvan 'straf'. Anderzijds hebben mensen een fundamentele behoefte aan competentiegevoel, autonomie en relaties (44) en daarmee vormen deze een middel voor straf en beloning. Het is belangrijk patiëntspecifieke bekrachtigers te gebruiken. Aandacht is in het algemeen een krachtige bekrachtiger, vandaar dat zelfs afkeurende aandacht het ongewenste gedrag kan versterken.

Er zijn vier situaties van operante conditionering (45):
- Het gedrag door plezierige bekrachtigers laten toenemen noemt men beloningsleren. De patiënt heeft thuis geoefend en de fysiotherapeut geeft een compliment voor de geleverde inspanningen.
- Het gedrag laten toenemen door een onplezierige stimulus te ontlopen noemt men vermijdingsleren: de patiënt heeft thuis geoefend om te voorkomen dat de behandelfrequentie weer wordt opgevoerd.
- Als we het gedrag laten afnemen door prettige stimuli te onthouden, spreekt men van omissietraining: de patiënt heeft thuis niet geoefend en de fysiotherapeut toont minder persoonlijke interesse in de patiënt.
- Als we het gedrag laten afnemen door onplezierige stimuli toe te dienen, spreken we van straftraining: patiënt heeft thuis niet geoefend en de fysiotherapeut spreekt zijn afkeuring uit.

Straftraining en vermijdingsleren komen in de dagelijkse praktijk vaak samen voor. Zo is het tonen van afkeuring op het ongewenste gedrag van een patiënt straftraining, en stoppen met deze afkeuring als hij het gewenste gedrag toont, vermijdingsleren.
De patiënt kan leren dat bepaalde gevolgen (straf of beloning) op bepaald gedrag alleen optreden in de aanwezigheid van bepaalde stimuli (de politie, ouder of bijvoorbeeld de fysiotherapeut). Men noemt dit proces stimuluscontrole; de controlerende stimulus wordt de discriminatieve stimulus genoemd. Stimuluscontrole speelt nagenoeg altijd een rol in het dagelijks leven. Het gedrag staat na dit leren onder invloed van de discriminatieve stimulus, bijvoorbeeld: de patiënt toont het gewenste gedrag (juiste houding) alleen als de fysiotherapeut aanwezig is die beloning (complimentjes) geeft voor het gedrag. De patiënt stopt het ongewenste gedrag (onderuit zitten) alleen als de fysiotherapeut die straf (afkeuring tonen) kan geven, aanwezig is.
Als het gewenste gedrag nieuw en/of complex is, kan men shaping gebruiken (successieve approximatie). Het gedrag wordt eerst in deelgedragingen opgedeeld en daarna past men stap voor stap de operante principes op elk deelgedrag toe. Men gaat pas naar een volgend deelgedrag toe als het voorgaande onder controle is. Het einddoel is bijvoorbeeld differentiële relaxatie in het dagelijks leven toepassen. De patiënt controleert gedurende de dag met regelmaat zijn spierspanning en laat het overbodige surplus aan (spier)spanning in de houding of beweging los. In oplopende graad van moeilijkheid kan men de patiënt het waarnemen van spanning leren tijdens sessies op de praktijk,

daarna in het dagelijks leven. Vervolgens het realiseren van ontspanning in een gunstige situatie, het thuis eenmaal daags oefenen in lig, later in zit, eenmaal tien minuten in zit oefenen op het werk, oefenen op het werk tijdens het uitvoeren van eenvoudige taken, enzovoort.

6.3.3 ASPECTEN VAN CONDITIONERING

Uitdoving

Uitdoving (extinctie) vindt plaats als de ongeconditioneerde stimulus (nocisensoriek) niet meer volgt op de geconditioneerde stimulus (traplopen), waardoor deze laatste zijn kracht verliest om de geconditioneerde respons (pijn) op te roepen. Op dezelfde wijze geldt dat als een bekrachtiger (aandacht) niet meer op de geleerde respons (klagen) volgt, de frequentie van het (klaag)gedrag afneemt. Voor het optreden van uitdoving moet de patiënt worden geconfronteerd met het feit dat deze verbanden zijn veranderd. Vandaar dat men in de gedragstherapie de patiënt confronteert met datgene wat hij vermijdt. Zolang de patiënt bijvoorbeeld traplopen vermijdt, leert hij nooit dat traplopen geen pijn meer doet.

Bekrachtigingsschema

Om een nieuwe respons aan te leren, gebruikt men gewoonlijk een bekrachtigingsschema van honderd procent: de fysiotherapeut geeft de patiënt *elke keer* een compliment als hij het gewenste gedrag vertoont. Later in de behandeling kan de fysiotherapeut beter een partieel bekrachtigingsschema toepassen, omdat dat het gewenste gedrag sterker en meer resistent tegen uitdoving maakt. Hij geeft de patiënt bijvoorbeeld in vijftig procent van de gevallen een compliment als hij oefent. Dat komt bovendien meer overeen met de natuurlijke situatie, waarin het gewenste gedrag ook niet iedere keer wordt beloond. Als de therapie stopt, is de fysiotherapeut bijvoorbeeld niet meer aanwezig om complimenten te geven.

Incompatibel alternatief

Onderzoek laat zien dat inwisselen van een ongewenste gewoonte (klagen) voor een beter alternatief (praten over wat men heeft meegemaakt) makkelijker leidt tot uitdoving van de ongewenste gewoonte, dan niets daarvoor in de plaats stellen. Zeker als de nieuwe gewoonte incompatibel ('tegengesteld') is aan de ongewenste gewoonte.

Stimulusgeneralisatie

Stimulusgeneralisatie treedt op als de aangeleerde respons (angst) op soortgelijke, maar toch te onderscheiden stimuli plaatsvindt. De patiënt is niet meer alleen bang in die ene winkel, maar in alle winkels. Op dezelfde wijze breidt ook de angst voor bewegen zich uit naar meer bewegingssituaties.

Stimulusgeneralisatie kan soms tot vreemde gedragspatronen leiden. Dat komt omdat een bekrachtiger (beloning/straf) soms geheel toevallig direct na het gedrag aanwezig is. Een bowler maakt na het loslaten van de bal een bijbeweging en toevallig scoort hij goed. Op dat moment wordt deze irrelevante bijbeweging bekrachtigd en ontstaat er als het ware een irrelevante ritueel. Omdat deze irrelevante rituelen slechts af en toe door bij toeval worden bekrachtigd, gaat het hier om een partieel bekrachtigingsschema. Een dergelijk schema zorgt ervoor dat deze irrelevante gedragingen resistent worden tegen uitdoving (46). Op dezelfde wijze worden niet-werkzame behandelingen bekrachtigd door het spontane herstel van de patiënt. Ook binnen de fysiotherapie blijken deze irrelevante behandelrituelen moeilijk uit te doven te zijn.

Aangeleerde hulpeloosheid
Als de gedragingen die de patiënt onderneemt om een negatieve consequentie te vermijden constant op niets uitlopen, ontstaat aangeleerde hulpeloosheid (47). Aangeleerde hulpeloosheid kenmerkt zich door een toestand van apathie, het niet meer proberen problemen aan te pakken (passieve coping), negatieve emoties als angst en depressie en een verminderd vermogen tot leren. Bovendien is aangetoond dat aangeleerde hulpeloosheid ook geassocieerd is met verminderd immuunfunctioneren en een verhoogde kwetsbaarheid voor psychosomatische problemen (47). Jongeren met reuma bijvoorbeeld, waarbij door een onoplosbare computertaak hulpeloosheid werd opgewekt, hebben daarna een lagere eigen-effectiviteitsverwachting op een geheel ander gebied, namelijk ten aanzien van hun functioneren met reuma (48). Aangeleerde hulpeloosheid wordt gevoed vanuit pessimistische attributies die intern, stabiel en globaal zijn: 'Alles lijkt altijd te mislukken, wat ik ook doe.' De fysiotherapeut moet de patiënt daarom herhaaldelijk confronteren met kleine of grotere successen die de patiënt zelf behaalt. De eigen-effectiviteitsverwachting neemt daardoor toe ('ik kan het, het lukt...') en de aangeleerde hulploosheid neemt af.

6.3.4 OBSERVATIONEEL LEREN
In het voorgaande zijn reeds cognitieve factoren naar voren gekomen, zoals causale attributies (gedachten over de oorzaak van succes en mislukken). Cognitief leren is het verwerven of reorganiseren van kennis door het gebruik van cognitieve vermogens (waarnemen, verbeelden, redeneren en andere vormen van informatieverwerking). Een

vorm daarvan is observationeel leren: leren door het observeren van het gedrag van anderen. Bandura heeft dit uitgebreid beschreven (49). De consequentie hiervan voor de fysiotherapeut is dat hij zich moet realiseren dat hij model staat voor de patiënt. De patiënt leert mede op basis van het verwerken van observaties van een model (fysiotherapeut) bepaalde gedragingen aan, zoals assertief gedrag of een juiste houding. Op dezelfde wijze kan het trainen in groepen het effect verhogen; door naar elkaar te kijken en te luisteren (observationeel leren), leren de patiënten/revalidanten van elkaar. Het is dan wel zaak 'goede' voorbeelden in de groep te hebben. De effecten van observationeel leren ziet men op velerlei terreinen terug. Frequente blootstelling aan geweld in media heeft een bescheiden maar significant effect op agressief gedrag, agressieve gedachten en boosheidgevoelens van kinderen en volwassen (50). Motorisch leren kan door observationeel leren bevorderd worden. Een kind kan de angstige gespannenheid van de moeder via observationeel leren overnemen. We leren een vak mede door observatie van zowel medestudenten als deskundigen (51). En zelfs placebo-analgesie kan door observatie van de reactie van anderen die zich in dezelfde situatie bevinden, door observationeel leren versterkt worden (52).

6.3.5 DRIEFACTORENMODELLEN

Veel leersituaties bestaan uit een combinatie van drie factoren: emotionele, gedragsmatige en cognitieve factoren (53) (zie figuur 6.4). De emoties, vage lichamelijke sensaties (hartkloppingen, benauwd gevoel, enzovoort) en pijn kunnen klassiek geconditioneerd worden. Deze geconditioneerde responsen geven aanleiding tot vermijdingsgedrag met als inzet deze lichaamssensaties te voorkomen of te verminderen. De patiënt gaat lichamelijke inspanning en bijvoorbeeld drukke winkels mijden of laat zich geruststellen door een arts. De vermijding wordt in directe zin beloond door een afname van bijvoorbeeld pijn, paniek, benauwdheid, of gespannen bezorgdheid. Door deze vorm van operante conditionering neemt dit vermijdingsgedrag toe. Tegelijkertijd vinden allerlei cognitieve processen plaats, zoals aandacht schenken aan de klachten, het etiketteren van de klachten als schadelijk, en anticiperen op de klachten. De selectieve aandacht zorgt ervoor dat de patiënt gefocust blijft op lichamelijke sensaties en ze eerder en sterker waarneemt. Op deze wijze kunnen onschuldige vluchtige sensaties prominent in zijn bewustzijn aanwezig blijven. Het als bedreigend etiketteren van de sensaties zorg dat de angst verder toeneemt, wat weer tot gevolg heeft dat allerlei vage lichamelijke sensaties toenemen (stressreactie). De anticipatie zorgt ervoor dat de aandacht al gefocust wordt op lichaamssensaties voordat ze er zijn en dit onderhoudt het vermijdingsgedrag. Het vermijdingsgedrag onderhoudt zichzelf door dit succes. Als men zich niet lichamelijk inspant of niet de straat opgaat, ervaart men inderdaad geen vervelende lichaamssensaties (negatieve bekrachtiging). Soms wordt vermijding ook positief bekrachtigd, bijvoorbeeld doordat voortaan altijd een vriendin mee gaat winkelen. Vermijding heeft echter doorgaans ook straffende factoren in zich. De relatie met de partner kan eronder lijden en mensen komen niet meer toe aan leuke dingen. Deze negatieve gevolgen van vermijding zijn spanningsvol en kunnen zo de negatieve emoties versterken. Op deze wijze ontstaan er circulaire, elkaar onderhoudende processen. Soortgelijke modellen zijn ook van toepassing op bijvoorbeeld pijn (54), hypochondrische klachten (55) en paniekstoornis (56).

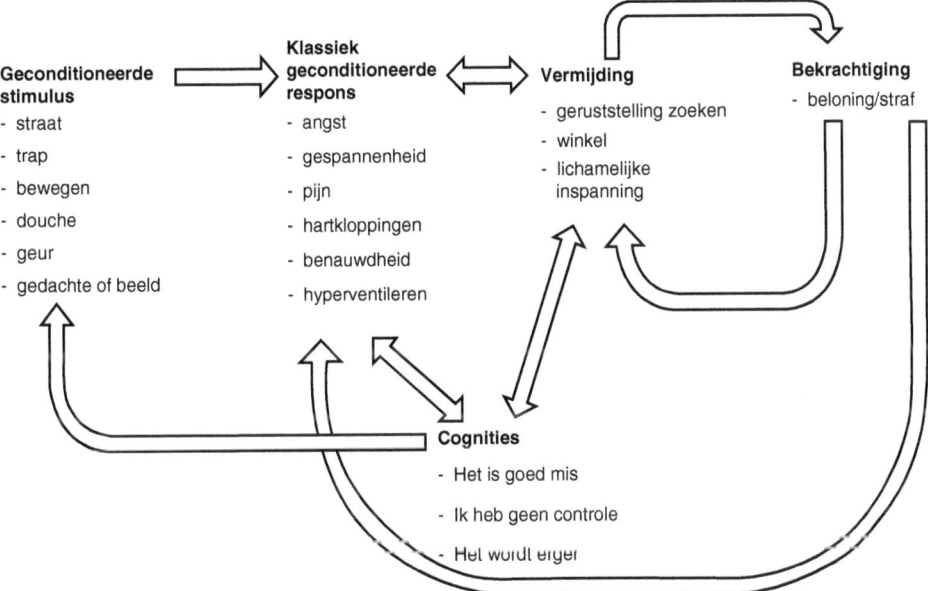

Figuur 6.4 *Driefactorenmodel (aangepast naar Orlemans, 1988).*

6.4 Cognitieve gedragstherapie: REBT

Cognitief-gedragsmatige interventies zijn een noodzakelijk onderdeel gaan uitmaken van fysiotherapie (57). Twee systemen die goed toegankelijk zijn voor fysiotherapeuten zijn de *Rational Emotive Behavior Therapy* (REBT) en Neurolinguïstisch programmeren (NLP). We beperken ons hier tot de REBT; deze bleek acceptabel en effectief binnen een fysiotherapeutische setting (16).

Het centrale uitgangspunt van REBT is dat emotionele of gedragsmatige problemen ontstaan en in stand worden gehouden door de gedachten, opvattingen en zelfspraak van de patiënt (58). Deze opvattingen vormen een cognitief schema dat de interpretatie van informatie sterk kleurt. Ze vormen de bril waardoor men zichzelf, de ander en de wereld waarneemt en evalueert (beoordeelt). De disfunctionele emoties en gedragingen kunnen daarom het best worden aangepakt door de irrationele cognities van de patiënt te veranderen. De navolgende uitwerking van REBT steunt voor een belangrijk deel op de beschrijving in twee overzichtswerken (59, 60).

6.4.1 DE BASISPRINCIPES VAN REBT

Binnen de REBT onderscheidt men twee soorten cognitieve processen: redenaties en evaluaties. Redenaties en de daaruit voortvloeiende conclusies leiden tot de perceptie van de werkelijkheid: 'Als er pijn is, is er iets kapot. Ik heb pijn, dus is er iets bij mij kapot.' De conclusies over de werkelijkheid kunnen zijn gebaseerd op verkeerde veronderstellingen ('Als er pijn is, is er iets kapot') of onjuiste toeschrijvingen (attributies) en kunnen tot negatieve emoties leiden. Daarbij is wat de patiënt vindt (evaluatie) van de conclusies die hij trekt, belangrijker voor de emotionele stress dan de inhoud en de juistheid van de redenaties. 'Er is iets kapot in mijn lichaam' is een conclusie die niet per se tot disfunctionele emoties hoeft te leiden. Een patiënt kan bijvoorbeeld menen dat er met een 'kapot lichaam' goed te leven is. Er zijn echter vier groepen evaluaties te onderscheiden die doorgaans wel tot disfunctionele emoties en gedragingen leiden:

– Moetisme: iets absoluut eisen, het moet en behoort: 'Mijn lichaam moet perfect zijn, dus we moeten (eis) absoluut doorgaan met de fysiotherapie.'
– Catastroferen: de negatieve consequenties overdrijven: 'Het is verschrikkelijk als ik niet meer kan tennissen.'
– Behoefteverklaring: gemak en comfort eisen, alsof dat een absoluut noodzakelijke behoefte is: 'Ik kan niet leven met deze zeurende pijn.' Een persoon met een lage frustratietolerantie (LFT) meent dat hij ongemak niet kan verdragen en tendeert naar directe behoeftebevrediging in het heden. Daardoor mist hij meer wenselijke doelen die door uitstel van behoeftebevrediging in de toekomst haalbaar zijn. Een LFT is een belangrijke reden waarom patiënten niet veranderen.
– Waardeoordelen: een oordeel vellen over de waarde van een ander of zichzelf: 'Ik ben een wrak.'

6.4.2 HET ABC VAN DE MENSELIJKE EMOTIES

Ellis gebruikt een didactisch-therapeutisch model van de menselijke emoties: het ABC-model. De A staat voor de activerende gebeurtenis of ervaring, die men in dit model de stressor kan noemen. De B staat voor *belief*, beschouwing of, nog beter, beoordeling. Het is de bril waardoor de patiënt naar zichzelf en het leven kijkt: de gedachten, opvattingen, meningen, beelden, verbalisaties op de activerende gebeurtenis en wat de patiënt daarvan vindt (evaluatie). De C in het model staat voor de emotionele en gedragsmatige gevolgen (consequenties) van dit denken over de activerende gebeurtenis.

> **Een voorbeeld van een ABC-sequentie**
> - A: Het is druk op het werk, een aantal collega's is ziek en ik heb pijn in mijn onderarm.
> - B: Ik kan nu niet rustig aan doen: het werk moet af. Ik laat maar niets merken, want anders krijg ik een uitbrander, maar ze zouden toch moeten zien dat ik dit zo nooit volhoud.
> - C (gevoel): meer pijn, vermoeidheid en boosheid over de gang van zaken.
> - C (gedrag): doorgaan met hardwerken en niets aangeven. 'Ja' antwoorden op de vraag om ook zaterdagochtend terug te komen.

Het model kan worden gebruikt om emoties en gedragingen te veranderen, maar moet dan worden aangevuld met de D van het uitDagen van de irrationele beschouwingen en de E van het Effect van deze uitdaging: leidt het uitdagen en vervangen van de irrationele gedachten tot het gewenste gevoel en gedrag?

> **Een voorbeeld:**
> - D: Ik kan het best rustiger aan doen. Dat het werk dan niet afkomt, ligt niet aan mij, maar aan het tijdschema en de personeelsbezetting. Ik doe mijn best, maar ik ga niet zitten stressen, want we zijn er werkelijk niet mee geholpen als ik ook ziek word. Trouwens, ik weet niet eens zeker of mijn baas naar me zal uitvallen als ik hem mijn probleem voorleg. Als hij toch uitvalt, dan blijf ik rustig en houd ik voet bij stuk dat dit zo niet gaat. Ik hoef niet boos te zijn over het feit dat hij tot nu toe mijn

> probleem met de werkdruk niet zag, want ik heb immers zelf niets aangegeven en hij heeft het zo te zien ook veel te druk.
> - E (gevoel): geen boosheid, slechts lichte spanning in anticipatie op het gesprek.
> - E (gedrag): gesprek aangevraagd met de baas en alvast te kennen gegeven dat je zaterdag niet terugkomt om te werken.

In de therapie maakt de therapeut consequent gebruik van dit ABC-DE-schema voor het ordenen en behandelen van het materiaal van de patiënt (61). De primaire taak van de fysiotherapeut is de patiënt te leren dat disfunctionele emoties of gedragingen door cognitieve processen als misperceptie en irrationeel denken ontstaan en niet zozeer door de gebeurtenissen op zichzelf. Geloven in een directe A-C-connectie in plaats van een ABC-model maakt de patiënt tot een willoos slachtoffer. 'Benauwdheid (A) zorgt dat ik niets kan doen (C).' Functioneler is: 'Doordat ik die benauwdheid (A) zo alles bepalend maak (B), doe ik veel minder dan ik zou kunnen (C).'

De emotionele en gedragsmatige gevolgen van de irrationele gedachten over een activerende gebeurtenis kunnen op hun beurt zelf weer een activerende gebeurtenis vormen: de patiënt wordt bang voor paniekaanvallen, boos en gedeprimeerd omdat hij overspannen is, enzovoort. Men noemt dit een probleem over een probleem. Dit tweede-ordeprobleem geeft onnodige spanning die de kans vermindert het oorspronkelijke probleem adequaat op te lossen. De fysiotherapeut komt een 'probleem over een probleem' op het spoor door de patiënt te vragen wat hij eigenlijk van het oorspronkelijke probleem vindt en krijgt bijvoorbeeld als antwoord: 'Ik schaam me dood dat ik last heb van hyperventilatie.' Tweede-ordeproblemen ziet men vooral bij mensen met perfectionistische tendenties en/of een lage frustratietolerantie.

REBT is probleemgeoriënteerd en dat mag best vanaf het begin blijken: 'Wat zou u willen veranderen?' Daarnaast hoeft men niet per se het kernprobleem aan te pakken. Er even inkomen, vertrouwen winnen, bekend worden met de methode, kan met elk willekeurig probleem dat de patiënt inbrengt. Een veelvoorkomend probleem bij het stellen van doelen is dat patiënten vaak de activerende gebeurtenis veranderd willen zien: 'ik wil dat mijn baas ophoudt met mij te bekritiseren' of bijvoorbeeld: 'ik wil van de pijn af'. Dit is begrijpelijk, omdat de patiënten vaak een directe relatie veronderstellen tussen de activerende gebeurtenis en hun gevoel. REBT werkt echter eerst aan een emotiegeoriënteerde oplossing om het probleemoplossend vermogen te verhogen. Dus eerst leren niet overstuur te raken van kritiek of pijn en pas daarna zo mogelijk een probleemgeoriënteerde aanpak. Sommige doelen zijn niet realistisch of nuttig, zoals een chronische-pijnpatiënt die volledig pijnvrij wil worden, of een patiënt die nooit meer bang, boos of bedroefd wil zijn.

6.4.3 DE ACTIVERENDE GEBEURTENIS (A)

Fysiotherapeut en patiënt kunnen zich over de activerende gebeurtenis afvragen wat er feitelijk gebeurde, hoe de patiënt de gebeurtenis waarnam. De patiënt moet leren deze situatie of gebeurtenis zo objectief mogelijk weer te geven. Hij kan daarvoor de 'cameracontrole' gebruiken. Als een camera hetzelfde zou vastleggen als wat de patiënt over de situatie meldt, heeft de patiënt inderdaad alleen feitelijkheden beschreven en geen persoonlijke meningen en evaluaties (62). 'De huisarts had geen tijd voor me', is geen feitelijkheid maar een interpretatie, een camera kan 'geen tijd voor mij' niet vastleggen. Een camera kan wel vastleggen dat de patiënt niet werd aangekeken, frequent werd onderbroken en binnen twee minuten weer buiten stond. De patiënt moet leren kort en bondig het incident te beschrijven. De fysiotherapeut kan indien nodig een lange monoloog van de patiënt onderbreken en zelf een bondige samenvatting geven (model staan). Sommige patiënten hebben moeite om een activerende gebeurtenis te beschrijven: 'Ik weet niet waarom ik gespannen en met hoofdpijn thuiskwam.' De fysiotherapeut kan de patiënt helpen door het stellen van concrete en gedetailleerde vragen, door naar recente voorbeelden te informeren, abstracties te vermijden, de patiënt een logboek te laten bijhouden, de lijn in het verhaal vast te houden en naar recente veranderingen in het leven van de patiënt te vragen.

Activerende gebeurtenissen zijn in twee groepen te verdelen: oplosbare en onoplosbare problemen. Dit is een belangrijk onderscheid. De patiënt moet dit onderscheid leren maken en bij oplosbare problemen tot actie overgaan. Bij onoplosbare problemen moet hij zijn emotionele beleving (evaluatie) bijstellen.

Als er meerdere activerende gebeurtenissen zijn, kan de fysiotherapeut het beste met een klein incident beginnen om de REBT uit te leggen, te demonstreren en contact op te bouwen. Na een aantal activerende gebeurtenissen kan men op den duur centrale thema's en patronen gaan herkennen (bijvoorbeeld 'geen tijd mogen nemen voor zichzelf'). De fysiotherapeut kan dit reflecteren naar de patiënt.

6.4.4 DE EMOTIONELE EN GEDRAGSMATIGE CONSEQUENTIES (C)

Een sleutelbegrip van REBT is het onderscheid tussen 'adequate' en 'inadequate' emoties. Het gaat hierbij om de vraag of de emoties die bijdragen aan goed functioneren, zinvol zijn. Niet alle adequate emoties zijn positieve emoties. Ook negatieve emoties, zoals bezorgdheid, bedroefdheid, geïrriteerdheid, spijt en teleurstelling kunnen een adequate reactie zijn. Het beoordelen of een emotie of gedrag in een bepaalde situatie adequaat is, beoordeelt de patiënt vooral zelf. Hij bepaalt of hij zijn emotionele reacties in bepaalde situaties wil veranderen. De duur en de intensiteit van de emotie geven de patiënt belangrijke aanwijzingen over de mate van adequaatheid. 'Het hartinfarct is nu zes maanden geleden. Ik kan de gedachte niet van me afzetten dat het elk moment weer kan gebeuren en dat het dan afgelopen met mij is. Ik ben constant bang.' De patiënt kan deze emotie inadequaat vinden, omdat het hem belemmert een bevredigend leven te leiden.

Bij het benoemen en verhelderen van de gevoelens helpt het als de fysiotherapeut de patiënt vraagt zijn gevoel te beoordelen aan de hand van de vier emoties (de vier B's: Bang, Boos, Bedroefd en Blij). Vervolgens kan hij vragen naar de intensiteit en de duur van de emoties. Was de patiënt licht geïrriteerd of zinderde hij van woede? Duurde dat vijf minuten of twee dagen? Soms ziet de patiënt een gedachte voor een gevoel aan: 'Ik voel me sinds ik die pijn heb volledig nutteloos.' De patiënt moet leren dat het juister is om te zeggen: 'Ik vind dat ik niets nuttigs meer kan doen. Ik voel me daardoor gedeprimeerd.' Gevoelens kunnen namelijk niet ter discussie staan, gedachten en oordelen wel.

6.4.5 DE ONDERLIGGENDE IRRATIONELE GEDACHTEN (B)

Ellis maakt een onderscheid in rationele en irrationele gedachten. We noemden al vier hoofdcategorieën van irrationele gedachten: moetisme, catastroferen, waardeoordelen en lage frustratietolerantie. Deze irrationele gedachten hebben doorgaans betrekking op één of meer van de volgende thema's: presteren, affiliatie (ergens bij horen), comfort, rechtvaardigheid en controle. Samen met de vier hoofdcategorieën kan men zo'n twintig combinaties formuleren. Een voorbeeld: 'Ik vind het verschrikkelijk (catastroferen) als ik een stap terug moet doen (presteren).'

De fysiotherapeut helpt de patiënt bewust te worden dat hij constant van alles denkt. Een patiënt heeft dat namelijk zelf niet door, want een gedachtegang verloopt vaak automatisch en half bewust. Men kan automatische irrationele gedachten bij de patiënt onder andere herkennen aan het gebruik van een aantal sleutelwoorden (63). Vaak zijn het 'krachtige' of grote woorden: zou niet moeten, dat hoort niet, kan niet verdragen, vreselijk, altijd, behoort, niet het recht, verschrikkelijk, nooit, moet, oneerlijk en gemeen.

Als fysiotherapeut hoort men niet altijd de irrationele gedachtegang, omdat patiënten vaak in onafgemaakte zinnen praten en denken, waarbij ze doorgaans juist het irrationele deel weglaten. De patiënt zegt: 'Ik begrijp niet waarom hij zo doet ....' Dat lijkt een rationele constatering, maar de patiënt dacht verder: 'Ik kan zijn gedrag niet uitstaan, hij moet ermee stoppen.' Het eerste deel van deze onuitgesproken gedacht verwijst naar een lage frustratietolerantie, het tweede deel naar moetisme: men eist gedrag van iemand. De fysiotherapeut kan de onvolledige uitspraak van de patiënt hardop in vragende vorm afmaken ('zin afmaak'-strategie): 'Hij moet daarmee stoppen?' De fysiotherapeut kan ook naar evaluaties vragen – 'Waarom is dat een probleem voor je?' – of de gedachtegang laten afmaken door te vragen: 'En wat zou er dan kunnen gebeuren?'

Patiënt:	Ik ben bang dat ik duizelig word.
Fysiotherapeut:	En dan...?
Patiënt:	Dan val ik misschien flauw.
Fysiotherapeut:	Wat zou er dan kunnen gebeuren?
Patiënt:	Ik zou niet weten hoe lang ik daar dan zou liggen en wat de mensen met me zouden doen. Ik zou me dood schamen.
Fysiotherapeut:	Je dood schamen?
Patiënt:	Ja natuurlijk, het getuigt nogal van zwakte als je zomaar flauwvalt (waardeoordeel).

Soms kan de fysiotherapeut zelf de onderliggende irrationele gedachtegang benoemen; als hij de negatieve emotie van de patiënt kent, kan hij anticiperen op een bepaalde irrationele gedachtegang:
- Angst komt dikwijls van cognities die toekomstgericht zijn. Een vraag om deze te verhelderen, is: 'Wat zou er kunnen gebeuren?' De drie meest voorkomende angsten zijn: angst voor afkeuring of afwijzing, angst om te falen en angst voor angst.
- Als de patiënt zich sterk gedeprimeerd of depressief voelt, heeft hij hoogstwaarschijnlijk een negatieve kijk op zichzelf, de wereld, verleden en toekomst (64).

- Als de patiënt zich schuldig voelt, meent hij dat hij iets verkeerds heeft gedaan en veroordeelt hij zichzelf hiervoor. Vooral dit laatste veroorzaakt negatieve emoties.
- Bij woede speelt de opvatting dat er een absolute norm is van wat goed of slecht is en eist de patiënt dat men zich daarnaar gedraagt. De patiënt catastrofeert als niet aan die eis wordt voldaan en neemt dat een ander kwalijk. Kortom: hij wordt boos omdat de ander zich niet gedraagt zoals hij eist.

De irrationele zelfspraak boven water krijgen, lukt niet altijd, omdat de patiënt zich vaak schaamt voor de inhoud en meent dat hij niet irrationeel mag denken.

6.4.6 DE DISCUSSIE OVER IRRATIONELE GEDACHTEN (D)

De fysiotherapeut kan de irrationele gedachten door cognitieve, voorstellings- en gedragsstrategieën ter discussie stellen, met als doel een nieuwe, meer functionele wijze van denken te ontwikkelen. Daartoe moet de patiënt eerst een irrationele gedachte van een rationele leren onderscheiden. De fysiotherapeut kan daarbij helpen door de patiënt aan te moedigen zich af te vragen of de gedachte:
- waar is;
- helpt te bereiken wat hij wil bereiken;
- helpt om gevoelens die hij niet wil, te vermijden;
- helpt om conflicten die hij niet wil, te voorkomen.

De gedachten worden op de proef gesteld door ze te toetsen aan deze logische, pragmatische en realiteitsvragen. De fysiotherapeut kan bijvoorbeeld vragen waarop de patiënt zijn uitspraak 'ik ben slecht in sport' baseert. Of hoe de patiënt zich zal voelen en gedragen als hij zichzelf blijft overtuigen dat hij door de pijn tot niets meer in staat is. De fysiotherapeut moet ook vragen naar alternatieve gedachten die wel leiden tot het gewenste gevoel of gedrag. Het betreft hier het cognitief ter discussie stellen van de gedachte en het bedenken van betere alternatieven. Als een fysiotherapeut dergelijke vragen stelt, moet hij de patiënt de tijd gunnen om ook daadwerkelijk antwoord te kunnen geven. Een tweede groep cognitieve strategieën bestaat uit het inzetten van korte psycho-educaties, analogieën, metaforen, parallellen, overdrijven en humor. Ook het waarnemen van wat anderen doen en zeggen, kan de patiënt tot andere gedachten aanzetten (cognitieve herstructurering). De fysiotherapeut kan gebruikmaken van rationeel-emotieve voorstellingsoefeningen. Bij een van deze oefeningen stelt de patiënt zich zijn problematische situaties voor met het ongewenste gevoel of gedrag dat hij daar in het algemeen bij heeft: 'Stelt u zich eens intens voor dat u inderdaad niet meer kunt voetballen en sta eens goed stil bij de gevoelens die dat oproept.' Daarna moet de patiënt zich inspannen het negatieve, inadequate gevoel te veranderen in adequate negatieve emoties of gedragingen: 'Kunt u eens proberen dat gevoel wat te verminderen, bijvoorbeeld van "zwaar teleurgesteld en boos" in "licht teleurgesteld".' De patiënt moet aangeven als het is gelukt, waarna de fysiotherapeut vraagt hoe hij dat voor elkaar heeft gekregen. De patiënt komt er op deze wijze achter hoe hij zijn emoties op positieve wijze heeft beïnvloed met zijn gedachten: 'Ik dacht: kom op, de wereld vergaat niet, ik moet niet overdrijven. Misschien moet ik wat vaker op mijn racefiets gaan zitten.' Bij hardnekkige irrationele gedachten dient de patiënt dit tien minuten per dag te oefenen. Vooraf kan hij eerst enkele relaxatieoefeningen uitvoeren (65). Het geheel is op te vatten als een vorm van mentaal herprogrammeren (62).

De nieuwe zienswijze is pas geslaagd als men ook gedragsveranderingen bij de patiënt ziet. De fysiotherapeut kan dit met de patiënt oefenen in minirollenspelen. De patiënt moet het gewenste gedrag tonen dat past bij een meer rationele denkwijze. Fysiotherapeut: 'Mag ik eens uw baas spelen die u vraagt over te werken. Kunt u mij dan eens antwoorden?' Een andere vorm is rationele rolwisseling. Hierbij speelt de patiënt de fysiotherapeut en de fysiotherapeut de patiënt met zijn irrationele gedachten. De patiënt moet dan de irrationele gedachte ter discussie stellen zoals de fysiotherapeut dat eerder deed. Fysiotherapeut: 'Stel dat ik zou zeggen dat het door de pijn allemaal geen zin meer heeft, wat zou u dan zeggen?'

Het ter discussie stellen of disputeren is hard werken, moet vele malen worden herhaald en vraagt vasthoudendheid van fysiotherapeut en patiënt. Het is bij het disputeren essentieel dat de fysiotherapeut er zelf ook een rationele denkwijze op nahoudt. In de REBT is er sprake van een leerproces. Eerst komt de patiënt tot intellectueel inzicht, maar is er nog geen emotionele verandering merkbaar: 'Ik weet wel dat het zo is, maar toch voel ik het niet zo.' Pas na veel oefenen ontstaat het emotionele inzicht en automatiseert de nieuwe filosofie zich (62). De patiënt kan zelf oefenen met een ABC-DE-formulier (zie figuur 6.5).

A. Activerende gebeurtenis Beschrijf dit zo feitelijk mogelijk (cameracontrole).	
B. Beschouwing, Bril Welke interpretaties en conclusies had je over de gebeurtenis? Wat waren je evaluatieve gedachten? - Moetisme - Catastroferen - Behoefteverklaring en FLT - Waardeoordelen (jezelf, ander en de wereld)	**D. Disclusie, Debat** Is de gedachte waar? Is de gedachte logisch? Helpt het je zo te denken? **Rationeel alternatief?** Wat kan je in die situatie beter denken?
C. Gevoel Welke emoties? Bang, Boos, Bedroefd, Blij (4B's) Hoe sterk en hoe lang? **C. Gedrag** Wat deed je?	**E. Effect** Wat is het effect van het rationele alternatief op je gevoel en gedrag?

Figuur 6.5 ABC-DE-formulier.

6.4.7 SUGGESTIES BIJ MOETISME, CATASTROFEREN EN WAARDEOORDELEN

Moetisme

Bij moetisme verduidelijkt de fysiotherapeut de patiënt het belangrijke verschil tussen willen en moeten. Iets willen staat nooit ter discussie, het eisen wel.

- 'Ik moet ...'. De patiënt eist van zichzelf perfectie, is intolerant voor menselijk falen en beoordeelt zichzelf als minderwaardig als hij niet aan de eisen voldoet. Gedrag beoordelen in termen van goed of slecht, is doorgaans disfunctioneel. Het beoordelen van de gevolgen van het gedrag kan wel: 'Het is niet zinnig om jezelf schuldig te voelen over het feit dat je het laatste jaar niets meer hebt ondernomen. Wat wel belangrijk is, is het besef dat de gevolgen voor lichaam en geest echt nadelig zijn. We kunnen daar iets aan doen.' De fysiotherapeut kan de patiënt helpen inzien dat fouten gewoon verkeerde

keuzes zijn. Hij kan ook als contrastmodel fungeren en aantonen dat de patiënt met twee maten meet: 'Als ik dezelfde fout maakte, zou ik dan een mislukkeling zijn?' Een aanverwante strategie is 'afstand nemen': 'Hoe zou jij een vriend adviseren met hetzelfde probleem?' of: 'Kijk eens als een manager naar jezelf, wat zou je dan doen?' De patiënt eist vaak perfecte oplossingen, ook al zijn die niet mogelijk. In een *avoidance-avoidance*-conflict bijvoorbeeld, moet hij kiezen uit een aantal slechte alternatieven. Hij wil in dergelijke situaties vaak een nieuwe en alternatieve optie die er niet is.
- 'De ander moet ...'. De fysiotherapeut kan de patiënt duidelijk maken dat niemand volledige controle over mensen heeft en dat pogingen daartoe tot weerstand en conflicten leiden. Het feit dat de ander vaak niet doet wat men koppig eist, leidt tot teleurstelling en boosheid. De patiënt zal zich afvragen waarom mensen toch zo oneerlijk, dom en irrationeel doen. Als antwoord kan de fysiotherapeut wijzen op het feit dat mensen het gewoon doen. Het is menselijk (niet per se wenselijk) dat men soms dom, letterlijk onwetend en op basis van irrationele ideeën handelt. Een andere verklaring is dat men er gewoon belang bij heeft. Sommige beslissingen zijn belangrijker en verstandiger dan andere, maar dat wil nog niet zeggen dat ze daarom uitgevoerd 'moeten' worden. Een mens is zelfverantwoordelijk en heeft recht op irrationeel gedrag (66).
- 'De wereld moet ...'. Patiënten eisen dikwijls dat bepaalde gebeurtenissen anders verlopen en accepteren de realiteit niet. De fysiotherapeut kan erop wijzen dat dat gelijk staat aan eisen dat het stopt met regenen.

Catastroferen

Fysiotherapeuten horen patiënten nogal eens catastroferen over hun klacht, de bejegening door de arts of andere gebeurtenissen in hun leven. Ze vinden het verschrikkelijk dat ... Volgens de REBT zijn er echter weinig gebeurtenissen echt verschrikkelijk, het kan immers altijd erger. Vaak bedoelt de patiënt, na enige discussie, 'hoogst onplezierig' of 'ongemakkelijk'. De fysiotherapeut kan de ernst relativeren door het stellen van vergelijkingen: 'Kunt u ergere dingen noemen?' of: 'Als u het vergelijkt met wat u op het journaal ziet ...'. De fysiotherapeut kan ook anticatastroferen door te vragen wat het ergste is wat kan gebeuren, hoe lang dat zal duren, hoe het zal eindigen, en dan ... en dan ...? Soms relativeert deze vraag al, omdat de patiënt ziet dat hij overdrijft. De fysiotherapeut kan na dit vragen naar het slechtste scenario, vragen naar het beste scenario en vervolgens naar het meest realistische (57). De patiënt oefent daardoor een flexibele range van mogelijke uitkomsten in plaats van automatisch het slechtste scenario te bedenken. Emotionele stress hoeft geen automatische reactie op probleemgebeurtenissen te zijn, zelfs niet als dit een chronische ziekte is: de meeste mensen met chronische ziekten zijn niet constant van de kaart, maar zijn vaak redelijk aangepast aan hun omstandigheden (67). Mensen die veel catastroferen, vermijden vaak allerlei situaties en helaas ook plezierige gebeurtenissen. Een belangrijke strategie bij het vermijden is het vermeende gevaar direct tegemoet te treden (risk taking exercises).

Waardeoordelen
Mensen creëren dikwijls totaaloordelen, over zichzelf, over anderen en over de wereld, op basis van slechts één kenmerk; 'ik ben ziek, dus niets waard', 'jij groet me niet, dus deug je niet'. Patiënten moeten leren dat dergelijke waardecritera relatief willekeurig zijn. Een waarde is geen vast gegeven, maar meer een persoonlijke keuze. 'Dik=lelijk' is een bekend voorbeeld van zo'n relatief criterium. De patiënt benadrukt dikwijls slechts één facet van zichzelf en beoordeelt zichzelf daarop als totaal persoon. Het helpt de patiënt te vragen: 'Als een vriend op die manier zichzelf zou afkeuren, zou je dan zeggen dat hij gelijk heeft of zou je dan zeggen dat dit maar een klein aspect van hem is? Kan je dat voor jezelf ook zo zien of blijf je met twee verschillende meetlatten meten: een streng veroordelende voor jezelf en een milde accepterende voor de rest van de wereld?'

6.5 De psychodynamische benadering

6.5.1 ACHTERGROND
De psychodynamische benadering van Freud heeft tientallen jaren veel kritiek gehad. Recent is deze stroming na diverse aanpassingen echter bezig met een comeback, ondersteund door bevindingen in de neurowetenschappen en effectiviteitstudies (68).
Freud (1856-1939) komt in zijn werk tot de volgende theorie van het geestelijk (dis)functioneren. De menselijke geest zou uit drie systemen bestaan: Id, Ego en Superego (zie figuur 6.6). Het Id is het deel van de geest waar de levens- en de doodsdriften huizen. Het is het donkere deel van ons onderbewuste. Dit is een belangrijk deel, omdat het de basale energie (drijfveren) geeft voor ons doen en laten. Het Id heeft slechts één doel, namelijk het rechtstreeks bevredigen van de driften. Het denkt niet na over de wijze waarop de driften op acceptabele wijze kunnen worden bevredigd (69).
Het Ego zit als het ware tussen het Id en de realiteit, de buitenwereld,

in. Immers, niet alles wat het Id verlangt, kan zo maar. Om iets te verkrijgen, moet er bijvoorbeeld eerst van alles geregeld worden. Het Ego kan wat dat betreft beter 'nadenken' dan het Id. Het Ego houdt wel rekening met de eisen van de wereld. Het Ego kan bijvoorbeeld situaties beoordelen, plannen en regelen.

Het derde onderdeel van de persoonlijkheid is het Superego. Het Superego bewaakt de waarden, normen en taboes. Het vormt ons geweten over 'goed' en 'slecht'.

Het Ego zit dus vaak tussen drie vuren die alle hun eigen regels en eisen hebben, namelijk de realiteit, het Id en het Superego. Als het Ego merkt dat hij tegen een van deze krachten niet opgewassen is, ontstaat angst: realiteitsangst, neurotische angst of morele angst.

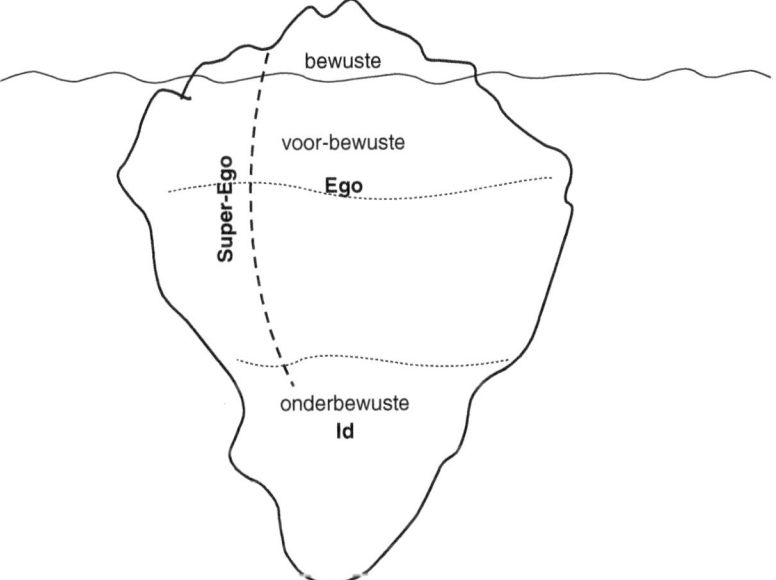

Figuur 6.6 *Persoonlijkheidsmodel van Freud.*

Freud onderscheidt drie soorten angst:
- Realiteitsangst; dit is een angst die vaak terecht is, bijvoorbeeld angst voor een grommende, kwijlende hond die met zijn oren in zijn nek en zijn tanden ontbloot op je af rent.
- Neurotische angst; bij deze angst dreigen de Id-impulsen door te breken naar het Ego, maar het Ego weet dat ze onacceptabel zijn en dat er dan straf dreigt.
- Morele angst; deze angst wordt veroorzaakt door het Superego, bijvoorbeeld schuldgevoel.

Als iemand angst heeft, kan hij hier rationeel (verstandig) mee omgaan door bijvoorbeeld zijn visie op de zaak te herzien of maatregelen te treffen om de angst te weren. Hij kan ook irrationeel met de angst omgaan en gebruikmaken van zogenoemde Ego-defensies. Het verlangen van het Id wordt dan naar het onderbewuste verdrongen, maar men betaalt daarvoor wel een tol, omdat de werkelijkheid of het gevoel daarvoor vervormd moet worden. Een aantal manieren om de realiteit of het gevoel te vervormen, zijn: ontkenning van de realiteit, fantasie, repressie, rationalisatie, projectie, identificatie en compensatie. De onderdrukte impulsen, wensen en gedachten van het Id ontsnappen echter soms toch uit het onderbewuste in de vorm van dromen, fantasie of een verspreking. Ze blijven het gedrag constant op een irrationele manier beïnvloeden. Zo kan iemand een zeer exact en contactarm beroep kiezen, omdat hij onbewust angst heeft voor intimiteit. Zijn behoefte aan intimiteit werd vroeger misschien door zijn ouders genegeerd of zelfs bestraft. Deze angst beïnvloedt dus in het heden zijn beroepskeuze.

Het doel van de therapie is door Freud plastisch maar mooi beschreven en sluit aan bij een empowering- en zelfs mindfullnesbenadering (69): 'Het doel is het ego te versterken, het onafhankelijker te maken van het super-ego, zijn kijk te verbreden, en zo zijn invloedsgebied uit te breiden zodat het nieuwe delen van het id kan overnemen. *Where id was, there shall ego be.*'

6.5.2 HET BELANG VAN DE PSYCHODYNAMISCHE BENADERING VOOR DE FYSIOTHERAPEUT

De aanname dat onbewuste processen ons beleven en gedrag bepalen, is belangrijk. Ook al zijn Freuds theorieën waarschijnlijk niet helemaal accuraat, het is onmiskenbaar dat niet-bewuste processen een enorme invloed hebben op onze waarneming, mening, beslissingen, creativiteit en gedrag (70). In die zin zijn we veel minder bewust rationeel dan we denken. Het begrip symptoomsubstitutie wordt gebruikt voor de situaties waarin het gezondheidsprobleem 'oplost' en er vanzelf een ander probleem ontstaat, doordat het onderliggende onbewuste conflict niet is aangepakt. Er is echter weinig bewijs voor dit begrip (71). Wel is er bewijs dat een veilige hechting aan ouders in de vroegkinderlijke ontwikkeling belangrijk is voor een gezonde psychische en lichamelijke ontwikkeling (72). Onveilige hechting vergroot de kans op chronische-pijnproblematiek (73).

Een begrip van deze stroming kan de fysiotherapeut helpen met weerstand, therapieontrouw en niet-responsieve patiënten om te gaan. Als bijvoorbeeld een chronische-pijnpatiënt niet reageert op adequaat ingestelde therapie van reconceptualisering van pijn en mentale en fysieke reconditionering, is het mogelijk dat de psychodynamische ontwikkelingsgeschiedenis van de persoon de pijn onderhoudt (74). De fysiotherapeut kan dan denken aan (jeugd)trauma's, onverwerkte rouw, seksueel misbruik, een affectloze opvoeding, enzovoort. In ieder geval is het een signaal dat er met de patiënt mogelijk meer aan de hand is dan de patiënt bewust kan beseffen. Dan kan psychodynamische therapie, mogelijk in combinatie met lichaamsgericht werken, wellicht helpen bij patiënten met therapieresistente chronische-pijnproblemen (75). Dit zijn doorgaans indringende therapievormen, gericht op het doorwerken van oude trauma's – en zeker niet gepast of uitvoerbaar binnen de fysiotherapie.

Een derde punt uit de psychodynamische benadering waarvan men kan leren, is het rekening houden met de fenomenen overdracht en tegenoverdracht, die dikwijls bij de beschreven groep van onveilig gehechten of getraumatseerde patiënten optreden (76). De patiënt ziet dan in de omgang met de fysiotherapeut in het heden een herhaling van het conflict uit het verleden. De patiënt kan daardoor niet te plaatsen gedrag vertonen, bijvoorbeeld defensief of agressief. Voorbeeld: een fysiotherapeut stelt de patiënt voor de therapie te beëindigen, waarna de patiënt onverwacht fel uithaalt. De patiënt ervaart de afsluiting als een pijnlijke afwijzing die hij ook in het verleden heeft ervaren. De kans dat de fysiotherapeut tegenoverdracht vertoont, is ook aanwezig. De fysiotherapeut reageert dan op deze patiënt alsof het een conflict is waar hij in het verleden ook last van heeft gehad. Beiden reageren nu op elkaar alsof het conflict uit het verleden zich in het heden afspeelt. Dat is een zeer kwalijke situatie die zowel de patiënt als de fysiotherapeut schade berokkent.

Voor studiesteun zie: www.PsychFysio.nl/boek.html

Literatuur

1. KNGF. Het beroepsprofiel van de fysiotherapeut, Amersfoort: KNGF, 2006.
2. Dean E. Physical therapy in the 21st century (Part II): Evidence-based practice within the context of evidence-informed practice. Physiotherapy Theory and Practice 2009;25(5-6):354-68.
3. Swain J. Counseling and enabling relationships. In: French S, Sim J, editors. Physiotherapy: a psychosocial approach. 3 ed. London: Butterworth-Heinemann, 2004:299-315.
4. Ellis A. Reason and emotion in psychotherapy. New York: Lyle Stuart, 1962.
5. Moor W de. De psychotherapeutische interventie. I. De probleemidentificatiefase Deventer: Van Loghum Slaterus, 1982.

6. Jong AJ de. Intake voor psychotherapie: inleiding tot behandelen. Meppel: Boom, 1987.
7. Morley S, Biggs J, Shapiro D. Attention management in chronic pain: a treatment manual. http://www.leeds.ac.uk/lihs/psychiatry/attman/introduction.htm, 1999.
8. Meichenbaum D, Baum A, Newman S, Weinman J, West R, McManus C. Cognitive behavior therapy. Cambridge handbook of psychology, health and medicine. Cambridge: Cambridge University Press, 1997:200-3.
9. NFP. Domeinomschrijving Psychosomatische Fysiotherapie. Amersfoort: NFP, 2005.
10. Lambert MJ, Archer A. Research Findings on the Effects of Psychotherapy and their Implications for Practice. In: Goodheart CD, Kazdin AE, Sternberg RJ, editors. Evidence-based psychotherapy: Where practice and research meet. Washington: American Psychological Association, 2006:111-30.
11. Lambert MJ, Barley DE. Research summary on the therapeutic relationship and psychotherapy outcome. Psychotherapy: Theory, Research and Practice 2001;38:357-61.
12. Huibers MJ, Beurskens A, Bleijenberg G, Schayck CP van. Psychosocial interventions by general practitioners. CochraneDatabase of Systematic Reviews 2007(3).
13. Jellema P, Windt, DAWM van der, Horst HE van der, Blankenstein AH, Bouter LM, Stalman WAB. Why is a treatment aimed at psychosocial factors not effective in patients with (sub)acute low back pain? Pain 2005;118:350-9.
14. Schilte AF, Portegijs PJM, Blankenstein AH, Horst HE van der, Latour MBF, Eijk JThM van, Knottnerus JA. Randomised controlled trial of disclosure of emotionally important events in somatisation in primary care. British Medical Journal 2001;323:1-6.
15. Larisch A, Schweickhardt A, Wirsching M, Fritzsche K. Psychosocial interventions for somatizing patients by the general practitioner A randomized controlled trial. Journal of Psychosomatic Research 2004;57:507-14.
16. Burken P van. Het hyperventilatiesyndroom: een vergelijkend effectonderzoek van twee behandelstrategieën. Nederlands Tijdschrift voor Fysiotherapie 1996;106:94-104.
17. Sowden M, Hatch A, Gray SE, Coombs J. Can four key psychosocial risk factors for chronic pain and disability (Yellow Flags) be modified by a pain management programme? A pilot study. Physiotherapy 2006;92:43-9.
18. Dixhoorn JJ, White A. Relaxation therapy for rehabilitation and prevention in ischaemic heart disease: a systematic review and meta-analysis. European Journal of Cardiovascular Prevention and Rehabilitation, 2005;12:193-202.
19. Baltes PB, Staudinger UM. Wisdom: a metaheuristic (pragmatic) to orchestrate mind and virtue toward excellence. American Psychologist 2000;55:122-36.
20. Petitpas A, Cornelius A. Practitioner-client relationships: building working alliances. In: Kolt GS, Andersen MB, Shepard KF, editors. Psychology in the physical and manual therapies. London: Churchill Livingstone, 2004:57-70.
21. Rogers C. The necessary and sufficient conditions of therapeutic personality change. Journal of Consulting Psychology 1957;21:95-103.
22. Probst M, Peuskens J. Attitudes of Flemish physiotherapy students towards mental health and psychiatry. Physiotherapy 2009;in press(doi:10.1016/j.physio.2009.08.006).
23. Lietaer G. Authenticiteit en onvoorwaardelijke positieve gezindheid. In: Swildens H, Haas O de, Lietaer G, Balen R van, editors. Leerboek gesprekstherapie: de cliëntgerichte benadering. Amersfoort: ACCO, 1991:27-64.

24. Henretty JR, Levitt HM. The role of therapist self-disclosure in psychotherapy: A qualitative review. Clinical Psychology Review 2009;in press(doi: 10.1016/j.cpr.2009.09.004).
25. Vanaerschot G. Ontwikkelingen in empathie. Van klimaatfactor naar belevings en relatiefaciliterende dialoog. Tijdschrift Cliëntgerichte Psychotherapie 2004;42(4):245-66.
26. Dowrick CF, Ring A, Humphris GM, Salmon P. Normalisation of unexplained symptoms by general practitioners: a functional typology. British Journal of General Practice 2004;54:165-70.
27. Hendricks MN. The role of experiencing in psychotherapy: attending to the "bodily felt sense" of a problem makes any orientation more effective. Journal of Contemporary Psychotherapy 2007;37:41-6.
28. Dijkstra P. Het beleven. In: Swildens H, Haas O de, Lietaer G, Balen R van, editor. Leerboek gesprekstherapie: de cliëntgerichte benadering. Amersfoort: ACCO, 1991:65-91.
29. Finset A, Mjaaland TA. The medical consultation viewed as a value chain: A neurobehavioral approach to emotion regulation in doctor-patient interaction. Patient education and counseling 2009;74:323-30.
30. Semin GR, Cacioppo JT. From embodied representation to co-regulation. In: Pineda JA, editor. Mirror Neuron Systems. New York: Humana Press, 2009:107-20.
31. Vanaerschot G, Balen, R van. Empathie. In: Swildens H, Haas O de, Lietaer G, Balen R van, editors. Leerboek gesprekstherapie: de cliëntgerichte benadering. Amersfoort: ACCO, 1991:93-137.
32. Dean SG, Smith JA, Payne S, Weinman J. Managing time: An interpretative phenomenological analysis of patients' and physiotherapists' perceptions of adherence to therapeutic exercise for low back pain. Disability and Rehabilitation 2005;27(11):625-36.
33. Murison BB, Agarwal AK, Haythornthwaite JA. Cognitive expertise, emotional development, and reflective capacity: clinical skills for improvemend pain care. The Journal of Pain 2008;9(11):975-83.
34. Yerkes RM, Morgulis S. The method of Pawlow in animal psychology. The Psychological Bulletin 1909;6:257-273.
35. Öhman A, Mineka S. Fears, Phobias, and Preparedness: Toward an Evolved Module of Fear and Fear Learning. Psychological Review 2001;108(3):483-522.
36. Zusman M. Associative memory for movement-evoked chronic back pain and its extinction with musculoskeletal physiothcrapy. Physical Therapy Reviews 2008;13(1):57-68.
37. Schedlowski M, Pacheco-López, G The learned immune response: Pavlov and beyond. Brain, Behavior, and Immunity 2009;in press.
38. Woods MP, Asmundson GJG. Evaluating the efficacy of graded in vivo exposure for treatment of fear in patients with chronic back pain: a randomized controlled clinical trial. Pain 2008;136:271-280.
39. Burisch TG, Jenkins, RA. Effectiveness of biofeedback and relaxation in reducing the side effects of cancer chemotherapy. Health Psychology 1992(1):17-23.
40. Petty RE, Cacioppo JT. Attitudes and persuasion: classic and contemporary approaches. Iowa: Brown Company Publishers, 1981.
41. Becker S, Kleinböhl D, Klossika I, Hölzl R. Operant conditioning of enhanced pain sensitivity by heat-pain titration. Pain 2008;140:104-14.
42. Skinner BF. Two types of conditioned reflex and a pseudo type. Journal of General Psychology 1935;12:66-77.
43. Nolen-Hoeksema S, Fredrickson BL, Loftus GR, Wagenaar WA. Learning and conditioning. In: Nolen-Hoeksema S, Fredrickson BL, Loftus GR, Wagenaar WA,

editors. Atkinson & Hilgard's Introduction to Psychology. 15 ed. Cheriton House: Cengage Learning EMEA, 2009:237-69.
44. Ryan RM, Deci EL. Self-determination theory and the facilitation of intrinsic motivation, social development, and well-being. American Psychologist 2000;55:68-78.
45. Yoman J. A Primer on Functional Analysis. Cognitive and Behavioral Practice 2008;15:325-40.
46. Skinner BF. Superstition in the pigeon. Journal of Experimental Psychology 1948;38:168-72.
47. Overmier JB. On Learned Helplessness. Integrative Physiological & Behavioral Science 2002;37(1):4-8.
48. Hommel KA, Chaney JM, Wagner JL, Jarvis JN. Learned helplessness in children and adolescents with juvenile rheumatic disease. Journal of Psychosomatic Research 2006;60:73-81.
49. Bandura A, Ross D, Ross SA. Transmission of aggression through imitation of aggressive models. Journal of Abnormal & Social Psychology 1961;63:575-82.
50. Bushman BJ, Huesmann LR. Short-term and long-term effects of violent media on aggression in children and adults. Archives of Pediatrics & Adolescent Medicine 2006;160:348-52.
51. Bahn D. Social Learning Theory: its application in the context of nurse education. Nurse Education Today 2001;21:110-7.
52. Colloca L, Benedetti F. Placebo analgesia induced by social observational learning. Pain 2009;144:28-34.
53. Orlemans JWG. Gedragstherapie. In: Casse AP, Boeke PE, Staak CPF van der, editors. Psychotherapie in Nederland. Deventer: Van Loghum Slaterus, 1988:113-86.
54. Vlaeyen JWS, Eek H van et al. Chronische pijn en het drie-factorenmodel van emoties. Pijninformatorium 1992;PS 1000:1-29.
55. Salkovskis PM. Somatic problems. In: Hawton KSP, Kirk J, Clark, DM, editors. Cognitive behaviour therapy for psychiatric problems. Oxford: Oxford University Press, 1989:235-76.
56. Barlow DH, Durand, VM. Anxiety disorders. In: Barlow DH, Durand VM, editors. Abnormal psychology: an integrative approach. 5 ed. Belmont: Wadsworth Centage Learning, 2009:120-69.
57. White CA, Black EK. Cognitive and behavioral interventions. In: Kolt GS, Andersen MB, Shepard KF, editors. Psychology in the physical and manual therapies. London: Churchill Livingstone, 2004:93-109.
58. Ploeg H van der. Cognitieve gedragstherapie. In: Kwee MGT, editor. Denken en doen in psychotherapie. Den Haag: East-West Publications, 1990:87-115.
59. Walen SR, DiGiuseppe R, Dryden W. A practitioner's guide to Rational-Emotive Therapy. New York: Oxford University Press, 1992.
60. Kwee MGT. Denken en doen in psychotherapie. Den Haag: East-West Publications, 1990.
61. Diekstra R. Rationeel-emotieve therapie. In: Kwee MGT, editor. Denken en doen in psychotherapie. Den Haag: East-West Publications, 1990:61-86.
62. Hermans H, Kwee MGT. RET en zelfhulp. In: Kwee MGT, editor. Denken en doen in psychotherapie. Den Haag: East-West Publications, 1990:241-66.
63. Rathjen DP, Rathjen ED, Hiniker A. Een inventarisatie van kognitieve technieken. In: Geluk H, editor. Kognitieve psychotherapie. Baexem: Gamma Publikaties, 1980:148-68.
64. Burns DD, Beck, AT. Kognitieve gedragsmodificatie van stemmingsstoornissen. In: Geluk H, editor. Kognitieve psychotherapie. Baexem: Gamma Publikaties, 1980:169-94.

65. Maultsby MC, Ellis A. Rationeel-emotieve imaginatie. In: Geluk H, editor. Kognitieve psychotherapie. Baexem: Gamma Publikaties, 1980:195-202.
66. Smith MJ. Als ik nee zeg, voel ik me schuldig. Baarn: AMBO, 1975.
67. Braams R. De aard van het beestje. VU-magazine 1993;22:8-11.
68. Leichsenring F, Leibing E. Psychodynamic psychotherapy: A systematic review of techniques, indications and empirical evidence. Psychology and Psychotherapy: Theory, Research and Practice 2007;80:217-28.
69. Freud S. LECTURE XXXI (1932) The Anatomy of the Mental Personality. New Introductory Lectures on Psycho-analysis. Richmond: Hogarth Press, 1932.
70. Dijksterhuis A. Het slimme onbewuste: denken met gevoel. Amsterdam: Uitgeverij Bert Bakker, 2007.
71. Tryon WW. Whatever happened to symptom substitution? Clinical psychology review 2008;963-68.
72. Houdenhove B van. 'Slechte start in het leven': kwetsbaarder voor stressgebonden ziekten? In: Houdenhove B van, editor. Stress, het lijf, en het brein. Leuven: LannooCampus, 2007:75-94.
73. Porter LS, Davis D, Keefe FJ. Attachment and pain: Recent findings and future directions. Pain 2007;128:195-8.
74. Grzesiak RC, Ury GM, Dworkin RH, Gatchel RJ, Turk DC. Psychodynamic psychotherapy with chronic pain patients. Psychological approaches to pain management: a practitioner's handbook. London: Guilford Press, 1996:148-78.
75. Ventegodt S, Thegler S, Andreasen T, Struve F, Enevoldsen L, Bassaine L et al. Clinical holistic medicine (mindful, short-term psychodynamic psychotherapy complemented with bodywork) in the treatment of experienced physical Illness and chronic pain. TheScientificWorld Journal 2007;7:310-6.
76. Andersen MB. Transference and coutertransference. In: Kolt GS, Andersen MB, Shepard KF, editors. Psychology in the physical and manual therapies. London: Churchill Livingstone, 2004:71-80.

Zelfmanagement, zelfregulatie en gedragsverandering

Drs. P. van Burken

7.1 Inleiding

In dit hoofdstuk staan we in algemene zin stil bij het analyseren en beïnvloeden van gedragsfactoren die van invloed zijn op het gezondheidsprobleem. Doorgaans zullen er daarbij, vanuit het oogpunt van de fysiotherapeut, drie doelen zijn:
- het oplossen van het gezondheidsprobleem;
- de gezondheid in algemene zin bevorderen;
- het leren omgaan met een chronisch gezondheidsprobleem.

Het oplossen van gedragsmatige onderhoudende factoren, zoals een ongunstige houding of beweging, is van oudsher een belangrijke insteek voor het oplossen van het gezondheidsprobleem. De laatste jaren wordt ook 'stress' als herstelbelemmerende factor daarbij gerekend.

7.2 Zelfmanagement

Behalve deze specifieke gerichtheid op het oplossen van het een (sub)acuut gezondheidsprobleem, is er ook een gerichtheid op het bevorderen van de algemene gezondheid. Internationaal, maar ook in Nederland, leeft de gedachte dat fysiotherapeuten een waardevolle positie in de zorg innemen voor het bevorderen van een gezonde leefstijl (1). De fysiotherapeuten richten zich daarbij op het bevorderen van een aantal bekende gezondheidsgedragingen: fysieke activiteit verhogen, stoppen met roken, gezond en gevarieerd eten, overgewicht reduceren, voldoende slaap, bevorderen stressmanagement, terugdringen van overmatig alcohol- of medicatiegebruik. Belangrijk is echter ook het besef dat chronische aandoeningen niet te genezen zijn en een blijvende ziektelast voor de patiënten betekenen. Deze constatering, in samenhang met de verwachte toename van het aantal chronisch zieken, maakt deze groep tot een belangrijk aandachtsveld. De fysiotherapeut zal zich dan richten op het leren omgaan met het gezondheidsprobleem van de chronisch zieke. Zelfmanagement bevorderen, is de overkoepelende term voor deze benadering. De patiënt moet daarbij zelf een aantal deelgebieden rond zijn ziekte leren managen. Het bekende *Artritis self management-program* is een mooi voorbeeld dat laat zien hoe breed het inhoudsdomein van een dergelijk aanpak is. Zie tabel 7.1 (2).

Tabel 7.1 Voorbeeld van het inhoudsdomein van zelfmanagement.	
Managen van:	**Voorbeelden:**
Ziektegerelateerde problemen	Problemen oplossen, symptomen interpreteren, activiteiten behouden
Medicatie/inhalers/enz.	Therapietrouw, omgaan met barrières en ongemakken
Symptomen	Cognitief: relaxatie, afleiding, herkaderen (reframing)
Fysieke training/activiteit	Cardiovasculaire training, krachttraining, wandelen, zwemmen
Emoties	Leren omgaan met emoties als symptoom, angst, zelftwijfel
Communicatievaardigheden	Goede werkrelatie opbouwen met hulpverleners
Maatschappelijke bronnen	Gezinszorg, maatschappelijk werk, fysiotherapeut enz.

Rond deze thema's leren de patiënten allerlei zelfregulerende vaardigheden aan zoals problemen oplossen, beslissingen nemen, en actieplannen maken en uitvoeren (3). Uiteindelijk moet dit alles uitmonden in een toegenomen eigen-effectiviteit in de omgang met de aandoening. Het moet leiden tot de overtuiging: 'Ik kan het; ik kan nu goed met mijn ziekte omgaan.' En via deze overtuiging ook tot een beter fysiek en psychologisch welzijn.
Zelfmanagementprogramma's voor chronisch zieken zijn vaak groepsprogramma's geleid door getrainde ervaringsdeskundigen; ook een fysiotherapeut kan zich door de onderwerpen en processen laten inspireren voor toepassing binnen zijn eigen benadering. Zelfmanagement komt niet alleen in dit hoofdstuk aan de orde, maar ook in hoofdstuk 6 over klinische psychologie, hoofdstuk 8 over stressmanagement en hoofdstuk 9 over bewegen. In deel II van *Gezondheidspsychologie voor de fysiotherapeut* (4) zijn de hoofdstukken over motivatie (hoofdstuk 4), REBT (hoofdstuk 5), en problem solving (hoofdstuk 6) relevant.

Door deze programma's regelmatig in een wijk of regio aan te bieden, zal in twee jaar tijd ongeveer veertig procent van de doelgroep meedoen (5). Echter, niet elke fysiotherapiepraktijk zal een dergelijke benadering adequaat kunnen aanbieden, want er wordt ook van de organisatie nogal wat verwacht (6). Als er voldoende patiënten en bronnen zijn om een ziektespecifiek zelfmanagementprogramma aan te bieden, zoals voor COPD, reuma of CVA, dan heeft dit wat betreft de effectiviteit de voorkeur (7). Niet in elke praktijksetting is deze voorwaarde aanwezig. Hoewel wat minder effectief, is het dan een terechte keuze om een ziektegeneriek zelfmanagementprogramma aan te bieden. Patiënten met verschillende chronische aandoeningen doen dan mee, maar dat is zeker mogelijk omdat veel chronisch zieken tegen dezelfde problemen aanlopen.

Er bestaat een verschil tussen gezondheidsvoorlichting en zelfmanagementprogramma's. Gezondheidsvoorlichting, althans de traditionele vorm ervan, vertrekt vanuit de hulpverlener. Die weet hoe het gezondheidsprobleem in elkaar zit en kan uitleggen waarom bepaalde gedragingen gewenst of ongewenst zijn. De patiënt wordt geacht zich min of meer naar deze verstandige aanbevelingen te gaan gedragen. Zelfmanagement daarentegen zet meer nadrukkelijk de patiënt centraal: wat wil hij bereiken en hoe kunnen we hem daarbij helpen dit zelfstandig te bereiken? De voorlichting wordt veel meer afgestemd op de actuele behoefte of situatie van de patiënt, waarbij zelfstandig problemen leren oplossen de meeste aandacht krijgt (8).

Het inhoudsdomein van zelfmanagement, zoals omgaan met symptomen of emoties, geeft aan wat de patiënt zelf moet managen. Het zelfregulatieproces is de actuele sturing die door de patiënt uitgevoerd wordt om zijn doelen te bereiken. Het elementaire zelfregulatiemodel van Carver en Scheier uit hoofdstuk 2 is hier van toepassing (zie figuur 7.1).

De grote lus van zelfmanagement, gericht op het ultieme doel 'kwaliteit van leven', komt tot stand via het reguleren van een aantal subdomeinen die elk zelf ook weer een regulatielus vormen (figuur 7.2).

7.2.1 GEZONDHEIDSGEDRAG UITVOEREN EN VOLHOUDEN

De fysiotherapeut vertelt de patiënt niets nieuws als hij zegt dat stress en te weinig bewegen ongezond zijn of dat het goed is om bepaalde specifieke oefeningen te doen. De vraag is in hoeverre patiënten deze overduidelijk verstandige adviezen opvolgen. Als verstandige adviezen niet opgevolgd worden en de patiënt volhardt in zijn risicogedrag, is verstandige gedragssturing blijkbaar geen vanzelfsprekendheid. Inderdaad zijn er bij zelfsturing aanzienlijk meer processen betrokken dan onze *common sense* ons voorhoudt.

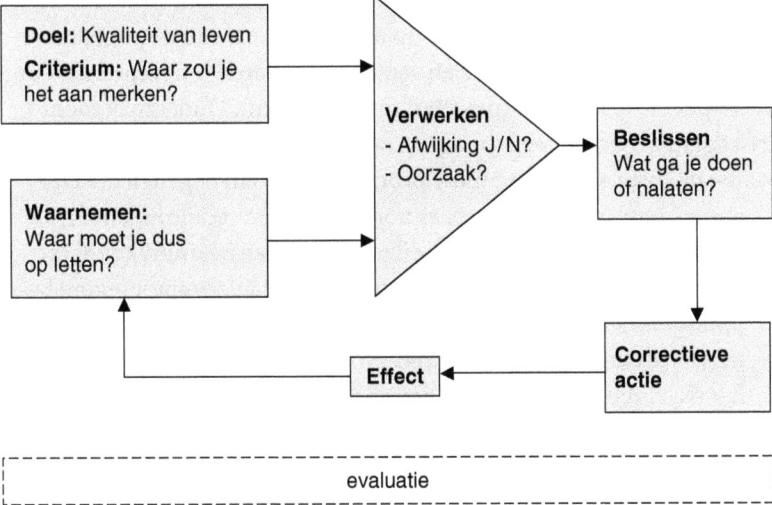

Figuur 7.1 Elementair zelfregulatiemodel.

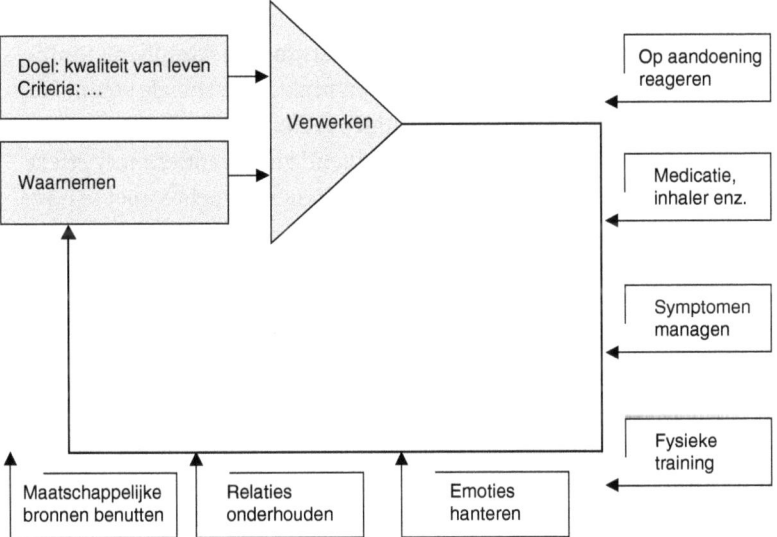

Figuur 7.2. Zelfmanagement als een proces van meerdere zelfregulatielussen.

Therapietrouw

Het niet-opvolgen van therapeutische aanbevelingen is geen uitzondering. Afhankelijk van de aandoening en de aard van de aanbeveling kan het niet opvolgen van therapeutische aanbevelingen tot wel 40% oplopen. Bij therapieën die complex zijn of een verandering in leefstijl of gewoonten vragen, kan de therapieontrouw oplopen tot 75% (9). Therapietrouw is klinisch relevant omdat daardoor gemiddeld 26%

meer patiënten een positieve therapie-uitkomst bereikt (10). Het blijkt dat het effect van therapietrouw op de gezondheid van de patiënt zowel via werkzame bestanddelen van de uitgevoerde interventie als door niet-specifieke factoren (placebo) tot stand komt. Onderzoek toont aan dat degenen die veel therapietrouw vertonen in een placebo-interventie daarvan significant meer profijt hebben dan degenen die lage therapietrouw tonen. De auteurs noemen enkele verklaringen (11):

- Positieve verwachtingen over effect spelen een belangrijke rol in het effect. Een route is dat degenen met therapietrouw sterkere beloningsverwachtingen hebben. Deze verwachtingen oefenen via de nervus accumbens en opioïdreceptoren een positieve invloed uit op het psychologische en fysiologische welbevinden.
- Een andere verklaring is dat mensen die veel therapietrouw vertonen gewoon meer zelfregulatiekracht hebben.

Therapietrouw kan verbeterd worden. Een uitgebreide review toont aan dat de volgende interventies een bewezen effect hebben op therapietrouw (12): technische interventies (aantal doses of oefeningen per dag vereenvoudigen), gedragsmatige interventies (reminders, monitoring, feedback, steun en beloning) en praktische sociale steun. Het effect van educatie is minder overtuigend. Daarnaast zijn er aanwijzingen dat een combinatie van verschillende interventies meer effect heeft dan een enkelvoudige interventie. Men moet echter niet te hoge verwachtingen koesteren want de overall effectsterkte van interventies gericht op het verbeteren van therapietrouw, is bescheiden.

Gebrekkige oefentrouw bij ontspanning, sport en oefentherapie
Over een follow-upperiode van drie maanden tot twee jaar geeft ongeveer vijftig procent van de patiënten die een ontspanningstraining volgen, aan eenmaal per week of minder de oefeningen te doen. Feitelijk is de uitval echter hoger, omdat de zelfgerapporteerde oefentrouw ten aanzien van ontspannen gemiddeld honderd procent wordt overdreven (13). Oefentrouw is belangrijk bij ontspanningstraining, omdat de frequentie van het thuis oefenen een relatie heeft met het effect van de training. We zien dit bijvoorbeeld in een onderzoek naar het *mindfulness based stress reduction*(MBSR)-programma. Het effect van MBSR op pijn, gezondheidgerelateerde kwaliteit van leven en psychologisch welzijn hangt af van de mate waarin men thuis oefent (14). De relatie tussen de mate waarin men thuis oefent en klachtenreductie is echter niet perfect: soms is zelfs oefenen 'naar behoefte' al voldoende (13). Een andere uitgebreide review, ditmaal bij hartpatiënten, toont aan dat een lange begeleidingsperiode wel degelijk noodzakelijk is (15).

Enkele veelvoorkomende barrières voor oefentrouw bij ontspanningstraining zijn (16): geen tijd, vergeten, onzekerheid over de juiste uitvoering van de ontspanningsprocedure, de ontspanning lukt thuis niet, er is geen rustige plaats. De patiënt kan zijn motivatie verliezen omdat de klachten naar zijn mening niet snel genoeg afnemen, hij er eenvoudig geen zin meer in heeft, hij angst heeft zijn ziektewinst te verliezen of omdat negatieve gedachten, emoties of sensaties spontaan omhoog lijken te komen.

Bij actief bewegen en sport vindt men eveneens weinig optimistische getallen. Ongeveer de helft van de mensen die zelfstandig een fysiek trainingsprogramma starten, slaagt er niet in dit vol te houden. Bij ongeveer vijftig procent van deze mensen was een eerdere poging ook al mislukt. Zelfs als men onder begeleiding traint, valt ongeveer de helft van de deelnemers binnen zes maanden tot een jaar uit. In een medische setting is de oefentrouw wel eens hoger, maar dit is meer uitzondering dan regel (17). Voor een selectie van factoren die geassocieerd zijn met deelname aan begeleide activiteiten of met de mate van activiteiten in dagelijks leven, zie het overzicht in tabel 7.2.

Tabel 7.2 Factoren met een bevorderende (+) of belemmerende invloed (-) op fysieke activiteiten (bewerkte selectie naar Buckworth and Dishman) (18).

Demografisch	+	scholingsniveau, man, inkomen/sociaal economische status
	-	leeftijd, middenkader, overgewicht, niet-blank
Psychologisch	+	controle over inspanning, plezier, verwachte voordelen, intentie, waargenomen gezondheid/conditie, persoonlijkheid, psychische gezondheid, eigen effectiviteit, motivatie, 'jezelf een sporter vinden'
	-	barrières, tijdgebrek, stemmingsstoornis
Gedragsmatig	+	eerdere sportactiviteiten in volwassenheid, gezonde eetgewoonte, eerder oefenprogramma, proces van verandering, omgaan met barrières, voor- en nadelenkaart
	-	roken
Sociaal-cultureel	+	invloed van arts, sociale steun
	-	sociale isolatie
Fysieke omgeving	+	toegang tot faciliteiten, thuis oefenmateriaal
	-	het weer, inbreuk op dagelijkse gewoonte
Fysieke activiteit	-	intensiteit, mate van inspanning

Het valt niet mee om patiënten meer aan het bewegen te krijgen. Slechts een kwart van de mensen die aanvankelijk onder de norm bewogen, beweegt na een uitgebreid informatiepakket na één jaar boven de norm. Doorverwijzen naar een sportschool voor een twaalf weken durend programma had ook geen overtuigend effect op de hoeveelheid beweging (19). Aandacht besteden aan de relatie tussen gezondheid en bewegen kan enig effect hebben op de hoeveelheid inspanning, maar twee informerende, motiverende consulten van tien minuten binnen een huisartssetting en twee follow-uptelefoontjes hebben geen meerwaarde (20).

Oefentrouw en fysiotherapie

Ook voor de fysiotherapie is oefentrouw een belangrijk probleem, zeker nu een activerende aanpak zo in de belangstelling staat. De cijfers van oefentrouw wisselen: 40% van de knierevalidanten vertoont adequate oefentrouw tegen 95% van een *community based*-hydrotherapieprogramma voor artrose (21). Van de Sluijs vindt voor de Nederlandse fysiotherapiesetting de volgende getallen van therapietrouw (22): 22% van de patiënten die onder behandeling zijn bij een fysiotherapeut doet de opgegeven oefeningen niet of nauwelijks, 35% zeer regelmatig, de rest zit daar tussenin. De uitkomstverwachting van patiënten lijkt geen belangrijke bijdrage te leveren aan oefentrouw, de eigen-effectiviteitsverwachting daarentegen wel (21). Een belangrijke factor kan ook het plezier in de activiteiten zijn; een goed voornemen kan weliswaar een aanzet geven, maar het is vooral het plezier in de activiteiten dat een belangrijke voorspeller is voor therapietrouw op de lange termijn (23). Daarom is de eerste positieve ervaring die men heeft met een fysieke oefening een voorspeller of men dit op den duur voortzet (24).

7.3 Zelfregulatie

In het voorafgaande zagen we dat therapietrouw vaak te wensen over laat, ook al is de patiënt het eens met het advies van de fysiotherapie. We kijken nu meer precies naar de elementen van het zelfregulatieproces. Als we begrijpen wat nodig is voor zelfregulatie kunnen we ook beter begrijpen op welke punten het bij de patiënt fout kan lopen.
De formele definitie:

> **Zelfregulatie verwijst naar interne processen en transactionele processen die de persoon in staat stellen doelgerichte activiteiten in de tijd en in verschillende situaties uit te voeren.**

Deze zelfregulatie kan betrekking hebben op alle activiteiten en dus ook op gezondheidbevorderende gedragingen. In de verschillende theorieën over zelfregulatie ziet men regelmatig zes elementen terugkomen (25-27). Deze elementen zullen aan de hand van de regulatie van emoties en stress worden toegelicht. Overigens is voor adequaat zelfmanagement van een chronische aandoening ook zelfregulatie op andere inhouddomeinen nodig.

1 Doel

Als de patiënt over voldoende informatie beschikt over zijn gezondheidsprobleem en de mogelijkheden tot beïnvloeding, wordt in samenspraak met de patiënt een doel geselecteerd. Het expliciet kiezen en formuleren van een behandeldoel kent een aantal voordelen: het geeft richting aan gedrag, het verhoogt de betrokkenheid om de gewenste vaardigheden toe te passen en het motiveert door de positieve verwachting die wordt gecreëerd. Doelen kunnen hiërarchisch geordend worden. Het verminderen van negatieve emoties, pijn, benauwdheid of vermoeidheid zijn zinvolle doelen die relatief hoog in de hiërarchie staan. Minder koffie drinken, afleiding zoeken met muziek, ontspannen ademhalen of even gaan rusten, zijn concrete subdoelen op een wat lager niveau. Doelen werken doorgaans het beste als ze concreet beschreven zijn, positief gesteld zijn, een uitdaging vormen (zwaar maar haalbaar), een combinatie van korte- en langetermijndoelen zijn, als men ze 'vrij' gekozen heeft, en als ze op enigerlei wijze bijdragen aan de competentie, autonomie en relaties van de patiënt (4, 28).

2 Waarnemen

Zelfobservatie is het fundament van zelfregulatie. De patiënt let daarbij op deelgedragingen of responsen die een relatie hebben met het doel. Objectieve data hebben de voorkeur, maar bij stress is dat vaak niet haalbaar. Het optekenen van de data in een logboek is soms wenselijk. Het uiteindelijke streven is echter dat de patiënt een eigen intern referentiekader kan raadplegen en niet afhankelijk blijft van een extern hulpmiddel, zoals een logboek. Voor onze doelstelling moet de patiënt kenmerkende stressresponsen bij zichzelf leren herkennen. In hoofdstuk 3 bespraken we de individuele responsspecificiteit, waarmee iedereen op zijn eigen manier reageert op stress. De patiënt moet leren zijn eigen signalen vroegtijdig te herkennen. Deze persoonlijke indicatoren voor stress zijn in vier categorieën onder te verdelen: lichamelijk, emotioneel, gedragsmatig en cognitief. Lichamelijke stressresponsen zijn bijvoorbeeld vermoeidheid, verkoudheden, duizeligheid, hoofdpijn, spijsverteringsstoornissen en overmatig transpireren. Enkele emotionele gevolgen van stress zijn: gevoel van onmacht, gespannenheid, gedeprimeerdheid, onder druk staan, geïrriteerdheid, prikkelbaarheid en/of emotionele labiliteit. Het gedrag wordt onder stress meer rusteloos, de motorische coördinatie vermindert, men gaat probleemsituaties vermijden, overmatig eten, drinken en pillen gebruiken enzovoort. Piekeren, egocentrisme, moeilijk besluiten kunnen nemen, concentratieproblemen, vergeetachtigheid en niet helder kunnen denken zijn enkele cognitieve signalen van stress.

3   Verwerken

De patiënt dient relevante veranderingen te signaleren en te toetsen of een norm wordt overschreden. Deze norm is soms objectief aanwezig, zoals bij hoge bloeddruk, maar moet in veel gevallen nog worden gedefinieerd en geleerd. Een voorbeeld van een zelfgedefinieerde standaard in het geval van spanningsregulatie: 'Als ik vier keer per week in mijn vrije tijd langer dan één uur over mijn werk nadenk, dan vind ik dit een signaal voor werkstress.' Daarna moet de patiënt de waargenomen overschrijding van de standaard nader analyseren op oorzaken en gevolgen. Ook nu kan een logboek zinvol zijn om de relaties tussen situaties, gedragingen en gedachten enerzijds en stressreacties anderzijds inzichtelijk te maken. Wil de patiënt deze analyse van oorzaken en gevolgen zelf kunnen uitvoeren, dan zal hij net als de fysiotherapeut over een denkraam moeten beschikken. De informatie uit de eerste hoofdstukken biedt dan een dergelijk houvast. Daarnaast kan de fysiotherapeut proberen deze informatie over te dragen in een persoonlijk toegesneden biopsychosociaal model. Men kan ook het evenwicht tussen de vier levensgebieden (plichten/lasten, gezondheid, relaties, zingeving/religie) als uitgangspunt voor de analyse nemen (29):
- plichten/lasten: werk, huishouden en psychosociale lasten; wat is de regelruimte?
- gezondheid: beweging, voeding, slaap, dag-/nachtritme, pijn;
- relaties/intimiteit: warmte, veiligheid, zich onvoorwaardelijk geaccepteerd voelen door partner, kinderen en vrienden;
- zingeving/religie: doe ik wat ik werkelijk waardevol vind?

Bij deze analyse van de disbalans beoordeelt de patiënt of het hierbij om de compositie van deze vier levensgebieden gaat of dat deze disbalans meer door irrationeel denken, vaardigheidstekorten en persoonskenmerken wordt bepaald. Een combinatie van factoren kan natuurlijk ook.

4   Beslissen

Op basis van de verkregen informatie over het verstoorde evenwicht en de oorzaken daarvan moet de patiënt beslissen welke correctieve acties wenselijk zijn. Hij beslist welke adaptieve copingstrategieën hij zal toepassen of aanleren, zoals ontspanningsoefeningen, ademhalingsoefeningen, wandelen, sport, sociale contacten, meer praten, circadiane ritmen bewaken, minder koffie drinken, gezond eten, nuchter denken. Maladaptieve copingstrategieën probeert hij na te laten, zoals overmatig medicijn- en alcoholgebruik, tot laat in de nacht televisie kijken, voortdurend leunen op anderen, niets ondernemen en zodoende de dingen maar laten gebeuren enzovoort. Hij kan zich richten op de omgeving door 'nee' te leren zeggen, een minder vol dagprogramma te creëren en de partner er meer bij te betrekken.

De lijst van mogelijke copingstrategieën is lang en sterk persoonlijk en ook situationeel bepaald. Wat men de patiënt binnen de fysiotherapie kan aanreiken, wordt beperkt door de grenzen van het vak; er moet een selectie plaatsvinden. In hoofdstuk 4 (psychologie van stress) en hoofdstuk 8 (stressmanagement) wordt uitgebreid aandacht besteed aan de interventies die de patiënt kan toepassen.

5 Uitvoeren

De patiënt zal zichzelf moeten instrueren de correctieve actie te starten, richting te geven en deze vol te houden. De fysiotherapeut heeft hier een taak, bijvoorbeeld in het aanleren van vaardigheden zoals ontspanningsoefeningen en helpen terugval in het oude gedragspatroon te voorkomen.

6 Evalueren

D patiënt besteedt aandacht aan het vaststellen van het effect van de correctieve actie: wordt de voorgenomen doelstelling bereikt? Door een pas op de plaats te maken en een bewuste evaluatie uit te voeren, kan men bijsturen, ontstaan er realistische verwachtingen over de uitvoering en ontdekt men waar men zich verder in moet bekwamen. Men leert ook dat totale zelfcontrole over het gedrag of de aandoening niet mogelijk is. De informatie over de mate waarin de zelfuitgevoerde correctieve actie effectief was, draagt bij aan de opvattingen over de eigen doeltreffendheid. Het kennen van de vaardigheid is immers niet voldoende, de patiënt moet ook het vertrouwen hebben dat hij het gedrag kan uitvoeren.

7.3.1 OORZAKEN VOOR FALENDE ZELFREGULATIE

We volgen hier de uiteenzetting van Baumeister (30). Kijkend naar het beschreven zelfregulatieproces zijn er drie plaatsen waar het fout kan gaan. Patiënten kunnen gezondheidsgedrag niet volhouden of risicogedrag niet stoppen omdat ze onduidelijke *doelen* hebben, de aandacht of *waarneming* onvoldoende reguleren of omdat het niet lukt de *correc-*

tieve actie in te zetten. Daarbinnen zijn er twee groepen van oorzaken te noemen: te weinig zelfregulatie en verkeerd gerichte zelfregulatie.
Te weinig zelfregulatie:
- De patiënt heeft onvoldoende wilskracht door bijvoorbeeld aanleg, vermoeidheid of stress. Wilskracht is trainbaar, gewoon door het te doen!
- De patiënt herkent verleidingen niet en laat die te sterk aangroeien waardoor het moeilijker wordt er niet aan toe te geven.
- De patiënt geeft voorrang aan (gemakkelijke) directe behoeftebevrediging en verliest verder gelegen 'lovenswaardige' doelen uit het oog.
- De patiënt berust actief in de verleiding. Hij zegt 'ik kan het niet opbrengen', maar er is feitelijk sprake van 'ik wil het niet opbrengen'.

Verkeerd gerichte zelfregulatie waarbij de patiënt wel zelfregulatie toepast maar deze verkeerd richt waardoor hij zijn doel niet bereikt:
- De patiënt heeft verkeerde opvattingen over zichzelf of de wereld. Disfunctionele ziekteopvattingen met als gevolg inadequaat gezondheidsgedrag zijn hier een voorbeeld van.
- De patiënt probeert krampachtig iets te beheersen wat niet geheel te beheersen valt: niet aan de pijn willen denken bijvoorbeeld, of je forceren te ontspannen.
- De patiënt richt de zelfregulatie op het verkeerde facet van het probleem. Hij investeert bijvoorbeeld overmatig in emotiegerichte coping ten kosten van probleemgerichte coping.

Als falende zelfregulatie eenmaal is opgetreden, kan een sneeuwbaleffect ontstaan. Als de patiënt bijvoorbeeld meent dat een kleine misstap volledige mislukking betekent, ontstaat het *what the hell*-effect: hij geeft volledig toe aan de verleiding. We zullen dit bij de terugvalpreventie van Marlatt nader bespreken.
In hoofdstuk 6 over klinische psychologie staat beschreven dat de mate waarin het vermogen tot zelfregulatie ondermijnd is, voor een belangrijk deel de complexiteit van het gezondheidsprobleem bepaalt.

7.4 Gedragsverandering

In het voorafgaande hebben we het eerst gehad over de inhoudsdomeinen van zelfmanagement. Daarna hebben we gekeken naar het proces van zelfregulatie dat op elk inhoudsdomein van toepassing is. In het nu volgende stellen we het proces van gedragsverandering centraal. In termen van zelfmanagement zijn er dan één of meer inhoudsdomei-

nen waar de patiënt zijn gedrag moet aanpassen: iets gaan doen, iets anders gaan doen of ergens mee stoppen. Er zijn verschillende fasemodellen voor gedragsverandering beschreven die doorgaans dezelfde kernfacetten bevatten (31). Het *health counseling*-model van Gerards biedt voor ons doel een goed houvast (32). In dat model moet de vaardigheidstraining echter een meer prominente plaats krijgen, wil het goed passen binnen de fysiotherapeutische setting (33). De volgende fasen zijn te onderscheiden:
1 bewustwording;
2 afweging en besluitvorming;
3 vaardigheidstraining;
4 gedragsverandering;
5 gedragsbehoud en omgaan met terugval.

Hoewel gedragsverandering mogelijk op elk inhoudsdomein van zelfmanagement nodig kan zijn, richten we ons hier vooral op het hanteren van emoties en stress. De hoofdstukken 3, 4, 8 en 9 beschrijven wat de oorzaken en gevolgen van stress zijn en wat daaraan gedaan kan worden. In deze paragraaf kijken we hoe we de patiënt zover kunnen krijgen dat hij de 'verstandige adviezen' daadwerkelijk gaat toepassen. In figuur 7.3 zijn de fasen van gedragsverandering gericht op het inhoudsdomein van emotie- en stressregulatie, geplaatst in het totale model van zelfmanagement.

7.4.1 BEWUSTWORDING

De patiënt moet zich bewust worden dat zijn cognities, emoties of gedrag van invloed zijn op het gezondheidsprobleem. In onze context gaat het om de bewustwording dat stress een rol speelt in het gezondheidsprobleem. Het *Health Belief Model* (HBM) stelt in essentie dat mensen pas hun gezondheidsgedrag zullen veranderen als er een gezondheidsdreiging is. Deze dreiging wordt gevormd door een combinatie van waargenomen vatbaarheid en ernst van de aandoening. Daarnaast moeten de voordelen van het voorgestelde gezondheidsgedrag groter zijn dan de nadelen en barrières (34). Het model blijkt effectief in het voorspellen en beïnvloeden van gezondheidsgedrag, al moet de bijdrage bescheiden worden genoemd (35). Alvorens de fysiotherapeut de patiënt zover krijgt dat hij gaat overwegen zijn zelfregulatie van de (emotionele) belasting/belastbaarheid te verbeteren, zal hij de patiënt dus van de gezondheidsdreiging bewust moeten maken. Hij moet de patiënt overtuigen dat (a) chronische stress bij hem speelt (vatbaarheid) en (b) het aannemelijk is dat deze chronische stress een significante invloed heeft op zijn gezondheidsprobleem (ernst). Pas

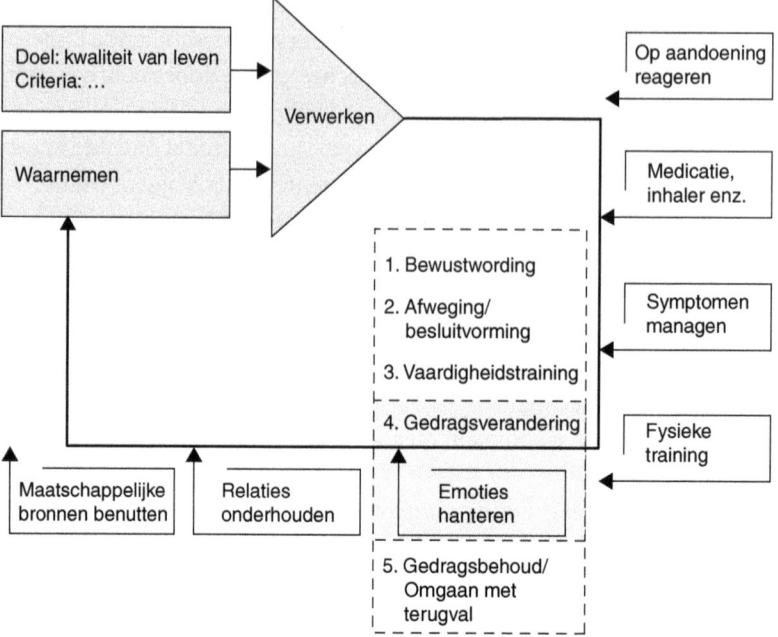

Figuur 7.3 *Overkoepelend model van zelfmanagement, zelfregulaties en gedragsverandering.*

dan zal de patiënt voldoende gemotiveerd zijn om de inspanning te leveren erover na te denken en een beslissing te nemen voor gedragsverandering. Voor een deel heeft dit proces te maken met aandacht voor het gezondheidsprobleem en het begrijpen van de gedragsmatige oorzaken ervan.

Overtuigen dat stress een rol speelt

Er is een groot verschil tussen een fysiotherapeutische setting en een psychologische setting. In een psychologische setting is het vanzelfsprekend dat men naar psychosociale factoren vraagt in relatie tot de klacht. Bij fysiotherapie is dit niet vanzelfsprekend, zeker niet als er sprake is van somatisatie. Het overtuigen van de patiënt dat stress een rol speelt in zijn gezondheidsprobleem kan men beschouwen als een onderhandelingsproces over het klachtenetiket (36). Dit onderhandelen is niet altijd een probleem. Een aantal patiënten benoemt namelijk zelf spontaan de relatie tussen stress en de klacht. Anderen staan dermate open voor de visie van de fysiotherapeut dat ze die probleemloos accepteren. De patiënt-therapeutrelatie is hier natuurlijk van groot belang. Over het algemeen kan men het beste eerst voldoende aandacht aan de somatische klachten van de patiënte besteden, alvorens men de verbanden met cognities, emoties, gedragingen en sociale relaties (SCEGS) onderzoekt. De patiënt is doorgaans pas bereid zijn klachten verder te verkennen als hij voelt dat zijn klacht serieus genomen wordt. Daarna zijn er verschillende strategieën. De fysiotherapeut kan de patiënt min of meer rechtstreeks vragen naar mogelijke psychosociale oorzaken. Dat is de 'snelle' route. In eerste instantie kiest men algemene, weinig bedreigende bewoordingen, waarna de fysiotherapeut op geleide van de reacties van de patiënt toewerkt naar het benoemen van specifieke problemen of situaties. Men kan ook tijdens de gesprekken via doorvragen en het tonen van interesse voor de patiënt enkele onderwerpen (werk, kinderen) aftasten. De meeste patiënten laten dit goed toe. De fysiotherapeut dient wel te beseffen dat een dergelijke vorm van doorvragen voor sommige patiënten moeilijk te weerstaan is, waardoor ze achteraf een 'uitgehoord gevoel' kunnen hebben. Patiënten hebben om verschillende redenen en in verschillende gradaties moeite met het accepteren van een biopsychosociale kijk op hun klachten. Daar zijn verschillende redenen voor:

- De patiënt meent terecht dat stress geen rol speelt. De fysiotherapeut heeft het in dit geval verkeerd.
- De patiënt kan het erkennen van stress ervaren als een egokrenking.
- De patiënt weet dat stress in zijn leven speelt, maar ziet of gelooft niet dat dit een rol in zijn gezondheidsprobleem speelt.
- De patiënt weet dat stress in zijn leven speelt, maar geeft dat niet toe omdat hij bang is dat de fysiotherapeut dan het somatische spoor zal overslaan.

Als de fysiotherapeut sterke weerstand ervaart, is het verstandig voorlopig het thema stress geheel te laten rusten. De fysiotherapeut kan ook proberen de stress en het gezondheidsprobleem als twee gescheiden dimensies (ontkoppeld) te verkennen – alsof ze niets met elkaar te maken hebben. In andere gevallen kan men het nog wel over de relatie tussen stress en gezondheidsproblemen in het algemeen hebben, zonder directe verwijzing naar de patiënt. In al deze gevallen blijft het thema stress-gezondheid op de achtergrond meespelen; de voorgrond is dan het somatische spoor. De fysiotherapeut kan de relatie stress-patiënt dissociëren door deze twee onderwerpen in de tijd en bijvoorbeeld intonatie te scheiden en gescheiden te evalueren. Hij kan bijvoorbeeld altijd beginnen met het beoordelen van de pijnklacht en hieraan voldoende aandacht schenken. Daarna kan het wel en wee van de patiënt aan de orde komen, als zouden die twee niets met elkaar te maken hebben. Als de relatie tussen de fysiotherapeut en de patiënt meer basis krijgt, kunnen de twee dimensies alsnog met elkaar in verband worden gebracht. Het is over het algemeen verstandiger eerst de rol van de omgeving te verkennen in het creëren van stress, en pas later het aandeel van de patiënt zelf hierin. De patiënt laat deze volgorde makkelijker toe.

Als een patiënt vertelt dat er in geen enkel opzicht een psychosociaal belastende situatie bestaat, terwijl de fysiotherapeut ziet, vermoedt of weet dat er wel het een en ander speelt, kan deze alsnog een respons uitlokken door krachtig te stellen dat de patiënt zich gelukkig mag prijzen, omdat niet iedereen dat kan zeggen. Soms haast de patiënt zich dan om de fysiotherapeut te corrigeren.

De patiënt feedback geven over zijn spanningssignalen is een krachtige methode, of dit nu manueel gevoeld wordt aan uitgebreide (pijnlijke) hypertonieën, de patiënt zijn arm niet rustig kan loslaten, het EMG-apparaat stevig piept, de coherentie van de hartslag nihil is, de temperatuur van de vingers opvallend laag is, de houding van de patiënt dit al uitdrukt, of de stem... Er is zoveel te zien en te voelen aan een patiënt, al dan niet met apparaten, dat dit een rijke bron van (bio)feedbackinformatie oplevert. In essentie worden er dan twee posities neergezet. De patiënt zegt A en zijn lichaam toont B. De meeste patiënten kunnen deze discrepantie verwerken. Als de fysiotherapeut voorkomt dat de patiënt zich schaamt of betrapt voelt, kunnen de meeste patiënten al snel (h)erkennen dat er stress speelt. Een enkele keer kan het handig zijn de gevonden discrepantie tussen de bevindingen in het functieonderzoek en de ernst van de klacht als een vraag neer te leggen. Stel, er is pijn in bijvoorbeeld een pees die niet herstelt zonder dat er duidelijk sprake is van lokale overbelasting. De fysiotherapeut kan dan zeggen dat hij er niets van snapt, gevolgd door een goed getimede pauze. De patiënt zal dan gaan nadenken, zoekprocessen starten. Als de fysiotherapeut op dat moment vraagt of er misschien het laatste halfjaar belangrijke dingen zijn gebeurd, wil de patiënt nog wel eens openen. De relatie stress-gezondheidsprobleem kan ook ter sprake komen als een biomedisch georiënteerde fysiotherapeutische benadering niet of onvoldoende helpt. 'Hoe kan het toch dat het niet helpt? Slaapt u voldoende goed? Nee? Komt dat omdat u niet moe bent of spookt er van alles door uw hoofd?'

Als er duidelijk sprake lijkt van somatisatie, is een meer systematische benadering noodzakelijk, waarbij het introduceren van een klachtendagboek een belangrijk element is. Zie ook de reattributieaanpak in paragraaf 5.5.2. Aanvankelijk kan het klachtendagboek worden gebruikt om de klachten meer gedetailleerd te bestuderen. De patiënt voelt zich daardoor begrepen. Later, als ook de gedachten en gevoe-

lens in het dagboek worden opgetekend, kan men de patiënt helpen
zelf een verband te leggen tussen de klachten en stressvolle gebeurtenissen. Als de patiënt een dergelijk verband onderkent, moet het mechanisme dat stress met de klacht verbindt duidelijk worden gemaakt.
Vooral psychofysiologische mechanismen zoals besproken in hoofdstuk 3 lenen zich hiervoor, bijvoorbeeld: stress geeft spierspanning,
wat leidt tot hoofdpijn. Pas als de patiënt dit begrijpt en accepteert,
kan men spreken van geslaagde reattributie oftewel het her-toeschrijven van de klachten aan psychosociale factoren in plaats van aan puur
somatische factoren.

7.4.2 AFWEGING EN BESLUITVORMING

De patiënt weet inmiddels dat stress en de manier waarop hij daarmee omgaat van invloed is op het gezondheidsprobleem. Nu moet hij
overwegen en besluiten het gedrag te gaan veranderen. Wat de patiënt
kan gaan doen, wordt beschreven in hoofdstuk 8 over stressmanagement. Deze afweging bepaalt de motivatie of de wil tot veranderen.
Dit proces heeft niet alleen te maken met het afwegen van de voor- en
de nadelen van het voorgestelde stressmanagementgedrag, maar ook
met belemmeringen die het besluit in de weg kunnen staan. Willen is
immers nog geen besluiten (32). Omdat vaardigheidstekorten een van
de belemmeringen voor het uitvoeren van het gedrag zijn, vormen die
binnen de fysiotherapie een belangrijk aandachtspunt.

De *theory of planned behavior* (TPB) is een belangrijk model dat de
relatie tussen gedrag en de psychologische oorzaken van dat gedrag
beschrijft (37) (figuur 7.4). De intentie om het gedrag uit te voeren,
vormt een eerste hoofdoorzaak van het gedrag. De patiënt heeft bijvoorbeeld een sterke intentie om ontspanningsoefeningen te gaan
doen. De waargenomen controle over het gedrag heeft eveneens een
rechtstreeks effect op het gedrag. De patiënt heeft bijvoorbeeld de
indruk of de ervaring dat hij ontspanningsoefeningen effectief kan
toepassen. De intentie hebben om het gedrag uit te voeren, blijkt
betrouwbaar het gedrag te voorspellen. Een meta-analyse naar het
experimenteel beïnvloeden van intentie toont bovendien aan dat beïnvloeding van de intentie inderdaad samengaat met veranderingen in
gedrag (38). De intentie wordt gevormd door drie groepen cognities:
de attitude, de subjectieve norm en de waargenomen gedragscontrole.
In Nederland is dit model bekend geworden onder de naam ASE-model (39): Attitude, Sociale invloed en Eigen-effectiviteitsverwachting.
Diverse meta-analyses laten zien dat deze drie factoren de intentie
en de daadwerkelijke gedragsuitvoering goed kunnen voorspellen.
Tussen de 35-50% van de intentie wordt erdoor bepaald, en – begrij-

pelijkerwijs iets minder – tussen de 26-35% van het daadwerkelijke? gedrag (40). Het model is toepasbaar op een brede range van gezondheidsgedragingen waaronder fysieke activiteit (41).

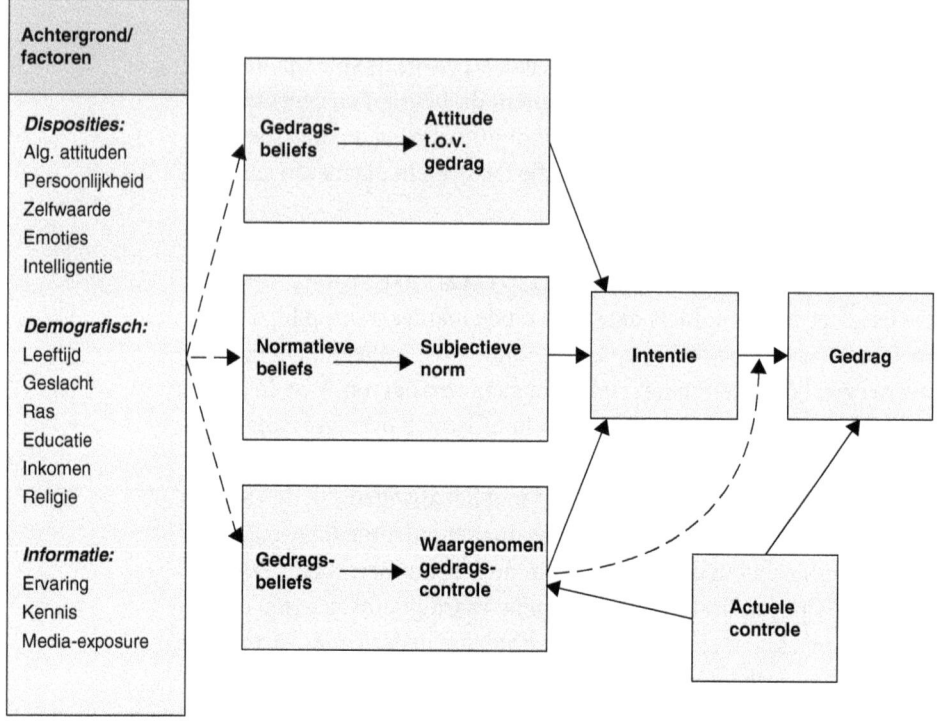

Figuur 7.4 *Theory of planned behavior (Ajzen, 2007).*

De attitude die men ten opzichte van het gedrag heeft, verwijst naar hoe de patiënt tegenover het voorgestelde gedrag staat. Bijvoorbeeld: het doen van ontspanningsoefeningen, sporten, enzovoort, is goed/slecht of prettig/onprettig. Deze attitude wordt gevormd door de verschillende opvattingen (beliefs) die men heeft over de verwachte gevolgen van het gedrag en de waardering van deze gevolgen. Bijvoorbeeld: 'als ik ontspanningsoefeningen doe, voel ik mij daarna kalm en fris en dat vind ik plezierig', 'sporten kost me veel tijd, dat vind ik heel onplezierig'. Meestal is maar een beperkt aantal gevolgen relevant voor de vorming van de gedragsintentie. In onderzoek wordt dit vaak als volgt in getal gemeten: de attitude ten opzichte van gedrag wordt dan gevormd door de mate van de waarschijnlijkheid dat een bepaalde opvatting over een gevolg zal plaatsvinden, te vermenigvuldigen met de waardering van dat gevolg. Men telt het totaal van deze opvattingen daarna bij elkaar op. In tabel 7.3 staat een gesimplificeerd voorbeeld van een patiënt met een positieve attitude ten aanzien van ontspanningsoefeningen omdat de positieve aspecten zwaarder wegen dan de negatieve.

Tabel 7.3 Attitudemeting voor ontspanningsoefeningen.							
Positieve opvattingen	Waarschijnlijkheid (0-10)	Waardering (0-10)		Negatieve opvattingen	Waarschijnlijkheid (0-10)	Waardering (0-10)	
Ontspanningsoefeningen zijn prettig	8	3	8x3	Ontspanningsoefeningen kosten tijd	4	5	4x5
Ontspanningsoefeningen verlichten de klacht	3	9	3x9				
Attitude			+51				-20

De subjectieve norm wordt bepaald door de ideeën die men heeft over hoe anderen over het gedrag zullen denken en door de mate waarin men geneigd is zich te conformeren aan die norm. 'Mijn man vindt het maar flauwekul dat ik ontspanningsoefeningen moet doen. Ik hecht veel waarde aan zijn mening daarover.' De sociale norm is de perceptie van de sociale druk die is geassocieerd met het al dan niet uitvoeren van het gedrag.

De waargenomen gedragscontrole is de opvatting of men het gedrag kan uitvoeren, ondanks bijvoorbeeld, barrières. Dit construct is gelijk aan de eigen-effectiviteitsverwachting (42). Het relatieve belang van de attitude ten opzichte van het gedrag, de sociale norm en de eigen-effectiviteitsverwachting kan per gedrag (ontspanning, sport, assertiviteit) en per context (thuis of op het werk) verschillen. Een fysiotherapeut doet er goed aan deze drie groepen cognities te onderzoeken bij de patiënt en zo nodig bij te stellen. Het benadrukken van de kortetermijnvoordelen is daarbij belangrijker dan het benadrukken van de langetermijnvoordelen. De nadelen moeten worden ontkracht of gereduceerd. Belangrijk is ook te vragen naar de sociale norm en de eigen-effectiviteitsverwachting. De eigen-effectiviteitsverwachting kan de fysiotherapeut verbeteren door:
- de patiënt succeservaringen op te laten doen met het gedrag;

- vergelijkbare anderen (rolmodellen) te tonen of aan te halen die het ook kunnen;
- de patiënt verbaal te overtuigen dat hij het kan.

Tussen willen en doen, gaapt een kloof. Er bestaan interne factoren die het omzetten van de intentie in gedrag belemmeren. Het kan de patiënt aan kennis, vaardigheden en vermogens ontbreken om het gedrag adequaat uit te voeren. Daarnaast kunnen emoties en dwangmatig gedrag de uitvoering belemmeren of verstoren. Ook externe factoren kunnen een barrière vormen die het voorgenomen gedrag belemmert, zoals ongunstige omstandigheden of omdat men afhankelijk is van anderen die niet meewerken. Deze interne en externe belemmeringen dragen bij aan de waargenomen gedragscontrole en hebben via deze route een ondermijnende invloed op de intentie, maar ze kunnen ook rechtstreeks het gewenste gedrag blokkeren.

7.4.3 VAARDIGHEIDSTRAINING
Het trainen van vaardigheden heeft een centrale plaats binnen de fysiotherapie. In het kader van het reduceren van stress valt hier ook ontspanningstraining onder, evenals de vaardigheid tot analyseren van de omstandigheden die aanleiding zijn voor de emotionele stress. Ook rationeel denken en bijvoorbeeld het tonen van een gezonde mate van assertiviteit zijn vaardigheden. Een gebrek aan assertiviteit kan een belangrijke reden zijn dat de patiënt besluit gedragingen niet uit te voeren. Hij durft bijvoorbeeld de tijd voor ontspanning niet voor zichzelf op te eisen. Binnen bepaalde grenzen kan de fysiotherapeut de patiënt hierin begeleiden en trainen: 'Wat zou u kunnen antwoorden als iemand tegen u zegt dat hij ontspanningstraining maar onzin vindt?' Andere stressmanagementvaardigheden staan beschreven in hoofdstuk 8.

7.4.4 GEDRAGSVERANDERING
De patiënt heeft besloten en moet nu daadwerkelijk het gedrag gaan uitvoeren. In essentie gaat het hier om de reeds besproken zelfregulatietheorie. De patiënt dient immers een concreet doel te stellen, bijvoorbeeld: 'Ik ga elke dag twintig minuten autogene training doen.' Hoe specifieker het gedrag is omschreven, des te beter het werkt: welk gedrag, wanneer, hoe lang, enzovoort? Het helpt als de patiënt zich concreet verbeeldt wat, waar en op welk signaal hij de ontspanning gaat doen. Deze *implementation intentions* verhogen de kans op daadwerkelijke uitvoering (43). De patiënt kan zijn voornemen bij de fysiotherapeut op papier vastleggen ('gedragscontract'). Het helpt ook

om de gedragsverandering openbaar te maken bij familie, vrienden en kennissen en hun te vragen hem eraan te houden.

De patiënt moet waarnemen wanneer hij het voorgenomen gedrag wel of niet uitvoert. Een simpel logboek biedt hier uitkomst, maar het gebruik ervan moet wel worden aangeleerd. De patiënt moet merken of hij afwijkt van de norm die hij zelf heeft geformuleerd, om vervolgens te analyseren waarom de standaard niet wordt gehaald. Op basis van de gevonden oorzaken moet hij beslissen welke correctieve actie hij ter voorkoming van herhaling gaat toepassen. Bij vergeten kan hij bijvoorbeeld reminders gaan plaatsen. De patiënt kan stimuli verwijderen of vermijden die de kans vergroten in het oude gedragspatroon terug te vallen (stimuluscontrole). Bijvoorbeeld: bij pogingen het koffiegebruik te reduceren, kan men precies afgepast koffie zetten, zodat er geen tweede kopje overblijft. Hij kan de principes van belonen en straffen uit de leertheorie op zichzelf toepassen (hoofdstuk 6). De patiënt kan zichzelf een beloning in het vooruitzicht stellen bij het halen van een concreet subdoel of 'straffen' als hij een subdoel niet haalt. Ook negatieve zelfspraak moet hij onderkennen en veranderen: 'ik houd dit nooit vol' veranderen in 'ik wil dit zelf, het is belangrijk dat ik het volhoud omdat ...'. Hij moet de correctieve actie daadwerkelijk uitvoeren en ten slotte beoordelen of hij nu wél de standaard haalt. Eenzelfde proces kan men optekenen voor meer sporten, meer je hart luchten, minder lang doorwerken enzovoort.

7.4.5 GEDRAGSBEHOUD EN OMGAAN MET TERUGVAL

De patiënt dient het gedrag op de lange termijn te handhaven, maar terugval is de regel. Daarom doet de patiënt er goed aan hier constructief mee te leren omgaan. Het *Relaps Prevention*-model van Marlatt biedt hier houvast (44). De patiënt moet risicosituaties voor terugval gaan herkennen en ermee leren omgaan. Belangrijke risicosituaties zijn:
- emotionele toestanden zoals boosheid, gespannenheid, teleurstelling;
- cognitieve toestanden zoals geen zelfvertrouwen hebben, menen dat je het zwaar hebt;
- omgevingsinvloeden, zoals een gastvrouw die zegt 'ach, kom één gebakje voor de gezelligheid';
- fysiologische toestand zoals onthoudingsverschijnselen.

Algemene factoren die de kans op terugval verhogen zijn:
- een leefstijl waarin de externe eisen (*shoulds*) sterk de overhand hebben boven de vrijwillige en/of plezierige activiteiten (*wants*) kan een

gevoel van zelfdeprivatie geven dat de patiënt probeert te verminderen door alternatieve zelfbeloningen (alcohol, eten, tv-kijken).
- ogenschijnlijk toevallige onschuldige beslissingen zetten het podium op voor terugval, zoals 'per ongeluk' een sportafspraak vergeten;
- een gebrekkige eigen-effectiviteitsverwachting verhoogt de kans op terugval; het gevoel hebben goed met een terugval om te kunnen gaan voorspelt daarentegen wie er na twee jaar nog hardloopt (45);
- een attributiestijl waarbij de patiënt terugval toeschrijft aan onveranderbare eigenschappen van zichzelf; dit ondermijnt zijn eigen-effectiviteitsverwachting: 'ik ben nu eenmaal een zwakkeling'. Daardoor neemt de kans op terugval verder toe.

De fysiotherapeut doet er goed aan de patiënt in dit opzicht wat langer in een lagere frequentie te begeleiden om hem te helpen herinneren aan de voordelen van gedragsverandering, maar ook om positieve feedback te geven. De fysiotherapeut kan samen met de patiënt risicosituaties opsporen en de oorzaken van terugval analyseren. Als de patiënt gedetailleerd weet hoe terugval in het oude gedragspatroon in zijn werk gaat, kan hij een adequate copingrespons toepassen: afleiding zoeken, conflict oplossen, bepaalde situaties vermijden, het gedrag vijf minuten uitstellen, disfunctionele gedachten herkennen en veranderen enzovoort (32).

7.5 Communicatieve aspecten

De kwaliteit van de communicatie tussen de hulpverlener en de patiënt bepaalt voor een belangrijk deel de therapietrouw. Een omvangrijke review toont dat er negentien procent meer kans op therapietrouw is als de hulpverlener, artsen in dit onderzoek, een goede communicator is. Gelukkig kan via communicatietraining de therapietrouw met twaalf procent verhoogd worden (46).

7.5.1 MOTIVATIONAL INTERVIEWING

Een communicatiestijl die sterk aan populariteit wint is *Motivational Interviewing* (MI) van Miller en Rollnick. Motivational Interviewing (MI) is in 1983 door Miller ontwikkeld en aanvankelijk toegepast in de alcoholzorg, maar inmiddels naar allerlei andere terreinen van gezondheidspsychologie vertaald. MI bestaat uit een samenraapsel van principes en technieken uit bestaande modellen van psychotherapie en gedragsverandering. MI zou het beste werken bij mensen met een lage *readiness to change* (47). We volgen hier verder de beschrijving van Lane

(48). Motivational interviewing is te definiëren als een cliëntgeoriënteerde directieve stijl ter bevordering van de intrinsieke motivatie tot veranderen. Dit wordt bereikt door het verkennen en verminderen van ambivalentie (twijfel). In die zin is MI 'Rogeriaans': door goed luisteren en terugspiegelen wat de patiënt communiceert, hem de ruimte geven inzicht te krijgen en zelfstandig keuzes te maken. MI richt zich vooral op de ervaren discrepanties tussen belangrijke waarden of wensen in het leven van de patiënt en laat vandaaruit de wens naar en het vertrouwen in veranderen groeien. MI is ook tamelijk directief omdat men *selectief* luistert en bekrachtigt, namelijk in de richting van het oplossen van ambivalentie.

De grondleggers, Rollnick en Miller, onderscheiden bij MI de 'geest' en vier achterliggende principes voor uitvoering.

De 'geest' van MI:
- Samenwerken in plaats van strijd.
- Opwekken van doelen, gedachten en gevoelens in plaats van hierover te informeren.
- Autonomie van de patiënt volledig respecteren en hem niet forceren een keuze te maken. Ook 'niet willen veranderen' wordt gerespecteerd.

Principes voor uitvoering:
- Het tonen van empathie zodat je demonstreert dat je de patiënt echt begrijpt.
- Meegaan met de weerstand zorgt dat de patiënt zich begrepen voelt waardoor strijd voorkomen wordt.
- De eigen-effectiviteitsverwachting wordt verhoogd door bijvoorbeeld bij tegenslag te benadrukken wat ondanks die moeilijke omstandigheden toch lukte.
- Ook het versterken van de discrepanties tussen de waarden van de patiënt en het actuele gezondheidsgedrag is een belangrijk principe. Daarbij ontdekt en erkent de patiënt zelf dat bepaalde aspecten van zijn gedrag op korte termijn misschien prettig zijn, maar op de lange termijn tegen belangrijke waarden van hem ingaan.

Diverse meta-reviews laten zien dat Motivational Interviewing een effectieve methode is om het gezondheidsgedrag te bevorderen (49).

7.5.2 PATIËNTEN OVERTUIGEN

Patiënten hebben, zoals in dit hoofdstuk benadrukt werd, allerlei redenen om gezondheidsgedrag al dan niet uit te voeren. Een fysiotherapeut zal daarom proberen de attitude ten opzichte van het gewenste gedrag te beïnvloeden, evenals de opvattingen over de sociale norm en de verwachte eigen effectiviteit van de patiënt om het gedrag uit te voeren. Kennis van sociale psychologie ten aanzien van overredingstechnieken is hier van toepassing. Doelbewuste beïnvloedingstechnieken kunnen via gedragsverandering veel leed bij de patiënt voorkomen. Het overtuigen van de patiënt door overredende communicatie zullen we bespreken aan de hand van vier facetten uit de klassieke communicatietheorie: het medium, de bron, de boodschap, de ontvanger. We baseren ons hier op het werk van Petty, Flemmings en Gass (50) (51) (52).

Het medium

Het medium zal binnen de fysiotherapie doorgaans het gesprek zijn, eventueel aangevuld met een folder, een videoband of een model. Dat is prima, want juist in een-op-een-gesprekken is de sterkste invloed op het gedrag van de patiënt uit te oefenen. Het geven van schriftelijk materiaal ter ondersteuning vergroot de kans dat de patiënt de opdrachten goed onthoudt (53). Ook video's met oefeningen voor thuis blijken een effectieve steun voor patiënten te zijn (54). Bij tekstuele of multimedia-ondersteuning is het goed om de voor- en nadelen van deze media voor ogen te houden (55) (tabel 7.4).

Tabel 7.4 Voor en nadelen van tekst versus video bij voorlichting.

	tekstueel	video
Voordelen	– eigen tempo – eigen volgorde – relatief permanent en dus na te lezen – minder afleiding door klein veld van informatie	– prima weergave van beweging en procedures – geen leesvaardigheid nodig – woord en beeld via verschillende kanalen verwerkt (auditief en visueel)
Nadelen	– lastig om beweging en procedures weer te geven – leesvaardigheid is nodig – woord en beeld moeten via één (visueel) kanaal naar het werkgeheugen	– opgelegd tempo – opgelegde volgorde – materiaal kan herzien beperken – meer afleiding omdat er een breed veld van informatie is

De bron

In de fysiotherapiesetting is de fysiotherapeut de bron van de boodschap. Als een fysiotherapeut de patiënt wil overtuigen dat hij bepaalde gezondheidsgerelateerde gedragingen beter kan nalaten en andere gedragingen tot gewoonte moet maken, is het van primair belang dat hij geloofwaardig overkomt. Geloofwaardigheid is de resultante van waargenomen deskundigheid en waargenomen betrouwbaarheid. In formule uitgedrukt:

Geloofwaardigheid = deskundigheid x betrouwbaarheid

De deskundigheid blijkt uit de stelligheid en adequaatheid van gegeven uitleg en adviezen. Ook de naam die men heeft opgebouwd, de aankleding van de praktijk en informatie over gevolgde nascholing dragen bij aan de waargenomen deskundigheid. Een patiënt zal de fysiotherapeut betrouwbaar vinden als deze de patiënt zonder merkbaar persoonlijk gewin aanzet tot het bijstellen van zijn mening of gezondheidsgedrag. Het overtuigen verloopt makkelijker als de fysiotherapeut in de ogen van de patiënt bepaalde aantrekkelijke eigenschappen heeft. Met aantrekkelijkheid wordt niet alleen de fysieke uitstraling bedoeld, maar ook het bekend (vertrouwd) zijn met de fysiotherapeut, overeenkomsten in bepaalde opvattingen of ideologieën ervaren en het aardig of sympathiek vinden van de therapeut dragen ertoe bij. Het voordeel van overeenkomsten (demografisch en/of ideologisch) is dat de communicatie effectiever verloopt, omdat men dezelfde betekenissen en waarden heeft. Deze aspecten van geloofwaardigheid en aantrekkelijkheid dienen wel te worden gecommuniceerd. Om een voorbeeld te geven: men kan zijn aantrekkelijkheid verhogen door overeenkomsten in opvattingen te suggereren. Een fysiotherapeut heeft macht, hoe onsympathiek dit ook mag klinken. Dat komt eenvoudigweg omdat hij invloed heeft op zaken die de patiënt van belang acht en de patiënt daarmee afhankelijk is van de fysiotherapeut. Het feit dat een patiënt een prettige relatie met de fysiotherapeut heeft of de deskundigheid van de fysiotherapeut zeer op prijs stelt, kan voor sommige patiënten een reden zijn om hun mening en gedrag in de voorgestelde richting aan te passen. Deze invloed van macht op de opvattingen en het gedrag is slechts tijdelijk en vervalt als de fysiotherapeut niet meer als geloofwaardig wordt waargenomen of door een verslechterde relatie zijn aantrekkelijkheid verliest.

De boodschap

De argumenten die de fysiotherapeut geeft om het gezondheidsgedrag uit te voeren, moeten aansluiten bij de behoeften die bij de patiënt leven. Elke patiënt heeft naast zijn eigen specifieke behoeften ook een aantal algemeen menselijke behoeften, zoals de behoefte tot competentie, autonomie en relaties. Het is handig als de fysiotherapeut met zijn argumenten ook daarbij aansluit. Behoeften kan men eventueel ook cultiveren door de patiënt te wijzen op het bestaan van dergelijke behoeften: 'Lijkt het u niet heerlijk als u minder moe van uw werk thuis zou komen?'

De attitude die de patiënt heeft ten aanzien van een gedragsvoorstel kan een bepaalde psychologische functie hebben. De attitude dat ontspanning 'alleen voor neuroten is', kan egobescherming tot doel hebben. De attitude dat ontspanning veel tijd kost in verhouding tot de opbrengst, wijst erop dat men nuttigheid van belang vindt. Als fysiotherapeut moet men dus niet alleen op de strikte inhoud van een attitude letten, maar ook op de psychologische functie ervan voor de patiënt. Men kan daar dan op inspelen. Het bepaalt of men pragmatisch georiënteerde argumenten geeft of bijvoorbeeld juist waardegerichte argumenten. De fysiotherapeut moet de waarden achterhalen en duidelijk maken dat het gewenste gezondheidsgedrag tot het vervullen van deze waarden kan leiden.

De fysiotherapeut doet er goed aan vooral de voordelen van het gezondheidsgedrag te benadrukken. Het noemen van enkele nadelen om die vervolgens te ontkrachten, is vooral van belang als het waarschijnlijk is dat de patiënt deze nadelen zelf wel zal ondervinden of ze zelf kan bedenken of als de patiënt het aanvankelijk niet met de therapeut eens was. Het is altijd verstandig dat de fysiotherapeut de conclusies van zijn betoog expliciet stelt. Alleen tijdens psychosociale begeleiding is het raadzaam dat de patiënt eigenhandig tot bepaalde emotionele inzichten komt. Bij patiënten die sterk betrokken zijn bij het onderwerp – en stress is zo'n identiteitsgevoelig onderwerp – moet men oppassen dat men niet te sterk afwijkt van de opvatting van de patiënt, anders wordt de afstand tussen de patiënt en de therapeut onoverbrugbaar. Met behulp van empathisch luisteren, kan de fysiotherapeut die grens nauwlettend in de gaten houden. De argumenten en de conclusies kan de fysiotherapeut het beste een aantal malen in verschillende bewoordingen en op verschillende tijdstippen herhalen.

Als men de nadelen van het niet-uitvoeren van de voorgestelde gedragsverandering te sterk angstaanjagend maakt, zal de patiënt emotionele coping toepassen en de angst reduceren door de boodschap van de fysiotherapeut te bagatelliseren: 'Het zal zo'n vaart wel niet lopen.' Te veel angst ondermijnt ook het vermogen tot informatieverwerking. De patiënt onthoudt minder als hij heel bezorgd wordt gemaakt (56). Toch kan het licht provoceren van angst gunstig werken omdat het motiveert, zeker als de fysiotherapeut ook de oplossing van het dilemma aandraagt.

De fysiotherapeut dient door sociaalemotioneel management voor een prettige atmosfeer te zorgen, zodat de patiënt openstaat voor de boodschap. Een patiënt neemt minder aan van een onsympathieke fysiotherapeut. De fysiotherapeut kan, als hij veel weerstand verwacht, het beste met een klein verzoek tot gedragsverandering beginnen. Het uitvoeren van gedrag heeft op zichzelf namelijk al overtuigingskracht en daarmee is de kans groter dat een volgend verzoek ook wordt ingewilligd ('voet-tussen-de-deur-techniek').

Het spreekt voor zich dat de fysiotherapeut in zijn gezondheidsadviezen zelf model staat. Een uitgebluste fysiotherapeut die de patiënt aanspoort tot meer bewegen, heeft weinig overtuigingskracht.

De ontvanger
Hoe correct geformuleerd de raadgevingen van de fysiotherapeut ook zijn, hij doet er altijd goed aan na te gaan of ze overgekomen zijn. Heeft de patiënt überhaupt aandacht aan zijn boodschap geschonken of was hij in gedachten ergens anders? Heeft de patiënt de kern van de boodschap begrepen of heeft hij er alleen maar uitgehaald wat hem goed uitkomt? Zal de patiënt zich de adviezen nog herinneren als hij de praktijk verlaten heeft? Ongeveer de helft van de informatie wordt immers vergeten. Om het onthouden te bevorderen, moet men de belangrijkste informatie het eerst geven, belangrijke onderwerpen benadrukken, en matig zijn met de hoeveelheid informatie per behandeling. De informatie moet in eenvoudige zinnen en bewoordingen gebracht worden. Het helpt als de fysiotherapeut vooraf aangeeft welke onderwerpen zullen worden besproken om vervolgens elk onderwerp apart te benoemen en te bespreken. De gedragsvoorstellen moeten concreet zijn en bij voorkeur in gezamenlijke besluitvorming zijn afgesproken (57).

Men kan in de voorafgaande aanwijzingen een oppervlakkige route en een diepe route van attitudeverandering onderkennen. Dit onderscheid is afkomstig van het Elaboration Likelihood-model (50). Bij de oppervlakkige route denkt de patiënt niet echt na en laat zich vooral overtuigen door oppervlakkigheden zoals geloofwaardigheid, aantrekkelijkheid of de kwantiteit van de argumenten. Het is wel degelijk mogelijk om via deze route de attitude van de patiënt te beïnvloeden, maar het resultaat is niet erg standvastig. Bij de diepe route denkt de patiënt wel goed na en is het vooral de kwaliteit van de argumenten die hem overhaalt. De diepe route (nadenken) kost energie. De patiënt zal dit daarom alleen doen als hij voldoende gemotiveerd is (bijvoorbeeld belangrijk onderwerp) en als hij de cognitieve capaciteiten heeft (intellect, niet moe, rustige omgeving). Het resultaat in attitudeverandering is dan duurzamer. Bij het veranderen van gezondheidsgedrag in een een-op-een-situatie heeft de diepe route de voorkeur. Een fysiotherapeut kan dus niet zonder goede argumenten: hij moet de patiënt aan het denken zetten (50).

Voor studiesteun zie: www.PsychFysio.nl/boek.html

Literatuur

1. Dean E. Physical therapy in the 21st century (Part II): Evidence-based practice within the context of evidence-informed practice. Physiotherapy Theory and Practice 2009;25(5-6):354-68.
2. Holman H, Lorig K. Patient self-management: A key to effectiveness and efficiency in care of chronic disease. Public Health Reports 2004;19:239-43.
3. Lorig K, Holman H. Self-management education: context, definition, and outcomes and mechanisms. Chronic Disease Self-Management Conference. Sydney, Australia, 2000.
4. Burken P van. Gezondheidspsychologie voor de fysiotherapeut: deel II. Houten: Bohn Stafleu van Loghum, 2004.
5. Bruce B, Lorig K, Laurent D. Participation in patient self-management programs. Arthritis & Rheumatism 2007;57(5):851-4.
6. Schmittdiel JA, Shortell SM, Rundall TG, Bodenheimer T, Selby JV. Effect of primary health care orientation on chronic care management. Annals of Family Medicine 2006;4(2):117-23.
7. Lorig K, Ritter P, Plant K. A disease-specific self-help program compared with a generalized chronic disease self-help program for arthritis patients. Arthritis & Rheumatism 2005;53(6):950-7.
8. Bodenheimer T, Lorig K, Holman H, Grumbach K. Patient self-management of chronic disease in primary care. JAMA 2002;288(19):2469-75.
9. Martin LR, Williams SL, Haskard KB, DiMatteo MR. The challenge of patient adherence. Therapeutics and Clinical Risk Management 2005;1(3):189-99.
10. DiMatteo MR, Giordani PJ, Lepper HS, Croghan TW. Patient adherence and medical treatment outcomes: a meta-analysis. Medical Care 2002;40(9):794-811.
11. Czajkowski SM, Chesney MA, Smith AW. Adherence and the placebo effect. In: Shumaker SA, Ockene JK, Riekert KA, editors. The handbook of health behavior change 3 ed. New York: Springer Publishing Company, 2009:713-34.
12. Dulmen S van, Sluijs E, Dijk L van, Ridder D de, Heerdink R, Bensing J. Patient adherence to medical treatment: a review of reviews. BMC Health Services Research 2007;7(55):doi:10.1186/472-6963-7-55.
13. Lehrer PMW, Woolfolk RL. Research on clinical issues in stressmanagement. In: Lehrer PM, Woolfolk RL, Sime WE, editors. Principles and practice of stress management. 3 ed. New York: The Guilford Press, 2007:703-21.
14. Rosenzweig S, Greeson JM, Reibel DK, Greend JS, Jasser SA, Beasley D. Mindfulness-based stress reduction for chronic pain conditions: Variation in treatment outcomes and role of home meditation practice. Journal of Psychosomatic Research 2009;in press.
15. Dixhoorn JJ, White A. Relaxation therapy for rehabilitation and prevention in ischaemic heart disease: a systematic review and meta-analysis. European Journal of Cardiovascular Prevention and Rehabilitation 2005;12:193-202.
16. Lichtstein KL. Clinical relaxation strategies. New York: John Wiley & Sons, 1988.

17. Dishman RK. Overview. In: Dishman RK, editor. Exercise adherence Its impact on public health. Champaign: Human Kinetics Books, 1988:1-9.
18. Buckworth J, Dishman, R. Exercise adherence. In: Tenenbaum G, Eklund RC, editors. Handbook of sportpsychology. 3 ed. New Jersey: John Wiley & Son, 2007:509-36.
19. Harrison RA, Roberts C, Elton PJ. Does primary care referral to an exercise programme increase physical activity 1 year later? A randomized controlled trial. Journal of Public Health 2005;27(1):25-32.
20. Sluijs EMF van, Poppel MNM van, Twisk JWR, Paw MJC, Calfas KJ, Mechelen W van. Effect of a tailored physical activity intervention delivered in general practice settings: results of a randomized controlled trial. Am J Public Health 2005;95(10):1852-31.
21. Rhodes RE, Fiala B. Building motivation and sustainability into the prescription and recommendations for physical activity and exercise therapy: The evidence. Physiotherapy Theory and Practice 2009;25(5-6):424-41.
22. Sluijs EM. Patient education in physical therapy. Utrecht: NIVEL, 1991.
23. Sansone C, Harackiewicz JM, Martin L, Tesser A. "I Don't feel like it": the function of interest in self-regulation. Striving and feeling: interactions among goals, affect, and self-regulation. New Jersey: Lawrence Erlbaum, 1996:203-27.
24. Williams DM, Dunsiger S, Ciccolo JT, Lewis BA, Albrecht AE, Marcus BH. Acute affective respons to a moderate-intensity exercise stimulus predicts physical activity participation 6 and 12 months later. Psychology of sport and exercise 2008;9:231-45.
25. Creer TL, Holroyd KA, Baum A, Newman S, Weinman J, West R et al. Self-management. Cambridge handbook of psychology, health and medicine. Cambridge: Cambridge University Press, 1997:255-8.
26. Karoly P. Mechanisms of self-regulation: a systems view. Annual Review of Psychology 1993;44:23-52.
27. Carver SC, Scheier MF. Control Theory: A useful conceptual framework for personality-social, clinical and health psychology. Psychological Bulletin 1982;92:111-35.
28. Ryan RM, Patrick H, Deci EL, Williams GC. Facilitating health behaviour change and its maintenance: Interventions based on Self-Determination Theory. The European Health Psychologist 2008;10(1):2-5.
29. Diekstra R. Het geestige lichaam: tussen brein en body. Utrecht: AW Bruna, 1994.
30. Baumeister RF, Heatherton, T.F. Self-regulation failure: an overview. Psychological Inquiry 1996;7(1):1-15.
31. Abraham C, Sheeran P, Johnston M. From health beliefs to selfregulation: theoretical advances in the psychology of action control. Psychology and health 1998;13:569-91.
32. Gerards F. Health Counseling: het advies gesprek in de (para)medische en verpleegkundige zorg. Baarn: Uitgeverij Nelissen, 1997.
33. Verhulst FJCM, Burgt MCA van der, Lindner K. Concretisering van patiëntenvoorlichting in het fysiotherapeutisch handelen. Nederlands Tijdschrift voor Fysiotherapie 1994;jan(104):10-7.
34. Becker MH, Mainman LA. Sociobehavioral determinants of compliance with health and medical care recommendations. Medical Care 1975;13:10-24.
35. Abraham C, Sheeran P. The health belief model. In: Ayers S, Baum A, McManus C, Newman S, Wallston K, Weinman J, West R, editors. Cambridge handbook of psychology, health and medicine. 2 ed. Cambridge: Cambridge University Press, 2007:97-102.
36. Meijer K. Handboek Psychosomatiek. Baarn: Intro, 1995.

37. Ajzen I, Albarracín D. Predicting and change of health behavior: a reasoned action approach. In: Ajzen I, Albarracin D, Hornik R, editors. Prediction and change of health behavior. New Jersey: Lawrence Erlbaum Associates, 2007:3-22.
38. Webb TL, Sheeran P. Does changing behavioral intentions engender behavior change? A meta-analysis of the experimental evidence. Psychological Bulletin 2006;132(2):249-68.
39. Lechner L, Kremers S, Meertens R, Vries H de. Determinanten van gedrag. In: Burg J, Assema P van, Lechner L, editors. Gezondheidsvoorlichting en gedragsverandering. Assen: Van Gorcum, 2008:75-105.
40. Sutton S. Theory of planned behavior. In: Ayers S, Baum A, McManus C, Newman S, Wallston K, Weinman J, West R, editors. Cambridge handbook of psychology, health and medicine. 2 ed. Cambridge: Cambridge University Press, 2007:223-8.
41. Nigg CR, Lippke S, Maddock JE. Factorial invariance of the theory of planned behavior applied to physical activity across gender, age, and ethnic groups. Psychology of Sport and Exercise 2009;10:219-23.
42. Bandura A. Self-Efficacy: Toward a unifying theory of behavior change. Psychological Review 1977;84:191-215.
43. Gollwitzer PM, Sheeran P. Implementation intentions and goal achievement: a mate-analysis of effects and processes. Advances in Experimental Social Psychology 2006;38:69-119.
44. Hendershot CS, Marlatt GA, George WH. Relaps prevention and the maintenance of optimal health. In: Shumaker SA, Ockene JK, Riekert KA, editors. The handbook of health behavior change. 3 ed. New York: Springer Publishing Company, 2009:127-49.
45. Luszczynska A, Mazurkiewicz M, Ziegelmann JP, Schwarzer R. Recovery self-efficacy and intention as predictors of running or jogging behavior: a cross-lagged panel analysis over a two-year period. Psychology of sport and exercise 2007;8:247-60.
46. Zolnierek KB, DiMatteo, MR Physician communication and patient adherence to treatment: a meta-analysis. Medical Care 2009;47(8):826-34.
47. Resnicow K, DiIorio C, Soet JE, Borrelli B, Hecht J, Ernst D. Motivational interviewing in health promotion: It sounds like something is changing. Health Psychology 2002;21:444-51.
48. Lane CA, Rollnick S. Motivational Interviewing. In: Shumaker SA, Ockene JK, Riekert KA, editors. The handbook of health behavior change. 3ed. New York: Springer Publishing Company, 2009:151-67.
49. Martins RK, McNeil DW. Review of Motivational Interviewing in promoting health behaviors. Clinical Psychology Review 2009;29:283-93.
50. Petty RE, Cacioppo JT. Attitudes and persuasion: classic and contemporary approaches. Iowa: Brown Company Publishers, 1981.
51. Fleming M, Levie WH. Attitude change principles. Instructional message design. New Jersey: Educational Technology Publications, 1984:195-278.
52. Gass RH, Seiter JH. Persuasion, social influence, compliance gaining. 3 ed.: Pearson international edition, 2007.
53. Ley P, Baum A, Newman S, Weinman J, West R, McManus C. Recall by patients. Cambridge handbook of psychology, health and medicine. Cambridge: Cambridge University Press, 1997:315-7.
54. Miller JS, Litva A, Gabbay M. Motivating patients with shoulder and back pain to self-care: can a videotape of exercise support physiotherapy? Physiotherapy 2009;95:29-35.
55. Wilson EAH, Wolf MS. Working memory and the design of health materials: A cognitive factors perspective. Patient Education and Counseling 2009;74:318-22.

56. Shapiro DE, Boggs SR, Melamed BG, Graham-Pole J. The effect of varied physician affect on recall, anxiety, and perceptions in women at risk for breast cancer: an analogue study. Health Psychology 1992;11(1):61-6.
57. Til JA van, Renzenbrink GJ, Buurke J, IJzerman MJ. Gezamelijke besluitvorming, het betrekken van de patiënt bij de keuze voor behandeling. Nederlands Tijdschrift voor Fysiotherapie 2007;117(4):130-4.

Pijn-, emotie- en stressmanagement

Drs. P. van Burken

8.1 Inleiding

Er zijn veel interventies voor de fysiotherapeut beschikbaar die de patiënt helpen zijn ervaren stress te reguleren. Het model van Gross over emotieregulatie biedt hier een uitstekend ordenend kader (1). In essentie stelt Gross dat er interventies zijn die zich richten op het voorkomen van negatieve emoties en interventies die zich richten op het verminderen van al ontstane negatieve emoties. Het zal duidelijk zijn dat hier geldt: 'voorkomen is beter dan genezen'. Aangrijpingspunten voor het voorkomen van negatieve emoties zijn: situatieselectie, situatiemodificatie, aandacht en cognitie. Indien de negatieve emotionele toestand al aanwezig is, kan men interventies aanbieden die gericht zijn op gedrag, beleving en psychofysiologie. In figuur 8.1 staat een overzicht van de aangrijpingpunten en concrete interventiesuggesties voor de fysiotherapeut.

Het model van Gross is ontwikkeld voor emotieregulatie, maar omdat pijn een emotionele dimensie heeft, is het ook daar toepasbaar. Recent bleek dat benauwdheid evenals pijn een overlap heeft met emotienetwerken in de hersenen (2), net zoals vermoeidheid. Daarom verwijst het model van Gross niet alleen naar het reguleren van emoties, maar ook naar het reguleren van de emotionele dimensie bij pijn, benauwdheid en vermoeidheid.

In het nu volgende worden de verschillende interventies alleen in hun essentie beschreven, omdat voor een uitgebreide bespreking eenvoudig de ruimte ontbreekt. De lezer kan met dit overzicht en de daarbij gevoegde verwijzingen zelf zijn kennis en vaardigheden uitbouwen. Over de exacte plaatsing van de interventies in het model valt te discussiëren. Een aantal interventies kan namelijk op meerdere plaatsen in het model ingevoegd worden. Om de overzichtelijkheid te bewaren, is hiervoor niet gekozen.

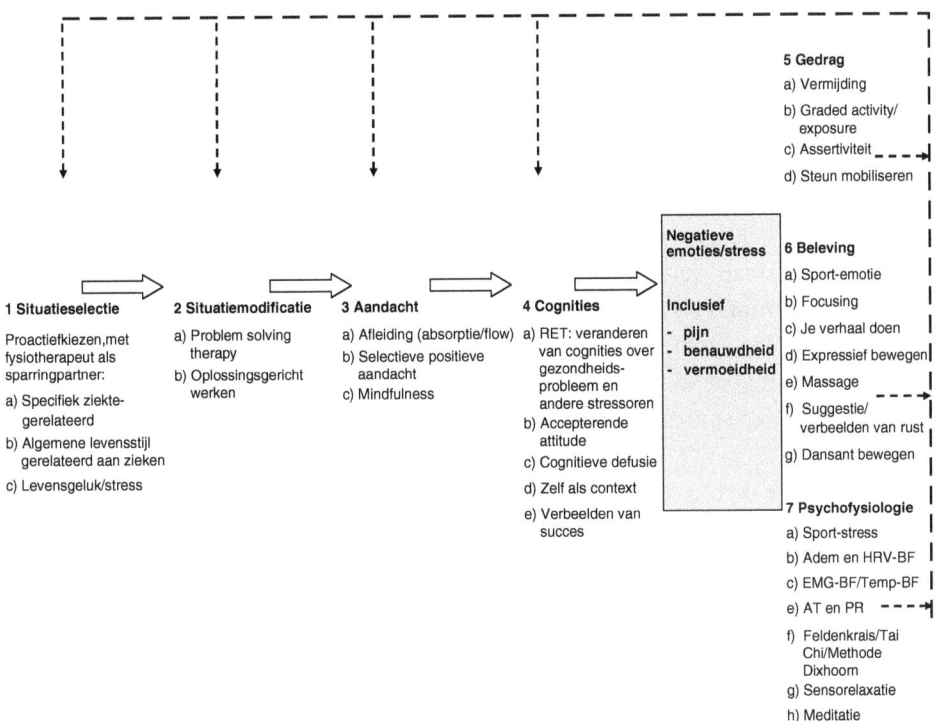

Figuur 8.1 Psychologische interventiemogelijkheden bij stressmanagement.

8.2 Situatieselectie

De patiënt kan proberen negatieve emoties en stress proactief te voorkomen. Patiënten staan vaak voor de keuze iets wel of niet te doen, of anders te doen. Gaat de COPD-patiënt wel of niet naar een verjaardag van de kleinkinderen? Wisselt een patiënt wel of niet van baan zodat hij 300 euro meer verdiend, maar een goede werksfeer achterlaat? Allerlei kleine of grote levensbeslissingen bepalen of het pad dat de patiënt loopt, in de richting van negatieve of positieve emoties zal gaan. Binnen de fysiotherapie zijn de volgende drie keuzegebieden relevant:
- Specifieke beslissingen rond ziekte en gezondheid: wel of niet de pijn en zwelling van reuma negeren?
- Algemene leefstijlbeslissingen in relatie tot ziekte en gezondheid: minder koffie, voldoende slaap, gezond eten, minder roken en voldoende beweging.
- Levensgeluk nastreven, stress voorkomen.

Op het eerste deelgebied kan de fysiotherapeut vanuit zijn beroepsspecifieke kennis de patiënt informeren over de gevolgen van bepaalde keuzes op zijn klachten. Tegenwoordig is er echter ook aandacht voor het ondersteunen van algemene leefstijlfactoren van de patiënt in het nemen van beslissingen die zijn fysieke en mentale welzijn beïnvloeden (3). Het laatste deelgebied gaat over keuzes die de patiënt kan nemen rond algemeen levensgeluk of stress. De patiënt hierin bijstaan, is weliswaar niet de kern van fysiotherapie maar is zowel vanuit gezondheidsperspectief als algemeen humaan perspectief (een medemens bijstaan) verdedigbaar. Op dit laatste deelgebied treedt de fysiotherapeut vooral als mens naar voren die door scholing, lezen en levenservaring een aanzienlijke dosis levenswijsheid heeft verworven (4). De fysiotherapeut adviseert niet, maar vormt voor de patiënt een spiegel of zelfs een sparringpartner om zijn ideeën te toetsen.

8.2.1 KEUZES IN LEEFSTIJL
Cafeïnegebruik
Cafeïnegebruik komt veel voor. Het zit niet alleen in koffie, maar ook in andere producten zoals frisdrank en pijnmedicatie. De positieve en negatieve effecten van cafeïne zijn uitgebreid onderzocht. We volgen hier de review van Juliano en anderen (5). Een kopje koffie van 150 ml bevat ongeveer 70 mg cafeïne. In de Verenigde Staten drinkt men gemiddeld 280 mg/dag (=vier kopjes); in Engeland en Denemarken wat meer. Mannen tussen de 35-54 jaar hebben de grootste cafeïne-inname (336 mg/dag). Cafeïne wordt snel opgenomen en piekt na 30-45 min. De afbraak in halfwaardetijd is ongeveer 4-6 uur.

Gematigd cafeïnegebruik kent een aantal positieve effecten. Cafeïne kan de taakpresentaties in lichte mate verbeteren als die verminderd zijn door vermoeidheid, door slaapgebrek of langdurige oplettendheid. Een normale dosis heeft ook een positief effect op subjectief welzijn, blijdschap, energie, arousal, alertheid en gezelligheid. Bij hoge doses heeft cafeïne echter duidelijk negatieve effecten. Een acute dosis boven de 200 mg geeft doorgaans een toename in angstige bezorgdheid, zenuwachtigheid, trillen, gespannen negatieve stemming, gespannen gevoel in de maagstreek. Vooral mensen met gegeneraliseerde angststoornis, paniekstoornis of een hoge *anxiety sensitivity* zijn extra gevoelig voor de angstversterkende effecten van cafeïne. Naast het negatieve effect op distressgevoelens beïnvloedt cafeïne ook in nadelige zin het inslapen, de slaapduur, de slaapstadia en gerapporteerde slaapkwaliteit. Juist de slaap is een belangrijke herstelbevorderende factor bij stress. Zenuwachtige of gespannen patiënten die meer dan drie tot vijf kopjes koffie nuttigen, kan men daarom adviseren als proef hun cafeïne-inname te reduceren. Uit verschillende onderzoeken blijkt namelijk dat mensen die lijden aan innerlijke spanningen, angst en vijandigheid een duidelijke verbetering laten zien wanneer ze twee of drie weken de cafeïne-inname staken (6). Dit geeft echter wel tijdelijke ontwenningsverschijnselen die in essentie tegengesteld zijn aan de positieve effecten van cafeïne. Onthouding geeft hoofdpijn, vermoeidheid, slaperigheid, negatiestemming, minder energie, sloom, griepachtige symptomen, misselijkheid en spierpijnen. De eerste verschijnselen van onthouding ontstaan rond de 12-24 uur na de laatste cafeïne-inname en piekt rond de 20-51 uur. De verschijnselen houden twee tot negen dagen aan. De fysiotherapeut kan het advies geven voor een geleidelijke afbouw van het cafeïnegebruik: om de paar dagen 10-25% minder cafeïne. Een geleidelijke afbouw kan ook bereikt worden door cafeïne- en decafeïnekoffie te mixen.

Slaapgebrek

Ook de levensstijl rond slapen kan belangrijke implicaties voor het fysieke en emotionele welzijn hebben (7). Het immuunsysteem functioneert tijdens de slaap optimaal. Slaapgebrek heeft dan ook een negatief effect op diverse maten van immuunfunctioneren. Slaapgebrek is een voorspeller van chronische aandoeningen waaronder cardiovasculaire problematiek, maar ook huidproblemen, problemen met het ademstelsel, meer overgewicht enzovoort. Slaapgebrek tast ook het psychologische functioneren aan. Het vermindert het functioneren van het werkgeheugen en het langetermijngeheugen. Ook het creatief denken, de uitvoering van taken die aandacht vragen, en het accuraat beoordelen van risico's verslechtert. Daarbij komt emotionele problematiek, zoals depressie, stemmingswisselingen, irritatie en toegenomen agressie. Voor een deel komt dit omdat slaapgebrek de rem vanuit de mediale prefrontale cortex naar de amygdala vermindert (8). Slaapgebrek kan zich opbouwen, en de negatieve effecten op het psychische functioneren doen dat dan ook.

Al met al is het in het kader van stressmanagement belangrijk dat de fysiotherapeut oog heeft voor slaapgebrek bij de patiënt. Vaak zijn met algemene adviezen een redelijke verbetering in slaapkwantiteit en -kwaliteit te bereiken. De adequate slaapduur is erg individueel; zowel te lang als te kort slapen kan ongunstig zijn voor het psychische welzijn (9). Zeven uur lijkt een te lage schatting, waarschijnlijk ligt het optimum meer in de buurt van negen uur per dag (inclusief dutje). Een aantal adviezen voor mensen met slaapproblemen (10): ga alleen naar bed als je slaperig bent, gebruik slaapkamer en bed alleen om te slapen, ga uit bed als je langer dan een kwartier wakker ligt, sta elke dag op dezelfde tijd op, doe geen dutjes overdag. Bovendien: oefen relaxatie, neem voldoende beweging, geen koffie, roken, alcohol of sport voor het naar bed gaan, voorkom catastroferen over slaapgebrek, en creëer een rustige omgeving.

Overgewicht, roken en meer bewegen
Ook deze factoren kunnen direct of indirect het emotionele functioneren beïnvloeden; overgewicht en roken kunnen door bijvoorbeeld door onvrede over het eigen gedrag stress veroorzaken. Bewegen kan ingezet worden ter stressreductie en emotieregulatie. Voor overgewicht: zie hoofdstuk 21.

8.3 Situatiemodificatie

Als de problemen er eenmaal zijn, kan de patiënt leren ze meer systematisch op te lossen. De patiënt wordt daardoor zelfstandiger in het sturing geven aan zijn leven en daarmee vermindert de kans op negatieve emoties en stress. *Problem Solving Therapy* is een eenvoudige methode die op diverse gebieden in de fysieke en mentale gezondheidszorg werkzaam is gebleken (11). In essentie bestaat de therapie uit vier stappen:
- probleem verhelderen (wat is er precies aan de hand?);
- alternatieve oplossingen bedenken (brainstormen, anderen raadplegen);
- beslissing nemen (na het evalueren van de opties);
- oplossingen toepassen (en effect beoordelen).

Voor de fysiotherapeut zijn deze stapjes misschien erg vanzelfsprekend, maar voor veel patiënten niet. Nogal wat patiënten blijken problemen ad hoc op te lossen en dat is nadelig voor de fysieke en mentale gezondheid. De achtergrond en de toepassing van deze methode binnen de fysiotherapie is uitgebreid beschreven (12).
Een andere methode is Oplossingsgericht Werken. Zoals de naam suggereert, haalt het de patiënt weg bij een negatieve fixatie op het probleem en brengt het hem naar een open, positieve gerichtheid op oplossingen. De methode richt zich niet op wat de patiënt niet, maar wat hij juist wel kan inzetten.

8.4 Aandacht

Aandacht is een fascinerend vermogen dat ingezet kan worden bij de regulatie van emoties. In hoofdstuk 2 bespraken we dat aandacht zowel top-down (welbewust) als bottom-up (automatisch) aangestuurd kan worden (13). Aandacht rond emoties of stress (en dus ook bij pijn, benauwdheid en vermoeidheid) kan op verschillende manier een rol spelen, bijvoorbeeld door afleiding te zoeken, de aandacht selectief te richten of door middel van mindfulness in het moment te leven. Voor (onder andere) chronische pijn is aandachtmodulatie effectief gebleken (14).

Afleiding
Negatieve emoties kunnen verminderd worden als de patiënt zich weet af te leiden. Opvallend daarbij is dat patiënten soms juist afleiding kiezen die de emoties juist versterkt. Soms kiezen mensen die verdrietig of boos zijn, juist muziek of een film die deze emoties versterken (15). Voor afleiding heeft men concurrerende prikkels nodig die nieuw of interessant zijn zodat ze gemakkelijk via top-down- of bottom-up-processen de aandacht kunnen vasthouden. Als het de patiënt lukt op te gaan in een activiteit, kan het zijn dat hij niet alleen de tijd maar ook zichzelf en de fysieke of emotionele pijn even vergeet. Deze 'absorptie' in een activiteit is een onderdeel van 'flow'. Flow treedt vooral op als iemand zijn talent op een bepaald gebied stevig aanspreekt; verveling is het tegendeel van flow (12).

Selectieve positieve aandacht
Men kan zich bewust voornemen (en oefenen) om niet alleen op de negatieve aspecten van een situatie te letten, maar ook op de positieve. Daardoor wordt de balans in aandacht tussen positieve en negatieve factoren gunstig beïnvloedt. De patiënt moet dit wel leren, bijvoorbeeld 'noteer ook eens de momenten waarop de pijn tussen de 0-2 was'. Het eerdergenoemde 'oplossingsgericht werken' is een voorbeeld van de aandacht welbewust richten op meer hoopvolle aspecten van de situatie.

Mindfulness
Mindfulness is een manier van waarnemen die open en onbevooroordeeld is. Je zoekt niet en verwacht niets, maar probeert slechts datgene waar te nemen wat aanwezig is. Het brengt de patiënt meer in een 'hier en nu'-modus, weg van zijn gepieker over verleden of toekomst. Mindfulness heeft gunstige effecten op mentaal en fysiek functioneren (16). Kristeller ordent dit naar zes domeinen:
- Cognitief: meer bewust, betere aandacht, minder piekeren en oordelen.
- Fysiek: relaxatierespons, toegenomen lichaamsbewustzijn, pijnvermindering.

- Emotioneel: minder reactief, meer bewust van emotionele patronen, meer gelijkmatig, meer positieve emoties.
- Gedrag: minder impulsief, meer bewust van wijze van reageren, meer compassiegedrag, deconditioneren.
- Relatie tot zelf en ander: meer zelfbewust en zelfacceptatie, minder egogericht, meer verbonden met anderen, empathie.
- Spiritueel: meer spiritueel betrokken, mystieke ervaringen, meer compassie, onbaatzuchtige liefde.

Aandachtsoefeningen en aandachtig uitgevoerde bewegingsvormen zijn een goede ingang om de patiënt meer mindfulness aan te leren (hoofdstuk 9).

8.5 Cognities

Cognities veranderen met Rational Emotive Behavior Therapy

Als patiënt zijn kijk op het gezondheidsprobleem of algemeen levensprobleem in positieve zin weet te veranderen, bepaalt dat in belangrijke mate de emoties die hij ervaart. De disfunctionele ziektecognities van de patiënt kunnen met de *Illness Perception Questionnaire* (IPQ) (korte vorm) onderzocht en besproken worden (17). In essentie gaat het daarbij om met de patiënt te verkennen waarop hij een bepaalde pessimistische opvatting over zijn ziekte baseert en die vervolgens uit te dagen. Dit uitdagen van misvattingen rond ziekte en gezondheid kan zowel in een gesprek plaatsvinden ('waar is je bewijs dat...?') als in gedragsexperimenten (bijvoorbeeld een gewicht optillen). Dit is een onderdeel van de cognitief-gedragsmatige benadering. Een methode die erg toegankelijk is voor fysiotherapeut om mee te werken is de rationele emotieve therapie van Albert Ellis (18). In hoofdstuk 6 over klinische psychologie is deze methode reeds uitgewerkt. Rational Emotive Behavior Therapy (REBT) probeert de patiënt zo ver te krijgen dat hij overmatig negatieve evaluaties leert afzwakken. REBT kan bij ziektestress en bij algemene levensstress ingezet worden. Men leert de patiënt bijvoorbeeld minder te catastroferen over pijn. Omdat catastroferen diverse neurofysiologische routes van het pijnsysteem beïnvloedt, is het gunstig om dit te verminderen (19). Meer relativerend of optimistisch leren denken is echter juist voor de patiënt die dit het hardst nodig heeft, behoorlijk moeilijk (20).

Accepterende attitude

Veel patiënten vechten tegen allerlei onaangename emoties zoals verdriet, boosheid, pijn, benauwdheid en vermoeidheid. Dit gevecht kan in sommige gevallen het paradoxale effect hebben dat de negatieve emoties er juist door toenemen. Niet aan de pijn willen denken, kan juist de gevoeligheid ervoor verhogen in vergelijking met het accepteren van de pijn (21). Dit geldt in nog sterke mate voor patiënten die catastroferen over pijn (22). Voor chronische vermoeidheid ziet men een soortgelijk proces; hoe meer men tegen de vermoeidheid vecht, des te groter is de kans op hyperventileren, wat weer de vermoeidheid versterkt (23). Kortom, als de patiënt kan leren de negatieve gevoelstoestanden te accepteren, kan hij vervolgens investeren in levensgebieden die meer vervulling geven.

Cognitieve defusie

Patiënten neigen ertoe op te gaan in het verhaal van hun gedachten. Aangezien die gedachten vaak negatief van aard zijn, zullen de emoties dat ook zijn. De patiënt herkent zijn denken dikwijls niet als denken, maar beleeft zijn denken als de werkelijkheid. De patiënt kan leren afstand te nemen tot zijn gedachten. Gedachten wel zien, maar daar niet automatisch op reageren noemen we cognitieve defusie (losgekoppeld raken van cognities). Vanuit deze reflectieve afstand kan de patiënt beoordelen welke gedachten wel zinvol zijn en welke niet. Dit kan bijvoorbeeld tijdens ontspanningsoefeningen getraind worden, waarbij de patiënt gedachten slecht als langsstromende fenomenen leert zien.

Zelf als context

Een soortgelijk proces geldt ook op meer abstract niveau. Veel patiënten baseren hun zelfwaarde op de kenmerken die ze hebben. Vaak nemen ze dan negatieve kenmerken op in hun zelfbeschrijving, zoals niet meer kunnen werken, slechte concentratie hebben, depressief zijn enzovoort. Ze vereenzelvigen zichzelf als het ware met het verhaal dat ze zelf gecreëerd hebben over hun negatieve identiteit. Ze zijn als het ware samengevallen met het verdriet en de pijn. Patiënten kunnen leren een stap achteruit te zetten ten aanzien van deze zelfbeschrijving. Ze zien dan weliswaar de cognitieve, emotionele en gedragmatige kernmerken die ze hebben, maar leren ook dat ze niet hetzelfde zijn als die kenmerken. Er is namelijk altijd een deel in het zelf dat daar niet door bepaald wordt.

Deze laatste drie factoren – accepterende attitude, cognitieve defusie en zelf als context – worden beschreven in de Acceptance and Commitment Therapy (ACT) (24). Dit is een benadering die de fysiotherapeut in algemene zin veel 'wijsheid' kan opleveren.

Verbeelden van succes

Het vooraf verbeelden van succesvol omgaan met een uitdagende gebeurtenis kan het psychologische en fysieke functioneren tijdens die activiteit positief beïnvloeden. In de klinische psychologie, maar ook in de sportpsychologie en de revalidatiepsychologie wordt verbeelden van succesvolle uitvoering al veelvuldig ingezet. Spierkracht (25) en motorische uitvoering kunnen erdoor verbeteren en pijn kan verminderen (26). Ook emotioneel zijn we meer gepast afgestemd op de komende situatie. In sport kan een voetballer bijvoorbeeld een succesvolle pass in spannend deel van de wedstrijd in zijn hoofd verbeelden (27). Op dezelfde wijze kan de patiënt een succesvolle uitvoering van de gedragsvoorstellen van de fysiotherapeut in zijn verbeelding oefenen. Op het gebied van stressmanagement kan het helpen je te verbeelden dat je rustig je woord doet in een vergadering.

8.6 Gedrag

Vermijding

Vermijding kan een zinvolle reactie zijn om emoties te reguleren. Stoppen met het gesprek als de emoties te sterk worden of even terugtrekken bij boosheid zijn hier voorbeelden van. Vermijding kan echter ook de confrontatie met de realiteit uitstellen en daardoor verwerking, herstel of groei belemmeren.

Graded activity/graded exposure

Deze vormen van interventies reguleren emoties, pijn of vermoeidheid door de confrontatie op te zoeken. Bij graded activity gaat het vooral om de belastbaarheid in fysieke of mentale zin te verhogen. Geleidelijk aan langer lopen of langer concentreren zijn hier voorbeelden van. Graded exposure richt zich sterker op de emotionele component. Zo zou bij kinesiofobie graded exposure meer geëigend zijn (hoofdstuk 11). Graded exposure kan ook ingezet worden om angst voor lichaamssensaties zoals pijn, benauwdheid of paniekgevoelens te verminderen. De patiënt maakt een angsthiërarchie en oefent – eventueel met de fysiotherapeut samen – om gedurende langere tijd in een licht-beangstigende situatie te blijven. Men start daarbij met de laagste trede in de hiërarchie. In hoofdstuk 6 over klinische psychologie is deze vorm van systematische deconditionering nader beschreven.

Assertiviteit

Assertief je wensen, verwachtingen en gevoelens kenbaar maken is een vorm van actieve coping. De patiënt kan daardoor enerzijds zijn onvrede kenbaar maken, waardoor de omgeving mogelijk bereid is de patiënt tegemoet te komen. De fysiotherapeut kan de patiënt hierin aanmoedigen of dit in kleine rollenspellen oefenen. Onderwerpen zijn bijvoorbeeld onvrede over een gezondheidsthema uitspreken tegen huisarts of partner.

Steun mobiliseren

Sociale steun verwijst naar het sociale netwerk van de patiënt om psychologische en materiële bronnen te leveren waardoor de patiënt beter met stress en emoties om kan gaan. Sociale steun en sociale integratie heeft een groot scala van fysieke en psychologische gezondheidsvoordelen (28). Voor een deel verlopen de effecten indirect via het bufferen van stress. Zowel de perceptie als het daadwerkelijk aanwezig zijn van sociale steun (emotionele steun, informatie steun, materiële steun) kan zorgen dat men met vertrouwen de stressor tegemoet ziet. Sociale factoren beïnvloeden echter ook in directe zin de gezondheid, bijvoorbeeld doordat de sociale omgeving normatieve gedragsvoorschriften geeft over wat heilzaam en onheilzaam is qua gedrag. De patiënt kan een belangrijke mate van sociale steun verwerven door deel te nemen aan lotgenotengroepen (29).

Gezien het belang van sociale steun doet een fysiotherapeut die meer wil bieden dan beroepsspecifieke interventies, er verstandig aan op de hoogte te blijven van de sociale, culturele en (re)creatieve mogelijkheden in zijn omgeving. De gemeentegids biedt hierover voldoende informatie. Sommige GGD's geven een brochure uit waarin zelfhulpgroepen zijn opgenomen. Door de patiënt gericht te attenderen op het bestaan van bijvoorbeeld een cursus of groep van lotgenoten die aansluit bij zijn behoeften, kan men hem motiveren daadwerkelijk stappen te ondernemen om zijn isolement te doorbreken.

8.7 Beleving

Sporten om angst en depressie te verminderen

Het is ondertussen voldoende aangetoond dat sportief bewegen angst en depressie kan verminderen of voorkomen (30). Niet alleen aerobe training, maar ook krachttraining hebben hierop een gunstig effect. Meer informatie staat in hoofdstuk 9.

Focusing

Graig, een belangrijke neurowetenschapper, schreef twee artikelen met de titel *How do I feel?* (31, 32). Hij maakt aannemelijk dat de anterior insula cortex een associatieregio is voor het totale lichamelijke voelen: alle fysiologische en homeostatische lichaamsprocessen worden hier gerepresenteerd. Bovendien worden ze hier bijgemengd met cognities vanuit de neocortex. De anterior cingulate cortex voegt emotionele valentie toe zodat deze twee structuren samen zorgen voor een algemeen preverbaal lijfelijk ervaren gevoel. Door met gepaste aandacht (niet oordelend) stil te staan bij dit lijfelijke gevoel en zich af te vragen wat dit lichamelijk beleefde 'onwel' voelen te 'vertellen' heeft, kan de patiënt ontdekken hoe hij diep van binnen in een situatie staat. Het 'lijfelijke' antwoord daarop kan een begin zijn tot inzicht en verandering. Jan van Dixhoorn verwoorde treffend dat *felt sense* ons iets te vertellen heeft: 'U klaagt wel over uw lichaam, maar beseft u ook dat het lichaam over u klaagt?' (33). Het gaat hier om het proces van focusing, zoals Gendlin dit beschreef (34). Aandacht brengen naar het lijf om te voelen wat daar speelt ten aanzien van een bepaald probleem kan associatief woorden of beelden opleveren, zoals 'de situatie benauwt me'. Aanvankelijk vage en onbestemde negatieve gevoelens of zelfs pijn kan daardoor gesymboliseerd worden, waardoor het '(be)grijpbaar' wordt. Dit nieuwe inzicht kan vervolgens een uitgangspunt vormen voor verdere reflectie en handelen.

Je verhaal doen

Er zijn duidelijke experimentele aanwijzingen dat het niet uiten van negatieve gevoelens en gedachten energie kost en tot langdurige autonome activatie en verminderd immuunfunctioneren leidt. Dit tonische surplus aan activatie kan op den duur een gezondheidsprobleem veroorzaken (35). Door deze negatieve gevoelens of gedachten te uiten, kan de patiënt ze een plaats geven of er anders tegenaan gaan kijken. Een dergelijke integratie en cognitieve reorganisatie (verwerking) leiden normaliter tot een daling van de verhoogde autonome activatie, een verbeterd immuunfunctioneren, en een verminderd negatief affect. In die zin is het hebben van een vertrouwenspersoon aan wie men ingrijpende gebeurtenissen en bijkomende gevoelens kan vertellen van groot belang. Als men die mogelijkheid niet heeft, kan schrijven ook helend werken (36). Turk beschrijft een onderzoek waaruit blijkt dat bij ongevallen aan de wervelkolom boosheid 33% van de variantie in pijnintensiteit kon verklaren. Andere onderzoekers vinden bij 53% van de chronische-pijnpatiënten 'opgekropte boosheid' (37). Constructief schrijven over boosheid verlicht pijn en depressie bij chronische-pijnpatiënten en verhoogt het gevoel van controle over de pijn (38). De effectsterkte van je emoties en gevoelens uiten, bijvoorbeeld via schrijfexperimenten, ligt volgens een meta-analyse naar 146 experimentele studies rond de 0,75 (39). Veel van de effecten zijn voor de fysiotherapeut klinisch relevant: verhogingen van de 1-secondewaarde bij astma, afname van pijn en zwelling bij reumatische artritis (40) en sneller herstel van bindweefselbeschadiging (41). In dit kader is het ook belangrijk te realiseren dat luisteren naar levensverhalen van de patiënt een heilzaam effect op zijn fysieke en psychologische welbevinden kan hebben (42, 43). Ook het spreken of schrijven over gewenste levensdoelen van de patiënt kan heilzaam zijn (44).

Expressief bewegen
Net zoals het heilzaam is om je in woorden te uiten over belangrijke zaken in je leven, kan het uitdrukken van je gevoelens of ervaringen in beweging ook het herstel bevorderen. Veel lichaamsgerichte (psycho)therapieën uit de expressieve bewegingstherapie maken hier gebruik van. Het is het domein van de psychomotore therapeut, maar de geïnteresseerde fysiotherapeut zal er ook inspiratie uit kunnen putten. De expressieve bewegingstherapie wordt in hoofdstuk 9 nader besproken.

Massage
De fysiotherapeut kan massage inzetten bij emotieregulatie. Het is aangetoond dat massage gunstige effecten heeft op spanningstoestanden, angst en depressie (45). Doorgaans heeft men het dan over grootvlakkige massage (*total body*). Soms kan zwijgen tijdens de massage de effecten verdiepen (46). Een onderzoek laat bij rugpijnpatiënten zien dat massage pijn, angst, depressie en slaapstoornissen effectiever vermindert dan relaxatietraining (47). Patiënten hoeven tijdens massage niet passief te zijn, maar kunnen actief betrokken worden bij het toelaten van belevingen, het duiden van de betekenis daarvan, en het oefenen om beter hun spieren los te laten om habituele lichaamdefensies (spierspanning) te verminderen. De fysiotherapeut kan zijn bevindingen rond spierspanning of de ademhaling terugrapporteren aan de patiënt, die hier net als bij biofeedback iets mee kan doen. De ervaren diepe relaxatie tijdens de massage kan een ijkpunt voor de patiënt vormen voor zelf te realiseren relaxatie.

Suggestie/verbeelden van rust
Hoewel (auto)hypnotische suggesties door onbekendheid met dit fenomeen misschien ver van de fysiotherapie af lijken te staan, zijn er

allerlei lichte hypnosuggestieve interventies beschreven die gemakkelijk in een relaxatieoefening ingebouwd kunnen worden. Wat niet op het terrein van de fysiotherapeut ligt, is hypnotische regressie naar een eerdere levensfase. De fysiotherapeut kan echter wel relatief eenvoudige interventies overnemen, gericht op angstvermindering, verhoging van de eigen-effectiviteitsverwachting ten aanzien van bewegen of emotie, en verlichting van pijn en benauwdheid. Dergelijke interventies blijken effectief (48). Nadat met een meer gangbare vorm van ontspanningstraining een diepe ontspanning is bereikt, kan ter afronding een dergelijke hypnosuggestieve interventie aangeboden worden. Het in verbeelding naar een mooie rustig plek gaan waar men zich prettig voelt is daar een voorbeeld van. Suggereren dat de pijn langzaam maar zeker meer buiten het aandachtsveld valt, is een ander voorbeeld. Er is veel evidence based literatuur te vinden waaruit de fysiotherapeut inspiratie uit kan putten (49, 50).

Dansant bewegen

Ook dansant bewegen kan gebruikt worden, bijvoorbeeld ter afleiding of om emoties te reduceren. De fysiotherapeut is natuurlijk geen dansleraar of docent drama, maar bepaalde elementen zijn wel te integreren in de behandeling. Ook dit onderwerp komt in hoofdstuk 9 meer uitgebreid aanbod.

8.8 Psychofysiologie

Sport en de stressrespons

Aerobe training vermindert de absolute hoogte van de psychofysiologische stressrespons. In psychologische en psychofysiologische zin kan aerobe training tot stressbestendigheid leiden. Zowel Fillinghim en anderen (51) als De Geus en Van Doornen (52) komen in hun literatuuroverzicht tot de conclusie dat er meer bewijs is dat aerobe training de baseline van hartfrequentie en bloeddruk doet dalen, waardoor de stressreactie in absolute zin minder hoog wordt, dan bewijs dat de stressreactiviteit vermindert. Wel blijft het mogelijk dat subpopulaties, zoals patiënten met psychosomatische klachten, na aerobe training een vermindering van de psychofysiologische reactiviteit laten zien. Aerobe fitness kan de negatieve effecten van stress verminderen (52). Cardiovasculaire aandoeningen bijvoorbeeld, vertonen een sterkere samenhang met een gemiddeld verhoogde bloeddruk of hartfrequentie dan met de cardiovasculaire reactiviteit. Aerobe training verlaagt de gemiddelde hartfrequentie en bloeddruk, waardoor de door stress verhoogde bloeddruk of hartfrequentiestijging uiteindelijk minder hoog is. De Geus en Van Doornen noemen nog een aantal andere factoren waardoor aerobe training een buffer vormt tegen de ongunstige effecten van stress. Stress verslechtert de fibrinolytische-coagulatiebalans in de richting van de coagulatie, wat de kans op trombose vergroot. Aerobe training daarentegen verhoogt het fibrinolytische potentieel. Stress verhoogt het plasmacholesterolniveau, aerobe training verlaagt dat.

Ademhaling en heart rate variability-biofeedback

Een aantal methoden is meer exclusief op de ademhaling gericht (53-55). Vaak gaat het dan om aandachtig, traag en diafragmaal ademhalen. Allerlei varianten in combinatie met been-, arm- of rompbewegingen zijn hierop te bedenken. Enkele instrumenten om een disfunctioneel adempatroon te evalueren, is de Nijmeegse vragenlijst voor hyperventilatie (56). De beleving van de adem wordt gemeten met de Self Evaluation of Breathing Questionnaire (SEBQ) (57); de adembeweging kan worden onderzocht met de Manual Assesment of Respiratory Motion (MARM) (58). Door ontspannen en traag diafragmaal ademen kan de autonome balans in het zenuwstelsel hersteld worden door een toename in vagustonus. Ademtherapie blijkt dan ook bij een scala van stressgerelateerde klachten verlichting te geven (59). Een methode die hierbij aansluit is de heart rate variability-biofeedback (HRV-BF). Met een relatief goedkoop instrument is de hartslagvariabiliteit door de patiënt thuis te volgen en te trainen (60). In een toestand van autonome balans is in deze hartslagvariabiliteit duidelijk de respiratoire sinus aritmie (RSA) te herkennen. Dat wil zeggen dat de hartfrequentie toeneemt met inademen en afneemt met uitademen. In toestanden van stress verdwijnt dit patroon. Bij traag abdominaal ademhalen met een ademfrequentie van rond de zes keer per minuut kan de respiratoire sinus aritmie weer verschijnen, waardoor via baroreceptoren een training van het autonome zenuwstelsel ontstaat (61).

EMG-biofeedback en temperatuur-biofeedback

EMG-biofeedback kan gebruikt worden om een algemene toestand van relaxatie te creëren, maar het unieke van de methode is dat het heel gericht een lokaal verhoogde spierspanning kan beïnvloeden. Diverse patiëntengroepen met stressgerelateerde klachten, zoals fibromyalgiepatiënten en hoofdpijnpatiënten, kunnen op deze wijze verlichting van hun klachten bereiken (62) (63). In een werksetting kan men zo de activiteit van de musculus trapezius tijdens het werk reduceren (64). En ook spanning in de kaakspieren kan met succes verminderd worden (65).

Bij temperatuur-biofeedback wordt doorgaans de vingertemperatuur gemeten en krijgt de patiënt de opdracht via ontspanning, adem en suggesties zijn hand te verwarmen (66). Mogelijk dat temperatuur-biofeedback wat meer effect heeft op autonome maten en EMG-biofeedback meer op motorische maten.

Autogene training en progressieve relaxatie

Autogene training (AT) en progressieve relaxatie (PR) zijn de klassieke en meest bekende ontspanningsmethoden. Er is enorm veel onderzoek naar deze methoden gedaan. Samenvattend kan men stellen dat deze methoden werkzaam zijn bij stressgerelateerde somatische of psychische klachten. De effectsterkte van autogene training ligt voor biologische factoren rond de 0.43-0.68 en voor psychologische factoren rond de 0.58 en de 0.75 (67).

Bij de originele vorm van progressie relaxatie gaat het om ontspanning te bereiken via psychofysiologische spierspanningstraining. Jacobson liet de patiënt een spier aanspannen, de spanning benoemen, en vroeg vervolgens daarmee te stoppen, gevolgd door een rust. Belangrijk principe bij hem is het begrip *diminishing tension*: gaandeweg wordt de patiënt gevraagd de spierspanning met de helft van de kracht te genereren en weer los te laten. Ten slotte kan het gaan om een minimale of niet meer zichtbare beweging. Door alle spiergroepen in het lichaam te oefenen, leert de patiënt telkens fijngevoeliger de spierspanning te herkennen en na te laten (68). Er zijn ook verkorte methoden ontwikkeld. Deze methoden maken vooral gebruik van het 'pendule-effect': eerst de spiergroep krachtig aanspannen en vervolgens opeens loslaten (69). Het idee is dat met deze 'spanningsval' de spierspanning onder de aanvangsspanning terechtkomt. Over deze aanname zijn echter twijfels. De verkorte methoden begeleiden de ontspanningsoefeningen met suggestief taalgebruik, iets wat Jacobson afwees.

Bij autogene training maakt men ook gebruik van suggesties, althans suggesties die de patiënt zichzelf aanbiedt door innerlijk woorden of beelden te herhalen en zich tegelijkertijd met de aandacht op het lichaamsdeel te richten. Een voorbeeld is 'mijn rechterarm is zwaar'. Interessant is dat in de originele methode Schultz deze zinnen/beelden als autosuggestie aanbood. De patiënt repeteerde ze innerlijk terwijl de therapeut zweeg. In moderne tijden zien we varianten waarbij de therapeut juist de zinnen uitspreekt. Het 'autogene' is dan volgens Schultz verdwenen. Een ander interessant aspect is dat in de originele methode de zinnen/beelden aangepast werden aan de ontwikkeling van de ontspanning (70). De zinnen volgden als het ware de ontspanning. In moderne versies ziet men vaak het omgekeerde: in een vast stramien word een protocol met zinnen/beelden afgewerkt, in de hoop dat de ontspanning zal volgen.

Sensorelaxatie

Bolhuis en Reinders werkten het principe van 'passief bewogen worden' uit in hun methode van sensorelaxatie – een methode die prima binnen de fysiotherapie toepasbaar is. Passief bewogen worden, is per definitie erg 'relationeel'. Je wordt immers *door iemand* bewogen. Toestaan, loslaten, en vertrouwen zijn thema's die in deze relationele context nadrukkelijk aanwezig zijn, en dus verkend en geoefend kunnen worden (71).

Feldenkrais/Tai Chi/methode Dixhoorn

Deze vormen van traag en aandachtig (mindfull) bewegen en ademen worden uitgebreid in hoofdstuk 9 besproken.

Meditatie

Het is de vraag of meditatie een plaats kan hebben binnen de fysiotherapie. Als men het esoterische aspect van meditatie weglaat, houdt men in ieder geval een aandachtoefening over die kalmerend kan werken voor de patiënt. Vooral piekeren kan daardoor verminderen. Het ontspannen en geconcentreerd kijken naar een punt of het alsmaar herhalen van een woord zijn hier voorbeelden van (72). Shapiro noemt dit concentratieve vormen van meditatie. Hij onderscheidt ook contemplatieve vormen, waarbij gedachten aan iets wat het zelf overstijgt (natuur, wereld, mensheid, kosmos, Tao of God) een meer morele-affectieve dimensie toevoegt (73). De bekende *loving kindness*-oefening is hier een treffend voorbeeld van. De patiënt haalt daarbij een persoon waarvan hij veel houdt in gedachten en probeert dit liefdevolle gevoel te versterken. Vervolgens oefent hij dit gevoel in gedachte op iemand die iets verder van hem staat, daarna op iemand die nog verder van hem afstaat, enzovoort. Op deze wijze wordt de kring van mensen waar men liefdevolle gevoelens voor heeft vergoot. Negatieve emoties zoals boosheid nemen daardoor af en het welzijn neemt toe (74). Meditatie als middel voor stress-, pijn- en emotieregulatie zal slechts een subgroep van fysiotherapeuten of patiënten aanspreken.

Voor studiesteun zie: www.PsychFysio.nl/boek.html

Literatuur

1. Gross JJ, Thompson RA. Emotional regulation: conceptual foundations. In: Gross JJ, editor. Handboek of emotion regulation. New York: The Guilford Press, 2007:3-24.
2. Leupoldt A von, Sommer T, Kegat S, Baumann HJ, Klose H, Dahme B, Büchel C. Dyspnea and pain share emotion-related brain network. NeuroImage 2009;48:200-6.
3. Dean E. Physical therapy in the 21st century (Part II): Evidence-based practice within the context of evidence-informed practice. Physiotherapy Theory and Practice 2009;25(5-6):354-68.
4. Baltes PB, Staudinger UM. Wisdom: a metaheuristic (pragmatic) to orchestrate mind and virtue toward excellence. American Psychologist 2000;55:122-36.
5. Juliano LM, Ferré S, Griffiths RR. The pharmacology of caffeine. In: Reis K, Fiellin DA, Miller SC, Saitz R, editors. Principles of addiction medicine. 4 ed. Philadelphia: Lippincott Williams & Wilkins, 2009:159-78.
6. Diekstra R. Het geestige lichaam: tussen brein en body. Utrecht: AW Bruna, 1994.
7. Coren S. Sleep health and its assessment and management in physical therapy practice: The evidence. Physiotherapy Theory and Practice 2009;25(5):442-52.
8. Walker PM, Helm E van der. Overnight Therapy? The Role of Sleep in Emotional Brain Processing. Psychological Bulletin 2009;135:731-48.
9. Hamilton NA, Nelson CA, Stevens N, Kitzman H. Sleep and psychological well-being. Social Indicators Research 2007;82:147-63.
10. Morin CM. Cognitive-behavioral approaches to the treatment of insomnia. Journal of Clinical Psychiatry 2004;65(suppl. 16):33-40.
11. D'Zurila TJ, Nezu AM. Problem Solving Therapy: a social competence approach to clinical intervention. New York: Springer Publishing Company, 1999.
12. Burken P van. Gezondheidspsychologie voor de fysiotherapeut: deel II. Houten: Bohn Stafleu van Loghum, 2004.
13. Knudsen EI. Fundamental components of attention. Annual Review of Neuroscience 2007;30:57-78.
14. Elomaa MM, Williams AC, Kalso EA. Attention management as a treatment for chronic pain. European Journal of Pain 2009;13(10):1062-7.
15. Baumeister RF, Heatherton TF, Tice DM. Losing control: how and why people fail at self-regulation. London: Academic Press, 1994.
16. Kristeller JL. Mindfulness meditation. In: Lehrer PM, Woolfolk RL, Sime WE, editors. Principles and practice of stress management. 3 ed. New York: The Guilford Press, 2007:393-427.
17. Raaij EJ de. Ziekteperceptie binnen het domein persoonlijke factoren van de ICF. Nederlands Tijdschrift voor Fysiotherapie 2009;119(2):63-7.
18. Ellis A, Bernard ME, Ellis A, Bernard ME. What is Rational-Emotive Therapy (RET)? Clinical applications of Rational-Emotive Therapy. New York: Plenum, 1985.
19. Campbell CM, Edwards, RR. Mind-body interactions in pain: the neurophysiology of anxious and catastrophic pain-related thoughts. Translational Research 2009;153(3):97-101.
20. Ng W, Diener E. Feeling bad? The "Power" of positive thinking may not apply to everyone. Journal of Research in Personality 2009;43:455-63.
21. Masedo AI, Esteve MR. Effects of suppression, acceptance and spontaneous coping on pain tolerance, pain intensity and distress. Behaviour research and therapy 2007;45:199-209.

22. Quartana PJ, Burns JW, Lofland KR. Attentional strategy moderates effects of pain catastrophizing on symptom-specific physiological responses in chronic low back pain patients. Journal of Behavioral Medicine 2007;30:221-31.
23. Bogaerts K, Hubin M, Diest I van, Peuter S de, Houdenhove B van, Wambeke van P et al. Hyperventilation in patients with chronic fatique syndrome: The role of coping strategies. Behavior Research and Therapy 2007;45(11):2679-90.
24. Luoma JB, Hayes SC, Walser RD. Learning ACT: an acceptance and commitment therapy skills-training manual for therapists. Oakland: New Harbinger, 2007.
25. Sidaway B, Trzaska A. Can mental practice increase ankle dorsiflexor torque? Physical Therapy 2005;85(10):1053-60.
26. Moseley GL. Using visual illusion to reduce at-level neuropathic pain in paraplegia. Pain 2007;130(3):294-8.
27. Hale BD, Seiser L, McGuire EJ, Weinrich E. Mental imagery. In: Taylor J, Wilson G, editors. Applying sport psychology Four perspectives. Champaign: Human Kinetics, 2005:117-36.
28. Cohen S. Social relationships and health. American Psychologist 2004;676-84.
29. Arntson P, Droge D, Albrecht TL, Adelman MB. Social support in selfhelp groups: The role of communication in enabling perceptions of control. Communicating social support. Newbury Park: Sage, 1987:148-71.
30. Landers DM, Arent SM. Physical activity and mental health. In: Tenenbaum G, Eklund RC, editors. Handbook of sportpsychology. 3 ed. New Jersey: John Wiley & Son, 2007:496-501.
31. Graig AD. How do you feel? Interoception: the sense of the physiological condition of the body. Nature reviews Neuroscience 2002;3:655-66.
32. Graig AD. How do you feel – now? The anterior insula and human awareness. Nature reviews Neuroscience 2009;10:59-70.
33. Dixhoorn JV, Kaiser G, Siegrist J, Rosenfeld E, Wetzel-Vandai K. Körperwahrnehmung und Selbstregulation. Die zukunft der medizin Neue wege der gesundheit? Frankfurt: Campus Verlag, 1996:209-24.
34. Gendlin ET. Focusing. New York: Bantam Books, 1981.
35. Traue HC, Pennebaker JW. Emotion, inhibition and health. Seattle: Hogrefe & Huber Publishers, 1993.
36. Pennebaker JW, Fisher S, Reason J. Confiding traumatic experiences and health. Handboek of life stress, cognition and health. Chichester: Wiley, 1988:669-80.
37. Turk DC, Gatchel RJ. Biopsychosocial perspective on chronic pain. Psychological approaches to pain management: a practitioner's handbook. London: Guilford Press, 1996:3-32.
38. Graham JE, Lobel M, Glass P, Lokshina I. Effects of written anger expression in chronic pain patients: making meaning from pain. Journal of Behavioral Medicine 2008;31(3):201-12.
39. Frattaroli J. Experimental disclosure and its moderators: A meta-analysis. Psychological Bulletin 2006;132(6):823-65.
40. Smyth JM, Stone AA, Hurewitz A, Kaell A. Effects of writing about stressful experiences on symptom reduction in patients with asthma or rheumatoid arthritis: a randomized trail. Journal of the American Medical Association 1999;281:1304-9.
41. Weinman J, Ebrecht M, Scott S, Walburn J, Dyson M. Enhanced wound healing after emotional disclosure intervention. British Journal of Health Psychology 2008;13:95-102.
42. Mies L. Levensverhalen in de praktijk: interventies in gezondheidszorg en welzijnswerk In: Bohlmeijer E, Mies L, Westerhof G, editors. De betekenis van levensverhalen. Houten: Bohn Stafleu van Loghum, 2007:271-81.

43. Bohlmeijer E. Herinneringen, Levensverhalen en gezondheid. In: Bohlmeijer E, Mies L, Westerhof G, editors. De betekenis van levensverhalen. Houten: Bohn Stafleu van Loghum, 2007:29-39.
44. Harrist S, Carlozzi BL, McGovern AR, Harrist AW. Benefits of expressive writing and expressive talking about life goals. Journal of research in personality 2007;41:923-30.
45. Moyer CA, Rounds J, Hannum JW. A meta-analysis of massage therapy research. Psychological Bulletin 2004;130(1):3-18.
46. Moyer CA, Rounds J, Hannum J. The Non-Talking Cure: Massage therapy's psychotherapeutic effects are associated with therapeutic bond. Poster presented at the 20th Annual Convention of the Association for Psychological Science, 2008.
47. Field T, Hernandez-Reif M, Diego M, Fraser M. Lower back pain and sleep disturbance are reduced following massage therapy. Journal of bodywork and movement therapies 2007;11:141-5.
48. Karlin RA. Hypnosis in the management of pain and stress. In: Lehrer PM, Woolfolk RL, Sime WE, editors. Principles and practice of stress management. 3 ed. New York: The Guilford Press, 2007:125-50.
49. Jensen MP, Patterson DR. Hypnosis in the relief of pain and pain disorders. In: Nash MR, Barnier AJ, editors. The Oxford handbook of hypnosis: theory, research and practice. Oxford: Oxford University Press, 2008:503-33.
50. Hammond DC. Hypnotic Suggestions and Metaphors. New York: W.W. Norton & Company, 1990.
51. Fillinghim RB, Blumenthal JA, Lehrer PM, Woolfolk RL. The use of aerobic exercise as a method of stress management. New York: The Guilford Press, 1993:443-62.
52. Geus EJC de, Doornen LJP van. The effects of fitness training on the physiological stress response. Work & Stress 1993;2:141-59.
53. Balfoort B, Dixhoorn JJ van. Ademen wij vanzelf? Baarn: Bosch & Keuning, 1979.
54. Dixhoorn JJ. Whole-body breating: a systems perspective on respiratory retraining. In: Lehrer PM, Woolfolk RL, Sime WE, editors. Principles and practice of stress management. 3 ed. New York: The Guilford Press, 2007:291-332.
55. Middendorf I. De ervaarbare adem: 'een ademleer'. Deventer: Ankh-Hermes, 1989.
56. Dixhoorn J van, Duivenvoorden HJ. Efficacy of Nijmegen Questionnaire in recognition of the hyperventilation syndrome. Journal of Psychosomatic Research 1985;29(2):199-206.
57. Courtney R. Preliminary investigation of a measure of dysfunctional breathing symptoms: The Self Evaluation of Breathing Questionnaire (SEBQ). International Journal of Osteopathic Medicine 2009;12(4):121-7.
58. Courtney R, Dixhoorn J van, Cohen M. Evaluation of breathing pattern: comparison of a manual assesment of respiratory motion (MARM) and respiratory induction plethysmography. Applied Psychophysiology and Biofeedback 2008;33(91-100).
59. Courtney R. The functions of breathing and its dysfunctions and their relationship to breathing therapy. International Journal of Osteopathic Medicine 2009;12:75-85.
60. Reiner R. Integrating a portable biofeedback divice into clinical practice for patients with anxiety disorders: results of a pilot study. Applied Psychophysiology and Biofeedback 2008;33:55-61.
61. Lehrer PM. Biofeedback training to increase heart rate variability. In: Lehrer PM, Woolfolk RL, Sime WE, editors. Principles and practice of stress management. 3 ed. New York: The Guilford Press, 2007:227-48.
62. Babu A, Mathew E, Danda D, Prakash H. Management of patient with fibromyalgia using biofeedback: a randomized control trail. Indian Journal of Medical Sciences 2007;61(8):455-61.

63. Nestoriuc Y, Martin A, Rief W, Andrasik F. Biofeedback treatment for headache disorders: a comprehensive efficacy review. Applied Psychophysiology and Biofeedback 2008;33:125-40.
64. Holterman A, Sogaard K, Christensen H, Dahl B, Blangsted AK. The infuence of biofeedback training on trapezius activity and rest during occupational computer work: a randomized controlled trial. Eur J Appl Physiol 2008;104(6):983-9.
65. Glaros AG. Temporomandibular disorders and facial pain: a psychophysiological perspective. Applied Psychophysiology and Biofeedback 2008;33:161-71.
66. Norris PA, Fabrion SL, Oikawa LO. Autogenic biofeedback training in psychophysiological therapy. In: Lehrer PM, Woolfolk RL, Sime WE, editors. Principles and practice of stress management. 3 ed. New York: The Guilford Press, 2007:175-205.
67. Linden W. The autogenic training method. In: Lehrer PM, Woolfolk RL, Sime WE, editors. Principles and practice of stress management. 3 ed. New York: The Guilford Press, 2007:151-74.
68. McGuigan FJ, Lehrer PM. Progressive relaxation: origins, principles, and clinical applications. In: Lehrer PM, Woolfolk RL, Sime WE, editors. Principles and practice of stress management. 3 ed. New York: The Guilford Press, 2007:57-87.
69. Bernstein DA, Carlson CH, Schmidt JE. Progressive relaxation: abbreviated methods. In: Lehrer PM, Woolfolk RL, Sime WE, editors. Principles and practice of stress management. 3 ed. New York: The Guilford Press, 2007:88-122.
70. Schultz JH. Das autogene training. Konzentrative selbstentspannung. Versuch einer klinisch-praktischen darstellung. Stuttgart: Georg Thieme Verlag, 1982.
71. Bolhuis H, Reynders K. Sensorelaxatie. Een methode tot ontspanning. Groningen: Eigenbeheer, 1983.
72. Carrington P. Modern forms of matra meditation. In: Lehrer PM, Woolfolk RL, Sime WE, editors. Principles and practice of stress management. 3 ed. New York: The Guilford Press, 2007:363-92.
73. Shapiro SL, Schwartz GER, Santerre C, Snyder CR, Lopez SJ. Meditation and positive psychology. Handbook of positive psychology. New York: Oxford University Press, 2002:632-45.
74. Fredrickson BL, Cohn MA, Coffey KA, Pek J, Finkel SM. Open hearts build lives: Positive emotions, induced through loving-kindness meditation, build consequential personal resources. Journal of Personality and Social Psychology 2008;95(5):1045-62.

Bewegen, stress en emoties

Drs. P. van Burken

9.1 Inleiding

Bewegen is het centrale thema binnen de fysiotherapie, maar dit thema wordt vreemd genoeg erg eenzijdig uitgewerkt. Vooral de activiteitenfunctie van bewegen en de onderliggende stoornissen in anatomische eigenschappen en functies krijgen aandacht. Vanaf de laatste eeuwwisseling is er gelukkig een ontwikkeling gaande om ook psychologische aspecten van het bewegen bij de behandeling te betrekken, maar deze blijft toch nog beperkt. Vooral bewegingsangst, graded activity en exposure en stress kregen aandacht. Bewegen heeft echter meer psychologische implicaties [1] [2]. Enkele aandachtspunten die verder uitgewerkt kunnen worden binnen de fysiotherapie zijn:
- Het bewegend functioneren wordt niet alleen beïnvloed door pijn en stress, maar ook door negatieve emoties zoals angst en somberheid. Deze emoties komen tot uitdrukking in gedrag en dus in de motoriek [3].
- Naast het kijken naar kwantitatief motorisch functioneren (verder kunnen lopen), verdient de kwaliteit van het bewegend functioneren meer aandacht. Dit in relatie tot psychologische processen binnen de persoon zoals motivatie, emotie, nauwgezetheid.
- Binnen de fysiotherapie verwijst motorisch functioneren vooral naar de 'fysieke verplaatsingsfunctie' van het lichaam/lichaamsdelen in relatie tot omgeving, objecten of activiteiten: de 'zakelijke' instrumentele kant van bewegen. Maar er bestaat ook een expressieve kant van het bewegend functioneren.
- De nadruk op het extern observeerbare deel van het bewegen gaat ten koste van het intern beleefbare deel van het bewegend functioneren. Dit is geen onbelangrijk onderscheid, want het is mogelijk dat een externe kwantitatieve doelstelling in de behandeling gehaald wordt (de patiënt kan weer even ver en snel lopen), maar dit

door de patiënt niet beleefd wordt als even gemakkelijk en aangenaam als voorheen.
- Er is meer aandacht voor de negatieve invloed van stress en emoties op het bewegend functioneren, dan het omgekeerde – de positieve invloed van bewegend functioneren op mentaal functioneren.

In essentie gaat het dus om een verwevenheid tussen stress en emoties enerzijds en bewegend functioneren anderzijds. In figuur 9.1 staan deze aspecten benoemd.

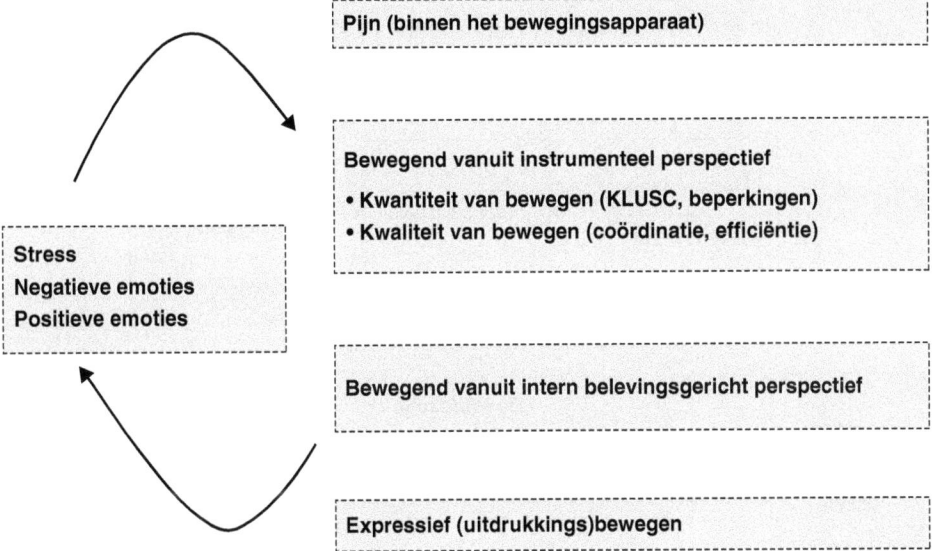

Figuur 9.1 *Enkele aspecten van bewegen.*

Tot slot: binnen de fysiotherapie lijkt de aandacht meer gericht te zijn op de uiteindelijke effecten van psychologische factoren binnen het bewegen dan op de tussenliggende processen die mediëren tussen bijvoorbeeld emoties en bewegen. In dit hoofdstuk wordt eerst de invloed van stress en negatieve emoties op bewegen beschreven en vervolgens het effect van bewegen op negatieve emoties en stress.

9.2 De invloed van stress en negatieve emoties op bewegen

9.2.1 STRESS VERHOOGT DE KANS OP (SPORT)BLESSURES

Williams en anderen ontwikkelden midden jaren tachtig van de vorige eeuw het *stress injury*-model, waarin drie groepen psychologische factoren in relatie gebracht werden met sportblessures (4). Het model beschrijft dat (a) de stress rond de wedstrijd of elders in het leven van de sporter, (b) de persoonlijkheid en (c) gebrekkige copingbronnen een nadelige invloed hebben op de stressreactie (zie figuur 9.2). Deze stressreactie verhoogt de kans op een sportblessure omdat er nadelige veranderingen ontstaan in fysiologie (verhoogde spiertonus) en aandacht (vernauwing van het visuele veld en verhoogde afleidbaarheid). Het model is inmiddels verder wetenschappelijk onderbouwd. Ongeveer 85% van de studies vindt inderdaad een relatie tussen (beduidende) levensstress en sportblessures. Hoe meer levensstress, des te groter de kans op een sportblessure. Een aantal elementen uit het model, zoals aandacht, coördinatie en spierspanning, wordt hieronder toegelicht.

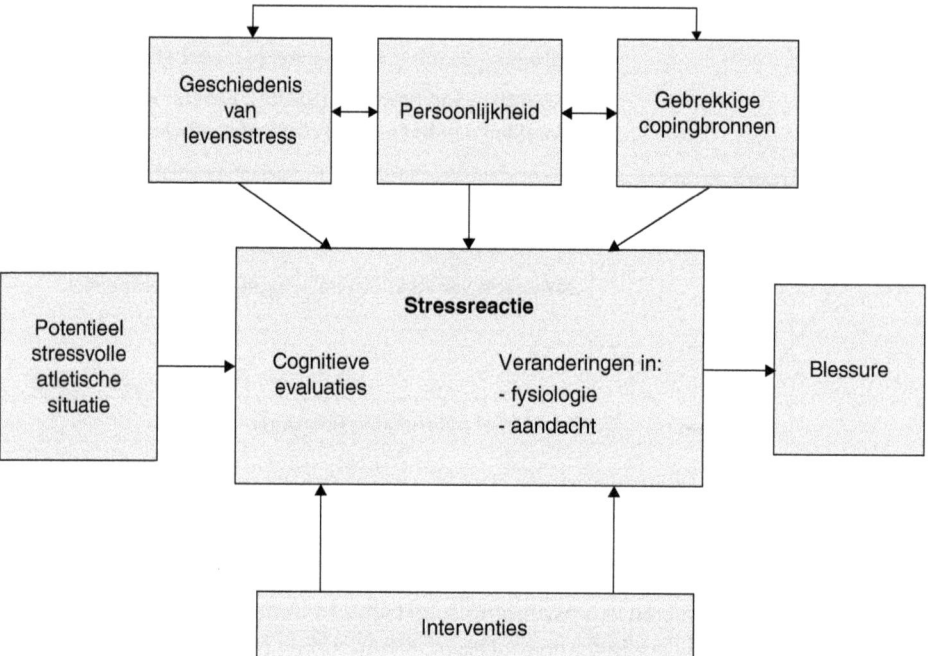

Figuur 9.2 Stress injury-model (Williams et al.; 4).

9.2.2 STRESS VERSTERKT DE EMOTIONELE DIMENSIE VAN PIJN

Pijn verdient ook aandacht binnen de relatie bewegen, stress en emotie. Pijn is immers voor een deel een emotionele ervaring. Pijn en emoties maken gedeeltelijk gebruik van dezelfde neuronale structuren in de hersenen (5). Stress en negatieve emoties beïnvloeden vooral de emotionele dimensie van de pijn (6). De pijntoename die daarbij ontstaat, beïnvloedt het bewegend functioneren. Negatieve emotie vermindert bijvoorbeeld de pijntolerantie tijdens een tiltaak bij rugpatiënten (7). Omdat stemming en emotie vooral de emotionele dimensie van de pijn beïnvloeden en minder de sensorische dimensie, moet het effect van psychologische bewegingsinterventies binnen de fysiotherapie niet alleen op de sensorische dimensie van pijn beoordeeld worden maar zeker ook op de emotionele dimensie van de pijn.

9.2.3 STRESS EN NEGATIEVE EMOTIES VERHOGEN DE SPIERSPANNING

Angst
Veel onderzoeken bevestigen de verhoogde spierspanning (EMG-waarden) bij angstpatiënten in vergelijk tot gezonden (8). Mensen met negatief affect als persoonskenmerk, zoals nervositeit, reageren met een versterkte EMG-toename op stressoren (9).

Inhibitie van expressie van emotie
Psychofysiologische processen raken overmatig geactiveerd als mensen beladen emoties of ervaringen voor zich houden (10). Zo is het onderdrukken van emoties bijvoorbeeld geassocieerd met meer symptomen bij fibromyalgiepatiënten (11). Mogelijk kan dit verklaard worden doordat deze patiënten het uiten van emoties remmen door het aanspannen van zowel agonisten als antagonisten waardoor pijn kan ontstaan (12).

Persoonlijk relevante stressoren
Niet zozeer het bespreken van algemene stressoren maar vooral het bespreken van de persoonlijke stressoren is belangrijk. De 'vinger op de zere plek leggen' kan specifiek de spierspanning in de pijnlijke spieren verhogen (13) (14). Recent onderzoek toont dit wederom aan bij chronische lage rugpijn maar bijvoorbeeld niet bij nekpijn (15).

Neuromotorische ruis
Stress versterkt de neuromotorische ruis tijdens het bewegen, wat vervolgens om extra beheersing vraagt. Deze beheersing probeert men te bereiken door het aanspannen van agonisten en antagonisten (16) (17). Door deze strategie van 'het verstijven' van bijvoorbeeld de arm, neemt de spiertonus toe, wat een verklaring kan zijn voor aspecifieke werkgerelateerde aandoeningen (18).

9.2.4 STRESS EN MOTORVARIATIE
Stress heeft een afname in bewegingsvariatie tot gevolg. Een auteur spreekt treffend van *freezing degrees of freedom under stress* (19). Men mag

op theoretische gronden verwachten dat chronische stress een langdurige vermindering in de variatie van bewegen geeft, waardoor op den duur de corticale map aan dit ingeperkte bewegen aangepast wordt. Zelfs een korte immobilisatie van een ledemaat gedurende een paar uur laat immers al negatieve sporen na in motorisch functioneren en waarschijnlijk ook in de corticale organisatie (20). Door deze corticale reorganisatie gaat er een stukje spontaan op te roepen bewegingspotentieel verloren.

9.2.5 STRESS EN MOTORISCHE STURING

Onder sterk verhoogde arousal treden er meer fouten op in de meest simpele motorische taken (21). Zelfs het zien van emotioneel negatieve plaatjes vermindert al de prestaties op een motorische volgtaak, laat staan *real life*-emoties (22). De verstorende invloed van stress op motorische sturing is kleiner als de motorische vaardigheid door impliciet leren is aangeleerd (23).

9.2.6 STRESS EN WONDHERSTEL

Het is inmiddels overduidelijk aangetoond dat levensstress het bindweefselherstel vertraagt (24): een wond sluit zich onder stress aanzienlijk trager. De belangrijkste tussenliggende processen daarbij zijn: een verhoogd cortisol- en pro-inflammatoire cytokineniveau, een verlaagd oxytocineniveau, een verminderde doorbloeding/zuurstofvoorziening en versterkte (statische) spiercontracties.

9.2.7 BEWEGINGSANGST EN BEWEGEND FUNCTIONEREN

Vaak is bewegingsangst een voorspeller voor verminderde functionele capaciteit. Patiënten met rugpijn en bewegingsangst ervaren bijvoorbeeld meer pijntoename bij herhaald tillen (25). Maar niet elke onderzoek vindt deze relatie (26); zo zou graded exposure beter werken bij bewegingsangst dan graded activity (27), maar er bestaat ook recent onderzoek dat dat verschil niet aantoont.

9.2.8 OUDEREN DIE BANG ZIJN TE VALLEN, VALLEN EERDER

Het gegeven dat mensen die bang zijn om te vallen, eerder vallen, is voor een deel te verklaren door de overmatige arousal die optreedt en de motorische sturing nadelig beïnvloedt. Een andere verklaring is dat lopen een automatisme is. Angst om te vallen, maakt dat de patiënt overmatig bewust gaat lopen. Deze bewuste sturing van het lopen, is minder adequaat dan de onbewuste automatisch uitvoering.

9.2.9 PSYCHIATRISCHE STOORNISSEN EN BEWEGEN
Tijdens bedroefdheid en depressie is de loopsnelheid lager, de paslengte kleiner, er is minder armzwaai, een meer ingezakte houding, meer laterale rompbewegingen en minder verticale hoofdbewegingen (28) (29). Patiënten met chronische pijnen aan het bewegingsapparaat, zoals fibromyalgiepatiënten, hebben vaker een psychiatrische aandoening (30). Posttraumatische stress-stoornis en chronische pijn komen vaak samen voor (31).

9.2.10 PSYCHOTRAUMA EN MOTORISCHE CONVERSIE
Traumatische levenservaringen kunnen ertoe leiden dat dissociatie optreedt, waardoor men zich niet als 'eigenaar' ervaart van bepaalde motorische handelingen. Deze dissociatie kan bij motorische conversies de vorm aannemen van spierzwakte, verlammingen en verkrampingen (32). Fysiotherapeuten zullen hier incidenteel zeker mee te maken krijgen.

9.2.11 POSITIEVE EMOTIES EN MOTORIEK
Het is aannemelijk dat positieve emoties zoals tevredenheid en blijdschap het motorische functioneren kunnen verbeteren. Negatieve emoties vernauwen immers het denk-doe-patroon tot stereotiep bewegingsgedrag (boze of angstige houding) (33). Positieve emoties daarentegen verbreden juist de denk-doepatronen: exploreren, spel, creativiteit en stressbestendigheid nemen daarbij toe. Hiermee neemt ook de variatie, luchtigheid en speelsheid van het bewegen toe. Bovendien versterken deze positieve emoties de wilskracht en de zelfsturing, die vervolgens ingezet kunnen worden in motorische taken (34).

9.3 Bewegen inzetten om stress en emoties te beïnvloeden

9.3.1 SPORTIEF BEWEGEN
De recente overzichten laten zien dat sportief bewegen het cognitieve functioneren verbetert en stress en negatieve emoties vermindert (35) (36). Meerdere keren per week langer dan dertig minuten sporten, verbetert de denksnelheid, het geheugen, het redeneren en de academische prestaties. De effectsterkte hiervan ligt rond de 0.29-0.62. Dit is waarschijnlijk toe te schrijven aan gunstige veranderingen in de hypocampus, een structuur die betrokken is bij geheugen en leren. Het is een fysiotherapeutisch relevant gegeven dat bewegen het cognitief functioneren verbetert omdat dit bij chronische pijn verminderd is en daardoor de zelfregulatie ondermijnt (37).
Ook ten aanzien van angst en depressie is het ondertussen genoeg-

zaam aangetoond dat sportief bewegen de klachten vermindert. De effectsterkte voor angststoornissen is 0.15-0.56 en bij depressie 0.53-0.72. Het effect is daarmee qua sterkte vergelijkbaar met medicatie of psychotherapie. Het effect bij klinische angstklachten of depressie is sterker dan bij gezonden. Als men een slechte conditie heeft, is de winst aan mentale gezondheid groter. Twee voorbeelden van toepassingsgebieden binnen de fysiotherapie: intensieve training verbetert de cortisolhuishouding bij patiënten met chronische lage rugpijn die ook tekenen van depressie hebben (38). Fysieke activiteit zwakt de relatie tussen stress en metabole risico's af bij adolescente jongens (39). De verklaringen voor de effecten op emotioneel welbevinden zijn psychologisch of biologisch van aard. Psychologische verklaringen noemen gunstige veranderingen in het gevoel van beheersing (*mastery*), eigeneffectiviteitsverwachting, eigenwaarde, zelfbeeld, sociale interactie en sociale steun. Biologische verklaringen noemen verbeteringen in HPA-as, autonome zenuwstelsel, *brain derived neurotrophic factor*, endocannabinoïden, serotonine en noradrenaline als factoren.

Hoewel er rond 2001 vooral bewijs was dat aerobe oefeningen angst en depressie verminderen, is er recent bewijs gekomen dat ook anaerobe training en krachttraining in dit opzicht gunstig zijn. Enkele bevindingen (35):

- Krachttraining op 70% van de 10 RM blijkt de optimale keuze te zijn.
- Een matige aerobe inspanning van bijvoorbeeld 15-30 minuten op 70% van het maximum of 30-45 minuten op 50% van het maximum blijkt optimaal te zijn bij angstreductie.
- In de opbouw moet men niet te zwaar beginnen: een positief of negatief gevoel tijdens een initiële inspanning voorspelt wie na zes en twaalf maanden nog fysiek actief is (40).

Twee interventiemethoden die steunen op bovenstaande bevindingen zijn runningtherapie en *Walk/Talk*-therapy (36) (41). Walk/Talk-therapie is combinatie van stevig doorwandelen terwijl men ondertussen 'coachende' gesprekken voert; runningtherapie ligt dichter bij de traditionele fysiotherapie.

9.3.2 BEWUST EN AANDACHTIG BEWEGEN
Wat de fysiotherapeut beter kan nalaten
Er zijn veel stromingen die claimen stress en emoties via bewegen in gunstige zin te beïnvloeden. Ze komen uit de hoek van *bodywork*, *body-psychotherapy* en de mindfulness-traditie. Hierbij valt op dat sommige benaderingen nadrukkelijk de bewegingsexpressie proberen te

interpreteren en daar in de therapie mee verder werken. Het duiden van lichaamshouding en beweging is op zichzelf niet verkeerd; de aanwezigheid van spiegelneuronen in de hersenen suggereert immers dat we in bepaalde mate inderdaad relatief adequaat kunnen vermoeden wat de ander ervaart (42). Het zien van houding en beweging roept reacties in ons op die we zelf zouden hebben als we deze houding of beweging zouden uitvoeren. Dit proces vormt de basis van ons empathische vermogen omdat we ermee kunnen 'voelen' of iemand bijvoorbeeld teleurgesteld is, moe is of pijn heeft. Wat je echter niet kunt zien, is of iemand een bepaalde lichaamshouding heeft omdat hij een slechte relatie met zijn moeder of vader had. Dat is een duiding die niet rechtstreeks af te leiden valt uit de directe observatie, maar volledig hypothetisch van aard is. Dergelijke interpretaties kloppen vaak niet en brengen een groot risico met zich mee. Verkeerde psychologische duidingen, die niet te volgen zijn voor de patiënt, kunnen hem, als hij deze niet weet te verwerpen, van zichzelf vervreemden en zijn eigenwaarde en competentiegevoel ondermijnen. Onderzoek binnen de reguliere academische psychologie heeft geen bewijs voor dergelijke interpretaties opgeleverd.

Wat de fysiotherapeut wel kan doen

Stromingen gericht op aandachtig of mindfull bewegen interpreteren juist niet de beweging van de patiënten, maar laten de patiënt volledig zelf het beleven ervaren en benoemen. Daarmee blijft het beschreven risico van onjuiste duiding en verkeerd labelen van de ervaring van de patiënt beperkt en houdt de patiënt de regie. Twee voorbeelden van methoden die de fysiotherapie in dit opzicht kunnen inspireren zijn de methode Feldenkrais en Tai Chi. Beide hebben traag en aandachtig bewegen, en een open onderzoekende instelling met elkaar gemeen. Het grote verschil is dat Feldenkrais bij de bewegingsoefeningen expliciet ruimte laat om de beweging voor een deel op eigen individuele wijze uit te voeren, te beleven en te onderzoeken. Tai Chi daarentegen schrijft de bewegingen zeer precies voor en vraagt om een exacte uitvoering, en beperkt de individuele vrijheid daarmee. Dat laatste lijkt een nadeel, maar kan, zoals we later zullen zien, ook een voordeel zijn. Beide methoden hebben veel bewegingen en oefeningen beschreven waaruit de fysiotherapeut kan putten. Bovendien is er relatief veel onderzoek naar beide methoden gedaan.

Feldenkrais

De Israëliër Moshe Feldenkrais (1904-1984) ontwikkelde zijn ideeën rond bewegen op basis van zijn uitgebreide ervaring in judo en bekendheid met de ideeën van Alexander en Grindler. Dit monde uit in wat hij *awareness through movement* noemde (43).

Typering van de methode

Edwards beschrijft hoe Feldenkrais tegen de relatie 'zelfbeeld en motorische functioneren' aankijkt (44). Feldenkrais ziet houding en beweging als een uiting van een sociaal en cultureel geconstrueerd zelfbeeld, dat per definitie erg uniek zal zijn. Zowel ervaringen in het verleden, zoals het niet kunnen voldoen aan de hooggespannen verwachtingen van de ouders, als ervaringen in het heden, zoals pijn, beïnvloeden het zelfbeeld. Dit zelfbeeld beïnvloedt vervolgens weer het bewegend functioneren. Een ingeperkt rigide zelfbeeld geeft als het ware een ingeperkt en rigide potentiaal aan bewegingsvariatie. Bij chronische-pijnpatiënten kan dit ingeperkte zelfbeeld gedomineerd worden door opvattingen zoals: 'dit kan ik niet aan', 'dit vind ik verschrikkelijk', 'zo ben ik niets waard', 'ik heb een zwakke rug'. De chronische-pijnpatiënt heeft geleerd dat hij niet succesvol is. Omdat deze interpretaties stereotiep, beperkt en disfunctioneel zijn, zullen de bewegingspatronen dat ook zijn. De fysiotherapeut moet daarom helpen de relatie te verhelderen tussen de ingesleten interpretaties van de patiënt over zichzelf en de wereld en de daarmee corresponderende ingesleten motorische gedragingen. In therapie kunnen die bewegingspatronen weer verbreed worden en losgekoppeld van de disfunctionele interpretaties. Omdat ieder persoon een uniek zelfbeeld heeft, stelt Feldenkrais dat bewegen ook uniek is en niet in één norm vast te leggen is. Men moet daarom de patiënt vooral aanmoedigen te exploreren wat mogelijk is in plaats van voor te schrijven. De bewegingsoefeningen van Feldenkrais maken de patiënt enerzijds bewust van ingeperkte delen in het bewegen en dus in het (sensomotorische) zelfbeeld. Anderzijds prikkelen de veelzijdige bewegingsoefeningen tot het exploreren van de bewegingen en het bewegingsgemak, en het opdoen van geheel nieuwe ervaringen en mogelijkheden hierin. Je zou kunnen zeggen dat het sensomotorische zelfbeeld daardoor verruimd wordt en daarmee ook het spontane bewegingspotentieel. Feldenkrais vermoedde in de jaren veertig van de vorige eeuw al dat dit gepaard zou gaan met een corticale reorganisatie van het sensomotorische 'zelf'. Recente bevindingen uit fMRI-onderzoek ondersteunen deze gedachte.

Beschreven effecten

Een uitgebreide review maakt duidelijk dat de positieve effecten binnen vier deelgebieden vallen: pijn, motorcontrole, functioneel verplaatsten en psychologische effecten. De wetenschappelijke onderzoeken zijn weliswaar niet sterk qua design, maar de bevindingen van de anekdotische studies, case studies en kleine groepsstudies zijn voldoende positief om grotere klinische studies op te zetten (45). Binnen het kader van dit boek zijn vooral de psychologische effecten relevant. Er zijn achttien onderzoeken die suggereren dat de methode Feldenkrais het lichaamsbewustzijn, de kwaliteit van het lichaamsbeeld en de eigenwaarde doet toenemen en angst vermindert.

Interne aandacht en motorisch functioneren

Voor motorisch leren en presteren, is het daarentegen relatief ineffectief wanneer een interne lichaamsgerichte aandachtsfocus en een uitgebreide kinesthetische training de nadruk krijgt (46). Beide factoren verstoren doorgaans juist het motorische leren en de motorische prestaties. Een externe gerichtheid op het bewegingsdoel zou meer bevorderlijk zijn. Dit geldt vooral als het effect van het motorische functioneren afgemeten wordt aan een extern doel, bijvoorbeeld met een dart in de roos gooien. Als het doel echter intern ligt, zoals prettiger en meer ontspannen bewegen, is het waarnemen van de interne toestand vanzelfsprekend wel een eerste stap om bij te kunnen sturen. De fysiotherapeut moet de methode Feldenkrais dus niet zozeer inzetten voor het extern motorisch leren en presteren, maar voor het intern psychologisch reguleren van overtollige spanning, het verbeteren van zelf- en lichaamsbeeld en het ervaren van bewegingskwaliteit.

Als mensen losser en vrijer worden in hun zelfbeeld en bewegen, kan er ook meer expressie komen in de beweging. Deze expressie is per definitie niet taakgericht, maar 'extra' en doet dus afbreuk aan een rechtlijnige efficiëntie. Dat kan betekenen dat het bewegen weliswaar losser en vrijer aanvoelt, terwijl biomechanisch of metabolisch de belasting toch groter wordt. Dat is niet vreemd, want gevoelens van gemak, inspanning of vermoeidheid correleren niet perfect met biomechanische of metabole maten, maar zijn voor een belangrijk deel ook een limbische beleving (47). Het is dus mogelijk dat men vanuit intern perspectief zich limbisch-expressief prettig voelt bij het bewegen, maar dat dit bewegen vanuit doelgericht, extern perspectief mechanisch minder efficiënt is. Analoog aan ervaringen als pijn en benauwdheid, heeft bewegen dus ook een meer 'zakelijke' dimensie en een meer affectieve, expressieve dimensie. Feldenkrais beïnvloedt mogelijk meer deze laatste dimensie, terwijl bijvoorbeeld veel vormen van sporttraining meer de taakdimensie beïnvloeden. Net als bij pijn, moet men bij de effectmeting deze twee dimensies goed onderscheiden.

Tai Chi
Typering van de methode
Tai Chi Ch'uan is te omschrijven als een meditatieve of interne vechtkunst. Het is een op beweging gerichte mind-body-oefening. In essentie is het een langzame intentionele bewegingsvorm, vaak gecoördineerd met de ademhaling en verbeelding. De vroegst bekende tekst komt uit de zeventiende eeuw en is van Chen Wangting (48).

Beschreven effecten
In toenemende mate is er wetenschappelijk bewijs voor de effectiviteit van Tai Chi als preventieve en revaliderende interventie. Hoewel meer onderzoek nodig is, zijn er positieve effecten gevonden voor: (a) balans, houdingsstabiliteit en looppatroon, (b) spierkracht, lenigheid, mobiliteit en coördinatie, (c) cardiorespiratoire fitheid, (d) immuunfunctie, (e) pijn, (f) stress en emotie (48, 49). Vooral de psychologische effecten zijn in het kader van dit boek interessant. In een recente review worden duidelijke aanwijzingen gevonden dat Tai Chi een positieve invloed heeft op (50):
– emotie (acht onderzoeken);
– depressie (drie onderzoeken);
– angst (acht onderzoeken);
– stress (zes onderzoeken);
– zelfvertrouwen (zes onderzoeken);
– algehele psychologische gezondheid (tien onderzoeken).

Wat kan de fysiotherapie overnemen?
Tai Chi kan zonder meer geïntroduceerd worden binnen de fysiotherapie. In andere landen gebeurt dat veelvuldig. Mogelijk is de acceptatie in Nederland laag door de culturele context van de fysiotherapeutische setting. Een oplossing kan zijn een meer westerse choreografie te ontwikkelen die dezelfde trage en vloeiende kenmerken heeft als Tai Chi.

Gemeenschappelijke processen bij aandachtsvol bewegen
Offline consolidatie wordt bevorderd
Offline consolidatie wil zeggen dat het leerproces dat gestart is tijdens de bewegingsoefening doorgaat nadat de oefening geëindigd is, bijvoorbeeld tijdens de slaap. Aandacht blijkt de belangrijkste variabele te zijn voor het al dan niet optreden van offline consolidatie (51). Bewegingsmethoden die veel aanspraak doen op interne aandachtsprocessen, zoals Tai Chi en de methode Feldenkrais, met als doel gevarieerd bewegen met minimale inspanning, hebben door offline consolidatie

het voordeel van een hoog leerrendement op het gebied van interne zelfregulatie.

Verhoging van sensorisch discriminatievermogen

Langdurig beoefenen van Tai Chi verbetert het tactiele discriminatievermogen (52). Dit is geen onbelangrijk bevinding in het kader van chronische pijn. Diverse studies tonen namelijk een ongunstige corticale reorganisatie van de primaire somatosensorische cortex (S1) en een verminderd tactiel onderscheidingsvermogen aan. Deze veranderingen correleren met de mate van pijn. Ook bij lage-rugpijnpatiënten vindt men een verstoord lichaamsbeeld en een tactiele disfunctie (53). Er zijn aanwijzingen dat training van het sensorische discriminatievermogen chronische pijn vermindert. Flor en anderen tonen aan dat fantoompijn vermindert bij discriminatietraining van negentig minuten per dag op de stomp. Hierbij moet de patiënt aangeven waar een van de acht elektroden op zijn stomp zich bevindt of met welke frequentie er geprikkeld wordt. De pijnafname correleerde met corticale reorganisatie en een verbeterd discriminatievermogen (54). Mosely toont bij het complex regionaal pijnsyndroom (CRPS) aan dat tactiele discriminatietraining in de aangedane regio een significante verbetering in twee-puntsdiscriminatie geeft en een vermindering in pijn van gemiddeld 27 mm op de Visual Analogue Scale (VAS) (55). Er werd gedurende één week ongeveer 24 minuten per dag getraind. Het gaat om discriminatie, aangezien tactiele stimulatie op zichzelf geen effect had.

Herstel van de corticale bewegingsrepresentatie

Bij patiënten met chronische lage rugpijn wordt in onderzoeken een groot aantal stoornissen in het motorisch functioneren gevonden (37):
- De rug wordt minder bewogen tijdens functionele taken.
- Er is een grotere asymmetrische en variantie in uitvoering.
- Men beweegt consistent trager.
- Spieractiviteit is slechter gecoördineerd in zowel statische als dynamische situaties.
- Bij tillen worden de rugspieren eerder en langer, en met meer co-contracties geactiveerd.
- Er zijn veranderingen zichtbaar in spieractivatiepatronen bij bewegen van de ledematen, plotselinge gewichtsveranderingen, en ook de balans is verminderd.
- Er zijn enige aanwijzingen voor een verminderde proprioceptie.
- De reactietijden zijn in verschillende taken vertraagd.

Oefentherapie gericht op het herstel van de perifere motorfunctie blijkt weinig effectief te zijn bij chronische lage rugpijn. Door sensomotorische discriminatietaken in te bouwen in de oefentherapie, kan deze meer 'corticaal' gericht worden. Romp- of bekkenoefeningen die aandachtig uitgevoerd worden, een element van nieuwheid hebben en waarbij de patiënt uitgedaagd wordt zijn onderscheidingvermogen te ontwikkelen, zijn daar een voorbeeld van. De therapeut kan vragen stellen als: Wat valt u op als u beweging x doet ten opzichte van y of de beginsituatie? Hoe ver voelt u de beweging doorlopen in uw romp? Verandert dat na twintig herhalingen?

Deze aanpak sluit aan bij de denkbeelden van bewegen volgens Feldenkrais. Deze methode en bijvoorbeeld ook Tai Chi zijn bewegingsvormen die langzaam en aandachtig uitgevoerd worden. Ze doen een groot beroep doen op het sensomotorisch discriminatoir waarnemen van de effecten van bewegen binnen het lichaam. Feldenkrais schreef veertig jaar geleden al dat zijn vorm van oefenen gericht was op het 'herstellen' van de corticale representatie (43).

Tactiele sensaties

Zoals bekend, activeert tactiele stimulatie de primaire en secondaire somatosensorische cortex aan de contralaterale zijde, ook al schenkt men geen aandacht aan de stimulus. Richt men echter welbewust de aandacht op de tactiele stimulatie, dan wordt bovendien de primaire en supplementaire motorische cortex geactiveerd aan beide zijden (56). Aandachtsvolle bewegingsinterventies die een sterk appel doen op het aandachtig somatosensorische waarnemen, faciliteren dus mogelijk de motorische regionen en hiermee mogelijk weer het bewegen. Deze motorische facilitatie kan sommige patiënten een extra 'zetje' geven het bewegen uit te voeren of vol te houden.

Lichaamsbewustzijn en gevoel

Bij het voelen van het lijf, het antwoord geven op de vraag 'hoe voel ik me', raadpleegt men de informatie in de anterior insulate cortex en anterior cingulate cortex (57) (47). In deze limbische regionen zijn lichaamsgevoel en emotie met elkaar vermengd. 'Hoe voel ik me', is als het ware in het lijf voelen hoe dat reageert op sociale situaties, fysiologische toestanden, emoties, bepaalde gedachten enzovoort. Daar ligt een bron van informatie die preverbaal en niet-rationeel van aard is, maar desondanks erg informatief. Veel beslissingen blijken we niet zozeer rationeel te nemen, maar op een 'buikgevoel' van 'dat voelt goed' of 'dat voelt slecht'. Door de aandacht naar het lijf te brengen, kan men emoties en persoonlijk materiaal ook beter waarnemen. Bij focusing maakt men hier expliciet gebruik van (58). In essentie vraagt men de patiënt daarbij niet zozeer te redeneren over een bepaald probleem, maar 'te voelen aan het lijf wat dat ervan vindt'. Dat kan informatie geven als 'de situatie benauwt me, geeft me een beklemd gevoel, ik voel me klein' enzovoort. Men kan deze informatie dan gebruiken om nieuwe beslissingen te nemen. Het lijf voelen, kan dus ingezet worden ter bevordering van de zelfregulatie. In wezen maakt het elke psychologische interventie meer effectief (59). Men moet dit echter niet te ver doorvoeren en klakkeloos alleen het 'voelen' raadplegen en geloven. Negatieve verwachtingen op basis van disfunctionele negatieve opvattingen werken immers ook door in het lichaamsgevoel. Zo worden sommige mensen van een nepmobieltje echt beroerd ook al geeft het geen elektromagnetische straling af (60). Ook moet men wat kritischer staan ten opzichte van een negatief gevoel dan een positief gevoel. Als men geneigd is positieve gevoelens op te merken en ernaar te handelen, dan is dat doorgaans gunstig. Dat gaat niet op als men vooral geneigd is negatieve gevoelens te volgen (61).

Afstand nemen

Mindfulness-training vermindert de activiteit van hersenregionen die geassocieerd zijn met piekeren over jezelf en activeert hersenregionen die geassocieerd zijn met het leven in het huidige moment (62). Daarmee oefent de patiënt een gezonde afstand tot zichzelf te nemen en meer actueel de situatie te ervaren en daarop te reageren. Binnen de *Acceptance and Commitment Therapy* (ACT) worden deze processen als essentieel gezien voor psychische gezondheid, ook ten aanzien van pijn (63).

Afleiding

Aandacht afleiden bij chronische pijn werkt (64). Maar dit is bij pijn niet eenvoudig. Het is immers een functie van pijn om de aandacht te trekken (65). Aandacht kan gevangen worden door nieuwe, onverwachte of interessante stimuli. Uren en dagen stil op een bank zitten, zal deze stimuli niet genereren. Bewegen wel, zeker als het bewegingen zijn waarin iets te ontdekken valt, zoals bij de methode Feldenkrais. Bewegen genereert niet alleen interne input, maar, door het verplaatsen van het lichaam in de ruimte, ook veel ook externe visuele input. Zeker als men dan ook nog eens een mooie omgeving opzoekt. Het ligt echter wat gecompliceerder. Afleiding zoeken van pijn moet niet ontstaan vanuit de catastrofale gedachte dat de pijn ondraaglijk is en de overtuiging dat de pijn absoluut vermeden moet worden. 'Niet aan de pijn willen denken' kan een slecht advies zijn omdat het de pijnervaring en de bijkomende stress kan versterken (66). Het onderdrukken en vechten tegen de pijn is vooral ongunstig bij catastroferende pijnpatiënten (67). Neutrale en relatief ongerichte aandacht (mindfulness) ten aanzien van de pijn is in dit kader gunstig gebleken bij chronische pijn (68).

9.3.3 PASSIEF BEWOGEN WORDEN

De hiervoor beschreven bewegingsvormen zijn actief. Fysiotherapeuten zijn ook bekend met passief bewegen (zie ook par. 8.8). Bolhuis en Reinders werkten het passief bewogen worden in detail uit in hun methode van sensorelaxatie. Passief bewogen worden, is per definitie erg 'relationeel'. Je wordt immers *door iemand* bewogen. Toestaan, loslaten en vertrouwen zijn thema's die in deze relationele context nadrukkelijk aanwezig zijn en dus verkend en geoefend kunnen worden (69).

9.4.4 DANSANTE BEWEGINGSVORMEN

Het is zinvol dansante bewegingsvormen een plaats te geven binnen de fysiotherapie: in eerste instantie ter verbetering van mobiliteit en coördinatie, maar ook ter bevordering van belevingsplezier, oefentrouw, spanningsregulatie, afleiding en zelfexpressie. Dansante bewegingsvormen kunnen 'klein' tot dramatisch expressief ingezet worden. Met 'klein' bedoelen we hier eenvoudige danspasjes bijvoorbeeld ter mobilisering op muziek uitgevoerd. Of bijvoorbeeld een stukje 'volksdans' ter bevorderingen van bewegingsplezier en conditie. Veel patiënten vinden het leuk zo te oefenen. Met dramatisch expressief bedoelen we dansvormen die bedoeld zijn om dieper gelegen emoties uit te drukken. Deze vorm wordt vooral binnen de expressieve bewegingstherapie gebruikt. Enkele voorbeelden van effectonderzoek naar dansant bewegen:

- Na zes maanden danstherapie is het cortisolgehalte in het bloed bij fibromyalgiepatiënten meer toegenomen dan bij geen therapie. Dit kan voor deze patiënten een gunstig gegeven zijn omdat ze door een uitgeput stress-systeem vaak een verlaagd cortisolniveau hebben (70).
- Griekse traditionele dans spreekt oudere Grieken erg aan omdat dit van oudsher een belangrijk onderdeel is van hun cultuur. Griekse danssessies bij ouderen blijken beter de stemming te verbeteren en angst te verminderen dan tv-kijken gevolgd door een discussie (71).
- Bij Turkse ouderen verbetert het fysiek functioneren, de balans, en de gerapporteerde algemene gezondheid en mentale gezondheid in de volksdansgroep (acht weken driemaal per week een uur), vergeleken bij de controlegroep die geen therapie krijgt (72). Soortgelijke

effecten vindt men ook bij ouderen in China met een eenvoudig aerobic dansprogramma van tweemaal per week een uur (73).

9.3.5 EXPRESSIEVE BEWEGINGTHERAPIE

De expressieve bewegingstherapie gebruikt, zoals de naam doet vermoeden, het expressief bewegen als middel binnen de therapie. Binnen de Nederlandse fysiotherapeutische setting heeft Rob Boersma de plaats en functie van expressieve bewegingstherapie het duidelijkst beschreven. Hij onderscheidt daarbij twee gerichtheden (74): impressieve en expressieve methoden. Impressieve methoden mobiliseren vooral belevingen en ervaringen binnen het lichaam die een persoonlijke betekenis hebben. Ze worden toegepast ter versterking van lichaamsbewustwording en de (innerlijke) beleving van het lichaam, en ter bevordering van een meer accuraat lichaamsschema en positieve zelfbeleving. Enkele voorbeelden zijn methoden als Feldenkrais, ademtherapie van Middendorf en haptonomie. Expressieve methoden appelleren volgens Boersma aan bewegingsactiviteiten waarbij geblokkeerde gevoelens, ervaringen en ingehouden persoonlijkheidskwaliteiten weer geuit kunnen worden. Bewegen als vorm van contact maken en communiceren met mensen valt hier ook onder. Verder onderscheidt hij drie categorieën (74) van behandeldoelstellingen:

– Functioneel oefengericht: dit sluit het dichtst aan bij de gangbare fysiotherapie. Men richt zich op het aanleren van functionele affectieve en effectieve lichaamshoudingen, adembeweging, lichaamsmotoriek en expressieve vaardigheden, specifiek gekoppeld aan een context (bijvoorbeeld boosheid leren uitdrukken of blijdschap tonen).
– Belevings- en ervaringsgericht: men wil de patiënt andere en nieuwe belevingsaspecten laten ervaren, zoals het in contact komen met persoonlijkheidskwaliteiten, wensen en verlangens. De nadruk ligt op de spontane en vrije bewegingsexpressie. In tegenstelling tot de conflictgerichte doelstelling grijpt het aan op iemands gezonde deel. Men ontdekt nieuwe positieve aspecten binnen zichzelf en bouwt dit uit.
– Conflictgericht: tijdens conflictgerichte arbeid wordt geprobeerd om (onverwerkte) conflicten en interactie- of communicatiestoornissen die mede in het lichaam tot uitdrukking komen op te sporen en op te lossen via catharsis alsook via een verbale (cognitieve) integratie.

Vooral de laatste categorie vertoont overeenkomst met de psychotherapie en raakt of overschrijdt daarmee mogelijk de grenzen van de fysiotherapie. Dit is meer het terrein van psychomotorische therapeuten en psychotherapeuten. De eerste twee categorieën kunnen wel goed ingezet en verder ontwikkeld worden binnen de fysiotherapie. Daarmee wordt ook vormgegeven aan het tweede aspect van bewegen dat het KNGF in zijn beroepsprofiel beschrijft:

> **Het waargenomen bewegen kan worden beschreven in termen van kracht, snelheid, lenigheid, uithoudingsvermogen en coördinatie, als men bewegen beschouwt als het verplaatsen van lichaamsdelen. Het menselijk bewegen geeft ook uitdrukking aan de wijze waarop mensen in hun leefwereld zijn.**

NB
Met dank aan Hogeschool Utrecht voor het vrijmaken van uren om dit hoofdstuk te kunnen schrijven.

Voor studiesteun zie: www.PsychFysio.nl/boek.html

Literatuur

1. Sullivan MJL. Toward a biopsychomotor conceptualization of pain implications for research and intervention. Clinical Journal of Pain 2008;24:281-90.
2. Skjaerven LH, Kristoffersen K, Gard G. An eye for movement quality: A phenomenological study of movement quality reflecting a group of physiotherapists' understanding of the phenomenon. Physiotherapy Theory and Practice 2008;24(1):13-27.
3. Clark TJ, Bradshaw MF, Field DT, Hampson SE, Rose D. The perception of emotion from body movement in point-light displays of interpersonal dialogue. Perception 2005;34(10):1171-80.
4. Williams JM, Andersen MB. Psychosocial antecedents of sport injury and interventions for risk reduction. In: Tenenbaum G, Eklund RC, editors. Handbook of sportpsychology. 3 ed. New Jersey: John Wiley & Son, 2007:379-403.
5. Houdenhove B van. Stress, emoties en pijn: een vicieus samenspel. In: Van Houdenhove B, editor. Stress, het lijf, en het brein. Leuven: LannooCampus, 2007:51-73.
6. Loggia ML, Mogil JS, Bushnell MC. Experimentally induced mood changes preferentially affect pain unpleasantness. The Journal of Pain 2008;9(9):748-91.
7. Tang NKY, Salkovskis PM, Hodges A, Wright KJ, Hanna M, Hester J. Effects of mood on pain responses and pain tolerance: An experimental study in chronic back pain patients. Pain 2008;138:392-401.
8. Pluess M, Conrad A, Wilhelm FH. Muscle tension in generalized anxiety disorder: a critical review of the literature. Journal of anxiety disorders 2009;23:1-11.
9. Zellars KL, Meurs JA, Perrewé PL, Kacmar CJ. Reacting to and recovering from a stressful situation: The negative affectivity–physiological arousal relationship. Journal of Occupational Health Psychology 2009;14(11):11-22.
10. Pennebaker JW, Fisher S, Reason J. Confiding traumatic experiences and health. Handboek of life stress, cognition and health. Chichester: Wiley, 1988:669-80.

11. Middendorp H van, Lumley MA, Jacobs JWG, Doornen LJP van, Bijlsma JWJ, Geenen R. Emotions and emotional approach and avoidance strategies in fibromyalgia. Journal of Psychosomatic Research 2008;64:159-67.
12. Traue HC, Pennebaker JW. Emotion, inhibition and health. Seattle: Hogrefe & Huber Publishers, 1993.
13. Malmo RB. On Emotions, needs, and our archaic brain. New York: Holt, Renehart and Winston, 1975.
14. Flor H, Turk D, Birbaumer, N. Assessment of stress-related psychophysiological reactions in chronic back pain patients. Journal of Consulting and Clinical Psychology 1985;53(3):354-64.
15. Glombiewski JA, Tersek J, Rief W. Muscular reactivity and specificity in chronic back pain patients. Psychosomatic Medicine 2008;70:125-31.
16. Galen P van, Huygevoort M van. Error, stress and the role of neuromotor noise in space oriented behaviour. Biological psychology 2000;51:151-71.
17. Meulenbroek RGJ, Galen GP van, Hulstijn M, Hulstijn W, Bloemsaat G. Muscular co-contraction covaries with task load to control the flow of motion in fine motor tasks. Biological psychology 2005;68:331-52.
18. Bloemsaat JG, Ruijgrok JM, Galen GP van. Patients suffering from nonspecific work-related upper extremity disorders exhibit insufficient movement strategies. Acta Psychologica 2004;115:17-33.
19. Higuchi T, Imanaka K, Hatayama T. Freezing degrees of freedom under stress: kinematic evidence of constrained movement strategies. Human Movement Science 2002;21:831-46.
20. Moisello C, Bove M, Huber R, Abbruzzese G, Battaglia F, Tononi G, Ghilardi MF. Short-term limb immobilization affects motor performance. Journal of motor behavior 2008;40(2):165-76.
21. Noteboom TJ, Fleshner M, Enoka RM. Activation of the arousal response can impair performance on a simple motor task. Journal of Applied Psychology 2001;91:821-31.
22. Coombes SA, Janelle CM, Duley AR. Emotion and motor controle: movement attributes following affective picture processing. Journal of motor behavior 2005;37(6):425-36.
23. Mullen R, Hardy L, Oldham A. Implicit and explicit control of motor actions: Revisiting some early evidence. British Journal of Psychology 2007;98:141-56.
24. Finestone HM, Alfeeli A, Fisher WA. Stress-induced physiologic changes as a basis for the biopsychosocial model of chronic musculoskeletal pain A new theory? Clinical Journal of Pain 2008;24(9):767-75.
25. Sullivan MJL, Thibault P, Andrikonyte J, Butler H, Catchlove R, Larivière C. Psychological influences on repetition-induced summation of activity-related pain in patients with chronic low back pain. Pain 2009;141:70-8.
26. Reneman MF, Schiphorts Preuper HR, Kleen M, Geertzen JHB, Dijkstra PU. Are pain intensity and pain related fear related to functional capacity evaluation performances of patients with chronic low back pain? Journal of occupational rehabilitation 2007;17(2):247-58.
27. Woods MP, Asmundson GJG. Evaluating the efficacy of graded in vivo exposure for treatment of fear in patients with chronic back pain: a randomized controlled clinical trial. Pain 2008;136:271-80.
28. Michalak J, Troje NF, Fischer J, Vollmar P, Heidenreich T, Schulte D. Embodiment of sadness and Depression – Gait patterns associated with dysphoric mood. Psychosomatic Medicine 2009;in press.

29. Lemke MR, Wendorff T, Mieth B, Buhl K, Linnemann M. Spatiotemporal gait patterns during over ground locomotion in major depression compared with healthy controls. Journal of Psychiatric Research 2000;34(4-5):277-83.
30. Fietta P, Fietta P, Manganelli P. Fibromyalgia and psychiatric disorders. Acta Biomed 2007;78:88-95.
31. Villano CL, Rosenblum A, Magura S, Fong C, Cleland C, Betzler TF. Prevalence and correlates of posttraumatic stress disorder and chronic severe pain in psychiatric outpatients. Journal of rehabilitation research & development 2007;44(2):167-78.
32. Moene F, Rümke M. Behandeling van de conversiestoornis. Houten: Bohn Stafleu van Loghum, 2004.
33. Fredrickson BL. Cultivating positive emotions to optimize health and well-being. Prevention & Treatment 2000;3:http://journals.apa.org/prevention.
34. Tice DM, Baumeister RF, Shmueli D, Muraven M. Restoring the self: positive affect helps improve self-regulation following ego depletion. Journal of Experimental Social Psychology 2007;43:379-84.
35. Landers DM, Arent SM. Physical activity and mental health. In: Tenenbaum G, Eklund RC, editors. Handbook of sportpsychology. 3 ed. New Jersey: John Wiley & Son, 2007:496-501.
36. Sime WE. Exercise therapy for stress management. In: Lehrer PM, Woolfolk RL, Sime WE, editors. Principles and practice of stress management. 3 ed. New York: The Guilford Press, 2007:333-59.
37. Wand BM, O'Connell NE. Chronic non-specific low back pain - sub-groups or a single mechanism? BMC Musculoskeletal Disorders 2008;9(11):doi: 10.1186/471-2474-9-11.
38. Chatzitheodorou D, Mavromoustakos S, Milioti S. The effect of exercise on adrenocortical responsiveness of patients with chronic low back pain, controlled for psychological strain. Clinical Rehabilitation 2008;22(4):319-28.
39. Holmes ME, Eisenmann JC, Ekkekakis P, Gentile D. Physical activity, stress, and metabolic risk score in 8- to 18-year-old boys. Journal of physical activity and health 2008;5:294-307.
40. Williams DM, Dunsiger S, Ciccolo JT, Lewis BA, Albrecht AE, Marcus BH. Acute affective respons to a moderate-intensity exercise stimulus predicts physical activity participation 6 and 12 months later. Psychology of sport and exercise 2008;9:231-45.
41. Bakker B, Woerkom S van. Runningtherapie. Amsterdam: De Arbeiderspers, 2008.
42. Semin GR, Cacioppo JT. From embodied representation to co-regulation. In: Pineda JA, editor. Mirror Neuron Systems. New York: Humana Press, 2009:107-20.
43. Feldenkrais M. Awareness through movement. New York: Harper & Row, 1972.
44. Edwards I, Jones M, Hillier S. The interpretation of experience and its relationship to body. Manual Therapy 2006;11:2-10.
45. Stephens J, Miller TM. Feldenkrais method in rehabilitation: using functional integration and awareness through movement to explore new possibilities. In: Davis CM, editor. Complementary therapies in rehabilitation: evidence for efficacy in therapy, prevention, and willness. 3 ed. Thorofare: Slack Incorporated; 2009:227-44.
46. Ives JC. Comments on "The Feldenkrais Method: A Dynamic Approach to Changing Motor Behavior". Research Quarterly for Exercise and Sport 2003;74(2):116-23.
47. Graig AD. How do you feel – now? The anterior insula and human awareness. Nature reviews Neuroscience 2009;10:59-70.
48. Wayne PM, Kaptchuk TJ. Challenges Inherent to T'ai Chi Research: Part I – T'ai Chi as a Complex Multicomponent Intervention. Journal of Alternative & Complementary Medicine 2008;14(1):95-102.

49. Hoendervangers SP, Mok SL, Muileboom NL, Rossem A van. Slow Motion: bewegingsprogramma voor de fysiotherapeut gebaseerd op Tai Chi. Afstudeerproject opleiding Fysiotherapie Fontys Hogeschool. Eindhoven, 2008.
50. Heyningen M van. The effects of T'ai Chi Ch'uan on psychological aspects of well-being. Short literature review. VU Amsterdam, faculty of Human Movement Sciences, 2008.
51. Song S. Consciousness and the consolidation of motor learning. Behavioral Brain Research 2009;196:180-6.
52. Kerr CE, Shaw JR, Wasserman RH, Chen VW, Kanojia A, Bayer T, Kelley JM. Tactile acuity in experienced Tai Chi practitioners: evidence for use dependent plasticity as an effect of sensory-attentional training. Experimental Brain Research 2008;188:317-22.
53. Moseley GL. I can't find it! Distorted body image and tactile dysfunction in patients with chronic back pain. Pain 2008;140:239-43.
54. Flor H, Denke C, Schaefre M, Grüsser S. Effect of sensory discrimination training on cortical reorganisation and phantom limb pain. The Lancet 2001;357:1763-4.
55. Moseley GL, Zalucki N, Wiech K. Tactile discrimination, but not tactile stimulation alone, reduces chronic limb pain. Pain 2008;137:600-8.
56. Galazky I, Schütze H, Noesselt T, Hopf J, Heinze H, Schoenfeld M. Attention to somatosensory events is directly linked to the preparation for action. Journal of the Neurological Sciences 2009;279(1):93-8.
57. Graig AD. How do you feel? Interoception: the sense of the physiological condition of the body. Nature reviews Neuroscience 2002;3:655-66.
58. Gendlin ET. Focusing. New York: Bantam Books, 1981.
59. Hendricks MN. The role of experiencing in psychotherapy: attending to the "bodily felt sense" of a problem makes any orientation more effective. Journal of Contemporary Psychotherapy 2007;37:41-6.
60. Landgrebe M, Barta W, Rosengarth K, Frick U, Hauser S, Langguth B et al. Neuronal correlates of symptom formation in functional somatic syndromes: A fMRI study. NeuroImage 2008;41:1336-1344.
61. Gasper K, Bramesfedl KD. Should I follow my feelings? How individual differences in following feelings influence affective well-being, experience, and responsiveness. Journal of research in personality 2006;40:986-1014.
62. Farb NAS, Segal ZV, Mayberg H, Bean J, McKeon D, Fatima Z, Anderson AK. Attending to the present: mindfulness meditation reveals distinct neural modes of self reference. Scan 2007;2:313 22.
63. Luoma JB, Hayes SC, Walser RD. Learning ACT: an acceptance and commitment therapy skills-training manual for therapists. Oakland: New Harbinger, 2007.
64. Elomaa MM, Williams AC, Kalso EA. Attention management as a treatment for chronic pain. European Journal of Pain 2009;13(10):1062-7.
65. Damme S van, Legrain V, Vogt J. Crombez, G. Keeping pain in mind: A motivational account of attention to pain. Neuroscience and Biobehavioral Reviews 2010;34(2):204-13.
66. Masedo AI, Esteve MR. Effects of suppression, acceptance and spontaneous coping on pain tolerance, pain intensity and distress. Behaviour research and therapy 2007;45:199-209.
67. Quartana PJ, Burns JW, Lofland KR. Attentional strategy moderates effects of pain catastrophizing on symptom-specific physiological responses in chronic low back pain patients. Journal of Behavioral Medicine 2007;30:221-31.
68. McCracken LM, Gauntlett-Gilbert J, Vowles KE. The role of mindfulness in a contextual cognitive-behavioral analysis of chronic pain-related suffering and disability. Pain 2007;131(1-2):63-9.

69. Bolhuis H, Reynders K. Sensorelaxatie. Een methode tot ontspanning. Groningen: Eigenbeheer, 1983.
70. Horwitz EB, Theorell T, Anderberg UM. Dance/movement therapy and changes in stress-related hormones: a study of fibromyalgia patients with video-interpretation. The Arts in Psychotherapy 2003;30:255-64.
71. Mavrovouniotis FH, Argiriadou EA, Papaioannou CS. Greek traditional dances and quality of old people's life. Journal of Bodywork and Movement Therapies 2009;in press.
72. Eyigor S, Karapolat H, Durmaz B, Ibisoglu U, Cakir S. A randomized controlled trial of Turkish folklore dance on the physical performance, balance, depression and quality of life in older women. Archives of Gerontology and Geriatrics 2009;48:84-8.
73. Hui E, Chui BT, Woo J. Effects of dance on physical and psychological well-being in older persons. Archives of Gerontology and Geriatrics 2009;49(1):e45-50.
74. Boersma R. Expressieve bewegingstherapie in de psychosomatische fysiotherapie. Tijdschrift voor Psychosomatische Fysiotherapie 2008;13(4):9-23.

10 Verwerkingsprocessen bij chronisch ziek zijn

Drs. P.H. Vrancken

10.1 Inleiding

Wanneer de fysiotherapeut te maken krijgt met chronisch zieken is er vaak sprake van een langdurig en intensief contact waarin niet de stoornis, maar de mens met de stoornis centraal staat. Dit vraagt van de fysiotherapeut meer dan het toepassen van professionele kennis en het instrueren van de patiënt. Naarmate zijn relatie met de patiënt groeit, neemt de kans toe dat persoonlijke thema's als aanvaarding, acceptatie en omgaan met verlies onderwerp van gesprek zijn. Zijn fysiotherapeutische interventies kunnen, vaak onbedoeld, deze levensvragen losmaken en hem in een situatie brengen waarin hij zich minder zeker voelt.

In dit hoofdstuk staat het omgaan met verlies als gevolg van een chronische ziekte centraal. Daarbij is een belangrijk uitgangspunt dat verwerken op zichzelf een normaal psychologisch proces is waarbij slechts sporadisch professionele hulp nodig is. Het is belangrijk dat de fysiotherapeut kennis heeft van de basale principes van verwerking zonder hierin meteen deskundig te zijn. Zo moet hij proberen in te schatten of het gedrag en de emoties van zijn patiënt mogelijk indicatief zijn voor een actief verwerkingsproces. Deze kennis stelt hem in staat te bepalen wat de mogelijke invloed van dat proces op de klachten van zijn patiënt is, wat het mogelijk effect op zijn interventies is en hoe hij zich daarin moet opstellen.

Een chronische ziekte krijg je niet alleen. Ook voor gezinsleden kan er veel veranderen en ook gezinsleden kunnen fysiotherapeutische hulp nodig hebben. Hun verwerkingsproces krijgt in dit hoofdstuk ook aandacht, zodat de fysiotherapeut mogelijk onbegrepen klachten kan duiden als een verwerkingsprobleem en daarnaar kan handelen.

10.2 De therapeutische relatie

De hedendaagse fysiotherapeut is klantgericht, respecteert de wens van de patiënt om zijn eigen regie te blijven voeren en probeert in het geval van chronische ziekte zijn handelen te richten op het verbeteren van het activiteitenniveau en de maatschappelijke participatie. Omdat hij de hulpvraag van de patiënt meer centraal stelt, kan een spanningsveld ontstaan tussen zijn professionele kennis enerzijds en zijn betrokkenheid bij de patiënt als mens anderzijds. Bij die betrokkenheid gaat het om meer dan luisteren en empathisch zijn. Het kan hem uitnodigen na te denken over de prioriteiten die de patiënt stelt wanneer die bijvoorbeeld bewust kiest voor het overschrijden van zijn grenzen en de gevolgen ervan op de koop toe neemt. Nog lastiger is het wanneer de patiënt die keuze wel maakt, maar zich niet bewust is van de gevolgen. Bij veel patiënten met niet-aangeboren hersenletsel gebeurt dat regelmatig.

Ook brengt de fysiotherapeut zijn persoonlijke eigenschappen mee waardoor hij, al naargelang zijn karakterstructuur of de rol die hij wil spelen, zich docerend of empathisch opstelt. Deze empathie kan het vertrouwelijke klimaat creëren dat de patiënt nodig heeft om zijn angsten, onzekerheden en beleving van de ziekte uit te spreken.

Net als de huisarts kan de fysiotherapeut zich als een soort coach richten op het verbeteren van de zelfcontrole van de patiënt. Hij kan daarbij een directieve, maar empathische manier van benaderen gebruiken zonder zijn professionele mening op te dringen. Door de patiënt gerust te stellen, kan de fysiotherapeut eventuele negatieve emoties neutraliseren of proberen verkeerde denkbeelden te corrigeren en om te vormen. Een negatieve emotie kan gebaseerd zijn op angst voor onderliggende gezondheidsproblemen en wordt zowel bewust als onbewust beleefd. Ook onjuiste denkbeelden en irrationele gedachten kunnen negatieve emoties oproepen.

Verkeerd of negatief copinggedrag is te veranderen door het bijstellen van verwachtingen. De patiënt die zichzelf onder maatschappelijke druk overvraagt, raakt in een conflictsituatie. Die lost hij niet op door het opheffen van zijn stoornissen, maar door met zijn therapeut te werken aan het verbeteren van zijn welbevinden door bijvoorbeeld een toegenomen ziekte-inzicht. De therapeut hoeft dan niet langer op de stoornis te focussen, maar leert de patiënt zijn verwachtingen bij te stellen naar een niveau van activiteiten en maatschappelijke participatie dat voor hem wel haalbaar is.

Oplossingsgericht werken sluit goed aan bij het actief leren omgaan met een chronische ziekte. Het werken met oplossingsgerichte interventies impliceert het stoppen met acties die niet blijken te werken. Een oplossing leidt naar een doel en heeft niet de intentie het probleem op te heffen, maar het onder controle te krijgen. De fysiotherapeut kan de patiënt leren hoe waardevol dat is, door de ziekte positief te benaderen in plaats van te benoemen wat allemaal is misgegaan. Het accent ligt op het plannen en uitvoeren van acties die goed zijn gegaan (1).

10.3 Chronisch ziek zijn

De meeste mensen beschouwen ziekte of letsel als een tijdelijk ongemak in het functioneren, gevolgd door een periode van herstel. Van sommige ziektebeelden herstel je niet, maar blijven er reststoornissen en significante beperkingen over. Blijven focussen op het gewenste herstel, kan leiden tot ontkenning, frustratie en teleurstelling bij de patiënt en zijn familie. Het accepteren van de nieuwe situatie is noodzakelijk om nieuwe doelen te formuleren en verwachtingen bij te stellen.

10.3.1 ADAPTATIE EN COPING

Een chronische aandoening is te beschouwen als een verzameling adaptieve opgaven. Een adaptieve opgave is een opgave tot aanpassing waarvoor iemand staat, meestal in relatie met de samenleving, die in principe oplosbaar is. Het kan gaan om cognitieve of gedragsmatige elementen van coping met het doel de spanning die de nieuwe situatie heeft opgeroepen te reduceren (2). Dit is geen eenmalige opgave, maar een dynamisch proces met een geleidelijke aanpassing. Een geslaagde aanpassing werkt positief door op de kwaliteit van leven en zorgt voor een nieuw evenwicht tussen belasting en belastbaarheid, tussen draaglast en draagkracht (3). Omgaan met de aandoening staat mede onder invloed van de kenmerken van de chronische ziekte zoals prognose, een wel of niet progressief verloop, het stadium en de aard van de aandoening. Naast het soort behandeling en het effect daarvan, spelen ook persoonlijke kenmerken van de patiënt, zoals leeftijd, geslacht en karaktereigenschappen, hierbij een rol.

Leven met een chronische aandoening is meer dan leren omgaan met veranderingen op fysiek gebied of het consequent toepassen van de geadviseerde leefregels. Het stelt forse aanpassingseisen aan de patiënt en zijn omgeving. Bij de keuzes van de patiënt is het motief niet altijd duidelijk. De patiënt die ondanks zijn pijn (stoornis) kiest voor een bezoek met zijn kinderen aan de dierentuin (participatie), kan dit weloverwogen doen. Deze actie kan echter ook duiden op een gebrek aan ziekte-inzicht of weerbarstigheid op basis van een stagnerend verwerkingsproces

> **Coping is het proces dat iemand doormaakt om met de gevolgen van verandering om te kunnen gaan. Het is de manier waarop iemand cognitief, emotioneel en gedragsmatig reageert op omstandigheden die aanpassing vereisen.**

De copingreacties op een bedreigende situatie zijn grofweg te verdelen in twee groepen. De eerste groep bestaat uit reacties die zich richten op het veranderen van de situatie met het doel de bedreiging op te heffen. Dat is de probleemgerichte manier van coping. Voor patiënten met een chronische ziekte is dat echter een gepasseerd station (4); de situatie is niet terug te draaien en de gevolgen van de ziekte zijn meestal zichtbaar aanwezig. Probleemgerichte coping met het doel te genezen van de aandoening is dan disfunctioneel en kan duiden op onvoldoende ziekte-inzicht of gecompliceerde verliesverwerking. Probleemgerichte coping gericht op de vele praktische of sociale obstakels die patiënten tegenkomen, is wel functioneel.

In het geval dat de situatie onveranderbaar is, werkt probleemgerichte coping niet en is emotiegerichte coping meer zinvol,. De patiënt richt zich op het beter leren omgaan met de ziekte door het toestaan en uiten van relevante emoties, door het aanpassen van zijn cognities ('dit kan iedereen overkomen') en zijn gedrag. Dat kan inhouden dat hij leefregels aanpast door meer rust te nemen of regelmatig activiteiten te onderbreken voor een pauze. Een andere verandering is dat hij zich niet langer blootstelt aan prikkels die oververmoeidheid oproepen. Door beter om te gaan met de gevolgen van de ziekte krijgt de patiënt meer controle over zijn situatie waardoor hij in staat is deze ervaring een plaats te geven tussen alle andere ervaringen. In veel gevallen is een goede copingstijl samengesteld uit een combinatie van doelgerichte actie afgewisseld met rust, steun zoeken en het hanteren van geruststellende gedachten. Kennis van de premorbide copingstijl van de patiënt is nuttig om hem zo beter bij de actuele opgave te kunnen begeleiden. Inadequaat copinggedrag kan, naast de eerder genoemde redenen, ook ontstaan door te weinig informatie of door onvoldoende emotionele steun van de behandelaar.

Wanneer de actuele ervaring niet langer allesbepalend is, ontstaat er ruimte voor het verwerkingsproces.

10.4 Verwerken

Het meemaken van een ingrijpende ervaring en het verwerken van verlies zijn psychologische processen die apart of na elkaar kunnen optreden. Schokverwerking en verliesverwerking zijn beide normale processen, onderdelen van het leven waarmee iedereen te maken krijgt.

10.4.1 SCHOKVERWERKING

Schokverwerking staat bij chronische ziekte minder op de voorgrond dan verliesverwerking waardoor een korte uitleg hier volstaat. Het meemaken van een ingrijpende gebeurtenis zoals een slechtnieuwsgesprek bij de behandelende specialist roept verschillende reacties op. Deze schokverwerking verschilt per persoon en per situatie. Slachtoffer zijn van een ongeval veroorzaakt door een dronken bestuurder, roept andere reacties op dan een sluipend ziekteproces. Een ingrijpende gebeurtenis kan wel spanning oproepen, maar hoeft niet per definitie tot machteloosheid te leiden. Sommigen ervaren dit wel, vooral wanneer ze niet weten hoe ze met de situatie moeten omgaan. Mensen met veel zelfvertrouwen, met een positieve instelling en met vergelijkbare ervaringen zijn in het voordeel. Ook steunende sociale contacten kunnen helpen bij het verwerken van een schok. Bij schokverwerking gaat het niet om verlies, maar kunnen er wel aanzienlijke en langdurige gevolgen optreden in het psychisch en maatschappelijk functioneren. Het is een complex proces waarbij emoties als wanhoop, neerslachtigheid en boosheid een rol spelen, vaak vergezeld door fysieke klachten als verlies van eetlust, slaapproblemen en afgenomen vitaliteit.

10.4.2 VERLIESVERWERKING

Verliesverwerking is het psychologisch proces met als doel het geleden verlies te integreren in het bestaan zodat normaal functioneren weer mogelijk is. Zowel bij dit proces als bij schokverwerking gaat het om indrukwekkende ervaringen veroorzaakt door gebeurtenissen die niet meer terug te draaien zijn. Het kan mensen in beslag nemen doordat ze er continu over piekeren of de gebeurtenis ontkennen.
Verwerken is een proces van emoties dat gepaard kan gaan met fysieke veranderingen en klachten. Daarnaast kunnen er cognitieve en gedragsmatige reacties optreden. Verwerken is oorspronkelijk ook wel gedefinieerd als een proces dat alle reacties omvat die optreden na het definitief verlies van een persoon met wie een betekenisvolle relatie bestond. Verliesverwerking in het kader van een chronische ziekte moet men echter breder zien. Het gaat dan om de reacties op diverse vormen

van verlies (5); niet alleen van een dierbaar persoon, maar ook van zaken als functies en vaardigheden, gezondheid en toekomstperspectief. Waar verwerken de persoonlijke ervaring is van het verlies, staat rouw voor het proces na het verlies (6). Verwerken is niet een proces van vergeten, maar van verder kunnen leven met minder pijn.

Een normaal verwerkingsproces omvat een gangbaar spectrum van gevoelens en gedragingen. Kenmerkende gevoelens zijn moeheid, eenzaamheid en hulpeloosheid, vaak in combinatie met cognities als ongeloof en preoccupatie. Gedragsmatig vallen slaapproblemen op, zich terugtrekken en rusteloosheid. Mogelijke fysieke reacties zijn maagklachten, eetstoornissen en een verhoogde spanning.

Verwerken is van alle tijden, maar de opvattingen erover veranderen onder invloed van nieuwe inzichten en onderzoek. De belangrijkste nieuwe inzichten zijn:

- Verwerken verloopt niet standaard volgens een vast patroon, bijvoorbeeld in fasen of een vaste volgorde en hoeft niet altijd een afronding te kennen.
- De erkenning van de individuele verschillen in reacties op verlies maakt het acceptabel dat niet iedereen *zichtbaar* lijdt, depressief is of andere passende emoties toont.
- Bekende reacties als verdoving, verdriet of kwaadheid zijn niet noodzakelijk om problemen op termijn te voorkomen.
- Het langer aanhouden van een rouwreactie is niet vanzelfsprekend een afwijkende reactie of kenmerk van een pathologisch rouwproces.
- De taken die iemand moet verrichten staan centraal; hij dient het verlies niet passief te ondergaan, maar aan te pakken zodat verwerken veel meer 'werken aan' is gaan betekenen.

Het rouwtakenmodel van de Amerikaanse rouwtherapeut Worden (1992) staat model voor de hedendaagse opvattingen en biedt handvatten voor iedere hulpverlener die met patiënten met verwerking te maken krijgt (6). Juist omdat het een normaal psychologisch proces is, is begeleiden bij verwerken niet het exclusieve domein van psychologen, psychiaters of andere rouwtherapeuten. Zeker bij patiënten met een chronische ziekte is de fysiotherapeut vaak de enige behandelaar die de patiënt nog regelmatig ziet. In het meestal laagdrempelige behandelcontact is het goed mogelijk diverse gespreksonderwerpen aan het thema verwerking te koppelen. Het model omschrijft wat iemand moet doen om tot een nieuw gewenst evenwicht te komen:

- Het aanvaarden van de realiteit van het verlies. De patiënt heeft tijd nodig om uiteindelijk te berusten in de gevolgen van zijn medische diagnose. Hij moet de hoop op herstel durven loslaten zonder de nieuwe werkelijkheid als ondraaglijk te ervaren. Hij moet zijn mythe van persoonlijke onschendbaarheid opgeven en een bij hem passende verklaring proberen te vinden voor wat hem overkomen is. Dit kan gepaard gaan met een worsteling over levensvragen in het perspectief van religieuze opvattingen of een humanistisch mensbeeld. Anderen accepteren hun ziekte als een speling van het lot en zien zelfs mogelijkheden om een op zichzelf negatieve ervaring (gedeeltelijk) om te buigen naar iets positiefs.

- Doorléven van het verdriet. Een verlies roept bij ons meestal gevoelens van pijn en verdriet op die uiteindelijk om actie vragen. In emoties moet je niet blijven hangen, daar moet je iets aan doen. De individuele uitingsvormen laten zich niet langs een meetlat leggen of toetsen aan een model dat een goedverlopend verwerkingsproces voorstaat. Het tonen van emoties of erover praten, is niet per se noodzakelijk en kan afhankelijk zijn van iemands instelling, ziektebeeld of ziekte-inzicht. Worden (1992) hecht wel veel waarde aan het uitvoeren van deze taak om het meedragen van de pijn in het verdere leven te voorkomen (6). Van de Bout (2003) nuanceert deze opvatting om te voorkomen dat patiënten voortdurend te horen krijgen dat zij over hun emoties moeten praten (5). Bovendien stelt hij dat de eerste twee rouwtaken vaak samengaan omdat je pas door het doorleven van de pijn het geleden verlies kan aanvaarden.
- Aanpassen aan de nieuwe situatie. Iemand moet zich aanpassen door beter om te gaan met de blijvende gevolgen van de chronische ziekte en met zijn veranderde positie. Alsof dat nog niet genoeg is, moet hij dat niet alleen zichzelf maar ook zijn omgeving leren. Veel patiënten realiseren zich deze neventaak in het begin onvoldoende. Aanpassen is zowel voor de patiënt als zijn omgeving een belangrijk proces en komt daarom verder in dit hoofdstuk apart nog eens terug.
- Het leven weer oppakken. Deze taak richt zich op het oppakken van het leven na het ontstaan of chronisch worden van de ziekte. Afscheid nemen en doorgaan, zijn de centrale thema's bij deze taak, die een wisselend verloop kent, afhankelijk van persoon en situatie. De hierbij horende toppen en dalen kunnen zich over een langere periode uitstrekken. Relevante gebeurtenissen of data zoals feestdagen of verjaardagen kunnen het verdriet weer manifest maken.

Het verschil tussen normale en pathologische rouw is niet eenduidig. Sommigen praten over pathologische rouw wanneer er sprake is van een combinatie van symptomen als separatieangst, een voortdurende preoccupatie met het verlies, met zoekgedrag en traumatische angst. Voorbeelden daarvan zijn ongeloof, emotionele onthechting en vermijding. Die symptomen moeten minstens zes maanden tot beperkingen leiden in het beroepsmatig of sociaal functioneren. Het onderscheid tussen gecompliceerde rouw en een posttraumatische stress-stoornis blijft ook in deze definitie nogal onduidelijk. Een gebrekkige integratie van het verlies in de autobiografische kennis kan een indicatie zijn voor gecompliceerde rouw. De patiënt heeft het verlies dan geen plaats weten te geven in zijn levensverhaal. Verder kan er een sterk verband bestaan tussen negatief denken na verlies en de intensiteit van de klachten. Negatief denken in combinatie met vermijden, vergroot de kans op emotionele problemen na het verlies. Andere onderzoekers (7) willen een rouwproces dat langer dan zes maanden duurt, betitelen als een psychische stoornis. Bij het vermoeden van een afwijkend verloop in het rouwproces is overleg met of een doorverwijzing naar een deskundige geïndiceerd.

10.5 Behandelmethoden bij verwerkingsproblemen

Wanneer het verwerkingsproces stagneert of gecompliceerd verloopt, is een verwijzing naar een gespecialiseerd therapeut op zijn plaats. Deze kan gebruikmaken van de volgende behandelmethoden: psycho-educatie, cognitief-gedragsmatige interventies zoals disfunctionele gedachten veranderen, exposure, werken aan acceptatie, mindfulness, Eye Movement Desensitization and Reprocessing methode (EMDR), schrijftherapie en elementen uit de cliëntgerichte gesprekstherapie of psychoanalytische benadering.

Bij behandeling en counseling van verlies ligt het accent altijd op het erkennen van het verlies en het benoemen en uiten van gevoelens. Het doel is door te kunnen leven met het verlies door een beroep te doen op de aanpassingsmogelijkheden van de persoon.

Emotionele of gedragsmatige veranderingen na hersenletsel zijn extra moeilijk te duiden en kunnen verschillende interpretaties krijgen. Verdriet wordt soms ten onrechte uitgelegd als een invoelbare emotie die getuigt van een groeiend inzicht in de situatie in plaats van als een vorm van dwanghuilen of een reactie op overprikkeling. Niet elke emotionele uiting is een teken van verwerking, maar kan dat wel zijn. Afwijkend gedrag kan een gevolg zijn van zoveel verschillende interne en externe stimuli dat slechts zorgvuldige observatie of neuropsychologisch onderzoek hierover uitsluitsel kan geven. Het kan zoveel aandacht van de omgeving vragen dat daardoor de mogelijkheid van een verwerkingsproces gemist wordt. Alle pogingen zijn immers gericht op het zo snel mogelijk stoppen van het gedrag.

Diverse uitingsvormen op cognitief, emotioneel en gedragsmatig gebied zijn op verschillende manieren uit te leggen, met gevolgen voor de juiste interpretatie. Dit vraagt om een zorgvuldige afweging waarbij meer informatie over het actueel functioneren van de patiënt op de genoemde gebieden onontbeerlijk is.

10.6 Verwerking en de fysiotherapeut

Een fysiotherapeut komt in de problemen wanneer hij zijn behandeldoel in fysiotherapeutische termen heeft geformuleerd, maar vervolgens langdurig aandacht besteedt aan verwerking. Voor de fysiotherapeut die deel uitmaakt van een multidisciplinair behandelteam is verwijzing in dit geval eenvoudiger dan voor de solistisch opererende collega. Beiden moeten inschatten of verwerking een rol speelt bij de gepresenteerde klacht. De volgende taak is te beoordelen of hij zich capabel genoeg acht iets aan dit probleem te doen of anders te zoeken naar de aanwezige alternatieven. Natuurlijk biedt de fysiotherapeut in zijn behandeling een steunend contact, maar dat is niet hetzelfde als helpen bij verwerking. In veel gevallen zal de fysiotherapeut met enige kennis van het verwerkingsproces kunnen kiezen wat voor de patiënt het beste is. Te snel verwijzen, kan onbedoeld de patiënt de indruk geven dat hij er een extra probleem bij heeft gekregen. Het staat ook haaks op de opvatting dat verwerken een normaal psychologisch proces is.

De echte confrontatie met onvermogen, vaak nodig om het verwerkingsproces op gang te brengen, vindt meestal plaats in een eindsituatie van de behandeling. Dan pas treedt het besef van verlies bij veel patiënten op. Naarmate de patiënt buiten de deur actiever wordt, neemt de kans op confrontatie toe en wil hij waarschijnlijk die ervaringen met zijn fysiotherapeut bespreken.

De fysiotherapeut kan ook onbewust fungeren als aanjager van het verwerkingsproces. Dat heeft te maken met een essentieel onderdeel van de behandeling: de informatieoverdracht. De fysiotherapeut kan in zijn behandeling de patiënt stimuleren prestaties te leveren en grenzen te verleggen zonder rekening te houden met zijn beperkingen op cognitief gebied. Veel mensen met geheugenstoornissen bijvoorbeeld hebben problemen met het expliciete of bewuste geheugen, waardoor zij ook fouten slecht onthouden en dus niet leren van ervaringen. Mensen met cognitieve stoornissen, hoe gering ook, hebben altijd leerstoornissen. Stoornissen in de cognitie, het denkvermogen, leiden

tot problemen in het interpreteren van informatie. Daarnaast zijn in een behandelsituatie vooral cognitieve vaardigheden als aandacht en concentratie, tempo van informatieverwerking en redeneervermogen van belang. Behalve misschien bij massage of fysiotechniek, leert de fysiotherapeut zijn patiënt iets door middel van instructie of demonstratie. Voorlichting of adviezen geven, is weinig zinvol wanneer de patiënt deze niet kan onthouden door aan het ziektebeeld gerelateerde geheugenstoornissen. De fysiotherapeut bereikt zijn doel niet wanneer de patiënt het nut van een oefening niet begrijpt door een matig ziekte-inzicht of wanneer een oefening hem niet aanspreekt. Wanneer de fysiotherapeut meer weet van de geheugenfunctie of andere cognitieve stoornissen van zijn patiënt, kan hij beter rekening houden met de manier waarop hij zijn kennis aanbiedt (8). Zo kan hij iemand met een afasie beter visuele dan verbale informatie aanbieden. En iemand met letsel in zijn rechter hemisfeer heeft moeite met visueelruimtelijke informatie, waardoor het voordoen van een beweging bij hem weinig zinvol is. De patiënt met problemen in zijn kortetermijngeheugen raakt alleen maar in de war bij het krijgen van uitgestelde feedback. Andere patiënten zijn niet in staat de geleerde vaardigheden toe te passen in situaties die afwijken van de oefensituatie omdat zij door cognitief disfunctioneren een generalisatieprobleem hebben. De fysiotherapeut die kennis heeft van de leerstoornissen bij de patiënt die hij het gebruik van een loophulpmiddel wil aanleren, kan kiezen voor een andere leervorm. Hij kan de patiënt bijvoorbeeld vragen zich al tijdens de behandeling in gedachten voor te bereiden op het gebruik van het hulpmiddel in andere situaties. Of hij gaat met de patiënt in zo veel mogelijk verschillende situaties, bij voorkeur ook thuis, oefenen en hij oefent dezelfde vaardigheid veelvuldig, ook al lijkt de gewenste vaardigheid al goed aangeleerd (9).
De fysiotherapeut die onvoldoende geïnformeerd is over de cognitieve status van zijn patiënt loopt de kans het behandeldoel niet te bereiken. Dat hij daarnaast door onvoorziene confrontaties het verwerkingsproces kan opstarten, is meestal niet het beoogde doel van zijn interventies.

Aandachtspunten voor de fysiotherapeut:
- Benadruk regelmatig dat het niet zinvol is te blijven hopen op genezing of spontaan herstel.
- Stimuleer de patiënt niet alleen naar zijn beperkingen te kijken, maar ook naar zijn mogelijkheden zonder daarbij zijn beperkingen te ontkennen.

- Benadruk dat aanvaarding niet het einde van een zinvol bestaan betekent, maar de kwaliteit van leven verhoogt.
- Gebruik een manier van kennisoverdracht die aansluit bij de patiënt – zowel bij zijn cognitieve mogelijkheden als bij zijn persoon. Houd het onderzoeken van zijn leerstijl of het toepassen van methoden als foutloos leren of mental practice in gedachten.
- Pas de vorm van de communicatie aan in de hoeveelheid informatie, het gebruik van herhalingen en pauzes en controleer of de boodschap ontvangen is.
- Gebruik een vorm van kennisoverdracht die aansluit bij de mogelijkheden van de patiënt.
- Geef informatie schriftelijk mee of bepaal samen met de patiënt wat hij moet noteren. Gebruik niet alleen tekst maar ook illustraties.
- Niet meewerken aan de behandeling betekent niet automatisch dat de patiënt niet wil; sluit niet uit dat hij als gevolg van andere stoornissen niet kan.

10.7 Gezinsleden

Een chronische ziekte krijg je niet alleen. Gezinsleden krijgen door verschillende factoren ook te maken met ingrijpende veranderingen in hun leven. De gewenste begeleiding ontbreekt nogal eens. Onderzoek wijst uit dat de eerste lijn een rol kan spelen bij het begeleiden van partners van patiënten met een beroerte (10). Het is aannemelijk dat dit ook het geval is bij andere chronische ziekten. Hoewel de huisarts van de professionele hulpverleners de meest genoemde bron van hulp en steun is, kan ook de perifere fysiotherapeut hier een belangrijke rol spelen. Ook hij dient in zijn behandelcontact alert te zijn op een toename van de zorglast van de partner wanneer deze bij hem onder behandeling is. In zijn anamnese moet hij nagaan of er sprake is van een chronische zieke in het gezin, de gevolgen daarvan voor de partner en de mogelijke relatie met de gepresenteerde gezondheidsklachten.

10.7.1 DE PARTNER

Bij een partner met een chronische ziekte staat ook de gezonde partner voor de uitdaging om met de gevolgen om te (leren) gaan. Naast de directe gevolgen, krijgt hij te maken met de indirecte gevolgen en de reactie van de patiënt. De gezonde partner leidt ook een eigen leven met werk, vrije tijd en sociale contacten. Bij een chronische ziekte wordt de partner haast automatisch mantelzorger voor onbepaalde tijd. Hij moet vanuit een persoonlijke en emotionele band langdurig en intensief zorg bieden.

Niet alleen ziektebeeld, verloop en gevolgen, maar ook persoonlijke eigenschappen van beide partners en hun interactie spelen een rol bij de ervaren zwaarte. Zorg uit betrokkenheid weegt niet minder zwaar dan professionele zorg. De medische voorgeschiedenis van de partner is een goede voorspeller voor een mogelijke emotionele ontregeling op termijn. Goedfunctionerende mantelzorgers zijn in staat zorg te verlenen, inzicht te hebben in de eigen draagkracht en de eigen grenzen te accepteren. Ze zijn flexibel, leren van hun ervaringen en delegeren waar nodig. Vaak treedt een rolwisseling op: de partner wordt een soort medebehandelaar die zich verantwoordelijk voelt voor het op tijd uitvoeren van oefeningen door de patiënt. In een gezonde, harmonieuze relatie steunen de partners elkaar in woord en gebaar. Na een chronische ziekte valt de steunende rol van de patiënt, ook emotioneel, vrijwel altijd weg. Al eerder bestaande problemen op gebieden zoals financiën of werk, en pedagogische problemen met kinderen of andere gezondheidsproblemen kunnen de situatie extra moeilijk maken.

Het verwerkingsproces bij de partner kan anders lopen dan bij de patiënt. Onzekerheid over het verloop en de vaak strijdige informatie van behandelaars kost de partner veel energie. Soms heeft de partner meer ziekte-inzicht dan de patiënt en is eerder in staat met blijvende stoornissen rekening te houden. Andersom zijn er partners die de werkelijkheid niet onder ogen (willen) zien, blijven zoeken naar behandeling of het gebruik van hulpmiddelen afwijzen.

Door hun voortdurende zorg voor de patiënt komen partners pas veel later aan hun verwerking toe. Of zij durven uit angst voor negatieve reacties vanuit de omgeving geen aandacht te vragen voor hun situatie. Indicatoren voor gezondheidsproblemen bij mantelzorgers kunnen zijn slecht slapen, hoofdpijn en concentratieproblemen veroorzaakt door mentale overbelasting. Partners lopen vooral een verhoogd risico op gezondheidsproblemen bij overbelasting, een sombere stemming of bij een inadequate copingstijl. Zij kunnen profiteren van professionele begeleiding, van sociale steun of van het volgen van partnercursussen. Ook psycho-educatie kan een positief effect hebben op de partner.

Omgaan met ziekte is volgens Hagedoorn (2009) een dyadisch copingproces waarbij zowel het gedrag van de partner als van de patiënt van invloed is op het aanpassingsproces (11). Dit proces kan onder invloed staan van de ziekte, de kwaliteit van de relatie, culturele invloeden en ervaringen uit het verleden. Met elkaar over je zorgen praten, lijkt een positieve actie, maar het is niet bewezen of dit ook daadwerkelijk helpt. Negatieve emoties over een probleem worden niet minder wanneer je dat met de ander bespreekt. *Moeten* praten over gevoelens kan de partner als belastend ervaren. Met elkaar praten over aanpassing, lijkt vooral zinvol wanneer beiden dat willen.

Aandachtspunten voor de fysiotherapeut:
- Leg de partner uit dat aanvaarden van de realiteit geen negatief maar juist een positief effect kan hebben.
- Benadruk dat stilstaan bij het eigen verwerkingsproces geen negatieve actie naar de partner is, maar hem indirect ten goede komt.
- Leg uit dat schuldgevoelens normaal en onvermijdelijk zijn.
- Benadruk dat het zoeken van steun in de sociale omgeving geen teken van zwakte of verraad aan de partner is.
- Adviseer de partner zo nodig hulp te zoeken bij een patiëntenvereniging, een eerstelijnspsycholoog of het algemeen maatschappelijk werk.

10.7.2 OUDERS

Bij kinderen met aangeboren afwijkingen zoals een cerebrale parese is eerlijke informatie over het aangetoonde letsel en het benoemen van de mogelijk afwijkende ontwikkeling noodzakelijk. Vanaf het begin krijgen de ouders zo de kans het proces van verwerking te starten. Zeker bij jonge kinderen is de fysiotherapeut de behandelaar bij uitstek, die door zijn vertrouwensrelatie de ouders kan voorbereiden op wat hen mogelijk te wachten staat. Dit is een essentiële bijdrage aan hun verwerkingsproces.

Bij op latere leeftijd ontstane gezondheidsproblemen, zoals niet-aangeboren hersenletsel, kunnen ouders reacties vertonen als schuldgevoelens, ontkenning en woede. Meestal ontwikkelen deze gevoelens en negatieve gedachten zich tot berusting en acceptatie van het kind. Afwijkende rouwreacties bij ouders zijn het gevoel de controle over het leven verloren te hebben, afhankelijk te zijn van anderen, steeds terugkerende rouwreacties en het betuttelen van het kind (12). Het blijven bestaan van ambivalente gevoelens kan negatief doorwerken in de ontwikkeling van het kind, waardoor het onvoldoende de kans krijgt zich te ontwikkelen of beperkt blijft in zijn sociale ontwikkeling.

Aandachtspunten voor de fysiotherapeut: zie bij de partner (10.7.1).

10.7.3 KINDEREN

Het verwerkingsproces bij kinderen verloopt in principe hetzelfde als bij andere gezinsleden. Afwijkend gedrag kan wijzen op de moeite die het kind heeft met de veranderde situatie om te gaan.

Kinderen met een chronisch zieke ouder moeten soms taken vervullen die niet bij hun leeftijd passen. Dit kan spelen op praktisch en emotio-

neel gebied of bij het dragen van verantwoordelijkheid (10). Ook jonge kinderen met een chronisch zieke ouder kunnen zwaar belast zijn (13):
- Ze krijgen extra taken die tijd vragen of zwaar zijn.
- Ze ontwikkelen gevoelens van angst en verdriet of voelen zich vervreemd van de anders reagerende ouder.
- Ze ontwikkelen door fysieke inspanning rug- of gewrichtsklachten of spanningsklachten als hoofd- en buikpijn.
- Ze hebben minder tijd en energie voor contacten met leeftijdsgenoten.

Soms voelen kinderen zich niet serieus genomen, buitengesloten en onvoldoende geïnformeerd over de gevolgen van de ziekte. Ouders hebben de natuurlijke neiging kinderen te sparen voor verdriet door hun gevoelens te verbergen. Kinderen hebben juist behoefte aan informatie over de ziekte en hoe daarmee om te gaan. Ze willen betrokken worden bij overleg, bij de zorg en bij de contacten met behandelaars. Zij hebben behoefte aan erkenning en herkenning van hun situatie; ze willen niet genegeerd worden (14). Veel revalidatiecentra betrekken de kinderen al bij de behandeling en richten zich dan op het steunen van het kind bij het leren omgaan met de veranderingen. Ook in andere behandelsituaties is dat zinvol.

Bij puberende kinderen is het allemaal nog complexer. Communicatie tussen ouders en kind is in deze fase per definitie moeilijk, terwijl dat juist een voorwaarde is voor wederzijds begrip. De zieke ouder kan het gedrag van het kind uitleggen als mogelijke reactie op zijn ziekte, terwijl het kind slechts aan het puberen is. Ook de puber die uitstraalt dat je hem met rust moet laten, voelt zich tegelijk buitengesloten wanneer hij niet betrokken wordt bij de behandeling van zijn ouder. Ouders moeten de paradox in de verschillende rollen van de zorgverlenende puber beseffen; hij moet zich kunnen afzetten tegen zijn ouders, het conflict aangaan om vervolgens om te schakelen naar het bieden van zorg.

Bij het volwassen worden van jongeren met aangeboren afwijkingen speelt de fysiotherapeut een belangrijke rol. Deze jongeren hebben extra moeite met het ontwikkelen van nieuwe vaardigheden die nodig zijn in hun ontwikkeling naar volwassenheid. Zij willen zelf keuzes maken, maar hebben dat in hun beschermde jeugd vaak niet geleerd omdat ouders en hulpverleners toen de regie voerden. De fysiotherapeut kan bijdragen aan hun zelfstandigheid door informatie te geven over de gevolgen van het ziektebeeld, door een rolvoorbeeld te zijn in sociale vaardigheden en door de patiënt te leren een hulpvraag te formuleren.

Aandachtspunten voor de fysiotherapeut:
- Neem de jongvolwassene serieus en bied hem vanuit deze houding relevante informatie aan over de gevolgen van chronische ziekte bij een gezinslid.
- Bespreek de mogelijke relatie tussen zijn klachten en de chronische ziekte bij het gezinslid.
- Ontwikkel samen met hem mogelijkheden daarmee anders om te gaan en ook voor zichzelf te kiezen.
- Benadruk dat deze keuzes niet tegen de ander gericht zijn, maar uiteindelijk ook in diens voordeel kunnen werken.
- Verwijs hem indien nodig naar andere behandelaars.

10.8 Ten slotte

Ook bij de patiënt met een chronische ziekte geldt dat, naast de professionele diagnostiek en observatie, luisteren naar de patiënt een belangrijke bijdrage is bij het in kaart brengen van zijn beleving van de ziekte. De fysiotherapeut wil graag weten of zijn behandeling aanslaat, of de patiënt de instructies begrepen heeft en die wil en kan toepassen. Niet alleen motivatie, maar ook factoren als cognitieve vaardigheden, emotionele stabiliteit, gedrag, persoonlijkheidskenmerken en externe invloeden spelen daarbij een rol. De fysiotherapeut moet als holistische behandelaar globale kennis hebben van de invloed van stoornissen in mentale functies op zijn behandeling. Het is essentieel dat hij de eigen regie van de patiënt respecteert en dat hij in zijn therapeutisch handelen laat zien dat wat de patiënt wel kan belangrijker is dan wat hij niet kan.

Voor studiesteun zie: www.PsychFysio.nl/boek.html

Literatuur

1. Appelo M. Oplossingsgerichte interventies: het tweede deel van de bijdrage. In: Erp J van, Donders P, editors. Leven met verandering. Verslag van de symposiumreeks Coping en verwerking bij chronische ziekte. De Haag: Nederlandse Hartstichting, 2004.
2. Ridder DTD de. Coping en sociale steun van chronisch ziek zijn. In: Venselaar K, editor. Revalidatie, medicatie en therapie. Proceedings van de najaarsconferentie revalidatiepsychologen. Amsterdam: Nederlands Instituut van Psychologen, 1996.
3. Erp J van, Donders P (red.). Leven met verandering. Verslag van de symposiumreeks Coping en verwerking bij chronische ziekte. Den Haag: Nederlandse Hartstichting, 2004.

4. Vrancken PH. Stress en copingmechanismen. In: Vandermeulen JAM, Derix MMA, Avezaat CJJ et al., editors. Niet-aangeboren hersenletsel bij volwassenen. Maarssen: Elsevier gezondheidszorg, 2003.
5. Bout J van de. Rouw. In: Vandermeulen JAM, Derix MMA, Avezaat CJJ et al., editors. Niet-aangeboren hersenletsel bij volwassenen. Maarssen: Elsevier gezondheidszorg, 2003.
6. Worden W. Verdriet en rouw – gids voor hulpverleners en therapeuten. Amsterdam: Swets & Zeitlinger, 1992.
7. Boelen P. Korte melding in de Volkskrant van 20 augustus. Amsterdam, 2009.
8. Cranenburgh B van, Nieuwstraten W. Neurorevalidatie in de eerste lijn (2). Neuropraxis 12, 2008;2.
9. Maes R. Aanleren en afleren. In: Eilander H, Beers K, editors. Verder kijken, Ontwikkelingen in de revalidatiepsychologie. Amsterdam: Harcourt Assessment BV, 2005.
10. Visser-Meily A, Heugten C van. Den Haag: Zorg voor de mantelzorg, 2004.
11. Hagedoorn M. Een ziekte heb je niet alleen. In: De Psycholoog 44, februari 2009.
12. Eilander HJ. Niet-aangeboren hersenletsel. In: Meihuizen-de Regt MJ, Moor JMH de, Mulders AHM, editors. Kinderevalidatie. Assen: Koninklijke van Gorcum, 2003.
13. Lützen B. Jonge mantelzorgers op school. Thuis in Familiezorg 2002;4:4-6.
14. Lintel Hekkert M, Genderen A van. Kinderen van chronisch zieke ouders: verborgen zorgen! Huisarts en wetenschap 2003;46:312-5.

11 Chronische pijn en fysiotherapie

Drs. A.J.A. Köke

11.1 Inleiding

Pijn is, zo hebben we geleerd, een teken van een onderliggende ziekte, een teken van weefselschade. Als pijnklachten langdurig aanwezig zijn en men geen verklaring kan vinden, wordt pijn een probleem. Vaak is er geen duidelijke medische oorzaak bij pijnklachten aantoonbaar, dit wordt meestal aangeduid met de term 'aspecifieke klachten'. Bij het overgrote deel van mensen die klagen over chronische (a)specifieke pijnklachten, uiten deze klachten zich in het houdings- en bewegingsapparaat (1). Een grootschalig Europees onderzoek (2) laat zien dat de prevalentie van chronische pijn in Europa gemiddeld 19% bedraagt. De prevalentie varieerde van 12% in Spanje tot 30% in Noorwegen. In Nederland en België ligt de prevalentie rond het gemiddelde van 19%. Gezien de hoge prevalentie van chronische (aspecifieke) pijnklachten zal de fysiotherapeut hier dagelijks mee te maken krijgen.

Chronische aspecifieke pijn heeft een grote impact op de kwaliteit van leven van de patiënt (2). Psychosociale problematiek komt veel voor bij patiënten met chronische pijn. Naast depressieve stoornissen is er ook vaak sprake van algemene stress, angststoornissen zoals bewegingsvrees (3) en somatisatiestoornissen (4). Het uitvoeren van dagelijkse taken op diverse terreinen, zoals zelfverzorging, lichamelijke beweging, sociale activiteiten, huishouden, werk, recreatie, is ernstig verstoord (5).

Chronische pijn wordt daarom gezien als een multidimensionaal probleem, waarbij diagnostiek en behandeling vanuit een biopsychosociaal kader dienen te worden uitgevoerd. De interactie tussen lichamelijke, psychologische en sociale factoren kunnen een mogelijke verklaring bieden voor de uiteindelijke klachten (6). Een analyse van deze factoren is noodzakelijk voor een adequate behandeling. Kennis van en inzicht in psychosociale factoren bij het ontstaan of in stand houden van pijnklachten leiden tot een verbetering van fysiotherapeutische zorg (7). Helaas blijkt onder fysiotherapeuten de kennis en vaardigheden om onder meer psychosociale factoren te integreren in een analyse van pijn, nog onvoldoende aanwezig. (8). Kennis van psychosociale theorieën is noodzakelijk omdat deze mede van belang zijn voor het bewegend functioneren van patiënten. Er is op dit moment geen enkel verklaringsmodel dat chronische pijn volledig kan verklaren. Dit betekent dat in de dagelijkse praktijk met meerdere modellen gewerkt wordt. Voordat we ingaan op deze modellen zullen we een toelichting geven op wat pijn nu precies is.

11.2   Wat is pijn?

Iedereen weet wat pijn is. Aan iemand duidelijk maken *wat voor* pijn we voelen, is echter heel moeilijk. Ook als fysiotherapeut worden we vaak geconfronteerd met de moeilijkheid van het inschatten van de pijn van iemand anders. Pijn is een subjectief perceptueel fenomeen. De internationaal aanvaarde definitie van de *International Association for the Study of Pain* (IASP) beschrijft pijn als een:

> *(...) onplezierige sensorische en emotionele ervaring die veroorzaakt wordt door weefselbeschadiging (of dreigende weefselbeschadiging) of in dergelijke termen beschreven wordt.*

Pijn wordt dus niet alleen als een onplezierige sensorische gewaarwording omschreven, maar ook als een emotie. Pijn is meer dan alleen prikkeling van pijnzintuigen (nociceptoren). Blijkbaar spelen er meer processen een rol voordat prikkeling van nociceptoren leidt tot de gewaarwording van pijn. Uit deze definitie blijkt tevens dat prikkeling van nociceptoren niet noodzakelijk is om toch pijn te kunnen waarnemen. We kunnen dus pijn voelen zonder dat er in het lichaam iets 'kapot' hoeft te zijn. Dit laatste stelt de (traditionele) hulpverlener vaak voor problemen. Het zoeken naar de oorzaak is dikwijls gericht op stoornisniveau. Dit is een te beperkte aanpak, aangezien de correlaties tussen pijn, stoornissen en beperkingen niet groot blijken te zijn (9) en psychosociale factoren eveneens een rol spelen.
Het verschil tussen acute pijn en chronische pijn lijkt in feite slechts gebaseerd op basis van een (arbitraire) tijdsperiode. In de definitie van chronische pijn (IASP, 1986, 45) wordt deze tijdsperiode vrij vaag omschreven:

Pijn is chronisch als deze langer duurt dan op grond van normaal herstelproces(sen) mag worden verwacht.

Echter, niet alleen de tijdfactor speelt een rol. Ook bij acute pijn spelen factoren als gewaarwording, beleving en gedrag een rol. Het zijn de aard en de mate van de invloed van verschillende factoren, die bepalen of een probleem al dan niet chronisch is of gaat worden. Sommige psychosociale factoren kunnen al in een vroeg stadium sterk aanwezig zijn. Een adequate inschatting van psychosociale factoren in deze fase voorspelt beter het chronisch worden van de pijn dan alleen uitgaan van de duur van de klachten (10).

De laatste jaren wordt meer en meer duidelijk dat de plasticiteit van ons zenuwstelsel een rol speelt bij chronische pijnproblemen. Plasticiteit maakt het mogelijk om de gevoeligheid van het zenuwsysteem aan te passen bij weefselbeschadiging. Bij pijn gebruiken we de termen perifere en centrale sensitisatie (11, 12). Naast fysieke factoren hebben ook psychosociale factoren een invloed op dit sensitisatieproces. De oude *gate control*-theorie uit de jaren zestig van de vorige eeuw is nu min of meer uitgebreid in een neuromatrix-theorie (13). Deze theorie geeft aan dat pijn een 'product' is van een netwerk in ons brein, waarbij diverse delen van onze hersenen betrokken zijn, zoals de primaire en secundaire somatosensorische schors, de insula, de prefrontale schors en de anterieure cingulate cortex (14). Voor nadere uitleg over 'sensitisatie' verwijzen we naar hoofdstuk 12.

11.3 Biopsychosociaal model

Het biopsychosociale model is een uitbreiding van het traditionele medische model. In dit model is het uitgangspunt dat factoren op fysiek, psychisch en sociaal vlak betrokken kunnen zijn bij het ontstaan of in stand houden van het chronische pijnprobleem. Welke factoren en de mate waarin die factoren zijn betrokken, kan per patiënt of situatie verschillen. Daarbij moet niet alleen worden gekeken naar één of meer oorzaken, maar ook naar de wijze waarop de patiënt omgaat met zijn klachten en naar de gevolgen van het hebben van pijnklachten, zeker op lange termijn.

De manier waarop een individu met zijn pijnklachten omgaat (copingstijl) kan zeer sterk verschillen en is afhankelijk van de persoon en zijn omgeving. Er zijn diverse copingstijlen die iemand kan toepassen om de pijn te baas te zijn of om controle over de situatie te houden. Elke copingstijl kan in een bepaalde situatie voor iemand effectief zijn. Elke vorm van coping is dan ook een vorm van adaptief gedrag waarmee een bepaald doel wordt nagestreefd. Volgens een dynamische visie op coping met pijn (15) zijn er twee manieren van coping: het volharden in het zoeken naar een oplossing voor de pijn (pijnoplossende copingstijl) en het loslaten van dit zoeken en streven naar een zinvol leven met de pijn (accepterende copingstijl).

11.3.1 STREVEN NAAR HET OPLOSSEN VAN DE CHRONISCHE PIJN

Een pijnoplossende copingstijl is een logische en normale reactie als iemand (acute) pijn ervaart. Indien er een oorzaak gevonden kan worden en er een effectieve interventie op volgt, is het probleem ook opgelost. Onze ervaringen met acute pijn dragen bij aan het toepassen van dezelfde methoden bij chronische klachten. Bij chronische pijn zal met deze stijl echter niet meer het gewenste resultaat bereikt kunnen worden. Desondanks blijven patiënten volharden in deze copingstijl, waarbij ze meerdere deskundigen gaat raadplegen en/of informatie gaan verzamelen. Het blijven toepassen van deze copingstijl bij chronische pijn heeft grote gevolgen. Een van de belangrijkste gevolgen van pijn ligt op het vlak van fysiek actief zijn. Daarnaast is er vaak sprake van emotionele problemen en sociale isolatie. Depressie, hopeloosheid, machteloosheid, geen controle over het leven ervaren, zijn negatieve stemmingen die kunnen ontstaan als de patiënt telkens opnieuw geconfronteerd wordt met de onoplosbaarheid van zijn klachten (15). Fysieke beperkingen veroorzaken dan voor een groot deel het verlies aan kwaliteit van leven.

In de praktijk onderscheiden we twee grote patronen in het actief zijn met pijn. Enerzijds gaan patiënten activiteiten die pijn veroorzaken of waarvan men verwacht dat deze de pijn verergeren, steeds meer vermijden; anderzijds zijn er patiënten die de pijn min of meer negeren en juist overmatig doorgaan (16). Het fysiek minder kunnen, heeft ook invloed op de sociale activiteiten van een patiënt. Het niet meer kunnen werken of uitvoeren van hobby's leidt steeds meer tot een sociaal isolement. Dit alles heeft een negatieve invloed op de stemming van de patiënt. Deze ervaart meer stress door het niet of minder kunnen. Bovendien is er door de sociale isolatie weinig afleiding en dit leidt tot een verhoogde aandacht voor lichamelijke sensaties. De patiënt interpreteert deze als pijn en ervaart dus ook meer pijn. Er ontstaat een vicieuze cirkel of, beter gezegd, een negatieve neerwaartse spiraal, want het dagelijks functioneren wordt steeds slechter.

11.3.2 STREVEN NAAR ZINVOL LEVEN MET CHRONISCHE PIJN

De accepterende copingstijl, het zoeken naar een zinvol leven met chronische pijn, vraagt een duidelijke omschakeling in denken en doen van de patiënt. Want waar hij voorheen al zijn handelen centreerde rond het zoeken naar pijnverlichting, moet hij nu proberen te streven naar het vinden en uitvoeren van activiteiten die waardevol/betekenisvol voor hem zijn (bijvoorbeeld positief contact met kinderen onderhouden of herstellen). Een dergelijke verandering treedt niet zomaar op. Het pijngedrag bestaat immers meestal al geruime tijd en is dus een gewoonte van denken en handelen geworden, waarop bovendien de sociale omgeving (zowel privé als werk) vaak al zijn aangepast. Gedrag en het veranderen ervan is een dynamisch proces met een aantal fases, zoals beschreven in het *stages of change*-model van Prochaska (17, 18). In de eerste fase staat een patiënt helemaal niet open voor het zoeken naar een zinvol leven met pijn. In deze fase (precontemplatiefase) heeft de patiënt er geen moment bij stilgestaan dat zijn hardnekkige streven naar pijnverlichting juist zijn chronische pijnprobleem groter maakt. Naarmate de patiënt ervaart dat de zoektocht naar de oplossing niet of maar beperkt effectief is, kan hij gaan twijfelen aan zijn manier van omgaan met de pijn. Dit twijfelen aan de eigen omgangswijze met pijn vindt doorgaans niet vanzelf plaats, maar kan bijvoorbeeld door de fysiotherapeut gefaciliteerd worden door vragen als: wat heeft uw streven naar pijnverlichting u in de loop der jaren opgeleverd? Hoe voelt u zich daarbij? Wat zou u ervan denken om eens een tijdje een geheel andere benadering te proberen? Als de patiënt bereid is over deze vragen na te denken, komt hij feitelijk in de tweede fase terecht (contemplatiefase). Gerichte informatie over: wat is pijn?; welke mogelijke winst kan bereikt worden met een andere aanpak?; welke inspanning of kosten zijn daarvoor nodig?, kan een patiënt vervolgens op weg helpen om in actie te komen en te gaan werken aan een andere manier van omgaan met pijn. Dit houdt in dat een behandelaar zich bewust moet zijn van de verschillende fases en zijn behandeling aanpast aan de fase van gedragsverandering waarin de patiënt zich bevindt, anders komt de interventie te vroeg of juist te laat. Daarnaast is kennis van leertheorieën en factoren die een rol spelen bij gedrag van belang.

11.4 Leertheoretisch model; operante conditionering

Bij operante conditionering gaat men ervan uit dat elke vorm van gedrag een reactie uitlokt aan de omgeving. Deze reacties kunnen zowel positief als negatief zijn. Na een positieve reactie is de kans groter dat het gedrag vaker zal worden vertoond dan na een negatieve reactie. Men spreekt dan van belonen en straffen. Reacties die gedrag versterken, aanmoedigen, noemt men bekrachtigers. Pijngedrag wordt ook gezien als een vorm van aangeleerd gedrag (19). Pijngedrag zijn alle verbale en non-verbale uitingen van pijn. Niet alleen het kreunen, steunen of mank lopen, maar ook het innemen van pillen en het naar de dokter gaan, zijn volgens Fordyce vormen van pijngedrag. Of een bepaald pijngedrag vaker wordt vertoond of niet, heeft dus ook te maken met de directe reacties die erop volgen. Dit is een onbewust leerproces. In eerste instantie zal pijnvermindering een sterke bekrachtiger zijn voor het gedrag. De patiënt leert in deze acute fase dat vermijden van bepaalde bewegingen en houdingen minder pijn oplevert. Voor een korte periode kan dat zinvol zijn. Als vermijding van activiteiten echter lang aanhoudt, leidt dit tot fysiek conditieverlies (het *disuse*-syndroom). Deze afname in fysieke belastbaarheid leidt tot een verhoogde pijngevoeligheid en tot een verdere verslechtering van het alledaagse functioneren (5).

Voor pijn onderscheidt men binnen de operante conditionering grofweg drie bekrachtigers:

- Positieve bekrachtiging; een patiënt die in verband met zijn pijnklachten veel aandacht en zorg ontvangt van zijn partner, terwijl hij deze aandacht en zorg normaal (zonder pijn) niet of minder krijgt, wordt door pijngedrag beloond.
- Negatieve bekrachtiging; hier gaat het om het op een legitieme manier (ziekteverlof) kunnen vermijden van stressvolle, vervelende situaties (bijvoorbeeld een conflict op het werk); het is eveneens een vorm van beloning.
- Ontmoedigen van gezond gedrag (actief zijn); mensen uit de directe omgeving kunnen een patiënt juist remmen om weer activiteiten uit te gaan voeren. Het uit handen nemen van allerlei taken in huis en/of op het werk bevordert bovendien het vermijdingsgedrag.

Om pijngedrag via bekrachtigers te beïnvloeden, moeten deze bekrachtigers steeds direct op het vertoonde gedrag volgen, vaak optreden en niet al te voorspelbaar zijn. Bij de behandeling is het belangrijk om de omgeving te betrekken bij de therapie (20) om zo te achterhalen door wie, waar en wanneer pijngedrag bekrachtigd wordt en/of gezond gedrag ontmoedigd wordt. Onderzoek naar de rol van partners laat zien dat een patiënt met een overbezorgde partner in het algemeen een hogere pijnintensiteit rapporteert en een lager activiteitenniveau heeft (21). Experimentele studies hebben aangetoond dat pijn inderdaad kan worden 'aangeleerd' bij zowel gezonden (22) als bij patiënten met rugpijn (23). Daarbij was er wel sprake van een grote diversiteit in 'leerbaarheid' onder de proefpersonen. Operante conditionering zal dus ook maar bij een deel van onze patiënten een rol spelen.

11.5 Cognitieve theorieën

De rol van cognities en emoties werd vanaf de jaren tachtig en negentig van de vorige eeuw meer erkend (24). Cognities zijn de betekenistoekenning aan een perceptuele prikkel. Ieder mens probeert een verklaring (betekenistoekenning) te vinden voor de pijn die hij waarneemt. Deze betekenistoekenning vindt plaats op grond van twee mechanismen. Enerzijds ontstaan op grond van ervaringen uit het verleden causale attributies; anderzijds heeft de patiënt verwachtingen over het toekomstige beloop. Herkent een patiënt zijn pijnklachten? Zijn de oorzaak en het beloop bekend? Dan weet de patiënt wat hij kan verwachten en hoe hij zich hierop moet instellen. Zijn de pijnklachten niet herkenbaar en is de oorzaak onduidelijk, dan leidt dit tot onzekerheid. Zou ik iets ernstigs mankeren? Wat mag ik wel en wat mag ik niet doen? Dit zijn vragen die een patiënt zichzelf kan stellen. Dit zal tot een ander gedrag leiden dan in de eerste situatie, waarin oorzaak en beloop bekend zijn.

Patiënten blijken hun opvattingen vooral te ontlenen aan datgene wat artsen en andere hulpverleners zeggen (25, 26). De informatie die de arts of andere hulpverleners geven, is van invloed op de cognities van de patiënt. Is deze informatie duidelijk, neemt ze onzekerheid weg? Of wordt de onzekerheid alleen maar vergroot, doordat de informatie niet wordt begrepen of doordat de hulpverlener (volgens de patiënt) niet serieus op de klachten ingaat? Kortom: de betekenistoekenning is afhankelijk van verscheidene factoren. Belangrijk is daarom dat het geven van informatie aansluit op het niveau van de patiënt. Daarbij moet men er rekening mee houden dat een patiënt de informatie interpreteert en selecteert op een manier die hijzelf relevant acht. Duidelijke en eenduidige informatie dient ervoor om te voorkomen dat patiënten disfunctionele cognities ontwikkelen; er bestaat immers een positief verband tussen deze misvattingen en de mate van ervaren beperkingen bij patiënten met chronische lage rugklachten (27, 28). Disfunctionele cognities komen vaak voor bij pijnpatiënten, bijvoorbeeld de overtuiging dat er lichamelijk iets kapot is ook al kunnen artsen niets vinden. Zo denkt bijvoorbeeld 77% van patiënten met chronische rugpijn dat een foute beweging tijdens rugpijn tot een serieus probleem kan leiden en 35% dat strikte bedrust het belangrijkste therapieonderdeel is.

Daarnaast is 42% ervan overtuigd dat een röntgenfoto of MRI-scan altijd de oorzaak van de pijn kan achterhalen (29). Disfunctionele cognities kunnen extreme vormen aannemen, zoals bij bewegingsvrees of kinesiofobie (3, 30, 31). Patiënten gaan activiteiten vermijden door hun verwachting dat de pijn zal toenemen, ook al is dit niet het geval bij daadwerkelijke uitvoering. Overdreven angst voor de pijn, angst voor bewegen en/of activiteiten en angst voor (her)letsel speelt daarbij een rol. Door activiteiten te vermijden, toetst de patiënt niet meer of een bepaalde activiteit nog steeds te pijnlijk is om uit te voeren en zal hij zijn verwachting over wat hij in dit opzicht aankan, niet bijstellen. In plaats daarvan kunnen onzekerheid en angst voor pijn juist toenemen en worden de vreesvermijdende cognities versterkt. Mogelijk dat bij een subgroep van patiënten de pijnintensiteit eveneens een rol speelt. Een hoge pijnintensiteit is op zichzelf al een bedreigende prikkel. Een hoge pijnintensiteit voorspelt een deel van de beperkingen, zowel bij acute als chronische pijnklachten (3). Een andere belangrijke factor bij het ontstaan van bewegingsvrees is catastroferen. Catastroferen is de neiging van een persoon om steeds de negatieve kant van iets te zien en deze ook als negatief (iets verschrikkelijks) te beoordelen. Ondanks een verbetering in klachtenbeeld geeft de patiënt bijvoorbeeld aan dat het morgen wel weer slechter zal gaan. Of hij heeft gedachten als: ik kan door de pijn mijn werk niet doen en dat is verschrikkelijk. Dergelijke catastroferende cognities zijn van grote invloed op het uiteindelijke therapieresultaat (32), de mate van de ervaren beperkingen en de pijnintensiteit (3). Ten slotte leidt vrees ook tot een verhoogde aandacht in het waarnemen van lichamelijke sensaties (hypervigilantie), wat weer leidt tot een versterkte waarneming van pijn (3).

Naast cognities hebben ook emoties invloed op de pijnklachten. Ongerustheid of piekeren is een andere veelvoorkomende emotionele respons bij pijnklachten. Zeker bij lang bestaande klachten is ongerustheid een normale emotionele respons. Gevoelens van onrust en psychosociale stress blijken een voorspellende invloed te hebben op de duur van de klachten en het ontwikkelen van chroniciteit. Verhoogde gevoelens van onrust zijn gerelateerd aan een verlaagd gevoel van controle om de pijn te verminderen (33). Een verdere uitwerking van ziektecognities staat in hoofdstuk 13 over fibromyalgie.

De conclusie vanuit de cognitieve theorieën is dat betekenistoekenning bijdraagt aan de intensiteit van pijn en beperkingen in het dagelijks functioneren. Behandelingen zijn erop gericht de disfunctionele gedachten op te sporen en aan te passen.

11.6 Contextuele cognitieve gedragstheorieën

Recent zijn de contextuele cognitieve gedragstheorieën in opmars, ook ten aanzien van chronische pijn. In essentie stellen deze theorieën dat het vechten tegen chronische pijn (vermijden) of het onder controle proberen te krijgen van de pijn, het lijden van de patiënt juist versterkt. In dit opzicht spreekt men van *clean pain* – de chronische pijn en de beperkingen zelf – en *dirty pain* – het extra mentale en fysieke lijden dat door het verzet tegen de pijn ontstaat. Volgens deze benadering is clean pain in het leven niet te voorkomen maar dirty pain wel. Vechten tegen de pijn betekent automatisch meer aandacht en focus op de pijn zelf. Doordat de patiënt zich vereenzelvigt met zijn pijn, zijn gedachten over pijn en zijn gevoelens, komt hij niet meer toe aan voor hem zinvolle, belangrijke activiteiten. Hij is als het waren één met de pijn geworden en kan geen relativerende observerende afstand tot zichzelf, zijn gedachten en de wereld nemen. Binnen de contextuele cognitieve gedragstherapieën probeert men daarom niet zozeer de irrationele cognities te veranderen, maar de patiënt te leren toeschouwer te worden van zijn eigen gedachten en gevoelens zonder hierop direct te reageren. Het aandachtig en zonder oordeel leren waarnemen van pijn, emoties, gedachten en gedragingen in het huidige moment, maakt dat de patiënt minder gestuurd wordt door deze gedachten en daardoor andere keuzes kan maken. Het aanvaarden van de pijn leidt bij patiënten met ernstige en langdurige pijn tot beter fysiek en psychisch functioneren (34).

11.7 Behandeling van chronische pijn

Een behandeling kan uiteraard pas starten als er een goede analyse van het pijnprobleem heeft plaatsgevonden. Op dit moment bestaat er geen behandeling die chronische pijn volledig wegneemt. Dit betekent dat behandelingen gericht op verbeteren van kwaliteit van leven en het dagelijks functioneren belangrijk zijn. Aangezien chronische pijn een multidimensionaal probleem is, lijkt een multidisciplinaire aanpak voor de hand te liggen. Literatuuronderzoek geeft ook aan dat een dergelijke multidisciplinaire aanpak een meerwaarde heeft boven de monodisciplinaire aanpak (35, 36, 37). Problemen in het dagelijks fysiek functioneren zijn het aangrijpingspunt voor de fysiotherapeut. Om het activiteitenniveau van een patiënt te kunnen verbeteren, is het noodzakelijk inzicht te hebben in de redenen waarom de patiënt activiteiten vermijdt (cognitieve en/of operante factoren). Specifiek cognitieve therapieën zijn natuurlijk geen onderdeel van het fysiotherapeutisch

handelen, maar ook de fysiotherapeut kan en moet invloed uitoefenen op de cognities van de patiënt. De rol van de fysiotherapeut is in deze aanpak meer die van coach. Het geven van informatie over pijn en het geven van uitleg over de huidige klachten zijn belangrijke voorwaardenscheppende factoren voor het welslagen van de fysiotherapeutische behandeling. Kennis van mechanismen ten aanzien van ontstaan en onderhouden van disfunctionele cognities is belangrijk. De patiënt moet leren dat zijn cognities niet reëel zijn. Dit inzichtelijk maken, is mede een taak van de fysiotherapeut. Het geven van voorlichting moet plaatsvinden op een interactieve basis (38). Door de patiënt actief te betrekken in voorlichting, opzet en uitvoering van de behandeling, wordt hij medeverantwoordelijk voor het uiteindelijke resultaat.
Bij het opbouwen van het activiteitenniveau kan de fysiotherapeut gebruikmaken van principes van de graded activity (39, 40).

> **Graded activity is een integratieve, gestructureerde behandelvorm, gebaseerd op cognitieve en gedragsmatige leertheorieën, gericht op het gradueel opbouwen van activiteiten volgens een tijdcontingent schema, waarbij de patiënt leert zelfstandig zijn activiteitenniveau op te bouwen en te handhaven.**

Graded activity kenmerkt zich door een drietal fases: de start- of inventarisatiefase, de educatiefase en de behandel- en generalisatiefase, elk met eigen kenmerken en aangrijpingspunten.
Allereerst wordt in de startfase het huidige activiteitenniveau van de patiënt vastgesteld. De patiënt krijgt de opdracht om een aantal activiteiten of oefeningen zo maximaal mogelijk uit te voeren. De patiënt bepaalt zelf waar het maximum ligt (*working to tolerance*). Op basis van het gemiddelde resultaat van deze opdracht (*baseline*) kan het startniveau en de opbouw van het oefenprogramma worden opgesteld. De opbouw vindt stapsgewijs (*shaping*) plaats, volgens een vooraf opgesteld schema. Nu mag de patiënt pas stoppen met uitvoering als het afgesproken quantum is bereikt (*working to quota*), dus niet meer om pijn of een andere reden. De patiënt houdt zijn vorderingen bij in grafieken, waardoor de vooruitgang zichtbaar wordt gemaakt. Deze vorm van positieve feedback, naast de bekrachtigingen van de fysiotherapeut (complimenten, aanmoedigingen), zorgt ervoor dat de aandacht op activiteiten komt te liggen. Het pijngedrag zal in de tijd daardoor verminderen en uitdoven (*extinctie*). Uiteindelijk doel is het activiteitenniveau van de patiënt te verbeteren. De fysiotherapeut heeft daarbij een rol als coach. Voor een gedetailleerd overzicht van de aanpak bij graded activity verwijzen we naar Köke en anderen (39).

Graded activity lijkt vooral geschikt bij patiënten die aangeven niet te weten hoe ze met hun klachten om moeten gaan, die een laag gevoel van controle en weinig vertrouwen in eigen kunnen hebben, alsook bij patiënten waarbij er sprake is van een discrepantie is tussen wat ze aangeven te kunnen en wat ze mogelijk zouden moeten kunnen op basis van anamnese en lichamelijk onderzoek (41). Belangrijke succesfactoren voor een effectieve graded activity zijn de keuze van doelen en opbouw door de patiënt *zelf* te laten bepalen (42). Dit benadrukt de rol van coach, die de patiënt stimuleert en begeleidt bij het maken van eigen keuzes en beslissingen binnen deze aanpak. De gestructureerde stapsgewijze aanpak van graded activity leert patiënten weer grip krijgen op hun doen en laten.

Als er sprake is van bewegingsvrees, kunnen we op soortgelijke wijze een oefenprogramma opstellen. Net zoals bij de behandeling van andere fobieën is de aanpak van bewegingsvrees gericht op blootstelling (*exposure*). De patiënt moet worden geconfronteerd met wat hij vreest (30), want daardoor dooft deze vrees uit. Door dit geleidelijk op te bouwen (steeds meer beangstigende situaties trainen) kan de patiënt zijn cognities toetsen aan de werkelijkheid. In de startfase wordt dan met de patiënt geïnventariseerd welke activiteiten of bewegingen beangstigend zijn. Hierbij wordt gebruikgemaakt van de *PHotographs Of Daily Activities* (PHODA). Dit zijn foto's met daarop afbeeldingen van allerlei dagelijkse activiteiten die de patiënt moet rangschikken op mate van de angst die hij heeft om ze uit te voeren. Voordat er gestart wordt met oefenen, vindt er educatie plaats, waarbij het vreesvermijdingsmodel ingevuld word met de cognities (letterlijke uitspraken) van de patiënt. Het oefenprogramma start met het uitvoeren van de minst beangstigende activiteit en eindigt met de moeilijkste activiteit (*gradual exposure*). Door toetsing met de werkelijkheid – het daadwerkelijk uitvoeren van activiteiten – kan de patiënt zijn eigen opvattingen en angsten bijstellen. Het oefenprogramma wordt gegeven in de vorm van gedragsexperimenten. Voorafgaand aan het uitvoeren van een bepaalde activiteit, wordt de patiënt gevraagd een tweetal hypotheses te formuleren. De eerste heeft betrekking wat de patiënt denkt dat er gaat gebeuren als hij de activiteit uitvoert. Dit zijn de negatieve en catastroferende gedachtes die de patiënt gewoonlijk weerhouden van het doen van deze activiteit. Daarnaast wordt ook gevraagd een minder catastroferende verwachting te formuleren. Na uitvoering van de activiteit wordt de patiënt gevraagd welke van de beide voorspellingen zijn uitgekomen. Door het herhalen van deze experimenten in diverse situaties en met verschillende activiteiten, doven de vreesvermijdende gedachtes uit en kan de patiënt zijn activiteiten weer oppakken. Onderzoek laat zien dat vreesvermijdende cognities inderdaad het beste uitdoven met de graded exposure-behandeling in vergelijking tot graded activity (43). Door deze aanpak in een zo vroeg mogelijk stadium te laten plaatsvinden, kan chroniciteit mogelijk worden voorkomen (secundaire preventie) (45). Het toepassen van graded activity en/of graded exposure vraagt extra scholing om de gedragsmatige principes juist te leren toepassen en om de rol van coach adequaat in te vullen.

Binnen de contextuele cognitieve aanpak is de rol van de fysiotherapeut nog niet zo ontwikkeld. Ook hier grijpt de fysiotherapeut aan op het bewegend disfunctioneren. De aandacht gaat dan meer uit naar de bereidheid om actief te zijn in aanwezigheid van pijn en negatieve cognities en emoties. De aanpak richt zich op aanvaarden van het feit dat de pijn niet weggaat en dat een zinvol leven met pijn haalbaar en belangrijk is.

Voor studiesteun zie: www.PsychFysio.nl/boek.html

Literatuur

1. Andersson HI, Ejtertsson G, Leden I, Rosenberg C. Characteristics of subjects with chronic pain, in relation to local and widespread pain. Scand J Rheumatol 1996;25: 146-54.
2. Breivik H, Collett B, Ventafridda V, Cohen R, Gallacher D. Survey of chronic pain in Europe: prevalence, impact on daily life, and treatment. Eur J Pain 2006 May;10(4):287-333.
3. Leeuw M, Goossens ME, Linton SJ, Crombez G, Boersma K, Vlaeyen JW. The fear-avoidance model of musculoskeletal pain: current state of scientific evidence. J Behav Med 2007 Feb;30(1):77-94.
4. Demyttenaere, K, Bruffaerts R, Lee S, Posada-Villa J, Kovess V, Angermeyer M et al. Mental disorders among persons with chronic back or neck pain: results from the World Mental Health Surveys. Pain 2007;129(3):332-42.
5. Karoly P, Ruehlman LS. Psychosocial aspects of pain-related life task interference: an exploratory analysis in a general population sample. Pain Med 2007 Oct-Nov;8(7):563-72.
6. Gatchel RJ, Peng YB, Peters ML, Fuchs PN, Turk DC. The biopsychosocial approach to chronic pain: scientific advances and future directions. Psychol Bull 2007;133:581-624
7. Harding V, Williams AC. Extending physiotherapy skills using a psychological approach: cognitivebehavioural management of chronic pain. Physiotherap 1995;81(11):681-8.
8. Smart K, Doody C. The clinical reasoning of pain by experienced musculoskeletal physiotherapists. Man Ther 2007 Feb;12(1):40-9.

9. Waddell G. Biopsychosocial analysis of low back pain. Baillière's Clinical Rheumatology 1992;6(3):523-57.
10. Korff M von, Dunn KM. Chronic pain reconsidered. Pain 2008 Aug 31;138(2):267-76.
11. Woolf CJ. Central sensitization: uncovering the relation between pain and plasticity. Anesthesiology 2007 Apr;106(4):864-7.
12. Dubner R. Pain in the new millennium. Pain 2000 Jan;84(1):VIII.
13. Melzack R. Pain and the neuromatrix in the brain.J Dent Educ 2001 Dec;65(12):1378-82.
14. Seifert F, Maihöfner C. Central mechanisms of experimental and chronic neuropathic pain: Findings from functional imaging studies. Cell. Mol. Life Sci. 2009;66:375-390
15. Damme van S, Lauwerier E, Crombez G. Revalidatie van patiënten met chronische pijn: een kwestie van coping. P17-30 In: Nijs J van, Wilgen CP. Als pijn chronisch wordt. Revalidatie van patiënten met chronische pijn. Standaard Uitgeverij Informatief Antwerpen, 2009.
16. Crombez G, Govaerts K, Vervaet L et al. Vermijden en volharden bij patiënten met chronische lage rugpijn. Gedragstherapie 1995;28(2):69-84.
17. Prochaska JO, Redding CA, Evers KE. The transtheoretical model and stages of change. In: Glanz K, Rimer BK, Lewis FM et al. editors. Health behaviour and health education: theory, research and practice, 3rd edition. San Francisco, CA: Jossey-Bass, 2002:99-120.
18. Dijkstra A, Vlaeyen JW, Rijnen H, Nielson W. Readiness to adopt the self-management approach to cope with chronic pain in fibromyalgic patients. Pain 2001 Feb 1;90(1-2):37-45.
19. Fordyce WE. Behavioral methods for chronic pain and Ilness. St.Louis, MO: C.V. Mosby, 1976.
20. Keefe FJ, Blumenthal J, Baucom D, Affleck G, Waugh R, Caldwell DS et al. Effects of spouse-assisted coping skills training and exercise training in patients with osteoarthritic knee pain: a randomized controlled study. Pain 2004 Aug;110(3):539-49.
21. McCracken LM, Eccleston C. A prospective study of acceptance of pain and patient functioning with chronic pain. Pain 2005 Nov;118(1-2):164-9.
22. Jolliffe CD, Nicholas MK. Verbally reinforcing pain reports: an experimental test of the operant model of chronic pain. Pain 2004 Jan;107(1-2):167-75.
23. Flor H, Knost B, Birbaumer N. The role of operant conditioning in chronic pain: an experimental investigation. Pain 2002 Jan;95(1-2):111-8.
24. Turk DC, Okifuji A. Psychological factors in chronic pain: evolution and revolution. J Consult Clin Psychol 2002 Jun;70(3):678-90.
25. Rainville J, Bagnall D, Phalen L. Health care providers' attitudes and beliefs about functional impairments and chronic back pain. Clin J Pain 1995 Dec;11(4):287-95.
26. Rainville J, Carlson N, Polatin P, Gatchel RJ, Indahl A. Exploration of physicians' recommendations for activities in chronic low back pain. Spine (Phila Pa 1976) 2000 Sep 1;25(17):2210-20.
27. Turner JA, Brister H, Huggins K, Mancl L, Aaron LA, Truelove EL. Catastrophizing is associated with clinical examination findings, activity interference, and health care use among patients with temporomandibular disorders. J Orofac Pain 2005 Fall;19(4):291-300.
28. Walsh DA, Radcliffe JC. Pain beliefs and perceived physical disability of patients with chronic low back pain. Pain 2002 May;97(1-2):23-31.

29. Goubert L, Crombez G, Bourdeaudhuij I de. Low back pain, disability and back pain myths in a community sample: prevalence and interrelationships. Eur J Pain 2004 Aug;8(4):385-94.
30. Kori SH, Miller RP,Todd DD. Kinesophobia: A new view of chronic pain behavior. Pain Managment 1990:35-43.
31. Vlaeyen JW, Linton SJ. Fear-avoidance and its consequences in chronic musculoskeletal pain: a state of the art. Pain 2000 Apr;85(3):317-32.
32. Smeets RJ, Vlaeyen JW, Kester AD, Knottnerus JA. Reduction of pain catastrophizing mediates the outcome of both physical and cognitive-behavioral treatment in chronic low back pain. J Pain 2006 Apr;7(4):261-71.
33. McCracken LM, Gross RT. Does anxiety affect coping with chronic pain? Clin J Pain 1993 Dec;9(4):253-9.
34. McCracken LM, MacKichan F, Eccleston C. Contextual cognitive-behavioral therapy for severely disabled chronic pain sufferers: Effectiveness and clinically significant change. Eur J Pain 2007;11:314-322.
35. Flor H, Fydrich T, Turk DC. Efficacy of multidisciplinary pain treatment centers: a meta-analytic review. Pain 1992;49:221-30.
36. Turk DC. Clinical effectiveness and cost-effectiveness of treatments for patients with chronic pain. Clin J Pain 2002 Nov-Dec;18(6):355-65. Review.
37. Ostelo RWJG, Tulder MW van, Vlaeyen JWS, Linton SJ, Morley SJ, Assendelft WJJ. Behavioural treatment for chronic low-back pain. Cochrane Database of Systematic Reviews 2005;1-25.
38. Moseley GL. A pain neuromatrix approach to patients with chronic pain. Man Ther 2003 Aug;8(3):130-40.
39. Köke A van, Wilgen P, Engers A, Geilen M. Graded activity. Een gedragsmatige behandelmethode voor paramedici. Houten: Bohn Stafleu van Loghum, 2007.
40. Vlaeyen JWS, Kole-Snijders AMJ, Eek H van. Chronische pijn en revalidatie. Praktijkreeks Gedragstherapie. Houten: Bohn Stafleu Van Loghum, 1996.
41. Veenhof C, Ende CH van den, Dekker J, Köke AJ, Oostendorp RA, Bijlsma JW. Which patients with osteoarthritis of hip and/or knee benefit most from behavioral graded activity? Int J Behav Med 2007;14(2):86-91.
42. Veenhof C, Hasselt TJ van, Koke AJ, Dekker J, Bijlsma JW, Ende CH van den. Active involvement and long-term goals influence long-term adherence to behavioural graded activity in patients with osteoarthritis: a qualitative study. Aust J Physiother 2006;52(4):273-8.
43. Leeuw M, Goossens ME, Breukelen van, Jong JR de, Heuts PH, Smeets RJ et al. Exposure in vivo versus operant graded activity in chronic low back pain patients: results of a randomized controlled trial. Pain 2008 Aug 15;138(1):192-207.
44. Linton SJ, Boersma K, Jansson M, Overmeer T, Lindblom K, Vlaeyen JW. A randomized controlled trial of exposure in vivo for patients with spinal pain reporting fear of work-related activities. Eur J Pain 2008 Aug;12(6):722-30. Epub 2007 Dec 26.
45. International Association for the Study of Pain, 1986. Classification of chronic pain. Descriptions of chronic pain syndromes and definitions of pain terms. Pain 3 (suppl. 3), S1-S226.

Fysiotherapeutische behandeling van cognitief-emotionele sensitisatie bij patiënten met chronische whiplash

Prof. dr. J. Nijs, drs. J. van Oosterwijck en drs. L. Daenen

12.1 Inleiding

Chronische whiplashgeassocieerde stoornissen (*whiplash associated disorders*, WAD) kan een erg invaliderende aandoening zijn die voortvloeit uit een initieel whiplashtrauma. Typische WAD-klachten zijn, naast aanhoudende nekpijn, duizeligheid, vermoeidheid, hoofdpijn en concentratiestoornissen (1). Het merendeel van de acute whiplashgevallen herstelt binnen drie maanden na het trauma (2). Wanneer er binnen die periode echter geen herstel is opgetreden, is de prognose minder goed. In totaal zal 10-42% van de patiënten met een whiplashtrauma chronische WAD ontwikkelen (3, 4, 5, 6, 7). Per definitie zijn de klachten in geval van een chronische whiplash minimaal zes maanden aanwezig (3). We richten ons in dit hoofdstuk op graad I tot en met III WAD; dit betekent dat patiënten die als gevolg van het initieel whiplashtrauma aantoonbare anatomische afwijkingen vertonen (voorbeeld: een cervicale wervelfractuur) hier niet besproken zullen worden.

De fysiotherapeutische behandeling van patiënten met chronische WAD is niet eenvoudig. Van oudsher zijn fysiotherapeuten en ook artsen opgeleid om bij patiënten meteen op zoek te gaan naar stoornissen in functies en anatomische eigenschappen. Een dergelijke strategie levert bij mensen met chronische WAD al snel resultaat op: vaak vinden we pijnrapportage, een verhoogde cervicale spiertonus (8) en een verstoorde motorische controle van de (hoog)cervicale regio (9, 10). Behandeling van deze functiestoornissen resulteert echter niet noodzakelijk in een verbetering van de ervaren gezondheidstoestand van de patiënt. Deze – en andere vastgestelde functiestoornissen – zijn dikwijls niet klinisch betekenisvol en kunnen daarom eerder als epifenomenen van veranderingen in de centraal neurologische pijnverwerkingsprocessen beschouwd worden. Met hoogtechnologische methodes (magnetische resonantiebeeldvorming en computertomografie) vindt men maar zelden abnormaliteiten, en zelfs indien aanwezig, blijken deze niet van prognostische waarde en ook niet bepalend te zijn voor de klachten van de patiënt (11, 12, 13). Voor een vollediger overzicht van deze disfuncties en het (gebrek aan) bewijs voor hun klinische relevantie bij chronische WAD wordt de geïnteresseerde lezer verwezen naar Nijs et al. (2009) (14).

De vraag blijft staan wat dan wel het complexe klachtenbeeld van patiënten met een chronische whiplash bepaalt. De afgelopen decennia heeft het wetenschappelijk onderzoek naar (het ontstaan van) chronische WAD ons heel wat geleerd. Op basis van die nieuwe inzichten kunnen we stellen dat we voor patiënten met een chronische WAD het klassiek biomedisch denkmodel moeten overstijgen en ons dienen te begeven op het terrein van de neurowetenschappen en de ermee verbandhoudende psychologische wetenschappen. Immers, zowel het ontstaan als het onderhouden van het complexe klinische beeld van een chronische WAD is te verklaren aan de hand van veranderingen in de centraal neurologische pijnverwerkingsprocessen, die ontstaan door een samenspel van bottom-up- (nieuwe of aanhoudende nociceptieve input) en top-down-factoren (cognitief-emotionele factoren). De veranderingen in de centraal neurologische pijnverwerkingsprocessen resulteren bij de patiënten in een overgevoeligheid voor allerlei sensorische prikkels, zoals aanraking en warmte.

In dit hoofdstuk geven wij eerst een beknopt overzicht van de veranderingen in de centraal neurologische pijnverwerkingsprocessen zoals die zich bij patiënten met een chronische WAD manifesteren. Vervolgens belichten we de beïnvloeding van de cognitief-emotionele factoren op deze pijnverwerkingsprocessen. We sluiten het hoofdstuk af met praktische richtlijnen voor de fysiotherapeut voor het herkennen, evalueren en behandelen van een patiënt met chronische WAD.

De ideeën zoals weergegeven in deze bijdrage zijn gebaseerd op ons eerder werk over chronische WAD (14).

12.2 Centrale sensitisatie als verklaringsmodel voor het ontstaan en onderhouden van chronische whiplashklachten

12.2.1 CENTRALE VERWERKINGSPROCESSEN VAN GEVAARBOODSCHAPPEN

We kunnen ervan uitgaan dat de acute pijnsensatie in de uren en dagen volgend op het whiplashtrauma het gevolg is van een sterke activatie van perifere nociceptoren in verschillende somatische structuren in de cervicocraniale regio. Hoe miniem ook de schade aan die cervicale structuren, deze gaat automatisch gepaard met het vrijkomen van een reeks van stoffen (voorbeelden: serotonine afkomstig van bloedplaatjes, prostaglandines die vrijkomen uit de beschadigde cellen enzovoort) die de prikkeldrempel in diezelfde weefsels verlagen. In dit verband spreekt men van perifere sensitisatie, wat niet meer is dan een logisch beschermingsmechanisme van ons lichaam waardoor we tijdelijk de betrokken regio minder gaan gebruiken (te vergelijken met de ontstekingsfase volgend op een acute enkeldistorsie). Als resultaat krijgen we tijdelijk een verhoogde stroom van nociceptieve boodschappen vanuit de periferie naar lamina I, II en V van de dorsale hoorn van het ruggenmerg (figuur 12.1). Van daaruit kunnen deze gevaarboodschappen doorgezonden worden richting hersenen, maar tegelijkertijd kunnen de hersenen het commando geven aan de dorsale hoorn om geen of minder boodschappen vanuit de dorsale hoorn door te sturen (pijndemping). Zelfs wanneer de gevaarboodschap het hersenniveau bereikt, zal het wel of niet ervaren van pijn afhankelijk zijn van de interpretatie van de inkomende boodschap. Bij de interpretatie van de gevaarsignalen en de gevolgen daarvan op de pijn zijn de volgende hersengebieden betrokken:

- somatosensorische gebieden: thalamus, antérieure insula, primaire en secundaire somatosensorische cortex;
- cognitief-evaluatieve/affectieve gebieden: antérieure cingulaire cortex en secundaire somatosensorische cortex;
- pijnmodulerende gebieden: rostrale antérieure cingulaire cortex (15).

Bij patiënten die niet spontaan herstellen, maar evolueren tot een chronische WAD treedt er echter geen pijndemping maar juist het omgekeerde op: de neuronen in de dorsale hoorn van het ruggenmerg worden gevoeliger voor inkomende boodschappen vanuit de periferie, waardoor ze die boodschappen versterkt gaan doorgeven naar de hersenen (16). Dit is een gevolg van neurotransmitters zoals glutamaat en aspartaat die zorgen voor een verhoogde prikkelbaarheid van de secundaire neuronen waardoor de postsynaptische activiteit verhoogt.

12.2.2 MECHANISME VAN CENTRALE SENSITISATIE

Op het moment dat de eventuele schade in de cervicocraniale regio herstelt en daarom minder aanleiding geeft tot gevaarboodschappen, moet er geleidelijk aan vanuit de hersenen een krachtig pijndempend systeem op gang komen dat na verloop van tijd de bovenhand krijgt op de pijnversterkende processen (pijninhibitie versus pijnfacilitatie). Gevoeligheid voor pijn is immers het resultaat van het krachtenspel in

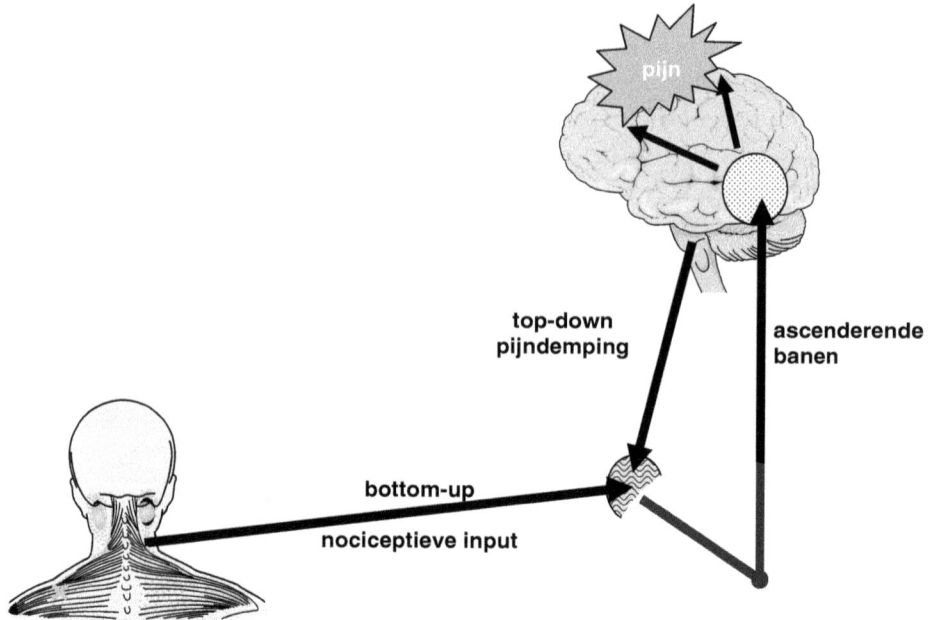

Figuur 12.1 Schematisch overzicht van de centrale pijnverwerkinsmechanismen (door Nijs, Van Oosterwijck & Daenen).

het centraal zenuwstelsel tussen pijnfaciliterende en pijninhiberende mechanismen. Complexe mechanismen in het centraal zenuwstelsel onderdrukken (descenderende inhibitie) of versterken (descenderende en ascenderende facilitatie) de gevaarboodschappen op hun route naar de hersenen (17). De pijninhiberende banen ontspringen onder meer vanuit de periaquaductale grijze stof en de rostrale ventrale medulla in de hersenstam (18).

Bij patiënten die onvoldoende herstellen van een whiplashtrauma verliezen de pijninhiberende mechanismen de strijd van de pijnfaciliterende mechanismen. De uitkomst van dit krachtspel wordt in belangrijke mate bepaald door gedrag (over- en onderbelasting) en cognitief-emotionele factoren (catastroferen, stress, zorgen). Men spreekt dan van centrale sensitisatie, wat gedefinieerd wordt als een verhoogde responsiviteit van de centrale pijnneuronen (zowel op hersenniveau als in de dorsale hoorn) op prikkels afkomstig van laagdrempelige mechanoreceptoren (19). Er is consistent bewijs voor de aanwezigheid van centrale sensitisatie bij patiënten met chronische WAD (20, 21, 22, 23, 24) en veel van deze studies leveren daarnaast bewijs dat centrale sensitisatie in hoge mate het complex klinisch beeld van deze patiënten bepaalt. Belangrijk daarbij is dat de verstoorde pijnverwerkingsprocessen vroegtijdig na het initieel whiplashtrauma optreden (< 7 dagen) en dat ze een belangrijke prognostische waarde hebben voor het verdere beloop van de WAD; het zijn de patiënten die centrale sensitisatie ontwikkelen, die niet spontaan herstellen en een chronische WAD ontwikkelen (22, 23, 25). Het is daarom belangrijk om als fysiotherapeut bij de opvolging van (sub)acute whiplashpatiënten het ontstaan van disfuncties in de centrale pijnverwerkingsprocessen vroegtijdig te herkennen. Voor klinische uitingen van centrale sensitisatie wordt de lezer verwezen naar tabel 12.1. Bij de interpretatie van deze tabel is het belangrijk te beseffen dat enkele van deze symptomen volstaan om te besluiten dat centrale sensitisatie waarschijnlijk aanwezig is. Typisch voor centrale sensitisatie is dat er een veralgemeende overgevoeligheid ontstaat voor inkomende informatie in het centraal zenuwstelsel, dus niet alleen voor nociceptieve input en input vanuit de cervicocraniale regio.

Tabel 12.1 Klinische uitingen van centrale sensitisatie bij postwhiplashpatiënten.

Symptoom	Kenmerkend voor CS*	Mogelijk gerelateerd aan CS
Overgevoeligheid voor licht	✓	
Overgevoeligheid voor geluid	✓	
Overgevoeligheid voor geur	✓	
Veralgemeende, verlaagde drukgevoeligheid	✓	
Overgevoeligheid voor medicatie	✓	
Veralgemeende overgevoeligheid voor warmte en koude		
Vermoeidheid		✓
Slaapstoornissen		✓
Niet-verfrissende slaap		✓
Concentratiestoornissen		✓
Tintelingen		✓
Gevoelstoornissen		✓

* CS=centrale sensitisatie

Tot slot dienen we hier te vermelden dat bij chronische WAD de mate van centrale sensitisatie mede bepalend is voor de effectiviteit van revalidatie: hoe groter de mate van centrale sensitisatie, hoe kleiner het te verwachten therapeutisch effect van revalidatieprogramma's die zich niet specifiek richten op centrale sensitisatie (26).

12.3 Cognitief-emotionele determinanten van de overgang van acute naar chronische whiplash

Naast het identificeren van disfuncties in de centrale pijnverwerkingsprocessen zijn er ook andere prognostische factoren die gehanteerd kunnen worden om het risico op chroniciteit bij whiplashpatiënten vroegtijdig in te schatten. Tabel 12.2 geeft hiervan een overzicht en geeft bovendien per prognostische factor een suggestie voor de toe te passen meetmethode (in veel gevallen het gebruik van een vragenlijst). Aangezien psychologische risicofactoren voor chroniciteit (bijvoorbeeld disfunctionele pijncognities) zich erg vroeg in het beloop van de aandoening ontwikkelen, is het verstandig om ze in de gaten te houden tijdens de behandeling van (sub)acute whiplashpatiënten. Als de aanwezigheid van een dergelijke psychologische risicofactor vastgesteld wordt, is het belangrijk om daar tijdens de revalidatie onmiddellijk aandacht aan te schenken.

Tabel 12.2 Psychologische prognostische factoren voor chronische WAD en bijbehorende meetinstrumenten (gemodificeerd naar: Nijs et al., 2009b) (27).

Prognostische factor*	Positief of negatief voorspellende factor?†	Meetinstrument
Pijncatastroferen (28, 29)	-	Pain Catastrophizing Scale
Depressie (2)	-	Beck Depression Inventory
Bezorgdheid/angst (30)	-	te bevragen bij patiënt
Verwachtingen m.b.t. herstel (30)	+/-	te bevragen bij patiënt
Copingstrategie: aandachtsverplaatsing (29)	+	Pijn Coping Inventarisatielijst
Copingstrategie: toename in activiteitenniveau (29)	+	Pijn Coping Inventarisatielijst
Posttraumatisch stress-syndroom (31, 23)	-	Impact of Events Scale (32)

* Elk van de genoemde factoren voorspelt in zekere mate het ontstaan van chronische WAD bij (sub)acute whiplashpatiënten.
† Een positief voorspellende factor gaat samen met een verhoogde kans op herstel, terwijl een negatief voorspellende factor geassocieerd is met een verhoogde kans op de ontwikkeling van chronische WAD.

Een whiplashtrauma betekent vaak een brute verandering in de leefgewoonten van de patiënt. Hobby's worden onuitvoerbaar en er ontstaan werkgerelateerde participatieproblemen. Dat zorgt voor extra kopzorgen en stress. Ook het onbegrip van de directe omgeving voor de lichamelijke klachten ten gevolge van de whiplash en de verzekeringsproblematiek zorgen vaak voor negatieve stress. Naast deze bronnen van emotionele stress zal ook het stressreactiesysteem onvoldoende functioneren (33): het systeem raakt vaak uitgeput waardoor het niet meer gepast kan reageren op stressoren. Zo zien we een uitgeputte hypothalamus-hypofyse-bijnier-as, waardoor het lichaam onvoldoende cortisol aanmaakt bij de blootstelling aan stressoren (cortisol is het voornaamste stresshormoon dat door de bijnier wordt geproduceerd en de uitkomst is van bovenvermelde hormonale as). Daarnaast bestaat een disfunctioneel stressreactiesysteem uit een ontregelde balans tussen het sympathisch en parasympathisch zenuwstelsel, vaak met een overwicht van het sympathisch zenuwstel.

Een disfunctioneel stressreactiesysteem heeft een prognostische invloed op het ontstaan van chronische pijn (34) en ontstaat typisch tijdens een zeer drukke periode met veel fysieke en/of emotionele stress, in combinatie met een bijkomende trigger zoals een fysiek whiplashtrauma of een emotionele gebeurtenis (35). Bij een deel van de patiënten met chronische WAD zal dit leiden tot het ontstaan van een posttraumatisch stress-syndroom (36). Men erkent dat het posttraumatisch stress-syndroom bij chronische WAD-patiënten een belangrijke invloed heeft op de prognose (37).

Het is belangrijk voor de fysiotherapeut om in te zien dat deze psychologische aspecten niet geïsoleerd voorkomen, maar juist deel uitmaken van het centrale sensitisatieproces. In de dorsale hoorn van het ruggenmerg bevinden zich receptoren voor glucocorticoïde stresshormonen. Binding van bijvoorbeeld cortisol op deze receptoren resulteert in activering van pijninhiberende systemen, wat suggereert dat stress een directe rol speelt in de centrale pijnverwerkingsprocessen (35). Ook pijncatastroferen verstoort de pijninhibitie. Bij hoge pijnintensiteit is de mate van pijncatastroferen gerelateerd aan een lagere hersenactiviteit in gebieden die een cruciale rol spelen in de pijninhibitie (zoals de dorsolaterale en mediale prefrontale cortex; 38). Om het samenspel tussen de disfuncties in de centrale pijnverwerkingsprocessen en de psychologische factoren te benadrukken, spreken we van cognitief-emotionele sensitisatie (39). Samenvattend kunnen we stellen dat cognitief-emotionele factoren top-down het sensitisatieproces kunnen faciliteren (zie ook figuur 12.1).

Omgekeerd zijn er ook positieve cognitief-emotionele factoren waarvan men kan aannemen dat ze top-down het optreden van centrale sensitisatie kunnen voorkomen, doordat ze de balans pijnfacilitatie-pijndemping in het voordeel van pijndemping beïnvloeden. Zo gaan we ervan uit dat het hanteren van een geschikte copingstrategie (bijvoorbeeld aandachtsverplaatsing en een toename in activiteitenniveau), het hebben van positieve verwachtingen ten aanzien van het herstel en een grote stressbestendigheid positieve cognitief-emotionele factoren zijn.

12.4 Fysiotherapeutische behandeling van cognitief-emotionele sensitisatie bij chronische whiplashklachten

Momenteel bestaat er geen standaard medische behandeling voor centrale sensitisatie. Klinisch bruikbare medicatie die de descenderende facilitatie onderdrukt bij patiënten met chronische pijn is actueel niet beschikbaar (17). Toch kan het theoretisch model van cognitief-emotionele sensitisatie de fysiotherapeut een kapstok bieden waaraan hij verschillende verrichtingen kan ophangen. Actueel en toekomstig onderzoek zal duidelijk maken in welke mate deze of andere verrichtingen in staat zijn om cognitief-emotionele sensitisatie bij patiënten met chronische WAD te beïnvloeden.

12.4.1 PIJNEDUCATIE

Het is belangrijk om als fysiotherapeut te beseffen dat verkeerde pijncognities, zoals pijncatastroferen, het slagen van verrichtingen zoals oefenprogramma's zal bemoeilijken. Men kan de aanwezigheid van deze cognities nagaan door de patiënt enkele specifieke vragenlijsten te laten invullen. Indien er sprake is van bijvoorbeeld pijncatastroferen, is het aan te raden om specifieke verrichtingen in het revalidatieplan op te nemen om dit te verminderen. Hiervoor zijn er verschillende opties beschikbaar, zoals het geven van educatie over pijnfysiologie of het *progressive goal attainment program* met inbegrip van graded activity (40). Voor de toepassing van educatie over pijnneurofysiologie bevelen we aan deze tijdens de opstartfase van de revalidatie te integreren in het behandelplan. Ook andere cognitief-emotionele aspecten zoals kinesiofobie, stress door piekeren, passieve copingstijl en pijnhypervigilantie kunnen hierdoor positief beïnvloed worden, wat de verdere revalidatie zal bevorderen. Van belang is dat de educatie aansluit bij het kennisniveau en de cognities/overtuigingen van de patiënten. Bij aanvang van de pijneducatie is het daarom goed om te vragen naar de overtuigingen van de patiënt ten aanzien van de chronische pijn: Wat denkt u dat de reden is waarom u zoveel pijn heeft? Hoe verklaart u die aanhoudende pijnklachten? Het nut van deze informatie is tweezijdig: de vraag op zichzelf garandeert de volle aandacht van de patiënt op de pijneducatie, en de inhoud van de pijneducatie kan aangepast worden in functie van de (verkeerde of onvolledige) overtuigingen van de patiënt over het ontstaan en onderhouden van pijn (cliëntgerichte benadering). Voor het evalueren van de kennis over pijnfysiologie is er de Pijn Neurofysiologie Test (41), waarvan de uitkomst als startpunt voor de educatie kan gebruikt worden.

Patiënteneducatie over pijnfysiologie kan door fysiotherapeuten uitgevoerd worden met behulp van het boek van Butler en Moseley (2003) (42). Elementen die tijdens de pijneducatie bij voorkeur aan bod komen zijn: het ontstaan van pijn (neuron, nociceptoren, ionenpoorten, synaptische spleet, actiepotentiaal), acute versus chronische pijn (perifere en centrale sensitisatie), beïnvloeding van pijn (spinale descenderende inhibitie en facilitatie, neurotransmitters, pijnbeleving en pijngedrag) en de onderhoudende factoren van chronische pijn (cognities, psychologische factoren, gedragsfactoren). Bij de behandelaar overheerst vaak het idee dat wanneer men patiënten informeert over deze onderwerpen alles overmatig vereenvoudigd moet worden. De patiënt heeft immers geen voorkennis van anatomie, fysiologie, laat staan van ziekteleer. Als fysiotherapeut onderschatten we het vermogen van onze patiënten om complexe materie zoals pijnneurofysiologie te begrijpen (43). Er zijn echter geen klinische studies voorhanden die de effectiviteit van educatie bij chronische WAD onderzochten. In een eigen nog ongepubliceerde *single case study* bij zes patiënten met een chronische WAD ging de educatie over pijnneurofysiologie samen met een verbetering op het vlak van symptomen, pijncognities, copingstrategieën, drukpijndrempel en pijnvrije bewegingsbaan.

12.4.2 STRESSMANAGEMENT

Men kan stress bij een individuele patiënt verminderen door hem stressbeheersings-, relaxatie- en assertiviteitstechnieken aan te leren. In sommige gevallen is specifieke psychiatrische of psychologische ondersteuning nodig. Als men stressreductie of een betere beheersing van de dagelijkse stressoren nastreeft, is het belangrijk te beseffen dat dit een individuele aanpak vereist, waarbij de therapeut de patiënt probeert te ondersteunen in zijn zoektocht naar de voor hem optimale manier om de stress te beheersen. Dit kan door de patiënt vaardig te maken in het uitvoeren van stressmanagament- of relaxatietechnieken, waarbij hij bijvoorbeeld tweemaal per dag op een rustige plaats een half uur relaxatietechnieken moet toepassen. Vervolgens leert de fysiotherapeut de patiënt aan om de stressmanagement- of relaxatietechnieken toe te passen tijdens periodes van (hoge) stress (als stressoren zich tijdens het dagelijkse leven aanbieden). De patiënt kan hierbij ondersteund worden door gebruik te maken van het stressreactiedagboek (figuur 12.2). De fysiotherapeut vraagt de patiënt om dit dagboek de komende dagen in te vullen en om telkens terug te blikken op de afgelopen 24 uur. Tijdens een volgend consult kan de fysiotherapeut op basis van de input van het stressreactiedagboek de patiënt ondersteunen of bijsturen bij het toepassen van de stressbeheersings- of relaxatietechnieken.

Dag/Tijd	Stress-situatie	Positieve & negatieve gedachten	Wat deed je?	Wat had je, achteraf bekeken, anders kunnen doen?
	Beschrijf situaties waarin de stress zeer intens was of de uitvoering van een activiteit beïnvloedde.	Beschrijf de gedachten en gevoelens die je in de stress-situaties had.	Beschrijf hoe je gereageerd hebt op de stress-situaties.	

Figuur 12.2 *Het stressreactiedagboek bij een cognitieve benadering van stressmanagement (geïnspireerd door het 'pain reaction record')(44).*

12.4.3 COGNITIEF-GEDRAGSMATIGE BENADERING VAN OEFENTHERAPIE EN ACTIVITEITENMANAGEMENT

Voor chronische WAD is er weinig bewijskracht die het gebruik van oefentherapie ondersteunt. Resultaten uit een gerandomiseerde klinische studie duiden op een reële kans op neveneffecten (aanwezig bij twintig procent van de patiënten) bij de toepassing van een cognitief-gedragsmatig oefenprogramma (45). Een andere klinische studie wijst op het belang van centrale sensitisatie in de revalidatie van chronische WAD: de aard/mate van overgevoeligheid van de centrale pijnverwerkingsprocessen bepaalde in belangrijke mate de uitkomst van de revalidatie (responders versus non-responders) (26). Daarom rijst de vraag hoe oefentherapie en ook activiteitenmanagement toegepast moeten worden, rekening houdend met het proces van centrale sensitisatie. Enerzijds kan via cognitief-gedragsmatige oefen- en activiteitenprogramma's (bijvoorbeeld graded activity) de negatieve aandacht verplaatst worden van de pijnklachten naar het dagelijkse functioneren. Cognitief-gedragsmatige oefen- en activiteitenprogramma's gebruiken immers tijdcontingente behandelprincipes: de doelen van het oefenprogramma worden functioneel gedefinieerd en de opbouw gebeurt stapsgewijs in de tijd en onafhankelijk van de eventueel veranderende pijnklachten. Hierdoor kan de overmatige en negatieve aandacht van patiënten voor hun pijnklachten (hypervigilantie) gereduceerd worden, wat voor een positief effect kan zorgen op de cognitief-emotionele sensitisatie. Anderzijds dient men met deze vorm van revalidatie bedachtzaam te zijn dat geen nieuwe, al dan niet door de therapie veroorzaakte pijnbronnen ontstaan, wat tot gevolg zou hebben dat de hyperactiviteit van het centrale zenuwstelsel versterkt wordt. Centrale sensitisatie is immers een dynamisch proces dat versterkt kan worden door nieuwe en verhoogde nociceptieve input naar het centraal zenuwstelsel.

Om rekening te houden met het dynamisch (lees: beïnvloedbaar) karakter van centrale sensitisatie lijkt het aangewezen om cognitief-gedragsmatige therapieën aan te passen voor de WAD-populatie (14). De meeste cognitief-gedragsmatige therapieën maken immers gebruik van tijdcontingente oefentherapie en activiteitenmanagement. Zoals eerder toegelicht, kunnen we de revalidatie starten met het verbeteren van cognitief-emotionele factoren zoals stress en pijnhypervigilantie. Tegelijkertijd leren we de patiënt tijdens de educatie over pijnneurofysiologie inzien dat elke nieuwe belangrijke pijnbron (bijvoorbeeld als gevolg van overbelasting door te veel fysieke activiteit) het proces van centrale sensitisatie zal versterken of minimaal onderhouden. Een belangrijke pijnbron definiëren we daarbij als een toename in pijn die langer dan één uur aanwezig blijft en die het doen en laten van de patiënt in de uren volgend op de therapie/training negatief beïnvloedt. Vervolgens kan men starten met het toepassen van een activiteitenprogramma en/of oefenprogramma waarbij de patiënt wordt aangeleerd om op een tijdcontingente manier, doch binnen de eigen grenzen van zijn belastbaarheid (lees: zonder noemenswaardige pijnprovocatie zoals gedefinieerd), aan fysieke opbouw te doen.

12.5 Conclusie

Er is consistent bewijs dat het niet cervicale disfuncties zijn, maar veranderingen in de centrale pijnverwerkingsprocessen en cognitief-emotionele factoren die de overgang van een acuut whiplashtrauma naar een chronische WAD moduleren. Bovendien zijn er toenemende aanwijzingen dat de cognitief-emotionele factoren de centrale pijnverwerkingsprocessen moduleren. Chronische WAD is een ware biopsychosociale uitdaging voor de fysiotherapeut. Een volledig wetenschappelijke onderbouwde fysiotherapeutische zorg, die rekening houdt met deze vernieuwde inzichten in de WAD-problematiek, is actueel niet voorhanden. In deze bijdrage werd geprobeerd om de fysiotherapeut op weg te helpen in zijn zoektocht naar een geschikte fysiotherapeutische zorg voor patiënten met een chronische WAD, die rekening houdt met de recente wetenschappelijke inzichten in deze complexe problematiek.

Dankwoord

Jessica Van Oosterwijck ontvangt financiële ondersteuning voor onderzoek naar chronische whiplash van de onderzoeksraad van de Vrije Universiteit Brussel, België (subsidienummer OZR1596). Liesbeth Daenen ontvangt financiële ondersteuning voor onderzoek naar de transitie van acute naar chronische whiplash van de onderzoeksraad van de Universiteit Antwerpen, België.

Voor studiesteun zie: www.PsychFysio.nl/boek.html

Literatuur

1. Rodriquez AA, Barr KP, Burns SP. Whiplash: pathophysiology, diagnosis, treatment, and prognosis. Muscle Nerve 2004;29:768-81.
2. Kamper SJ, Rebbeck TJ, Maher CG, McAuley JH, Sterling M. Course and prognostic factors of whiplash: A systematic review and meta-analysis. Pain 2008;Doi:10.1016/j.pain.2008.02.019.
3. Spitzer WO, Skovron ML, Salmi LR, Cassidy JD, Duranceau J, Suissa S, Zeiss E. Scientific monograph of the Quebec task force on whiplash-associated disorders: redefining "whiplash" and its management. Spine 1995;20:S1-73.
4. Radanov BP, Sturzenegger M. The effect of accident mechanism and initial findings on the long-term outcome of whiplash injury. J Musculoskel Pain 1996;4:47-60.
5. Côté P, Hogg-Johnson S, Cassidy JD et al. The association between neck pain intensity, physical functioning, depressive symptomatology and time-to-claim-closure after whiplash. J Clin Epidemiol 2001;54:275-86.
6. Barnsley L, Lord S, Bogduk N. Whiplash injury. Pain 1994;58:283-307.
7. Lovell M, Galasko C. Whiplash disorders – a review. Injury 2002,33(2):97-101.
8. Ettlin T, Schuster C, Stoffel R, Brüderlin A, Kischka U. A distinct pattern of myofascial findings in patients after whiplash injury. Arch Phys Med Rehabil 2008;89:1290-3.
9. Jull G, Kristjansson E, Dall'Alba P. Impairment in the cervical flexors: a comparison of whiplash and insidious onset neck pain patients. Man Ther 2004;9:89-94
10. Woodhouse A, Vasseljen O. Altered motor control patterns in whiplash and chronic neck pain. BMC Musculoskel Dis 2008;Doi:10.1186/1471-2474-9-90.
11. Kongsted A, Sorensen JS, Andersen H, Keseler B, Jensen TS, Bendix T. Are early MRI findings correlated with long-lasting symptoms following whiplash injury? A

prospective trial with 1-year follow-up. Eur Spine J 2008;doi:10.1007/s00586-008-0687-9.
12. Miettinen T, Lindgren KA, Airaksinen O, Leino E. Whiplash injuries in Finland: a prospective 1-year follow-up study. Clin Exp Rheumatol 2002;20:399-402.
13. Hol PK. Imaging in whiplash. Cephalalgia 2008;28(S1):25-7.
14. Nijs J, Oosterwijck J van, Hertogh W de. Rehabilitation of chronic whiplash: Treatment of cervical dysfunctions or chronic pain syndrome? Clin Rheumatol 2009;28:243-51.
15. Staud R, Craggs JG, Robinson ME, Perlstein WM, Price DD. Brain activity related to temporal summation of C-fiber evoked pain. Pain 2007;129:130-42.
16. Baranauskas G, Nistri A. Sensitization of pain pathways in the spinal cord: cellular mechanisms. Prog Neurobiol 1998;54:349-65.
17. Millan MJ. Descending control of pain. Progress in Neurobiology 2002;66:355-474.
18. Purves D, Augustine GJ, Fitzpatrick D, Katz LC, LaMantia A-S, McNamara JO. Pain. In: Purves D, Augustine GJ, Fitzpatrick D, Katz LC, LaMantia A-S, McNamara, JO, editors. Sunderland, Sinauer Associations, Inc., 1997:167.
19. Meyer RA, Campbell JN, Raja SN. Peripheral neural mechanisms of nociception. In: Wall PD, Melzack R, editors. Textbook of Pain. Third ed. Edinburgh, Churchill Livingstone, 1995:13-44.
20. Curatolo M, Petersen-Felix S, Arendt-Nielsen L, Giani C, Zbinden AM, Radanov BP. Central hypersensitivity in chronic pain after whiplash injury. Clin J Pain 2001;17:306-15.
21. Sterling M, Treleaven J, Edwards S, Jull G. Pressure pain thresholds in chronic whiplash associated disorder: further evidence of altered central pain processing. J Musculoskel Pain 2002;10:69-81
22. Sterling M, Jull G, Vicenzino B, Kenardy J. Sensory hypersensitivity occurs soon after whiplash injury and is associated with poor recovery. Pain 2003;104:509-17.
23. Sterling M, Jull G, Kenardy J. Physical and psychological factors maintain long-term predictive capacity post-whiplash injury. Pain 2006;122:102-8.
24. Herren-Gerber R Weiss S, Arendt-Nielsen L, Petersen-Felix S, Di Stefano G, Radanov BP, Curatolo M. Modulation of central hypersensitivity by nociceptive input in chronic pain after whiplash injury. Pain Med 2004;5:366-76.
25. Kasch H, Querama E, Flemming WB, Jensen TS. Reduced cold pressor pain tolerance in non-recovered whiplash patients: a 1-year prospective study. Eur J Pain 2005;9:561-69.
26. Jull G, Sterling M, Kenardy J, Beller E. Does the presence of sensory hypersensitivity influence outcomes of physical rehabilitation for chronic whiplash? A preliminary RCT. Pain 2007;129:28-34.
27. Nijs J, Daenen L, Oosterwijck J van, Roussel N, Meeus M, Houdenhove B van. Preventie en behandeling van chronische pijn, chronische whiplash en fibromyalgie door toepassing van pijnfysiologie in de klinische praktijk. In: Nijs J, Wilgen CP van, editors. Wanneer pijn chronisch wordt: Revalidatie van patiënten met chronische pijn. Antwerpen: Standaard Uitgeverij, 2009b:69-85.
28. Berglund A, Bodin L, Jensen I, Wiklund A, Alfredsson L. The influence of prognostic factors on neck pain intensity, disability, anxiety and depression over a 2-year period in subjects with acute whiplash injury. Pain 2006;125:244-56.
29. Söderlund A, Lindberg P. Whiplash-associated disorders – predicting disability from a process-oriented perspective of coping. Clin Rehabil 2003;17:101-7.
30. Holm LW, Carroll LJ, Cassidy JD, Skillgate E, Ahlbom A. Expectations for recovery important in the prognosis of whiplash injuries. Plos Med 2008,5:e105. doi:10.1371/journal.pmed.0050105.

31. Buitenhuis J, Jong J de, Jaspers J, Groothoff J. Relationship between posttraumatic stress disorder symptoms and the course of whiplash complaints. J Psychosom Res 2006;61:681-9.
32. Horowitz M, Wilner N, Alvarez W. Impact of event scale: a measure of subjective stress. Psychosom Med 1979;41:209-18.
33. Stam R. PTSD and stress sensitisation: a tale of brain and body. Part 1: human studies. Neuroscience and Biobehavioral Reviews 2007;31:530-57.
34. McBeth J, Silman A, Gupta A, Chiu Y, Ray D, Morris R et al. Psychological risk factors are moderated through dysfunction of the hypothalamic pituitary adrenal stress axis in the onset of chronic widespread musculoskeletal pain. Arthritis Rheum 2007;56:360-71.
35. McLean SA, Clauw DJ, Abelson JL, Liberzon I. The development of persistent pain and psychological morbidity after motor vehicle collision: integrating the potential role of stress response systems into a biopsychosocial model. Psychosom Med 2005;67:783-90.
36. Freidenberg B, Hickling E, Blanchard E, Malta L. Posttraumatic stress disorder and whiplash after motor vehicle accidents. In: Young G, Kane A, Nicholson K, editors. Psychological knowledge in court, New York: Springer, 2006:215-24.
37. Sterling M, Kenardy J. Physical and psychological aspects of whiplash: Important considerations for primary care assessment. Manual Therapy 2008;13:93-102.
38. Seminowicz DA, Davies KD. Cortical responses to pain in healthy individuals depends on pain catastrophizing. Pain 2006;120:297-306.
39. Meeus M, Nijs J. Central sensitization: a biopsychosocial explanation for chronic widespread pain in patients with fibromyalgia and chronic fatigue syndrome. Clin Rheumatol 2007;26:465-73.
40. Sullivan MJL, Adams H, Rhodenizer T, Stanish WD. A psychosocial risk factor-targeted intervention for the prevention of chronic pain and disability following whiplash injury. Physical Therapy 2006;86:8-18.
41. Meeus M, Nijs J, Elsemans KS, Truijen S, Meirleir K de. Development and properties of the Dutch neurophysiology of pain test in patients with chronic fatigue syndrome. Journal of Musculoskeletal Pain 2010:in press.
42. Butler D, Moseley GL. Explain pain. Adelaide: NOI Group Publications, 2003.
43. Moseley L. Unraveling the barriers to reconceptualization of the problem in chronic pain: the actual and perceived ability of patients and health professionals to understand the neurophysiology. J Pain 2003;4:184-9.
44. Sullivan MJL. Client Workbook Progressive Goal Attainment Program. PDP Program Inc. 2003:100.
45. Stewart MJ, Maher CG, Refshauge KM, Herbert RD, Bogduk N, Nicholas M. Randomized controlled trial of exercise for chronic whiplash-associated disorders. Pain 2007;128:59-68.

13 Fibromyalgie; een uitdaging voor de fysiotherapeut

De rol van ziektepercepties bij patiënten met fibromyalgie

Dr. C.P. van Wilgen

13.1 Inleiding

Chronische pijn is de meest voorkomende klacht van patiënten die de fysiotherapeut bezoeken. Het rijtje chronische-pijnsyndromen zal voor de meeste lezers bekend zijn: rugklachten, hoofdpijn, buikpijn, whiplash, fibromyalgie enzovoort. Chronische pijn is pijn waarvan de hersteltijd langer is dan op basis van fysiologische herstelprocessen verwacht mag worden. Daarnaast is er bij chronische pijn geen duidelijke fysieke afwijking c.q. beschadiging aan het lichaam aantoonbaar. Gedragsgerichte behandelingen zullen daarom veelal op de voorgrond staan. Dit hoofdstuk spitst zich toe op fibromyalgie (FM). Er zal worden ingegaan op de specifieke FM-criteria, de rol van sensitisatie, de ziektepercepties zoals die bij patiënten met FM optreden en de consequenties die dit heeft voor educatie en behandeling. Afgesloten wordt met een voorbeeld van multimodale behandeling door de fysiotherapeut, het multidisciplinair programma 'Actief leven met Fibromyalgie' (MPF).

13.2 Fibromyalgie

Het *American College of Rheumatology* (ACR) heeft criteria voor fibromyalgie opgesteld. Om aan de diagnose te voldoen, moeten patiënten minimaal elf (van de achttien) positieve tenderpoints vertonen, zoals weergegeven in figuur 13.1. Bovendien moeten patiënten pijnklachten hebben die minimaal drie maanden aanwezig zijn, gelokaliseerd in zowel de linker- als de rechterzijde van het lichaam, boven en onder de taille en axiaal (bekken, thorax, wervelkolom) (1). De aandoening treedt het meest op bij vrouwen in de leeftijdscategorie dertig tot vijftig jaar. De diagnose wordt, vooral door het feit dat de ACR de criteria heeft opgesteld, veelal gesteld door reumatologen. Reumatologen hebben echter over het algemeen weinig te doen met de behandeling van patiënten met fibromyalgie. Deze dient daarom vooral uitgevoerd te worden binnen de eerste lijn. Hierbij hebben fysiotherapeuten een voorname plek, naast de huisarts en de psycholoog.

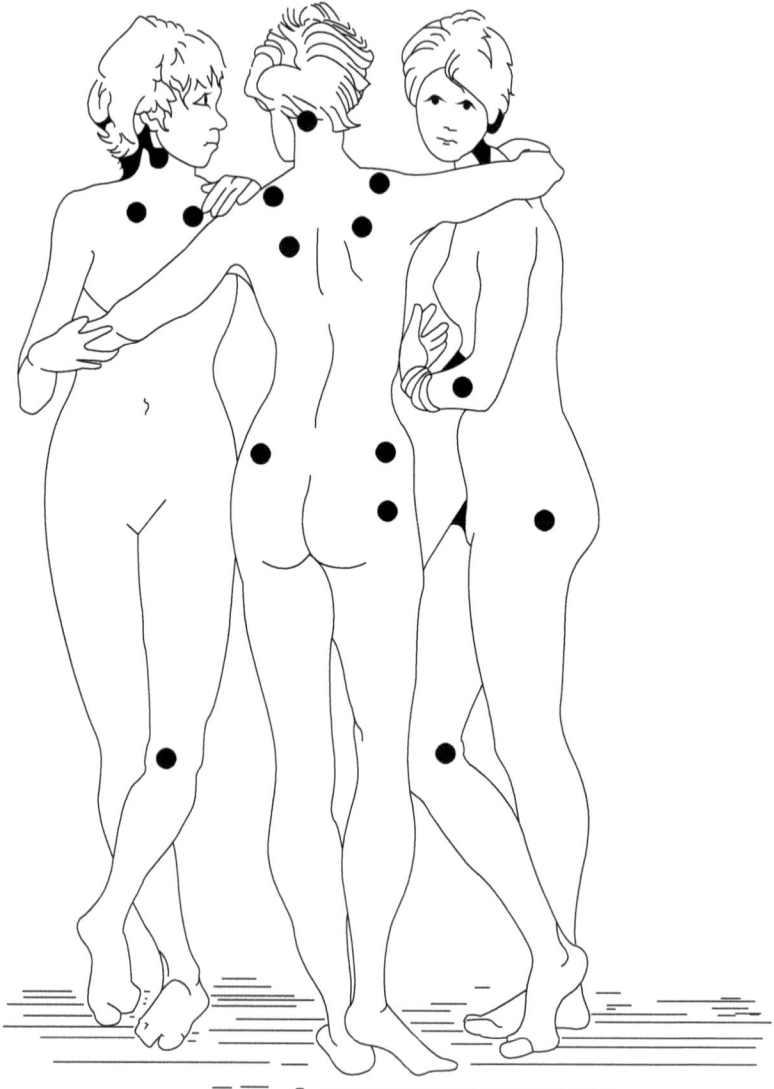

Figuur 13.1 *Tenderpoints (Wolfe et al. 1990, 1).*

De ACR-criteria geven alleen een symptoombeschrijving; het is geen klassieke diagnose waarin duidelijk de etiologie c.q. de pathofysiologie wordt beschreven. Er zijn vele pogingen gedaan om de pathofysiologie van FM te verklaren, met gebruikmaking van verschillende modellen. Geconcludeerd kan worden dat FM geen eenduidig ontstaansmechanisme heeft, maar dat er meerdere risicofactoren zijn die per individu verschillen en kunnen bestaan uit fysieke, psychologische, gedragsmatige, cognitieve en omgevingsfactoren (2, 3). De pijnklachten bij FM, zo is inmiddels wel duidelijk, worden veroorzaakt door neurofysiologische veranderingen in het zenuwstelsel; we kunnen spreken van sensitisatie van het zenuwstelsel (4, 5). Omdat het sensitisatiemechanisme een essentieel onderdeel kan zijn bij de educatie van patiënten, zal hierop nader worden ingegaan; meer gedetailleerde informatie hierover vindt u in hoofdstuk 12.

13.2.1 WAT IS SENSITISATIE?

Bij sensitisatie is er sprake van een toegenomen prikkelbaarheid van de perifere neuronen (= perifere sensitisatie) of van de neuronen in het centrale zenuwstelsel (vooral in de dorsale hoorn van het ruggenmerg = centrale sensitisatie), gekarakteriseerd door spontane neuronale activiteit, verhoogde stimulusrespons en vergrote receptieve velden (6). Onder normale omstandigheden bestaat er een dynamische balans tussen de inhiberende (bijvoorbeeld ontspanning, geruststellende gedachten) en exciterende (bijvoorbeeld stress, angst, spanning, catastroferende gedachten) informatie die samenkomt in de dorsale hoorn (besliscentrum) van het ruggenmerg. Deze inhiberende en exciterende informatie kan zowel psychologisch als somatisch van aard zijn. Dit mechanisme is binnen de fysiotherapie beter bekend onder de poorttheorie van Melzack & Wall. Bij een disbalans zal het zenuwstelsel een zekere plasticiteit (= aanpassingsvermogen) vertonen om zich aan te passen aan de nieuwe omstandigheden. Wanneer de balans dus in het voordeel van de exciterende informatie uitdraait, zal het zenuwstelsel zich aanpassen om hierop efficiënter te kunnen reageren; het wordt gevoeliger of gaat eerder pijn doen. In veel gevallen wordt deze sensitisatie in gang gezet door een weefselbeschadiging waardoor primaire hyperalgesie optreedt: overgevoeligheid voor pijnprikkels op de plaats van weefselschade (7). Bij patiënten met FM is er geen sprake van weefselschade. Er is wel sprake van gegeneraliseerde pijn, waarmee perifere sensitisatie als onderbouwing weinig plausibel is. Het is dus de centrale sensitisatie die het belangrijkste onderliggende mechanisme is voor de pijnklachten. Het is belangrijk dit mechanisme goed uit te leggen aan de patiënt, zie paragraaf 13.4.1.

13.3 Behandelingen voor fibromyalgie

Als we centrale sensitisatie als uitgangspunt nemen voor de pijnklachten, dan weten we dat de kans klein is dat perifeergerichte pijnbehandelingen succesvol zullen zijn. Een uitzondering is eventueel te maken voor centraal werkende medicatie zoals amitryptyline. De werking en de bijwerkingen van deze medicatie dienen echter altijd goed geëvalueerd te worden. De behandeling van een patiënt met FM richt zich op het op een juiste wijze omgaan met de klachten en op de (potentieel) onderhoudende factoren, met als doel de patiënt hiermee zelfstandig te leren leven. De behandeling van FM vindt plaats vanuit een biopsychosociaal perspectief, waarbij de kern van de aanpak is dat de patiënt en zijn hulpvraag in al zijn facetten wordt gediagnosticeerd (8). Dit betreft in gelijke mate de medisch-somatische als de psychosociale onderhoudende factoren. Veelal is het aan te bevelen om de diagnostiek en behandeling van FM multidisciplinair uit te voeren, waarbij naast de fysiotherapeut, de huisarts (reumatoloog, revalidatiearts) en de psycholoog een taak hebben. Het organiseren van multidisciplinaire samenwerking binnen de eerste lijn is echter afhankelijk van een aantal basisvoorwaarden:

– de bereidwilligheid van de lokale hulpverleners om samen te werken;
– het (redelijk) op één lijn zitten wat betreft behandelstrategieën;
– het willen investeren (van tijd en geld) in kwaliteit, samenwerking en afstemming in de zorg (veelal zijn de kosten van het opzetten van een dergelijke samenwerking niet te verhalen op de ziektekostenverzekeraars).

Deze factoren zijn voorwaardelijk voor het opzetten van samenwerking; het is handig hiervoor een externe procesbegeleider aan te stellen. Bij de behandeling van patiënten met FM is de meest wenselijke samenstelling de driehoek huisarts, psycholoog en fysiotherapeut. Maar, mede kijkende naar de beschreven drie uitgangspunten, kunnen ook een oefentherapeut, een maatschappelijk werker en een psychosomatische fysiotherapeut de rollen vervullen. De rol van de huisarts is veelal wel cruciaal, gezien zijn poortwachterfunctie, maar ook de praktijkondersteuner van de huisarts kan een bijdrage leveren. De huisarts heeft als 'autoriteit' aan het begin van de keten echter wel de voorkeur, vooral om de patiënt uit te leggen wat FM is en welke weg hiervoor het beste bewandeld kan worden bij de behandeling. Het opzetten van multidisciplinaire samenwerking is een enorme uitdaging, maar ligt verder buiten het bereik van dit hoofdstuk.

Wat is er bekend in de literatuur over de behandeling van FM in het algemeen? Er worden vele, elkaar deels overlappende behandelvormen beschreven zoals fysiotherapie/oefeningen, medicatie, cognitief-gedragsmatige therapie, zelfmanagement, multidisciplinaire revalidatie, educatie. Geconcludeerd kan worden dat een multidimensionale persoonlijke benadering (zich richtend op meerdere onderhoudende factoren die per persoon kunnen verschillen), waarin een combinatie van oefeningen, educatie en een psychologisch georiënteerde therapie (cognitief-gedragsmatige behandeling) gericht op zelfmanagement door de patiënt, in een multidisciplinaire setting de meest effectieve vorm lijkt (9, 10).

De multidisciplinaire behandeling heeft dus de voorkeur, maar gezien het feit dat deze binnen de eerste lijn moeilijk te realiseren is, gaan we in dit hoofdstuk in op de multidimensionale benadering vanuit het perspectief van de fysiotherapie. Hiermee dagen we de fysiotherapeut uit tot een cognitief-gedragsmatige behandeling binnen de fysiotherapeutisch setting. Hier zijn drie belangrijke, algemeen bekende peilers te definiëren: diagnostiek, educatie en gedragsgerichte behandeling. Deze worden nader beschreven.

13.4 Diagnostiek

Als de diagnose FM is gesteld door een huisarts of reumatoloog, is dit het uitgangspunt bij de diagnostiek voor de fysiotherapeut. De fysiotherapeut zal in zijn diagnostiek niet opnieuw op zoek gaan naar nieuwe somatische aangrijpingspunten of diagnoses. Dit kan alleen de diagnostiek van eerdere specialisten ondermijnen en zal de patiënt niet verder helpen in het begrijpen van zijn pijnklachten. Alleen bij duidelijke twijfels over de diagnose kan de fysiotherapeut hierover overleggen met de huisarts en eventueel in samenspraak de diagnose opnieuw bespreken met de patiënt.

De fysiotherapeutische diagnostiek richt zich op onderhoudende factoren van FM binnen het biopsychosociale model. Hier ligt gelijk een moeilijk punt: welke factoren behoren tot het vakgebied van de fysiotherapeut en welke tot het vakgebied van de psycholoog of huisarts? Een patiënt kan problemen hebben op meerdere 'professionele' gebieden en daar kan een hulpverlener die een patiënt wil behandelen niet 'omheen' kijken. Hier is lastig een lijn te trekken; belangrijk is dat de fysiotherapeut zich bekwaamt en bekwaam voelt voor het bespreken van psychosociale factoren en het inschatten of psychosociale factoren een contra-indicatie zijn voor een monodisciplinaire fysiotherapeutische behandeling. De fysiotherapeut zal fysieke factoren beoordelen zoals inactiviteit, spierspanning, veranderde kwaliteit van bewegen, kracht, conditie, dagindeling, activiteiten enzovoort. Daarnaast inventariseert hij welke psychologische of gedragsmatig aspecten een rol kunnen spelen zoals subassertiviteit, perfectionisme, onzekerheid, angst, depressie, spanningsklachten, sociale angst, dwangstoornissen enzovoort. Vooral bij deze inventarisatie dient de fysiotherapeut bekwaam te zijn en over goede communicatieve vaardigheden te beschikken. Het behandelen van de meeste psychosociale klachten zal uiteraard geschieden door een psycholoog, echter niet alle psychosociale klachten hoeven behandeld te worden (of zijn al eerder niet succesvol behandeld) en niet alle psychosociale klachten zijn een contra-indicatie voor fysiotherapie (soms zijn ze zelfs een indicatie, zoals bewegen bij depressie). Verder zullen sociale onderhoudende factoren dienen te worden uitgevraagd, zoals werkgerelateerde factoren, rol van partner of andere naasten, gezinssamenstelling, andere specifiek factoren (bijvoorbeeld een verzorgingsbehoeftig kind of moeder, een verslaafde echtgenoot enzovoort). Daarnaast is het van belang de ziektepercepties van de patiënt te inventariseren.

13.4.1 ZIEKTEPERCEPTIES

Op een 'prestigeranglijst' met 38 veelvoorkomende aandoeningen in de gezondheidszorg, stond FM zowel bij specialisten, huisartsen als bij seniorstudenten op de laatste plaats (11). Waarom is FM bij veel hulpverleners impopulair? Een belangrijke reden lijkt het verschil tussen de patiënt en behandelaar over de oorzaak van FM en de verwachtingen over de behandeling. Door deze verschillende gedachten en verwachtingen ligt een potentieel meningsverschil op de loer. Voor elke behandeling – en zeker voor een behandeling van een patiënt met FM – is het van belang de ziektepercepties van patiënt en behandelaar op elkaar af te stemmen.

Ziektepercepties zijn gedachten die optreden naar aanleiding van een ziekte of fysieke klacht. Bij elke lichamelijke klacht zullen (meerdere) ziektepercepties optreden; wisselend per persoon, per ziekte/klacht en afhankelijk van het stadium van de aandoening, de behandelbaarheid, de ernst enzovoort. Naast gedachten, treden emoties op; deze twee vormen samen de mentale representatie van een klacht. Ziektepercepties hebben als doel om de klacht begrijpbaar te maken. Het begrijpen van een lichamelijke klacht is belangrijk voor patiënten: het kan geruststellend werken (of juist niet), geeft richting aan de manier van omgaan met klachten (coping) en het zoeken naar eventuele (medische) hulp. De gedachten die optreden bij een lichamelijke klacht zijn afhankelijk van iemands persoonlijke kennis, opvoeding en eerdere ervaring met dat type klachten. Bij kortdurende klachten zal het vaak bij een persoonlijke interpretatie blijven, zoals bij hoofdpijn: 'ik moet een paracetamol nemen' of 'ik heb te veel stress' of 'dit heb ik wel vaker, even rustig aan en het gaat wel weg'. Bij langdurige klachten spelen ze een belangrijk rol bij het sturen van gedrag (bijvoorbeeld therapietrouw) en het optreden van sensitisatie.

Naast de persoonlijke kennis en ervaring worden ziekteprecepties en emoties bepaald door de externe omgeving, bijvoorbeeld ouders, fysiotherapeut, de huisarts en tegenwoordig steeds vaker het internet. Ten slotte wordt de representatie van de klacht beïnvloed door de interpretatie van de klachten zelf; hoe is het verloop van de klachten, blijven de klachten lang bestaan, hoe intens is de pijn, hoe beperkend zijn de klachten, hoe is de uitwerking van medicatie, veranderingen in het klachtenpatroon, interpretatie van lichamelijke sensatie zoals pijn, kraken, prikkelingen enzovoort. Als klachten langer blijven bestaan en er geen duidelijkheid komt over de klachten, worden ziekteprecepties belangrijker in het ziekteproces en spelen ze een meer dominante rol in het onderhouden van pijn- en beperkingen.

Ziekteprecepties worden dus bepaald door zowel concrete informatie (bijvoorbeeld het voelen van de lichaamssignalen zoals pijn en vermoeidheid) en door abstracte informatie (de diagnose van de huisarts, de uitleg van de fysiotherapeut). Vreemd genoeg is concrete informatie dikwijls een belangrijkere bron voor de mentale representatie van de klacht dan de abstracte informatie. Dit treedt vooral op als de abstracte informatie van bijvoorbeeld de huisarts niet richtinggevend is ('ik kan uw klachten niet verklaren' of 'er is lichamelijk niets mis'), niet past bij de interpretatie van de patiënt ('de arts denkt dat het tussen m'n oren zit!') of niet duidelijk is voor de patiënt (te weinig tijd nemen voor educatie). Concrete informatie blijft daarom voor de patiënt ('ik voel pijn dus er moet iets mis zijn met mijn lijf; mijn buurman had deze klachten ook en bleek MS te hebben') vaak erg belangrijk. Dit maakt dat patiënten eigen verklaringen blijven hanteren of – in het reguliere en alternatieve circuit – blijven zoeken naar een voor hen passende verklaring.

Het veranderen van (disfunctionele) gedachten is bij veel patiënten een zeer belangrijk en intensief proces. Voor de hulpverlener betekent dit dat na de diagnose een duidelijk op de persoon toegesneden verhaal (educatie) aan de patiënt verteld dient te worden over: hoe klachten in elkaar zitten, hoe onderhoudende factoren een rol kunnen spelen bij sensitisatie en waarom er voor een specifieke behandeling wordt gekozen. Het op één lijn komen over de onderhoudende factoren en de uit te voeren behandeling is essentieel om een behandeling te kunnen starten. Het kan frustraties bij zowel de patiënt als de fysiotherapeut voorkomen en therapietrouw vergroten.

Als theoretisch model wordt bij ziekteperceties veelal het zelfregulatiemodel van Leventhal (ook wel het Common-Sense-model) gebruikt (12). Conform dit model hebben Weiman et al. (1996) de *Illness perception questionnaire* (IPQ) ontwikkeld (13). Deze vragenlijst is later gereviseerd door Moss-Morris et al. (2002) en aangepast tot de IPQ-R (14). De psychometrische eigenschappen van de IPQ-R zijn adequaat en de lijst wordt inmiddels bij vele aandoeningen gebruikt (Hagger & Orbell, 2003) (15). Ook bij FM zijn de psychometrische eigenschappen beschreven en adequaat bevonden (16). De verschillende vertalingen en uitvoeringen zijn te vinden op de website van de IPQ: www.uib.no/ipq/. De IPQ-R is echter lang en daarom niet goed in de fysiotherapeutische praktijk te gebruiken. De IPQ-kort is in dat opzicht meer geschikt. Vragen naar ziekteperceties kan echter ook 'gewoon' in de anamnese; de vragen dienen zich dan te richten op de volgende domeinen van ziekteperceties:

- *Oorzaak*; de gedachten of attributies over de oorzaak of aanleiding van de klachten (bijvoorbeeld overbelasting) en over de specifieke oorzaak (bijvoorbeeld geïrriteerde peesaanhechting). Binnen dit domein worden in het zelfregulatiemodel nog vier specifieke attributiegroepen onderscheiden: psychologische oorzaak (stress, overwerktheid, depressiviteit), risicofactor (aanleg, gedrag, slechte gezondheidszorg), afweerprobleem (bacterie, virus) of pech of een ongeluk. Dit kan echter per aandoening anders zijn; bij FM bijvoorbeeld factoren als hormonale veranderingen, reuma enzovoort.
- *Consequenties*; de gedachten rond de impact van de klacht op het dagelijks leven en op de kwaliteit van het leven, bijvoorbeeld financiële consequenties als gevolg van klachten, zaken die niet meer lukken als gevolg van de klachten.
- *Identiteit*; dit verwijst naar hoe de patiënt een klacht interpreteert en labelt. De identiteit wordt bepaald door te vragen welke symptomen (pijn, vermoeidheid, neerslachtig, jeuk, buikklachten enzovoort) hij ervaart en welke hiervan hij toeschrijft aan de aandoening.
- *Tijdsduur*; dit gaat over de verwachtingen van de patiënt over de duur van de klacht of aandoening.
- *Behandelbaarheid*; de gedachten over de invloed die een behandeling kan hebben op de klachten, vertrouwen in de behandeling, verwachtingen van de behandeling.
- *Controleerbaarheid*; gedachten over of en hoe de patiënt in staat is zelf controle uit te voeren over zijn klacht. Wat denkt hij zelf te kunnen bijdragen aan de behandeling en het onder controle houden van de

FM? Vooral bij langdurige of recidiverende klachten zijn specifieke ideeën hierover van belang.
- *Ziektebegrip*; in hoeverre kan de patiënt de ziekte begrijpen of de klachten interpreteren? Een verklaring zoals sensitisatie is niet voor elke patiënt even goed te begrijpen; een simpeler model is dan beter om niet nog meer onduidelijkheid te creëren.

Daarnaast is het van belang te vragen naar emotionele gevolgen van de FM.

13.4.2 ONDERZOEK NAAR ZIEKTEPERCEPTIES

Bij een onderzoek uitgevoerd onder 51 patiënten met FM is de IPQ-R aangepast voor de doelgroep FM (17). Hiervoor is een extra domein met FM-specifieke oorzaken toegevoegd. In dit domein zijn items opgenomen met oorzaken die patiënten met FM vaak benoemen, namelijk: reuma, spieraandoening, een psychologisch trauma in het verleden, hormonale disregulatie, verminderde doorbloeding, overbelaste spierpeesaanhechting, slaapproblemen en hormonale verandering door de schildklier. Uit deze studie bleek dat patiënten met FM een sterke ziekte-identiteit hebben, met veel fysieke symptomen; ze ervaren veel negatieve consequenties, een chronisch ziekteverloop en geven aan weinig inzicht in hun klachten te hebben. Daarnaast ervaren ze weinig persoonlijke controle over de klachten en hebben ze weinig positieve verwachtingen van behandelingen. De meest genoemde attributies ten aanzien van de oorzaak van de FM zijn: overbelaste spierpeesaanhechtingen, reuma, slaapproblemen, stress of zorgen, pech en een veranderde weerstand. Deze attributies zijn onder te verdelen in somatische of psychologisch georiënteerde oorzaken. We hebben vervolgens gekeken of het een interne of externe attributie betrof; het grootste deel van de patiënten (64%) benoemde een somatische oorzaak voor FM, veelal met een externe attributie (90%) zoals genetische aanleg of pech. Slechts 10% benoemde bij de somatische oorzaak een interne attributie, zoals te veel overwerken of niet genoeg rust nemen. Een psychologische oorzaak werd door 31% van de gevallen genoemd. De meest genoemde psychologische factoren waren stress, perfectionisme of een traumatische gebeurtenis. Van de patiënten die een psychologische oorzaak benoemden, had 35% een externe attributie (trauma uit het verleden, overlast) en 65% een interne attributie (eigen gedrag, perfectionisme, niet de eigen grenzen kunnen bewaken). Van de beschreven oorzaken was 5% niet te classificeren, zoals bij antwoorden 'ik weet niet wat de oorzaak is van mijn fibromyalgie' of 'de oorzaak van mijn fibromyalgie is fibromyalgie' (17).

Geconcludeerd kan worden dat patiënten met FM weinig controle ervaren, weinig van de ziekte begrijpen, zich afhankelijk en kritisch opstellen ten aanzien van de behandeling en voornamelijk somatisch georiënteerd gedachten hebben over de oorzaak. We kunnen spreken over passief copinggedrag. De aanpak hiervan vraagt een hulpverlener die gedachten en gedrag kan beïnvloeden in de richting van een meer actieve vorm van coping. Dit vraag van de fysiotherapeut goede communicatieve vaardigheden, een coachende, niet-sturende houding, goed uitleg kunnen geven en het vermogen om de gedachten van de patiënt te veranderen en zijn agenda te verbreden.

13.5 Multidisciplinair programma 'Actief leven met Fibromyalgie' (MPF)

In deze paragraaf wordt een voorbeeld van een multidisciplinair programma voor patiënten met FM beschreven, 'Actief leven met Fibromyalgie' (18). Dit programma wordt door fysiotherapeuten in Nederland uitgevoerd, veelal in samenwerking met thuiszorgorganisaties of een eerstelijnspsycholoog; het kan overigens door meerdere disciplines worden ingevuld. Het gepresenteerde programma in tabel 13.1 is een voorbeeld dat kan worden aangepast aan de eigen situatie.

Het MPF start met een theoretisch gedeelte, bestaande uit acht bijeenkomsten. De bijeenkomsten zijn gericht op zelfmanagement (voor de onderwerpen zie tabel 13.1). Na de vierde cursusbijeenkomst start het bewegingsprogramma, gegeven door een fysiotherapeut, en lopen de twee programma's parallel. Na de laatste bijeenkomst van het voorlichtingsprogramma, loopt het fysiotherapeutische programma (sessie 10) alleen door. Het programma is volledig beschreven in een cursusmap voor de hulpverleners en een patiënteninstructiemap en voor een ieder vrij te gebruiken.

Het fysiotherapeutische programma bestaat uit een graded activity-benadering van ongeveer twintig bijeenkomsten (dit aantal kan wisselen, afhankelijk van de doelen en het niveau van de patiënt en afhankelijk van de zorgverzekeraar) voor een groep van vier tot zes personen (individuele sessies, groepsessies, sessies met partner). Tegenwoordig wordt dit type programma's vaak niet meer vergoed en moeten concessies gedaan worden aan de inhoud. Voor een goed programma dient men zich echter bewust te zijn dat gedrag veranderen over het algemeen tijd kost en dat zowel het zelfmanagementprogramma als het bewegingsprogramma beide nodig zijn. Doel van het programma is om onderhoudende factoren en inadequaat gedrag op te sporen en bij te sturen. Belangrijk voor de fysiotherapeut is om de gedragspatronen van patiënten te herkennen, bijvoorbeeld inactiviteit, overactiviteit, zeer gespannen, heel afhankelijk, perfectionistisch enzovoort en zijn programma en benadering hierop aan te passen.

Een korte toelichting op het bewegingsprogramma

Het programma start met een fysiotherapeutische intake. De anamnese richt zich op zowel de symptomen (het is vaak goed om aan het begin van het gesprek naar de klachten te vragen) en dan de aspecten die onderhoudend zijn, tijdlijn, medische voorgeschiedenis, gevolgen van de klacht, ziekteperceptions, persoonlijkheid enzovoort, om een indruk te krijgen van de motivatie en het gedrag van de patiënt.

Sessie 1 start met een kennismaking met de verschillende deelnemers en een cognitief deel met uitleg over fibromyalgie, chronische pijn, sensitisatie, de principes van graded activity, ontspanningstechnieken en het integreren van activiteiten in het dagelijks leven. Aan de hand van het model van Loeser, dat onderscheid maakt tussen acute pijn – waar nociceptie en pijngewaarwording centraal staan – en chronische pijn – waar pijnbeleving en pijngedrag op de voorgrond staan –, wordt uitgelegd dat pijn een onbetrouwbaar signaal is geworden en geen functie meer heeft als waarschuwingssignaal. Daarbij wordt het sensitisatiemodel gebruikt als rationale waarom pijnklachten blijven bestaan zonder dat er fysieke afwijkingen zijn. Hier kan ook de invloed van psychosociale factoren besproken worden. Voor de fysiotherapie is vooral het bewegen van belang, waarbij gestreefd wordt naar het ontwikkelen van een evenwichtige leefstijl qua beweging met door patiënt zelf gekozen vormen zoals wandelen, fietsen, fitness, zwemmen, Tai Chi of yoga. Deze eerste sessie is ook een essentiële eerste stap om als behandelaar en patiënt op één lijn te komen en ziekteperceptions op elkaar af te stemmen. Lukt dit niet, dan is het beter dit individueel door te spreken of de patiënt te adviseren te stoppen met de behandeling. Het aanleren van een goede actieve copingstrategie gebeurt aan de hand van doelen die de patiënt zelf wil bereiken. Patiënten dienen zelf hun doelen op te stellen, hetgeen gebeurt aan de hand van een aangepaste versie van de patiëntspecifieke klachtenlijst. De fysiotherapeut bespreekt met de patiënt waarom deze doelen zijn gekozen. Daarna wordt een individueel programma opgesteld dat zich richt op voor de patiënt belangrijke doelen. Gedurende de behandeling worden de gestelde doelen geïmplementeerd en geverifieerd, en er wordt met de patiënt overlegd over de wijze van realiseren van de doelen. Uiteindelijk dient de patiënt de aangeleerde copingstrategie zelfstandig te onderhouden. Gedurende het programma wordt regelmatig gesproken over de ziekteperceptions, omdat deze kunnen veranderen in de tijd. Verifieer het besproken verklaringsmodel, bespreek hoe tegen de doelen wordt aangekeken en zeker het ontstaan van positieve percepties ('ik merk dat ik beter slaap als ik bewogen heb' of 'bewegen geeft eigenlijk niet meer pijn') dient sterk positief bekrachtigd te worden!

De fysieke belasting wordt stapsgewijs opgevoerd via de principes van graded activity (19). Voor de uitleg hiervan zie ook het hoofdstuk 11 van Köke in dit boek. Het is van belang dat de rol van de patiënt gaat van ontvanger naar manager van het programma; de verschuiving van de rol van de fysiotherapie is te typeren als van coach naar toeschouwer. In sessie 2 wordt ook gestart met ontspanningsoefeningen, die als doel hebben patiënten zelfstandig te leren ontspannen in hun eigen situatie aan de hand van de principes volgens Jacobson (aanleren van de techniek) en Mitchell (aanleren in de praktijk). In de sessies 3, 4 en 5 wordt hier eveneens aandacht aan besteed. Het betreft algemene ontspanningsoefeningen (aanspannen van verschillende lichaamsdelen en ontspannen daarvan), oefenen van de zwaartebeleving, hartbelevings- en ademhalingsoefeningen en visualisatieoefeningen. Het draait hierbij om het aanleren van lichaamscontrole en lichaamsbeleving. In sessie 4 wordt een groepsgesprek gehouden met betrekking tot de ervaring met de ontspanningsoefeningen en hoe deze thuis zijn gegaan. In de sessies 3, 4 en 5 wordt eveneens het trainingsprogramma voorbereid, zoals het definitief stellen van doelen, invullen van de trainingsmap, uitleg en uitproberen van de trainingsapparatuur en de organisatie.

In de sessies 6 tot en met 22 worden de trainingen verder uitgebreid, waarbij regelmatig persoonlijke evaluatiegesprekken plaatsvinden. Tijdens de evaluaties worden ervaringen met de patiënten uitgewisseld, de vorderingen besproken, en worden de oefeningen na overleg uitgebreid. In het programma zit tevens een partnerbijeenkomst. Deze wordt georganiseerd om partners (of andere belangrijke naasten) inzicht te geven in de behandeling en de doelen.

De follow-upsessies vinden plaats drie en negen maanden na de laatste bijeenkomst.

Het beschreven programma is onderzocht in de eerstelijnssetting in Nederland en laat goede effecten zien op symptomen en kwaliteit van leven. Daarbij is er bij zowel patiënt als behandelaars een grote waardering voor het programma (18).

Voor studiesteun zie: www.PsychFysio.nl/boek.html

Intakeprocedure	Intake	
Includering	JA ⇩ NEE -> informeren huisarts	
	Start Multidisciplinair programma fibromyalgie	
THEORIEGEDEELTE "FIBROMYALGIE HOE VERDER..."	Week	GRADED ACTIVITY BEWEGINGSPROGRAMMA (PRAKTIJK)
Wat is fibromyalgie	1 Doelen theorie	
Communicatie	2	
Fibromyalgie en emotie	3	
Fibromyalgie en stress	4 Doelen Graded activity	Introductie Uitleg
	5	Individueel voorbereidingsgesprek Ontspanning Start met Graded activity
Ik, de ander en de omgeving	6-7	Ontspanning Graded activity
Hoe zeg ik wat ik bedoel	8-9	Graded activity Tussentijdse persoonlijke evaluatie
En hoe nu verder	10	Graded activity Tussentijdse persoonlijke evaluatie
	11-17	Graded activity Persoonlijke evaluatiegesprekken Partner/familiebijeenkomst
Groepsevaluatie	1ᵉ Follow-up	Groepsevaluatie
Groepsevaluatie	2ᵉ Follow-up	Groepsevaluatie

Figuur 13.2 Stroomdiagram multidisciplinair programma fibromyalgie (MPF).

Literatuur

1. Wolfe F, Smythe HA, Yunus MB, Bennett RM, Bombardier C, Goldenberg DL et al. The American College of Rheumatology 1990 Criteria for the Classification of Fibromyalgia. Report of the Multicenter Criteria Committee. Arthritis Rheum 1990;33:160-172.
2. Geenen R, Jacobs JWG. Fibromyalgia: diagnoses, pathogenesis, and treatment. Current opinion in Anaesthesiology 2001;14:533-9.
3. Rook DS. Fibromyalgia treatment update. Curr Opin Rheumatol 2007;19:111-7.
4. Banic B, Petersen-Felix S, Andersen OK, Radanov BP, Villiger PM, Arendt-Nielsen L et al. Evidence for spinal cord hypersensitivity in chronic pain after whiplash injury and in fibromyalgia. Pain 2004;107:7-15.
5. Staud R, Vierck CJ, Cannon RL, Mauderli AP, Price DD. Abnormal sensitization and temporal summation of second pain (wind-up) in patients with fibromyalgia syndrome. Pain 2001;91(1-2):165-75.
6. Woolf CJ, Salter MW. Neuronal plasticity: increasing the gain in pain. Science 2000;288(5472):1765-9.
7. LaMotte R, Thalhammer J, Torebjörk H, Robinson C. Peripheral neural mechanisms of cutaneous hyperalgesia following mild injury by heat. J Neurosci 1982;2(6):765-81.
8. Meeus M, Nijs J. Central sensitization: a biopsychosocial explanation for chronic widespread pain in patients with fibromyalgia and chronic fatigue syndrome Clin Rheumatol 2007;26:465-73.
9. Adams N, Sim J. Rehabilitation approaches in fibromyalgia. Disabil Rehabil 2005;27:711-23.
10. Burckhardt CS. Educating patients: self-management approaches. Disabil Rehabil 2005;17:703-9.
11. Album D, Westin S, Do diseases have a prestige hierarchy? A survey among physicians and medical students. Soc Sc Med 2008;66:182-8.
12. Leventhal H, Brissette I, Leventhal EA. The common-sense model of self-regulation of health and illness. In: Cameron LD, Leventhal H, editors. The self-regulation of health and illness behavior. New York: Routledge;2003:42-65.
13. Weinman J, Petrie KJ, Moss-Morris R, Horne R. The Illness Perception Questionnaire: A new method for assessing the cognitive representation of illness. Psychol Health 1996;11:431-45.
14. Moss-Morris R, Weinman J, Petrie KJ, Horne R, Cameron LD, Buick D. The revised Illness Perception Questionnaire (IPQ-R). Psychol Health 2002;17:1-16.
15. Hagger MS, Orbell S. A Meta-Analytic Review of the Common-Sense Model of Illness Representations. Psychol Health 2003;18:141-84.
16. Ittersum MW van, Wilgen CP van, Hilberdink WK, Groothoff JW, Schans CP van der. Illness perceptions in patients with fibromyalgia. Patient Educ Couns 2009;74:53-60.
17. Wilgen CP van, Ittersum MW van, Kaptein AA, Wijhe M van. Illness perceptions in patients with fibromyalgia and their relationship to quality of life and catastrophizing. Arthritis Rheum 2008;58:3618-26.
18. Wilgen CP van, Bloten H, Oeseburg B. Results of a multidisciplinary program for patients with fibromyalgia implemented in the primary care. Disabil Rehabil 2007 15;29: 1207-13.
19. Köke AJA, Wilgen CP van, Engers A, Geilen M. Graded Activity een gedragsmatige behandelmethode voor paramedici. Houten: Bohn Stafleu van Loghum, 2007.

14 Hoofdpijn

C.A.H. de Jong MSc

14.1 Inleiding

Hoofdpijn hoort tot de tien meest invaliderende aandoeningen (1). Het hoofd is een van de kwetsbaarste onderdelen van ons lichaam; denk aan de automatische afscherming ervan bij een val. Vooral hevige, terugkerende pijn aan het hoofd wordt daarom vaak als zeer bedreigend ervaren. Angst en onzekerheid over de oorzaak en het verloop van de klacht zijn veel geziene begeleidende verschijnselen bij mensen met chronische hoofdpijn. Om deze vicieuze cirkel van pijn-angst-spierspanning-pijn te doorbreken, is een zorgvuldige begeleiding vereist, met aandacht voor alle aspecten van het biopsychosociale model (BPS-model). In dit hoofdstuk worden de specifieke consequenties van dit model voor de fysiotherapeutische behandeling van hoofdpijnklachten belicht.

Gezien de diverse bezwaren tegen langdurige hoofdpijnmedicatie is in het wetenschappelijk hoofdpijnonderzoek de aandacht voor niet-medicamenteuze of gedragsmatige therapie de laatste decennia enorm toegenomen (2). In de Richtlijn Chronisch Recidiverende Hoofdpijn van de Nederlandse Vereniging voor Neurologie (3) is een niet-medicamenteuze therapie de eerste behandeloptie. Met name door het lichamelijke contact is de fysiotherapeut, zeker wanneer deze gespecialiseerd is in psychosomatiek, een belangrijke en toegankelijke schakel in de begeleiding van mensen met hoofdpijnklachten. Het binnen één behandeling integreren van de somatische en psychosociale elementen van de hoofdpijn is een bijzonder krachtig therapeutisch middel, dat eenvoudig in de eerstelijnszorg kan worden toegepast.

14.2 Definiëring

Van de vele soorten hoofdpijn die er bestaan, beperken we ons hier tot de meest voorkomende soorten primaire hoofdpijn in de eerstelijn, te weten spierspanningshoofdpijn en migraine. We verkiezen hierbij het meer pragmatische uitgangspunt van de NHG-Standaard Hoofdpijn boven de technische indeling van de *International Headache Society*. Naar deze laatste, die vooral geschikt is voor onderzoeksdoeleinden, verwijzen we voor een uitgebreide beschrijving en indeling van alle hoofdpijnsoorten (4, 5). Afzonderlijk wordt nog, gezien het veelvuldig voorkomen ervan, kort de medicatieafhankelijke hoofdpijn genoemd. Ten slotte wordt de cervicogene hoofdpijn genoemd, een hoofdpijnsoort die fysiotherapeuten relatief veel zullen tegenkomen.

Spierspanningshoofdpijn wordt gekenmerkt door een bilaterale, drukkende pijn in het hoofd, die ook wel als een 'bandgevoel' wordt aangegeven. Dit type hoofdpijn wordt, afhankelijk van de frequentie, onderverdeeld in een episodische en een chronische vorm; van episodische spierspanningshoofdpijn is sprake bij een frequentie van minder dan vijftien hoofdpijndagen per maand; bij chronische spanningshoofdpijn hebben mensen meer dan veertien dagen per maand hoofdpijn (beide gedurende zes maanden).

Migraine treedt op in aanvallen die 4 tot maximaal 72 uur duren. Een migraineaanval is beduidend meer invaliderend dan spanningshoofdpijn. De pijn is eenzijdig en kloppend van karakter en gaat gepaard met misselijkheid en/of braken. In vijftien tot twintig procent van de gevallen wordt een migraineaanval voorafgegaan door een aura, bestaande uit stereotiepe, meestal visuele sensaties. Intolerantie voor licht en/of geluid en een positieve familieanamnese bevestigen de diagnose. Ruim de helft van de migrainepatiënten heeft ook spanningshoofdpijn. Van de mensen die spanningshoofdpijn hebben, ervaart een kwart tevens migraine (3, 4).

Medicatieafhankelijke hoofdpijn (MAH) is een vorm van chronische dagelijkse hoofdpijn (6, 7). Hiervan is sprake wanneer mensen meer dan vijftien dagen per maand eenvoudige analgetica gebruiken of regelmatige triptaan innemen op meer dan tien dagen per maand langer dan drie maanden (8).

14.3 Epidemiologie

Een nog steeds groeiend deel (meer dan 38%) van de bevolking van de geïndustrialiseerde landen lijdt jaarlijks aan spanningshoofdpijn; 78% van de totale bevolking (69% mannen en 85% vrouwen) zal ooit dit

type hoofdpijn ervaren (9, 10). Hoewel slechts 16% van de lijders aan
dit hoofdpijntype hiervoor hun huisarts bezoekt (4), is de socio-economische impact aanzienlijk. Zo zijn, op een totaal van 1090 jaarlijkse
ziektedagen door hoofdpijn per 1000 werknemers, maar liefst 820 toe
te schrijven aan spanningshoofdpijn tegenover 270 aan migraine (1).
Migraine komt voor bij 15% van de vrouwen en 6% van de mannen
(8). Gezien de nog recente geschiedenis qua definiëring en de vele
mengvormen (met spanningshoofdpijn en migraine), zijn er geen prevalentiecijfers van MAH. Tussen de 4,1-17,8% van alle hoofdpijnen zijn
cervicogeen (11, 12).

De jaarprevalentie van spanningshoofdpijn in de huisartspraktijk
bedraagt 10 per 1000 patiënten, voor migraine is dit getal 7 (13). Gemiddeld wordt in Nederland per huisarts 31 maal per jaar iemand
met hoofdpijnklachten verwezen naar de fysiotherapeut (14). Voor de
psychosomatische fysiotherapeut is dit getal vermoedelijk drie- tot
vijfmaal zo hoog. Naarmate deze specialisatie zich heeft ontwikkeld,
verwijzen huisartsen namelijk gerichter patiënten met hoofdpijnklachten door.

14.4 Etiologie en uitlokkende factoren

Over de oorzaak van hoofdpijn wordt nog veel gespeculeerd. Qua
etiologie dekt de term 'spierspanningshoofdpijn' niet de lading (15,
16). Weliswaar is een verhoogde gevoeligheid van de pericraniale
musculatuur aangetoond (17, 18, 19), maar de spierspanning hoeft
niet de oorzaak van de hoofdpijn te zijn. Houdingsafwijkingen, zoals
een anteropositie van het hoofd, worden vaker gezien bij mensen met
hoofdpijnklachten. Ook kenmerkende triggerpoints zijn aangetoond,
zowel in de pericraniale musculatuur (20) als elders in het lichaam,
onafhankelijk van de aanwezigheid van hoofdpijn op het moment van
de meting (21, 22).

Migraine is een erfelijke, neurovasculaire stoornis, waarbij de trigeminuskernen ontregeld zijn.

Voor de chronische spanningshoofdpijn en migraine worden als oorzaken genoemd: een stoornis in de centrale pijnmodulerende systemen, een supraspinale sensitisatie, een afwijkende serotonineconcentratie, de rol van endorfinen en een verhoogde orthosympathicusactiviteit (23, 16, 17, 24, 25, 26). Bij deze chronische hoofdpijnklachten
wordt depressie vooral in de klinische setting vier keer zo vaak gezien
als bij gezonden. Ook angststoornissen komen vaker voor bij chronische hoofdpijnklachten. Doordat stress de supraspinale sensitisatie
activeert, is dit een trigger bij spanningshoofdpijn. Na overmatig

medicijngebruik is stress de belangrijkste factor voor het chronisch worden van episodische hoofdpijn. Onduidelijk is nog hoe dit precies gebeurt en of dit verband causaal is. De stress en de hoofdpijn beïnvloeden elkaar wederzijds (27). Een migraineaanval treedt vaak op als de stress over haar hoogtepunt heen is. Ook angststoornissen, die in de kliniek bij veertig procent van de mensen met spanningshoofdpijn worden aangetroffen, activeren de sensitisatie (28).

Angst en depressie zijn risicofactoren voor het chronisch worden van de hoofdpijnklacht. Voor het ontstaan van een migraineaanval zijn verschillende andere uitlokkende factoren bekend: oestrogenen, een onregelmatig slaap- en voedingsritme en een toegenomen behoefte aan zoete voeding. De voeding zelf blijkt niet verantwoordelijk te zijn voor de migraine, zoals eerder wel werd verondersteld. Experimentele bevindingen suggereren verder dat ook het niet uiten van negatieve emoties hoofdpijn kan uitlokken (29). Hierdoor neemt namelijk zowel de innerlijke spanning (arousal) als de spierspanning toe.

14.5 De praktijk

14.5.1 VERWIJZING

De verwijzende arts sluit eerst ernstige pathologie, zoals tumoren, glaucoma of arteriitis temporalis, uit. Bij een patiënt die via directe toegankelijkheid fysiotherapie (DTF) binnengekomen is, is de fysiotherapeut hier extra alert op. Een goede samenwerking met de huisarts is geboden bij hoofdpijnklachten. Zo kan de fysiotherapeut de huisarts voorstellen patiënten een hoofdpijndagboek in te laten vullen, alsmede de vragenlijst 4DKL. Deze worden dan bij het eerste bezoek aan de fysiotherapeut meegenomen. Wanneer deze een verhoogde score constateert, vindt overleg plaats met de patiënt en de huisarts omtrent aanvullende begeleiding (gele vlaggen).

14.5.2 ANAMNESE

Uit de anamnese kan veel informatie worden gehaald over de plaats en de betekenis van de hoofdpijn voor de patiënt. Is er sprake van externaliserend copinggedrag (de patiënt zoekt de oorzaak en oplossingen buiten zichzelf)? De duur van de hoofdpijn is vaak indrukwekkend en veelzeggend; twintig jaar hoofdpijn is geen uitzondering. Mensen kunnen in een lang hoofdpijnverleden een enorme scepsis hebben ontwikkeld ten aanzien van de medische professie. Stel open vragen over het ontstaan en het verloop. Confronteer patiënten met verhoogde scores op de 4DKL. Vraag bijvoorbeeld waar ze bang voor zijn. Vraag ook naar het voorkomen van een hersentumor of -bloeding in de omgeving van de patiënt; dit kan een overmatige bezorgdheid verklaren. Uitlokkende factoren zoals voeding, visus, stress, slaapgedrag dienen ook te worden nagevraagd.

Een belangrijk moment in de anamnese is het laten lokaliseren van de pijn. De zorgvuldigheid waarmee dit gebeurt, draagt in hoge mate bij aan de erkenning van de hoofdpijnklacht. Het is van belang dat de fysiotherapeut op dit moment alle aandacht heeft voor de patiënt, hem goed aankijkt en ook de gelaatsmimiek observeert. Hoe is de gelaatsuitdrukking? Is er veel spanning in het gezicht, bijvoorbeeld rond de kaken? Verraadt de uitdrukking machteloosheid, berusting, verzet of zelfs triomf? Ook moet nadrukkelijk worden gevraagd naar het medicijngebruik, met het oog op de MAH. Belangrijk is uiteraard ook de vraag of er provocerende activiteiten of situaties zijn voor de hoofdpijnklacht. Voor deze laatste aspecten van de hoofdpijnklacht geldt dat ze niet een eenmalig gegeven zijn voor de fysiotherapeut, maar een rode draad in de behandeling vormen. Zeker bij langdurige en moeilijk te beïnvloeden hoofdpijnklachten kan men niet verwachten dat de patiënt deze vraag al tijdens de eerste sessie bevredigend beantwoordt. Meestal is er sprake van een proces. Het is de taak van de fysiotherapeut om de patiënt juist bij dit proces van toenemend inzicht in de oorzaken van de hoofdpijnklacht optimale ruimte te geven. Wanneer dit nog niet door de huisarts is gedaan, kan een hoofdpijndagboek worden meegegeven om zowel de therapeut als de patiënt inzicht te verschaffen over het verloop en uitlokkende factoren. Hierin vermeldt de patiënt de volgende informatie op vier vaste momenten van de dag:

- de ernst van de pijn, in een cijfer van 0-10;
- de duur van de pijn in uren;
- begeleidende verschijnselen (misselijkheid, braken, aura, visusstoornis);
- ingenomen medicatie en dosering;
- de omstandigheden die de dag anders dan anders maken;
- de genomen maatregelen tegen de hoofdpijn.

Een hoofdpijndagboek heeft tevens een therapeutische waarde. Door dit gedurende minimaal twee weken consciëntieus in te vullen, kan de patiënt zelf de uitlokkende factoren ontdekken. Het aldus verkregen inzicht blijkt bestendiger dan wanneer de fysiotherapeut al te directief is bij het interpreteren van het dagboek. Deze dient zich hierbij dan ook terughoudend op te stellen. Dit fenomeen sluit aan bij de reattributiebenadering die binnen de huisartsgeneeskunde gangbaar is (30). Ten slotte probeert de therapeut zich een beeld te vormen van de manier waarop de patiënt over zijn hoofdpijn communiceert met zijn gezinsleden, vrienden en collega's.

Specifieke hoofdpijnvragenlijsten zijn de *Migraine Disability Assessment Scale* (MIDAS) (31), de *Headache Impact Test* (HIT-6; ook een internetversie beschikbaar) (32) en de HDI (33) (alle voor de functionele beperkingen als gevolg van hoofdpijn) en de *Headache Self Efficacy Scale* (34) voor het meten van eigen-effectiviteit met betrekking tot de hoofdpijnklacht.

14.5.3 LICHAMELIJK ONDERZOEK

Bij het eerste onderzoek beoordeelt de fysiotherapeut de mobiliteit van de cervicale wervelkolom. Een asymmetrische bewegingsbeperking vergroot de kans op de diagnose cervicogene hoofdpijn. Deze laatste dient eerst behandeld te worden. Een tonusonderzoek vindt plaats door passieve bewegingen (algemeen) en palpatie (lokaal). Het niveau van de spiertonus bij aanvang van een sessie is in belangrijke mate bepalend voor de inhoud van de therapie ('Wat maakt dat je spieren op dit moment zo gespannen zijn?'). De palpatie van de lokale spiertonus en triggerpoints heeft overigens ook een belangrijke psychologische waarde die niet mag worden onderschat. Door letterlijk 'de vinger op de zere plek' te leggen, laat de fysiotherapeut merken de klacht serieus te nemen en voelt de patiënt zich gekend. Dit aspect van het fysieke contact beperkt zich niet tot het onderzoek, maar wordt later ook therapeutisch aangewend. Zijn er andere lichamelijke uitingen van stress waarneembaar? Uiteraard dient ook goed te worden gelet op de lichaamshouding. Een anteropositie van het hoofd zal een grotere belasting zijn voor de cervicale musculatuur. Een onderzoek naar bindweefselzones kan mogelijk inzicht geven in vegetatieve ontregeling.

14.5.4 THERAPIE

Een hoofdpijnpatiënt heeft voor de fysiotherapeut veel aanknopingspunten. De fysiotherapeut stemt het concrete doel van de therapie met de patiënt af. Hoeveel punten pijnvermindering op de VAS-schaal is bijvoorbeeld reëel? Een fysiotherapeutische interventie past zonder problemen in het geheel van niet-medicamenteuze behandelstrategieën, zoals genoemd in de Richtlijn van de Nederlandse Vereniging voor Neurologie (3). Deze bestaan uit ontspanningstherapie, EMG-biofeedback en cognitieve gedragstherapie. Zo sorteren zij een effect (namelijk een vermindering van meer dan vijftig procent van de hoofdpijnfrequentie) bij 37-55 % van de lijders aan spierspanningshoofdpijn (figuur 14.1). In de meeste studies worden deze interventies, ook bij een gecombineerd aanbod, apart aangeboden en door verschillende

therapeuten gegeven. Naar het effect van een echt geïntegreerd aanbod, zoals de fysiotherapeut die gespecialiseerd is in psychosomatiek dat biedt, is nog geen onderzoek verricht. Het lijkt aannemelijk dat het beoogde inzicht in het ontstaan van de hoofdpijn versterkt wordt door het lichamelijk contact. De fysiotherapeutische interventie heeft als doel het bevorderen van zelfmanagement (35, 36). De drie belangrijkste elementen hierbij zijn:
- hanteren van hoofdpijnrelevante informatie;
- toepassen van geleerde vaardigheden en inzichten;
- vergroting van de eigen-effectiviteitsverwachting ten aanzien van de hoofdpijnvermindering (25, 37).

Een gedetailleerde uitwerking van de algemene fysiotherapeutische interventies bij hoofdpijnklachten valt buiten het bestek van dit hoofdstuk. Dit betekent niet dat zij niet belangrijk zijn. Mobilisatie van de cervicale en schoudermusculatuur, houdingscorrectie, triggerpointbehandeling, bindweefselmassage en adviezen voor conditieverbetering, zijn belangrijke elementen in een fysiotherapeutische hoofdpijnbehandeling. Zo blijkt een craniocervicaal trainingsprogramma, waarbij de cervicale flexoren versterkt worden, na zes maanden een significante meerwaarde te hebben boven een sederende fysiotherapeutische interventie (38).

Massage

Een verhoogde spierspanning van de pericraniale musculatuur leent zich uitstekend voor een sederende massage, of deze nu oorzaak of gevolg is van de hoofdpijnklacht; de vicieuze cirkel wordt doorbroken. Tijdens een dergelijke massagebehandeling verzamelt de fysiotherapeut informatie over de prikkelgevoeligheid, vegetatieve reacties, het al dan niet toelaten van lichamelijk contact en het zich kunnen overgeven aan een aangenaam gevoel. Hoewel dit aangename gevoel in eerste instantie van korte duur is, verschaft het de patiënt een referentiekader voor wat binnen zijn bereik ligt qua duurzame vermindering van de hoofdpijn. Tijdens een aandachtige, voelende massage (die eventueel ook aan huisgenoten kan worden aangeleerd) ervaren patiënten een rust die hen het belang van een betere zelfregulatie doet inzien.

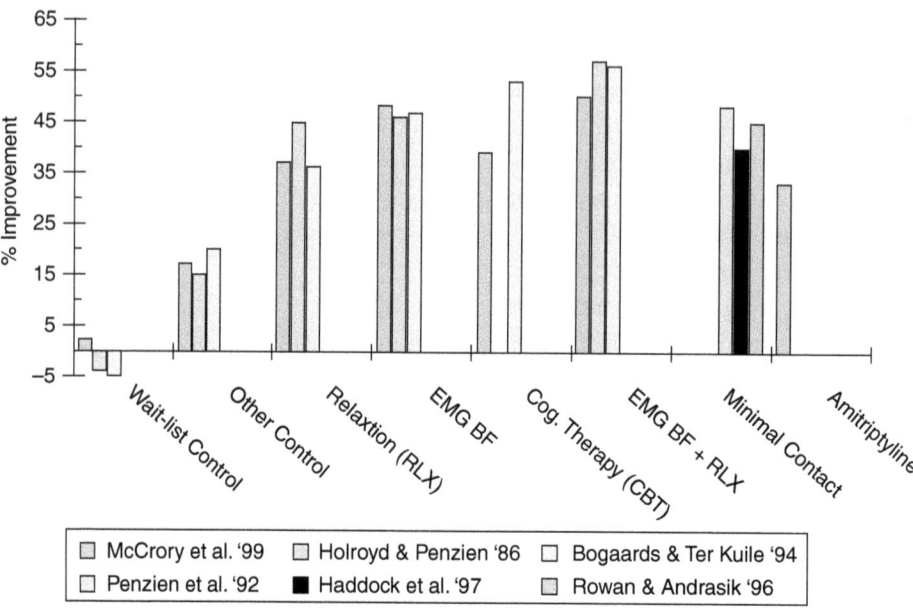

Figuur 14.1 *Effectpercentages van verschillende meta-analyses van gedragsmatige en farmacotherapeutische behandelingen voor spanningshoofdpijn. (McCrory et al., 2001, 40)*

RLX= relaxatietraining

Voorbeelden van massagebehandeling bij chronische-hoofdpijnpatiënten

1 Een massage waarbij de patiënt voorover zit met het voorhoofd gesteund. De mm.trapezii descendens, mm.semispinales capitis, mm.splenii enzovoort, worden sederend gemasseerd. Ook de aanhechtingen aan het occiput van deze spieren kunnen, eventueel met de handwortel, voorzichtig worden gemasseerd.
2 De patiënt ligt in rugligging op de behandelbank; de fysiotherapeut masseert ter sedering de mm.occipitofrontales en de m.procerus, strijkend met de (liefst koele!) vingers of circulair met de handwortels. Dit is bijvoorbeeld prettig wanneer de patiënt komt met actuele hoofdpijn (zowel spierspanningshoofdpijn als migraine).
3 Een klassieke massage in buikligging van de gehele rug, nek- en schouderregio, ter algehele sedering. Met behulp van intermitterend drukken, kan de ademhaling erbij worden betrokken.

4 Een communicatieve massage; de patiënt ligt in buikligging, de therapeut nodigt de patiënt door het plaatsen van de handen op de rug van de patiënt uit om het contact te voelen. Hiermee doet de therapeut een appel op de patiënt om de verstoorde lichaamsbeleving te corrigeren.
5 Een intensieve massage van de voeten in langzit kan bijdragen tot het verleggen van de aandacht van het (overbelaste) hoofd naar de voeten. Wanneer men juist oogcontact verkiest tijdens de massage is deze behandeling te overwegen; de prettige afstand tussen de patiënt en de fysiotherapeut faciliteert het therapeutische gesprek.

Ontspanningstherapie

Het doel van ontspanningstherapie is het controleren van de fysiologische hoofdpijnsymptomen en het verminderen van de algemene fysiologische en mentale arousal (25). Evenals bij massage is hierbij bewustwording een belangrijk subdoel. Dit kan het bewust ervaren zijn van lichamelijke signalen als teken van overbelasting, maar ook het specifiek voelen van gespannen spieren in de hoofd- en nekregio. Met behulp van ontspanningstechnieken leren patiënten meer controle te hebben over de hoofdpijngerelateerde fysiologische verschijnselen. Er zijn aanwijzingen dat het hebben van deze controle meer bijdraagt aan de kwaliteit van leven dan de ervaring van reductie van de hoofdpijn (39). De laatste decennia is duidelijk geworden dat ontspanningstherapie effectief is bij mensen met spanningshoofdpijn (40, 41, 2). Bij spierspanningshoofdpijn geniet de progressieve relaxatie volgens Jacobson de voorkeur, gezien de vermindering van de locale spierspanning en de verbetering van het spiergevoel die hierbij worden nagestreefd (42). Behalve de oefeningen voor armen en benen is het essentieel om de technieken voor de pericraniale musculatuur zorgvuldig te oefenen.

Bij migrainepatiënten is het effect van ontspanningstherapie minder duidelijk aangetoond. Hier wordt slechts bij 32-38% van de patiënten een effect gemeld van meer dan vijftig procent hoofdpijnreductie. Waarschijnlijk is dit verklaarbaar door de neurovasculaire component van migraine. Het toevoegen van een vegetatief element, zoals de warmteoefening van de autogene training, kan daarom het effect verhogen (43, 25).

In het algemeen wordt een ontspanningsoefening opgebouwd door eerst de basistechnieken 'droog' (in een prikkelarme omgeving) te oefenen. Vervolgens visualiseren patiënten een stress-situatie met toenemende ernst, waarbij ze de ontspanning toepassen. Ten slotte wordt ze gevraagd het geleerde in het dagelijks leven toe te passen. Hoewel de effecten, zeker in vergelijking met medicamenteuze therapie, veelbelovend genoemd mogen worden, moeten therapeut en patiënt de verwachtingen niet te hoog stellen. Bij een grote groep mensen met chronische hoofdpijnklachten blijft het effect van ontspanningsoefeningen beperkt (44).

Biofeedback

EMG-biofeedback is een behandelwijze die met een bestendig effect van 58% in hoge mate bijdraagt aan het zelfmanagementconcept (45). Qua pijnvermindering, die bij spanningshoofdpijn groter is dan bij migraine, levert biofeedback een geringe meerwaarde boven de 'gewone' ontspanningstherapie. Bij migraine heeft de temperatuursbiofeedback meer effect dan de EMG-biofeedback. De belangrijkste functie van deze therapie lijkt vooralsnog te liggen op het gebied van bewustwording van het niveau van spanningssignalen en van de eigen-effectiviteit (46). Aangezien de therapie hoofdzakelijk in de praktijk kan worden toegepast, dient zij aangevuld te worden met ontspanningstechnieken waarmee patiënten thuis kunnen oefenen. Deze huiswerkoefeningen blijken een significante meerwaarde te hebben in het effect.

Bewegingstherapie

Jarenlange hoofdpijnklachten kunnen verschuivingen in de lichaamsbeleving als gevolg hebben. Door de fixatie op pijn en overmatig piekeren lijkt het of het hoofd het meest centraal komt te staan in de lichaamsrepresentatie – en dit ook nog eens in negatieve zin. De aandacht voor en het voelen van de overige delen van het lichaam lijkt afgenomen. Daarmee vervalt een potentiële bron van positieve gevoelens, maar ook het gebruik van de signaalwaarde van het lichaam (intuïtie of 'onderbuikgevoel'). Door oefeningen waarbij de patiënt vooral bij de onderste helft van zijn lichaam bepaald wordt, kan de fysiotherapeut deze 'scheefgroei' van de lichaamsbeleving corrigeren.

Cognitieve gedragstherapie

Alle hiervoor beschreven interventies bieden een uitstekend platform voor cognitief-gedragsmatige interventies.
Wanneer *massage* bewust en in een voortdurende interactie met de patiënt wordt toegepast, is deze interventie niet alleen als direct doel (ontspanning of mobilisering) maar ook, zoals eerder werd genoemd, als middel (informatie verzamelen) of subdoel (inzicht geven) een be-

langrijk onderdeel van de behandeling, met volop mogelijkheden voor het exploreren van de psychosociale as. Tijdens de massage kan de fysiotherapeut de patiënt objectief en niet-dwingend laten voelen wanneer (bijvoorbeeld bij praten over een moeilijke situatie) en in welke mate zijn spieren gespannen zijn. Het fysieke contact kan een katalyserende functie hebben bij een stagnerend gesprek (vergelijkbaar met wat er gebeurt bij de kapper!). Onder de vlag van een voor de patiënt somatische massagebehandeling hoeft zo'n gesprek namelijk niet bedreigend te zijn. Het heeft ook het voordeel van het niet-hebben van oogcontact. De fysiotherapeut kan een dergelijke massagebehandeling aanwenden om de anamnese te voltooien, zeker wanneer het patiënten betreft die zich moeilijk uiten.

Bij de *ontspanningstherapie* kan de fysiotherapeut al in het voorgesprek stuiten op een weerstand van de patiënt bij het doen van huiswerkoefeningen. De ontspanning kan belangrijke triggers voor de hoofdpijn aan het licht brengen. Zo komt het voor dat mensen acuut hoofdpijn krijgen wanneer ze, op suggestie van de therapeut, een voor hen belastende situatie visualiseren. Dit is een mooie aanleiding om een eventuele hoofdpijntrigger in het dagelijks leven aan het licht te brengen. Deze situatie kan vervolgens worden aangewend om er de geleerde ontspanningstechnieken mee te oefenen. Ook kan de fysiotherapeut hierdoor een bepaald stress-copingpatroon verhelderen; 'Wat maakt dat u juist op dit moment met hoofdpijn reageert?' (zie hoofdstuk 4). Desondanks blijkt de meerwaarde van een cognitieve therapie naast de ontspanningstherapie beperkt. Hierbij dient opgemerkt te worden dat in de meeste studies op dit gebied de ontspanningstechnieken als geïsoleerde therapie worden aangeboden en ook vaak in groepsverband. Een fysiotherapeut zal een ontspanningsinterventie echter altijd vergezeld laten gaan van een begeleidend gesprek, toegespitst op de patiënt. Het verdient overigens aanbeveling om patiënten eerst te laten ontspannen en aansluitend de mondelinge uitleg te geven (47). Fysiotherapeuten moeten er namelijk voor waken niet te lang te wachten met het inzetten van hun 'somatische troef'; te veel uitleg en verklaringen vooraf zouden mogelijk op weerstand stuiten bij patiënten. Na een ontspanningssessie heeft de fysiotherapeut vervolgens voldoende argumenten (namelijk de ervaringen van de patiënt) die zijn uitleg ondersteunen.

Wat betreft de leefstijleducatie, vaak genoemd als onderdeel van cognitieve gedragstherapie, kan de fysiotherapeut de patiënt begeleiden in het vinden van de juiste informatie. Ook medicatiemanagement valt hieronder, met het oog op de medicatieafhankelijke hoofdpijn. Bovendien blijkt stressmanagement, met onder andere ontspanningsoefeningen, een significante meerwaarde te hebben boven alleen amitryptyline (48). De rol van internet hierbij is, zoals ook bij andere chronische aandoeningen, veelbelovend (49).

14.5.5 EVALUATIE EN RAPPORTAGE

Wanneer het doel van de therapie is bereikt, wordt dit met de patiënt geëvalueerd, aan de hand van een VAS-score. Ook de verandering in zelfregulatie wordt besproken. Herhaling van de 4DKL kan nuttig zijn ter bevestiging bij patiënten die onzeker zijn over het subjectief beleefde resultaat. Dit geldt ook voor eventuele andere gebruikte vragenlijsten. Met de patiënt wordt besproken wat hij kan doen om het resultaat te stabiliseren. De verwijzer krijgt een schriftelijk verslag van het verloop en het resultaat van de behandeling.

Voor studiesteun zie: www.PsychFysio.nl/boek.html

Literatuur

1. Stovner LJ, Hagen K, Jensen R, Katsarava Z, Lipton R, Scher A et al. The global burden of headache: a documentation of headache prevalence and disability worldwide. Cephalalgia 2007;27(3):193-210.
2. Rains JC, Penzien DB, McCrory DC, Gray RN. Behavioral Headache Treatment: History, Review of the Empirical Literature and Methodological Critique. Headache 2005;45(suppl 2):S92-S109.
3. Commissie Kwaliteit van de Nederlandse vereniging voor Neurologie, werkgroep Richtlijnen Hoofdpijn. Richtlijnen Diagnostiek en behandeling chronisch recidiverende hoofdpijn zonder neurologische afwijkingen, 2007.
4. Knuistingh Neven A, Bartelink MEL, Jongh TOH de, Ongering JEP, Oosterhuis WW, Weerd PCM van der et al. NHG-Standaard Hoofdpijn, Huisarts en Wetenschap 2004;47(9).
5. Headache Classification Committee of the International Headache Society. Classification and diagnostic criteria for headache disorders, cranial neuralgias and facial pain. Cephalalgia 2004;24(suppl 1):1-160.
6. Saper JR, Hamel RL, Lake AE. Medication overuse headache (MOH) is a biobehavioural disorder. Cephalalgia 2005;25:545-6.
7. Dekker F. www.hoofdpijn-pcn/medicatieafhankelijke hoofdpijn, 2007.
8. Dowson AJ, Dodick DW, Limmroth V. Medication overuse headache in patients with primary headache disorders: epidemiology, management and pathogenesis. CNS Drugs:2005;19(6):483-97.
9. Schwartz BS, Stewart WF, Simon D, Lipton RB. Epidemiology of tension-type headache. JAMA 1998;279(5):381-3.
10. Lyngberg AC, Rasmussen BK, Jorgensen T, Jensen R. Has the prevalence of migraine and tension-type headache changed over a 12-year period? A Danish population survey. European Journal of Epidemiology 2005;20(3):243-9.
11. Nilsson N. The prevalence of cervicogenic headache in a random population sample of 20-59 years old. Spine 1995;17:1884-8.

12. Sjaastad O, Bakketeig LS. Prevalence of cervicogenic headache: Vågå study of headache epidemiology. Acta Neurol. Scand 2008 Mar;117(3):173-80.
13. Ong RSG, Waal MWM de. RHUH LEO basisrapport IX: databestand 200/2001. Leiden: LUMC Afdeling Huisartsgeneeskunde en Verpleeghuisgeneeskunde, 2002.
14. Bijl D, Hutten JBF, Grol R et al. Hoofdpijn, migraine en spanningshoofdpijn in de huisartsenpraktijk. Huisarts en Wetenschap 1994;4:142-8.
15. Silberstein SD. Advances in understanding the pathophysiology of headache. Neurology 1992;42(suppl 2):6-10.
16. Silberstein SD. Tension-type and chronic daily headache. Headache-Quarterly 1995;6:97-101.
17. Jensen R. Pathofysiological mechanisms of tension headache: a review of epidemiological and experimental studies. Cephalalgia 1999;19:602-21.
18. Jensen R. Peripheral and central mechanisms in tension-type headache: an update. Cephalalgia 2003;23(suppl. 1):49-52.
19. Ashina S, Bendtsen L, Ashina M. Pathophysiology of tension-type headache. Current Pain and Headache Reports 2005;dec9(6):415-22.
20. Marcus DA, Scharff L, Mercer MA, Turk DC. Musculoskeletal abnormalities in chronic headache: a controlled comparison of headache diagnostic groups. Headache 1999;39:21-7.
21. Ashina S, Bendtsen L, Ashina M, Magerl W, Jensen R. Generalized hyperalgesia in patients with chronic tension-type headache. Cephalalgia 2006;26(8):940-8.
22. Schmidt-Hansen PT, Svensson P, Bendtsen L, Graven-Nielsen T, Bach FW. Muscle pain sensitivity in patients with tension-type headache. Pain 2007,May;129(1-2):113-21.
23. Passchier J. Migraine, spanningshoofdpijn en stress. In: Mattie H, Menges LJ, Spierdijk J, editors. Pijninformatorium 1996;HP1500:1-13.
24. Buchgreitz L, Lyngberg AC, Bendtsen L, Jensen R. Increased prevalence of tension-type headache over a 12-year period is related to increased pain sensitivity. A population study. Cephalalgia 2007;27(2):145-52.
25. Holroyd KA, Penzien D, Rains JC, Lipchik GL, Buse DC. Behavioral management of headache. In: Silberstein SD, Lipton RB, Dalesso DJ. editors. Wolff's Headache and Other Head Pain. 8th ed. New York: Oxford, 2008:721-46.
26. Bendtsen L. Central sensitization in tension-type headache – possible pathofysiological mechanisms. Cephalalgia 2000;20(5):486-508
27. Nash JM, Thebarge RW, Understanding Psychological Stress, Its Biological Processes, and Impact on Primary Headache 2006;46:1377-86.
28. Nicholson RA, Houle TT, Rhudy JL, Norton PJ. Psychological Risk Factors in Headache. Headache 2007;47:413-26.
29. Traue HC, Pennebaker JW, editors. Emotion, Inhibition and Health. Seattle: Hogrefe & Huber Publishers, 1993.
30. Blankenstein AH, Horst HE van der, Schilte AF, Vries D de, Zaat JO, Knottnerus JA et al. Development and feasibility of a modified reattribution model for somatising patients, applied by their own general practitioners. Patient Educ. Couns 2002 jul;47(3): 229-35.
31. Stewart WF, Lipton RB, Kolodner K, Liberman J, Sawyer J. Reliability of the migraine assessment score in a population-based sample of headache sufferers. Cephalalgia 1999;19(2):107-14.
32. Garber WH, Kosinski M, Dahlof C et al. HIT-6 reliability measures the impact of headache (abstract). Cephalalgia 2001;21:333.
33. Jacobson GP, Ramadan NM, Aggarwal SK, Newman CW. The Henry Ford Hospital Headache Disability Inventory (HDI). Neurology 1994;44:837-42.

34. Martin NJ, Holroyd KA, Rokicky LA. The Headache Self-Efficacy Scale: adaptation to recurrent headaches. Headache 1993 May;33(5):244-8.
35. Barlow J, Wright C, Sheasby J et al. Self-management approaches for people with chronic conditions: a review. Patient Educ Couns 2002;48(2):177-87.
36. Burken P van. Gezondheidspsychologie voor de Fysiotherapeut. Bohn Stafleu van Loghum, 2004.
37. French DJ, Holroyd KA, Pinell C, Malinoski PT, O'Donnell F, Hill KR. Perceived self-efficacy and headache-related disability. Headache 2000;40:647-56.
38. Ettekoven H van, Lucas C. Efficacy of physiotherapy, including a craniocervical training programme for tension-type headache; a randomized clinical trial. Cephalalgia 2006;26:983-91.
39. Jong CAH de. A physiotherapeutic intervention for tension-type headache, based on relaxation and self-management. A randomized pilot study, 2009:in press.
40. McCrory D, Penzien D, Hasselblad V, Gray R. Behavioral and Physical Treatments for Tension-Type and Cervocogenic Headache. Des Moines, Iowa: Foundation for Chiropractic Education and Research, 2001.
41. Penzien DB, Rains JC, Lipchik GL, Creer TL. Behavioral Interventions for Tension-type Headache: Overview of Current Therapies and Recommendation for a Self-management Model for Chronic Headache. Current Pain and Headache Reports 2004;8(6):489-99,review.
42. Bernstein DA, Borkovec TD. Progressive Relaxation Training. Champaign, Ill: Research Press, 1973.
43. Arena JG, Blanchard EB. Biofeedback and relaxation therapy for chronic pain disorders. In: Gatchel RJ, Turk DC, editors. Psychological approaches to pain management: a practitioners' handbook. New York: The Guilford Press, 1996:179-230.
44. Verhagen AP, Daamen L, Berger MI, Passchier J, Koes BW. Behavioral treatments of chronic tension-type headache: are they beneficial? CNS Neurosci Ther 2009 Summer;15(2):183-205.
45. Nestoriuc Y, Martin A, Rief W, Andrasik F. Biofeedback Treatment for Headache Disorders: A Comprehensive Efficacy Review. Appl. Psychophysiol Biofeedback 2008;33:125-40.
46. Rains JC. Change mechanisms in EMG biofeedback: cognitive changes underlying improvements in tension headache. Headache 2008;48:735-7.
47. Bruijn-Kofmann AT de, Groenman N. Gedragstherapeutische groepsbehandeling van spanningshoofdpijn. Tijdschrift voor Psychotherapie 1989;15:19-30.
48. Holroyd KA, O'Donnell FJ, Stensland M, Lipchik GL, Cordingley GE, Carlson BW. Management of Chronic tension-Type Headache with Tricyclic Antidepressant Medication, Stress management Therapy and their Combination. JAMA 2001;285:2208-15.
49. Buse DC, Andrasik F. Behavioral medicine for Migraine. Review. Neurol Clin 2009,may;27(2):445-65.

15 Complex Regionaal Pijnsyndroom

Dr. A.J. van Dijk

15.1 Inleiding

Dystrofie of Complex Regionaal Pijnsyndroom (CRPS) is een omstreden beeld. Dat heeft te maken met de diagnostiek die niet eenduidig is en met sterk wisselende kennis over deze aandoening bij diverse gezondheidswerkers. Om die reden besteden we in dit hoofdstuk (dat primair over psychologische factoren gaat) ook aandacht aan de klachten en verschijnselen, en aan diagnostische criteria. Het doel van dit hoofdstuk is dat de fysiotherapeut een aantal psychologische factoren leert herkennen en een plaats kan geven in de analyse, en waar mogelijk deze factoren in de behandeling kan integreren.
In 1994 is voorgesteld om bij CRPS een type I en type II te onderscheiden, waarbij type II gelijk wordt gesteld met causalgie, het beeld van beschadiging van een grote zenuw (1). Nu leert de ervaring dat zenuwbeschadiging ook voorkomt bij een CRPS-beeld dat niet gelijk is aan causalgie. Dit wordt ook gevonden door Harden en anderen: zij rapporteren dat afwijkingen in EMG-onderzoek of zenuwgeleidingsonderzoek geen correlatie tonen met verschillen in klachten of verschijnselen tussen de twee typen (2). Om die reden wordt in deze bijdrage geen verschil tussen beide typen gemaakt.

Voor de fysiotherapeut begint de psychologie rond CRPS wanneer hij de diagnose in de verwijsbrief leest of als een patiënt die zichzelf meldt, zegt dat hij dystrofie heeft. Voor sommige fysiotherapeuten betekent deze diagnose onzekerheid, voor andere is het een uitdaging. En dit bepaalt de relatie met de patiënt en het effect van interventie. Wat vindt de fysiotherapeut van de verwijzing? Is hij tevreden of ontevreden over de hoeveelheid relevante informatie? Eens of oneens met de verwijzer over wat er aan de hand is? Dit zijn zaken die bepalend zijn voor de aanpak. De patiënt komt binnen met zijn eigen emoties.

Sommigen zijn nieuwsgierig. Anderen zijn het niet eens met de diagnose van de arts. Weer anderen zijn angstig op grond van verhalen of internetinformatie. Nog weer anderen komen met sterke wrok in verband met onbegrip in hun leefomgeving of in de gezondheidszorg zelf. Hoe de fysiotherapeut hier emotioneel op reageert, beïnvloedt zijn benadering van de patiënt. Welke psychologische factoren lijken bij te dragen aan het feit dat de dystrofie niet overgaat? Welke psychologische gevolgen ervaart de patiënt door de dystrofie? En de cruciale vraag: kan een fysiotherapeut daar iets mee?

15.2 Het belang van psychologische aspecten

Ontrafeling van psychologische aspecten is belangrijk omdat deze aspecten onverbrekelijk verbonden lijken met dystrofie, overigens net als met andere 'onvoldoende begrepen beelden'. Analyse van het probleem dat de patiënt bij de fysiotherapeut op tafel legt, vraagt dus:
– vaardigheid de diagnose CRPS te kunnen vaststellen dan wel waarschijnlijk te maken;
– zicht op de psychologische factoren bij een individuele patiënt met CRPS.

Dat psychische factoren van belang zijn, wil niet zeggen dat deze zelf altijd zouden moeten veranderen, maar wel dat ze de insteek van de behandeling bepalen. Het verband tussen het klinisch beeld enerzijds en psychologische factoren anderzijds is goed te begrijpen vanuit twee kernbegrippen: ontregeling en sturing.
– Ontregeling is een niet normaal of niet zoals gebruikelijk functionerend regelsysteem. Het gaat dan om bijvoorbeeld het pijnsysteem, het autonome systeem, het sensibiliteitssysteem, het bewegingssysteem en het trofische systeem. Ontregeling blijkt uit klachten en verschijnselen.
– Sturing is de beïnvloeding van (ont)regelingen vanuit het centrale systeem. *Tuning* (zoals ergotrope of trofotrope tuning), is een vorm van sturing. De beïnvloeding van perifere regelsystemen door het stress-systeem is een andere vorm van sturing. Psychologische factoren zoals emotie, perceptie, overtuiging, bepalen in belangrijke mate de richting en intensiteit van sturing.

Problemen in centrale (aan)sturing zijn op verschillende manieren te achterhalen:
– navragen van emoties, overtuigingen, gedachten;
– observatie van gedrag;

- indirect zichtbaar via de ontregelingen en zichtbaar aan de hand van lichaamsfuncties zoals vegetatieve verschijnselen.

Een tijdelijke ontregeling hoeft geen probleem op te leveren, maar als ontregelingen voortduren ondanks therapie (zoals pijndemping en functietraining), is het verstandig te kijken of sturingsfactoren zoals emoties de klachten in stand houden en deze bij de behandeling te betrekken.
Neurowetenschappelijke inzichten onderbouwen de integratie van fysieke en psychische aspecten bij 'onvoldoende begrepen' beelden, waaronder CRPS (3). Bij deze beelden is sprake van actieve neurale reorganisatie, berustend op neuroplastische eigenschappen van vooral het centrale zenuwstelsel. Deze reorganisatie kan beschouwd worden als het biologische substraat van fysieke en psychische beïnvloeding. De begrippen 'ontregeling' en 'sturing' passen in dit raamwerk.
Ook voor de behandeling van CRPS hebben deze nieuwe neurowetenschappelijke inzichten belangrijke consequenties (4). De vervlechting van ontregeling en sturing betekent dat behandeling door een fysiotherapeut toenemend *integraal* zal zijn, dat wil zeggen rekening houdend met lijf, psyche, gedrag en omgeving (5). Een citaat van Klaver & Jongenburger (2008) ter illustratie (6):

> *De fysiotherapeut combineert [fysiotherapeutische] technieken met een algemeen gedragsmatige benadering die past bij de patiënt. De behandelaar beïnvloedt de verhoogde tonus eerst met mobilisatie van het gewricht, later met functionele en coördinatie-oefeningen. Door het bedreigde pijnlijke gebied onbevangen aan te raken, dempt hij de overgevoeligheid. Hij corrigeert verder onjuiste denkbeelden. Door zijn uitstraling kan hij de pijnvrees effectief negeren. Door positieve bekrachtiging van de terugkerende functie neemt de sensitisatie verder af. De autonome verschijnselen nemen af en de normale functies keren terug.*

Dit citaat is afkomstig uit een artikel over de zogenoemde Macedoniëbehandeling. Correctie van onjuiste denkbeelden, de uitstraling van en positieve bekrachtiging door de fysiotherapeut hebben echter universele waarde in behandelingen.
In de volgende paragrafen wordt eerst een korte uiteenzetting gegeven over het klinische beeld van CRPS, gevolgd door een bespreking van de aard en de rol van psychologische factoren.

15.3 Het klinische beeld

15.3.1 DE ESSENTIE: ONTREGELING

Jänig (1991) geeft een definitie waarin hij op grond van klachten en verschijnselen verwijst naar systemen die ontregeld raken (7). CRPS bestaat volgens hem uit:
- pijn;
- afwijkingen in gevoel;
- abnormale bloeddoorstroming en zweten;
- afwijkingen in het bewegingssysteem;
- veranderingen in de structuur van zowel diepe als oppervlakkige weefsels.

Verder stelt hij dat niet al deze afwijkingen noodzakelijkerwijs aanwezig hoeven te zijn om de diagnose te kunnen stellen.
Ontregelingen (dus ook ontregeling van het pijnmechanisme) betreffen niet alleen het neurofysiologische systeem, maar ook het endocriene en het immuunsysteem. De vraag waardoor de ontregelingen tot stand komen, de oorsprong ervan, is niet zo gemakkelijk te beantwoorden. Belangrijker is de vraag door welke factoren de ontregeling in een aantal gevallen niet vanzelf verdwijnt. Dit is de vraag naar de onderhoudende (de in stand houdende) factoren, naar de actuele aansturing van de ontregeling. In paragraaf 15.4 komen deze onderhoudende factoren verder aan bod.

15.3.2 MOGELIJKE KLACHTEN EN VERSCHIJNSELEN

In deze paragraaf wordt een samenvatting van de mogelijke klachten en verschijnselen gegeven.

Eigenschappen van pijn die kenmerkend zijn voor CRPS

Duur	Langer dan verwacht.
Verloop	Vaak continu aanwezig, wisselende intensiteit.
Locatie	Gebied groter dan met de oorspronkelijke schade overeenkomt (wel binnen een embryonaal segment, maar niet de huidinnervatie volgend); vaak 'in de diepte'.
Toename	Bij actief bewegen (vertraging van minuten tot uren).
Afname	Met rust (vertraging van uren tot één à twee dagen).
Karakter	Lichte pijn: vaak zeurend of dof. Ernstige pijn: vaak brandend of stekend.

Mogelijke verschijnselen van ontregelingen in gevoel

Zowel gnostische als vitale sensibiliteit mogelijk betrokken.

Afwijking niet volgens perifere innervatie of dermatoom.

Afwijking wisselt in ernst.

'Plussymptomen': hyperesthesie, hyperalgesie (pijn of aanraking wordt langer en/of anders gevoeld); allodynie (aanraking wordt als pijn gevoeld en kan zeer ernstig zijn).

'Minsymptomen': hypesthesie, hypalgesie.

Vaak een negatief gevoel over aangedane arm of been; soms de klacht dat men arm of been 'kwijt' is.

Normale sensibele geleidingstijd.

Verminderde effectiviteit van gebruikelijke lokale of regionale anesthesie.

Mogelijke verschijnselen van autonome ontregeling

Vasomotorisch		
Regionaal	Hyperemisch, paars-rood, cyanotisch of bleek aspect; meestal afwisselend met normale of andere abnormale toestand. Soms vlekkig beeld. Afhankelijk van pijn(beleving), activiteit, hydrostatische druk, omgevingstemperatuur.	
Lokaal	Vrij scherp omschreven cyanotische (dd hematoom) of vuurrode vlekken, veranderend in korte tijd.	
Sudomotorisch		
Kwantitatief	Meer of minder dan aan de gezonde zijde.	
Kwalitatief	Anders van geur, met name onder de oksel.	
Temperatuurgevoel		
Objectief	Koud of warm bij aanraken; soms voornamelijk koud of voornamelijk warm.	
Subjectief	Gloeiend of ijskoud gevoel binnenin, vaak niet in overeenstemming met de objectieve temperatuur.	

Mogelijke verschijnselen van ontregelingen in motoriek

Niet te herleiden tot andere aandoeningen.

'Plussymptomen': kramp, tremoren, hypertonie, spasme, focale dystonie, myoclonie, disbalans tussen agonisten en antagonisten.

'Minsymptomen': parese, vertraagd starten van beweging, soms als klacht dat arm of been 'niet doet wat ik wil'.

Normaal EMG.

Verminderde effectiviteit van epidurale blokkades op willekeurige beweging.

Mogelijke verschijnselen van ontregelingen in trofiek

Nagels: groeien sneller of langzamer; brokkelig.

Haren: groeien sneller of langzamer; breken gemakkelijker; soms toename van dichtheid.

Gewrichtskapsels: stugger.

Huid: dunner; verlies van elasticiteit.

Onderhuids weefsel: stugger.

15.3.3 DIAGNOSTICEREN: WELKE CRITERIA VOOR CRPS?

- Niet elke patiënt heeft klachten en verschijnselen uit elk van de vijf disregulaties. En ook om andere redenen is de diagnose CRPS niet gemakkelijk te stellen (8, 9): we weten niet echt welke klachten en symptomen kenmerkend zijn voor datgene wat we CRPS noemen.
- Diagnostische criteria voor CRPS zijn er in drie sets: Veltman-criteria (10), IASP-criteria (1) en Bruehl-criteria (11) en dat maakt de diagnose minder eenduidig.
- Langbestaande dystrofie is anders dan dystrofie in engere zin. Dit heeft consequenties voor behandeling. Langbestaande dystrofie komt in paragraaf 15.3.5 aan de orde. In de praktijk wordt onvoldoende onderscheid gemaakt tussen de voor CRPS kenmerkende pijn enerzijds en allodynie anderzijds.

Differentiatie van de pijn geeft houvast voor diagnose en behandeling. Naast de voor CRPS kenmerkende pijn kan er pijn zijn in de vorm van allodynie, pijn door afhangend been, pijn door oedeem, pijn bij allodynie van synovia (minimale beweging is enorm pijnlijk, zonder ontsteking of andere afwijking). Deze differentiatie, gevoegd bij bestaande criteria voor CRPS, levert de volgende criteria op:

- kenmerkende CRPS-pijn (dus niet de allodynie) (zie: duur, patroon in toename en afname, locatie en afgrenzing);
- één of meer van de andere vier ontregelingen aanwezig (in gevoel, autonomisch, motorisch, trofisch); niet alleen anamnestisch maar ook observeerbaar;
- uitlokkend moment.

Als de kenmerkende CRPS-pijn niet aanwezig is, ook al wordt wel voldaan aan de andere twee criteria, is dit een reden voor overleg met huisarts of specialist, omdat er dan iets anders dan CRPS aan de hand kan zijn.

15.3.4 UITLOKKENDE FACTOREN

In de criteria staat dat een uitlokkend moment aanwezig moet zijn. De meest voorkomende hiervan zijn trauma's en operaties. Als er geen trauma of operatie in de anamnese voorkomt, is het belangrijk dat verder onderzoek wordt gedaan naar betrokkenheid van een zenuw of zenuwwortel, bijvoorbeeld een hernia of ingroei van een tumor in zenuwweefsel. Het is erg onwaarschijnlijk dat psychische factoren op zichzelf voldoende zijn om CRPS uit te lokken. Wel kunnen ze predisponeren tot CRPS en dit onderhouden. Als de fysiotherapeut bij een patiënt de diagnose CRPS stelt, maar geen uitlokkende factor kan vinden, is dit een dringende reden voor overleg met huisarts of specialist, omdat het beeld van CRPS dan secundair kan zijn aan een andere, mogelijk ernstige aandoening.

15.3.5 LANGBESTAANDE CRPS

CRPS zoals hier omschreven, is op te vatten als CRPS in engere zin. Als dit lang bestaat – anderhalf à twee jaar –, dan verandert het beeld. We spreken dan van langbestaande CRPS. Deze twee vormen lijken verschillende zaken te zijn. Nielsen (12) vatte dit bij de introductie van de term CRPS als volgt samen:

> **The new taxonomy [CRPS I & II] has not solved an old problem: CRPS still is a name for both the primary dynamic process and the resulting chronic state.**

Dit onderscheid wordt niet vaak gemaakt. Toch verschilt langbestaande CRPS van de CRPS in engere zin in drie opzichten:
- Er kunnen klachten en verschijnselen bijkomen door het verstrijken van tijd, zoals contracturen, maar ook bijvoorbeeld somberheid.

- Klachten en verschijnselen die een afspiegeling zijn van onderhoudende factoren, vormen intussen onderdeel van het beeld.
- De ontregelingen lijken zelf te veranderen, deels door veranderingen in het centrale zenuwstelsel, deels door ander gedrag.

Dit veranderde patroon van ontregelingen kunnen we aanduiden met de term *disuse*. De kenmerken zijn als volgt:
- De pijn is vooral allodynie, dus pijn aan de oppervlakte van de extremiteit. Typische CRPS-pijn zoals beschreven, is vaak afwezig. In een aantal gevallen zijn er aanwijzingen voor neuropathische aspecten van pijn: spontaan, stekend of diep en dof, vaak ook prikkelingen.
- Eventuele autonome verschijnselen zijn beperkt tot blauwverkleuring door verminderd gebruik, en een objectief en subjectief koude extremiteit.
- Qua gevoel: de extremiteit zit vaak slecht in het lichaamsbeeld; de beleving van de extremiteit is vaak negatief. Naast de allodynie mist het aanrakingsgevoel nuancering.
- Er bestaan bewegingssturingsproblemen, die ook naar proximaal kunnen uitbreiden. Bewegingssturingsproblemen lijken uitgebreider dan bij CRPS in engere zin.
- Er is duidelijke spieratrofie door inactiviteit op basis van de forse allodynie.

De allodynie, de bewegingssturingsstoornis en de verstoorde lichaamsbeleving berusten op ontregeling. De koude, de blauwverkleuring en de atrofie berusten op consequenties van gedrag zoals vermijden van bewegen door pijn.
Emoties, percepties en overtuigingen (onderhoudende factoren) sturen het gedrag. Dit gedrag kan voor CPRS functioneel of disfunctioneel zijn. Waar het gedrag averechts werkt, kan men proberen via het beïnvloeden van de onderhoudende factoren het gedrag 'helend' te maken. Disuse is vooral chronisch als gevolg van disfunctioneel gedrag, niet als gevolg van de ontregelingen. Het gaat ook nogal eens vergezeld van verdergaande ontregeling, in de vorm van een soort uitputtingssyndroom als het patiënten, ondanks langdurige pogingen, niet lukt hun leven op de rails te krijgen. Het stressregelsysteem is dan zelf ontregeld. Kenmerken zijn: gevoel van uitputting, geheugenstoornissen en concentratieklachten, overgevoeligheid voor licht en geluid, sneller geïrriteerd raken en algehele gevoeligheid voor pijn (13, 14).

15.4 Psychische factoren

De rol van psychologische factoren kan, enigszins willekeurig, in een aantal domeinen worden ingedeeld:
- psychologische factoren die een kwetsbaarheid voor het krijgen van CRPS vormen;
- psychologische factoren die bestaande CRPS onderhouden;
- psychologische gevolgen van de aanwezigheid van CRPS;
- bejegening en werkrelaties.

15.4.1 PSYCHOLOGISCHE FACTOREN DIE EEN KWETSBAARHEID VOOR HET KRIJGEN VAN CRPS VORMEN

Psychische predispositie voor CRPS op basis van persoonlijkheidsfactoren wordt nog wel eens gesuggereerd. Onderzoek toont echter geen directe samenhang aan (15, 16). Persoonlijkheid kan wel indirect een rol spelen door de manier waarop de patiënt omgaat met een invaliderend fysiek trauma of een beginnende dystrofie, bijvoorbeeld als persoonlijkheid in combinatie met de aandoening en/of de gevolgen van de aandoening tot overbelasting, tot passief-regressief ziektegedrag of tot stress leidt (17). Chronische emotionele belasting of stress kan de vatbaarheid voor CRPS verhogen (18). Dit past bij de observatie van verschillende auteurs dat negatieve levensgebeurtenissen vaker voorkomen bij patiënten die na een fysiek trauma CRPS ontwikkelen, dan bij patiënten die geen CRPS ontwikkelen (19, 20).

15.4.2 PSYCHOLOGISCHE FACTOREN DIE HET BEELD VAN CRPS ONDERHOUDEN

Van de drie categorieën onderhoudende factoren – lichamelijke aandoening, stress en overbelasting – blijken in de praktijk de laatste twee vaak sterk verweven. In deze paragraaf een toelichting hierop.

Stress (en overbelasting)
Stress en gevoelens van angst, boosheid en depressie kunnen via verschillende mechanismen onderhoudend werken (21).
Stress kan te maken hebben met de aandoening zelf, bijvoorbeeld via affectief-cognitieve aspecten als angst voor pijn, hypervigilantie, catastroferen. Gedrag op basis hiervan zal vooral *vermijdend, onderbelastend* zijn, met eventueel uitbarstingen van activiteit bijvoorbeeld uit frustratie. Daarnaast komt stress voor in de vorm van voortdurend verzet, een voortdurend gevecht tegen zichzelf: tegen de pijn, de frustratie, de beperkingen. Deze situatie zal over het algemeen gepaard gaan

met *overbelastend* gedrag. Geruststelling, uitleg en het creëren van succeservaringen zijn in deze beide situaties belangrijke onderdelen van fysiotherapeutische behandeling.

Ook als stress niet met de aandoening samenhangt, kan deze toch onderhoudend zijn. Dagelijkse zorgen en beslommeringen kunnen belemmerend zijn voor herstel. De patiënt kan soms geholpen worden door deze zorgen bespreekbaar te maken; het gaat vaak om keuzes, soms om persoonseigenschappen.

Een intensere vorm van stress wordt gevormd door onverwerkt oud zeer. Met dat begrip wordt een situatie aangeduid waarbij herinnering en emotionele lading van vroegere traumatische gebeurtenissen nog zijn verbonden. Voor een bepaalde termijn is zo'n koppeling vanzelfsprekend, maar na verloop van tijd wordt deze minder. Men kan dan zeggen dat de gebeurtenis wordt verwerkt. Die termijn zal afhangen van de ernst van het trauma en van de eigenschappen van de persoon. Wanneer verwerking is verstoord en te lang blijft bestaan, raakt parallel daaraan het stressregelsysteem verstoord, waardoor ontregelingen zoals bij CRPS worden onderhouden. Onverwerkt oud zeer is lang niet altijd gemakkelijk te bespreken – noch door de patiënt, noch door de fysiotherapeut. Het is vaak ook niet goed in te schatten of het ter sprake brengen, hoe voorzichtig ook, wel goed uitpakt. Bij vermoeden van onverwerkt oud zeer is contact met de huisarts aangewezen. Als het wel op een goede manier ter sprake komt, kan de fysiotherapeut de mogelijkheid van een afspraak bij huisarts of psychotherapeut suggereren, zonder daarbij druk uit te oefenen.

Overbelasting (en stress)

De term overbelasting wordt over het algemeen gebruikt als belasting tot klachten of tot een toename van klachten leidt. De gedachte is dan dat de belastende activiteit kennelijk te veel is; vandaar de term *overbelasting*. Dit 'teveel' is echter niet eenduidig. Hieronder volgen enkele oorzaken van overbelasting:

– Onbekendheid met principes van belasting en training kan tot overbelasting leiden. Overbelasting van de knie kan bijvoorbeeld tot pijn en zwelling leiden, indien de synovia van de knie relatief ongetraind is. Zwelling en pijn zullen recidiveren als de activiteit te intens is om een trainingseffect te hebben. Het beleid is om de activiteit binnen de grenzen te houden van wat de synovia aankan, en vervolgens voldoende activiteit te realiseren om de belastbaarheid van de synovia te versterken. De meeste patiënten zijn niet op de hoogte van dit soort trainingsprincipes. Dit vraagt dus uitleg en coaching.

- Verwachtingen of eisen vanuit de omgeving kunnen feitelijke overbelasting in de hand werken. Vraagt men te veel van de patiënt? Hoe stellen de gezinsleden, de chef of werkgever zich op?
- Het advies pijn te negeren, bijvoorbeeld bij mensen die relatief ongetraind zijn, kan ook tot reële overbelasting leiden. Dit advies zal dan geen gunstig effect scoren. Zonder uitleg zal zo'n advies ook tot frustratie en boosheid bij de patiënt leiden. Het advies pijn te negeren, komt meestal voort uit opvattingen van de behandelaar over chronische pijn. Als klachten, bijvoorbeeld in de knie, chronisch zijn, wordt lang niet altijd een verklarende anatomische afwijking gevonden. We weten dat dergelijke pijn ook van centrale origine kan zijn. Die pijn wordt in de knie gevoeld, maar betekent dan geen schade. De pijn is echt, maar is loos alarm. Zelfs de verergering van de pijn kan loos alarm zijn. Verergering berust dan niet op feitelijk te veel activiteit, maar op een neurofysiologische associatie tussen een toename van activiteit enerzijds en de (geconditioneerde) ervaring van pijn anderzijds. Hoewel het logisch is dit soort pijn niet als gids te nemen (niet pijncontingent te behandelen), vraagt dit om inzicht bij de patiënt en aanvaarding van de aanname dat de pijn geen alarm betekent. Als de fysiotherapeut echter heeft gemist dat de patiënt een zeer lage belastbaarheid heeft, zal de pijn geen loos alarm zijn, maar een echte waarschuwing. Chronische pijn betekent immers niet dat er geen lage belastbaarheid kan zijn. De fysiotherapeut zal dus zowel de feitelijke belastbaarheid als de mate van chronische mechanismen moeten inschatten.

'Overbelasting is de aard van het beestje' of 'de opvoeding legde de nadruk op niet zeuren en doorpakken' – dit kunnen twee antwoorden zijn van de patiënt als de fysiotherapeut overbelasting vermoedt en met de patiënt bespreekt. Maar dit antwoord kan genuanceerd worden. Kan de patiënt nee-zeggen? Hulp vragen? Voor zichzelf opkomen? Indien ja, dan zal de patiënt waarschijnlijk relatief gemakkelijk een leefstijlwijziging kunnen doorvoeren. Wil de patiënt iedereen ter wille zijn in verband met zijn eigen onzekerheid en behoefte aan waardering? Is er sprake van zichzelf wegcijferen, gepaard met een slecht lichaamsgevoel en het niet herkennen van lichaamssignalen? Dergelijke eigenschappen maken het lastig overbelastend gedrag te wijzigen en vormen een taaie onderhoudende factor voor CRPS (en andere chronische aandoeningen).
Een patiënt kan de overtuiging hebben dat er sprake is van overbelasting, bijvoorbeeld wanneer hij aangeeft dat het goede been meer moet doen door de belemmeringen in het andere been. Over het algemeen

zal echter onder die omstandigheden de totale hoeveelheid activiteit vrij laag zijn, en geen feitelijke overbelasting vormen. Dergelijke overtuigingen kunnen complexer zijn, indien ze onderdeel vormen van een neerwaartse spiraal. Minimale activiteit vormt in de beleving van de patiënt dan vaak zowel mentale als fysieke overbelasting.

Onverwerkt oud zeer kan behalve via stress ook via overbelasting de CRPS onderhouden, indien mensen om het onverwerkt oud zeer van zich af te houden voortdurend in activiteit vluchten.

15.4.3 PSYCHOLOGISCHE GEVOLGEN VAN DE AANWEZIGHEID VAN CRPS

Chronische pijn heeft invloed op het cognitief en emotioneel functioneren. De eventuele ervaring van onbegrip kan zelfwaardering en welbevinden van de dystrofiepatiënt, vooral in de periode voordat het beeld als zodanig is herkend, ernstig ondermijnen. Vooral onbegrip bij de hulpverlener kan bij de patiënt allerlei negatieve gevoelens oproepen: wanhoop, onzekerheid, woede, depressie, twijfel aan zichzelf. Dit onbegrip lijkt zijn oorsprong te vinden in onbekendheid bij hulpverleners met het ziektebeeld en de 'onverklaarbare' symptomatologie (22). Frustratie kan verder optreden door beperkingen in de gewenste dagelijkse activiteiten en de gewenste sociale rolvervulling (5). Dergelijke emotionele problemen bij patiënten met CRPS kunnen tot oplossing worden gebracht door een succesvolle behandeling van de dystrofie (22).

15.4.4 BEJEGENING EN WERKRELATIE

Als hulpverleners het gevoel hebben dat er psychische problematiek meespeelt, zal de wijze waarop dat aan de patiënt kenbaar wordt gemaakt, mede bepalen hoe deze dat opvat. Het is niet altijd eenvoudig om bij de patiënt een gevoel van miskenning te vermijden (22). Openheid hierover, ingebed in uitleg, kan zeer effectief zijn bij het vestigen van een constructieve werkrelatie. Indien het gevoel van miskenning is ontstaan voorafgaand aan het bezoek aan de fysiotherapeut, is dergelijke uitleg ook van belang, maar zowel voor het welbevinden van de patiënt als voor het herstelproces is het goed te proberen de gevoelens van boosheid of wrok bespreekbaar te maken en op te lossen.

Angst naar aanleiding van het vernemen van de diagnose CRPS – of patiënt deze nu voorafgaande aan fysiotherapie heeft vernomen of van de fysiotherapeut zelf – kan herstel ook in de weg zitten. Herkennen en wegnemen van die angst, ook weer met uitleg en verwijzing naar nieuwe inzichten, dient onderdeel te zijn van behandeling.

Ook de eigen angsten en onzekerheden van de fysiotherapeut, bijvoorbeeld rond het beeld van CRPS, kunnen het effect van behandeling in negatieve zin beïnvloeden.

15.5 Tot slot

Bij chronische aandoeningen als CRPS gaat het niet alleen om goede diagnostiek, goede indicatiestelling en technisch goed uitgevoerde behandeling. Het is de uitdaging voor de fysiotherapeut om datgene wat menselijk gesproken van belang is, systematisch in de benadering en behandeling in te bouwen. De *clinical experience* die daaruit ontstaat, tezamen met theoretische inzichten (waar mogelijk ondersteund door wetenschappelijk bewijs), maakt de fysiotherapeut bij uitstek geschikt een integrale, menswaardige zorg te geven (23).

Voor studiesteun zie: www.PsychFysio.nl/boek.html

Literatuur

1. Merskey H, Bogduk K. Classification of chronic pain: definitions of chronic pain syndromes and definition of pain terms. Seattle: IASP Press, 1994.
2. Harden RN, Bruehl S, Galer BS et al. Complex regional pain syndrome: are the IASP diagnostic criteria valid and sufficiently comprehensive? Pain 1999;83:211-9.
3. Keuter E. Wonderbaarlijk complex. Med Contact 2004;59(37):1434-5.
4. Gijn J van, Ek JW, Cranenburgh B van. De pijn voorbij. Ervaringen met een nieuwe aanpak van Complex Regionaal Pijnsyndroom (CRPS). Revalidata 2008;147:4-10.
5. Dijk AJ van. Sympathische reflexdystrofie: een integrale benadering. In: Jaarboek Fysiotherapie/kinesitherapie 1995. Houten: Bohn Stafleu Van Loghum, 1995.
6. Klaver M, Jongenburger E. Nieuwe inzichten bij onbegrepen lichamelijke klachten. De limbische verklaring. Move-mens 2008;november:26-7.
7. Jänig W, Blumberg H, Boas RA, Campbell JN. The reflex sympathetic dystrophy syndrome: Consensus statement and general recommendations for diagnosis and clinical research. In: Bond MR, Charlton JE, Woolf CJ. Proceedings of the VIth World Congress on Pain. Elsevier Sc Publ, 1991.
8. Meent H van de, Dongen RTM van, Klomp FPAJ, Bruggeman AWA, Frölke JPM. Complex Regionaal Pijnsyndroom type 1: een diagnostische valkuil. Ned Tijdschr Geneeskd 2009;153:B165.
9. Frölke JPM, Rumund A van, Waardt D de, Dongen RTM van, Klomp FPAJ, Verbeek ALM, Meent H van de. Complex Regionaal Pijnsyndroom type I? Bij 77% van de patiënten een andere diagnose gesteld. Ned Tijdschr Geneeskd 2009;153:B174.
10. Veldman PHJM, Reynen HM, Arntz I, Goris RJA. Signs and symptoms of reflex sympathetic dystrophy: prospective study of 829 patients. The Lancet 1993;342:1012-6.
11. Bruehl S, Harden RN, Galer BS, Saltz S, Bertram M, Backonja M et al. External validation of IASP diagnostic criteria for Complex Regional Pain Syndrome and pro-

posed research diagnostic criteria. International Association for the Study of Pain. Pain 1999;81(1-2):147-54.
12. Nielsen SR. Reflex sympathetic dystrophy and the role of active exercise. Acta Anaestesiol Scand 1997;41:1087-90.
13. Houdenhove B van. In wankel evenwicht. Over stress, levensstijl en welvaartsziekten. Tielt: Lannoo, 2005.
14. Doornen L van. Werkstress en cortisol; meetfilosofie en bevindingen. Tijdschr voor Psychiatrie 2009;51:587-93.
15. Subarrao J, Stillwell GK. Reflex sympathetic dystrophy syndrome of the upper extremity: analysis of total outome of management of 125 cases. Arch Phys Med Rehab 1981;62:549-54.
16. Lynch ME. Psychological aspects of reflex sympathetic dystrophy: a review of the adult and paediatric literature. Pain 1992;49:337-47.
17. Houdenhove B van, Neerinckx E. Is 'ergomania' a predisposing factor to chronic pain and fatigue? Psychosomatics 2000;40(6):529-30.
18. Bruehl S, Carlson CR. Predisposing psychological factors in de development of reflex sympathetic dystrophy: a review of the empirical evidence. Clin J Pain 1992;8:267-99.
19. Egle UT, Hoffmann SO. Psychosomatische Zusammenhänge bei sympathische Reflexdystrophie. Literaturübersicht und erste klinische Ergebnisse. Psychother Med Psychol 1990;40:123-35.
20. Geertzen JHB. Reflex Sympathetic Dystrophy: A study in the Perspective of Rehabilitation Medicine. Wageningen: Ponsen & Looijen, 1998.
21. Bruehl SP. Psychological interventions. In: Wilson PR, Stanton-Hicks M, Harden RN, editors. CRPS: Current diagnosis and therapy. Progress in Pain Research and Management vol 32. Seattle: IASP press, 2005.
22. Schwartzman RJ, McLellan TL. Reflex sympathetic dystrophy. A review. Arch Neurol 1987;44:555-61.
23. Hagenaars LHA, Bos JM. Over de Kunst van Hulpverlenen. Amersfoort: Nederlands Paramedisch Instituut, 2006.

16 Disfunctionele gedragspatronen bij hartpatiënten

Dr. J.J. van Dixhoorn, N. de Cock en J.H.M. van den Berg

16.1 Ontwikkeling in de praktijk van hartrevalidatie

Vanaf het begin, in de jaren zestig van de vorige eeuw, is de hartrevalidatie ontwikkeld langs twee sporen. Aan de ene kant bleek dat herstel van functioneren en werkhervatting van hartpatiënten kon verbeteren wanneer fysieke, psychische en sociale belemmeringen werden opgespoord en behandeld. De eerste hartrevalidatiecentra bestonden uit multidisciplinaire teams; de overheid erkende deze en vergoedde een apart tarief. Aan de andere kant bleek dat een bewegingsprogramma voor praktisch alle hartpatiënten zinvol was. In veel ziekenhuizen was daarom het starten van een fysiotherapeutisch terugkomuur na ontslag en een vorm van fysieke reconditionering een belangrijke stap naar revalidatie. Dit werd gedeclareerd volgens een fysiotherapietarief. Tegenwoordig zien we dezelfde twee sporen terug. De richtlijnen voor hartrevalidatie en de vergoeding zijn gericht op een modulair, multidisciplinair programma waarvan het bewegingsprogramma één onderdeel is, naast een informatiemodule, een leefstijl- en een ontspanningsprogramma, en de mogelijkheid voor individuele begeleiding (1). Tegelijkertijd is er een tendens dat perifere praktijken voor fysiotherapie zich toeleggen op hartpatiënten en een fysiek trainingsprogramma aanbieden.

In dit hoofdstuk willen we onze inzichten beschrijven met betrekking tot enkele opvallende gedragspatronen van hartpatiënten, opgedaan vanuit de ervaringen met hartrevalidatie over de afgelopen 35 jaar. Het komt erop neer dat een bewegingsprogramma weliswaar centraal staat in de hartrevalidatie, maar dat dit veel meer kan zijn dan het aanbieden van fitness- en fysieke training alleen. Lichaamsbeweging biedt een uitstekende ingang tot gedragsobservatie en bewustwording en verandering van eventuele disfunctionele gedragspatronen. Reëel omgaan met (in)spanning, bewustwording van grenzen, balans tussen inspanning en rust, bewust ontspannen, vinden wij belangrijker voor het herstel van de hartpatiënt dan (alleen) een verbetering in ergometrie.

Hoe is dit zo gekomen? Het Kennemer Gasthuis te Haarlem behoorde al vanaf 1974 (toenmalig St. Joannes de Deo) tot de ziekenhuizen met erkenning voor hartrevalidatie. Ook bij ons was er een inspanningstraining voor alle hartpatiënten, psychosociale begeleiding door psycholoog/maatschappelijk werk en/of individuele ontspanningstherapie voor een selectie van patiënten en een wekelijks multidisciplinair teamoverleg. De ontspanningstherapie beviel heel goed en fungeerde in feite als een vorm van psychosociale begeleiding die voor hartpatiënten aanvaardbaar was. Daarom werd in 1981 een wetenschappelijk onderzoek gestart naar het effect van zes individuele sessies adem- en ontspanningsinstructies met biofeedback, toegevoegd aan de inspanningstraining. Alle hartpatiënten werden geïncludeerd en at random toegewezen aan inspanningstraining, met of zonder ontspanning. De ontspanningstherapie bleek zeer aanvaardbaar voor de patiënten en bevorderde het herstel, zowel fysiek, als psychisch als sociaal, op korte en op lange termijn (2, 3). Daarop werd de ontspanningstherapie overgenomen door de afdeling fysiotherapie, waar veel therapeuten werden opgeleid in de methodiek. Sindsdien namen alle patiënten deel aan één of twee groepssessies ontspanningsinstructie en een deel werd geselecteerd voor individuele therapie. Zodoende deden veel therapeuten ervaring op met beide vormen van begeleiding en werden zij bewuster van de mogelijkheid en de noodzaak om de principes van spanningsregulatie toe te passen tijdens de inspanningstraining. In 1998 hebben wij het programma 'herontworpen' (4, 5) waarmee inspanning en ontspanning verder integreerden. In principe nemen nu alle patiënten deel aan een ontspanningsmodule, gegeven door fysiotherapeuten en maatschappelijk werkenden die geschoold zijn in ontspanningsinstructie.

In de jaren groeide het inzicht dat sommige patiënten typische gedragskenmerken vertoonden, die niet gunstig leken voor het herstel en het vinden van een nieuwe balans. Normaal gesproken worden patiënten sterker, fitter en evenwichtiger tijdens de revalidatie, behoudens natuurlijk problemen op het fysieke of psychosociale vlak of verwerkingsproblemen. De geobserveerde gedragspatronen van de revalidanten zijn echter mede bepalend in de keuzes binnen het revalidatieprogramma en daarop wordt individueel ingespeeld door de teamleden.

16.2 Gedragspatronen

In deze paragraaf worden enkele van deze gedragingen beschreven en wordt aangegeven hoe de fysiotherapeut ermee om kan gaan. Ongunstige gedragspatronen zijn:
- overactief;
- te weinig voelen;
- te passief;
- te druk in het dagelijks leven;
- niet ontspannen tijdens rust;
- te groot verantwoordelijkheidsgevoel;
- stugge borstkas;
- zelfstandig, te snel 'alleen kunnen';
- angst.

16.2.1 OVERACTIEF

Veel patiënten zoeken het herstel vooral in toename van activiteit; zij doen te veel hun best, forceren zich en nemen geen tijd voor rust na een actie. Deze hartpatiënten komen naar de revalidatie met de verwachting te gaan sporten. Bewegingsprogramma's komen hieraan tegemoet, maar het is belangrijk daarbij ook goed te observeren hoe de patiënt omgaat met zijn feitelijke belastbaarheid. De neiging om meer te willen (en te doen) dan zij aankunnen blijkt onder andere uit een snelle stijging van de hartfrequentie tijdens de inspanning, het buiten adem raken en niet langer makkelijk kunnen praten.

In die gevallen volstaat het om duidelijk uit te leggen dat inspanningstraining het meest efficiënt is wanneer je doet wat je goed aankunt en je kunt blijven praten tijdens inspanning. Op die manier blijft de lactaatstijging onder de drempel (6). Je spreekt expliciet tegen dat 'hoe meer hoe beter' is. Tegelijkertijd benadruk je dat voldoende inspanning en rustmomenten na afloop nodig zijn om sterker te worden. Variëren met de mate van inspanning (overmatig versus voldoende) levert rechtstreekse feedback die deze uitleg ondersteunt. Sommige mensen luisteren niet direct en reageren pas wanneer ze merken dat overbelasten en onvoldoende herstel na inspanning tot een achteruitgang van hun prestaties in de keren erna leidt.

> Een veertigjarige man zet zich voor meer dan honderd procent in – op zijn werk, maar ook in de revalidatie – en merkt dat zijn vermoeidheid alleen maar toeneemt. In de ontspanningsmodule leerde hij om naast inspanning ook rustmomenten te nemen.

Nadat hij dat ging doen en ook ontspande op die rustmomenten, nam de vermoeidheid af en nam de energie geleidelijk toe.

Vaak blijkt dat de neiging tot 'overactief' zijn weliswaar regelmatig aanwezig is, maar tegelijkertijd door de hartziekte zelf gerelativeerd wordt. Door de onzekerheid over de belastbaarheid is er een interesse om te weten te komen wat de werkelijke grenzen zijn en staat men open voor feedback hierover. De genoemde uitleg volstaat daarom in de meeste gevallen en is bij ons een vanzelfsprekend thema geworden. Ook voor behandelaren is het belangrijk de balans 'voldoende inspanning/rust' in de gaten te houden, omdat veel van hen eigenlijk dezelfde mening hebben: 'pittig trainen – dan kom je er weer bovenop'. Daardoor gaan deze behandelaren te veel mee met de neiging tot overactiviteit van de patiënt. Het is belangrijk dat men zich realiseert dat het bewegingsprogramma primair dient om de deelnemer te begeleiden hun grenzen te ontdekken, de signalen te herkennen waaruit blijkt dat zij te ver gaan en te erkennen dat men evenveel waard is als men niet tot het uiterste gaat. Van daaruit ontstaat nieuwe zekerheid en zullen zij reëler omgaan met hun belastbaarheid. Het is zinvol om elke dag opnieuw de belastbaarheid te toetsen. Een gesuperviseerd, frequent bewegingsprogramma leent zich hier goed voor. Gisteren kon men op 75 watt fietsen, vandaag kan het niveau toch lager zijn, bijvoorbeeld omdat men slecht geslapen had, veel zorgen of spanning heeft gehad, of de temperatuur of luchtvochtigheid vandaag anders is.

16.2.2 TE WEINIG VOELEN

De meeste patiënten zijn in eerste instantie niet gewend zichzelf en hun lichaam te voelen en daarbij stil te staan. Het is simpelweg niet gewoon en/of ze vinden het 'onzin'. Ze doen het niet, ze zijn hard voor zichzelf, gunnen dit zichzelf niet en gedragen zich er dus niet naar. Dit is zo gangbaar dat steeds opnieuw in het bewegingsprogramma uitgelegd moet worden dat het belangrijk is om je grenzen te leren kennen om te weten hoever je kunt gaan. De opmerking dat je vaak wel aan een ander ziet dat hij aan zijn taks zit, maar dat het moeilijker is dat bij jezelf waar te nemen, kan inzicht geven in het nut af en toe bij jezelf stil te staan. Ook kan wel eens helpen om voor te stellen met zichzelf om te gaan zoals met een goede vriend, aan wie ze die rust en aandacht namelijk wel zouden aanraden.

Een minderheid van de patiënten voelt het lichaam werkelijk niet of veel te weinig. Ze staan nauwelijks open voor de ervaring van lichamelijke signalen, merken ze niet op en kunnen er daarom niet adequaat naar handelen. Tijdens de inspanning merken ze nauwelijks of te laat dat ze tegen hun grens aan zitten; tijdens het ontspanningsprogramma voelen ze eigenlijk 'niks'. In die gevallen is een externe vorm van regulatie van hun belastbaarheid belangrijk. Het gaat erom dat ze aanleren tijdig te stoppen en het accepteren een bepaalde activiteit niet altijd af te maken. De partner of collega's op het werk kunnen hier een rol in spelen, door de patiënt erop te wijzen dat een bepaalde activiteit lang genoeg heeft geduurd en het even tijd is voor pauze. Van belang is dat tijdens het bewegingsprogramma duidelijk wordt dat dit 'ingrijpen' door partner, collega of therapeut geen onzin is of een overdreven vorm van betutteling, maar een reële en zinvolle controle op hun neiging tot overactiviteit. Soms vinden ze dit allemaal flauwekul en dan is de feedback van de hartslag tijdens inspanning, het herstel daarna en verstoring daarvan wanneer ze te veel van zich zelf hebben gevraagd, van grote waarde om hun beeld te helpen herzien.

Er kan ook een weerstand zijn tegen bewustwording. Sommigen zeggen al op voorhand van de ontspanningsmodule 'dat is niks voor mij', en doen er niet aan mee. Hoewel ze motorisch erg onrustig zijn, niet kunnen stil zitten, gauw afgeleid en sterk taakgericht zijn en dus voor de waarnemer behoefte aan rust en ontspanning hebben, staan ze er niet voor open.

> Zelfs als de kinderen zeggen 'Ma, stop toch eens even', blijft ze bezig, overal voor zorgen en mag pas gaan zitten van zichzelf als ze klaar is. Dat moeder vermoeid blijft, is goed uit te leggen, evenals de noodzaak van rustpauzes om roofbouw te voorkomen. Dit kan weliswaar acceptabel zijn, het 'voelen' van zichzelf blijft soms weerstand oproepen.

In die gevallen laten wij de weerstand toe en gaan er niet tegenin door nog meer te benadrukken hoe belangrijk het is het gevoel toe te laten. Als iemand er niet aan wil, dan is daar vast een goede reden voor. Het bewust worden van de lichaamsignalen zou bijvoorbeeld een te grote confrontatie kunnen zijn en te veel verwarring geven. Wel wordt in de evaluatie op dit aspect teruggekomen.

16.2.3 TE PASSIEF

De omkering komt ook voor: patiënten die zich te veel neerleggen bij hun onvermogen. Ze zijn en blijven moe, komen tot weinig of niets.

Ze zijn niet tevreden, maar hebben het opgegeven hun best te doen en trekken zich terug. Ze zijn lichamelijk niet meer actief en volgen de medische adviezen niet op. Dit is heel ongunstig gedrag. Een van de oorspronkelijke redenen voor het ontwikkelen van revalidatie was om patiënten te activeren; vooral bij mensen met hartfalen is dit erg belangrijk gebleken. Een te passieve reactie is door Degree-Coustry al in 1976 genoemd als een belangrijke risicofactor voor vertraagd herstel, naast de overactieve reactie (7). Beide zijn vormen van niet-adaptief gedrag: de passieve mensen overdrijven hun beperking, zijn angstig en verward, dramatiseren hun toestand en zijn niet gemotiveerd. Later is aangetoond dat type D-gedrag – een combinatie van negatief affect en sociaal terugtrekken – aantoonbaar ongunstig is voor de prognose (8). Hoe kan de fysiotherapeut hiermee omgaan? Een van de achtergronden kan zijn dat mensen te weinig bewegingsplezier hebben. Inspanning leverde tot nu toe onprettige sensaties op: moe, stijf, pijnlijk, kortademig, onvermogen. Het gaat er dan om hen net genoeg te motiveren om mee te doen, de conditie langzaam op te bouwen en niet te forceren, zodat matige inspanning niet meer vervelend wordt en makkelijk vol te houden is. Ze zien er dan minder tegenop en worden in het dagelijks leven iets actiever (9). Actieve ontspanningsoefeningen kunnen een goed begin zijn. Het gaat hierbij om dynamische, makkelijke bewegingsinstructies, die men zo makkelijk mogelijk uitvoert en die vooral de beweeglijkheid van het lichaam (borstkas, schouders, heupen en wervelkolom) vergroten, zonder grote belasting. In *Ontspanningsinstructie. Principes en oefeningen* (10) kan men veel actieve ontspanningsoefeningen vinden en ook de methode Feldenkrais hanteert dit principe (11). Wanneer het lichaam voelbaar soepeler en meer beweeglijk wordt, kan de zin om te bewegen vanzelf groeien.

Een andere achtergrond kan een toestand van chronische vermoeidheid of energiegebrek zijn, door Appels 'vitale uitputting' genoemd (12, 13). Men zou wel willen, maar men kan niet meer. De stemming en gedachten zijn niet zozeer negatief, maar het lichaam voelt aan alsof de batterij leeg is. In die gevallen is lichte inspanning en sterke nadruk op rust en herstelmomenten na inspanning nodig om te trachten de uitputting te verminderen. Die heeft namelijk betekenis als risicofactor en belemmert het herstel.

Het is mogelijk dat een negatieve stemming meespeelt die de overmatige passiviteit voedt. De term 'depressie' wordt vaak gebruikt. Hoewel ook een depressieve stemming ongunstig is voor de prognose, is er tot nu toe weinig evidentie dat het behandelen hiervan met medicatie of cognitieve gedragstherapie de prognose verbetert (14). Evenmin is duidelijk langs welke weg depressie een ongunstig effect heeft. Uit een recente analyse bleek dat vooral het te passieve gedrag tot de ongunstige uitkomsten leidt. Wanneer statistisch gecontroleerd wordt voor het te weinig bewegen en in mindere mate voor het onttrekken aan hulpverlening, dan heeft depressie geen relatie meer met de prognose (15). Het is en blijft daarom een uitdaging om passieve patiënten tijdig en voldoende te motiveren om deel te nemen aan een revalidatieprogramma en tegelijkertijd juist deze mensen zeker niet te sterk en te snel te gaan belasten.

16.2.4 TE DRUK IN HET DAGELIJKS LEVEN

Sommige patiënten verliezen de balans in hun activiteiten. Ze doen relatief veel, maar nemen geen rustmomenten. Ze pauzeren niet, lassen geen onderbrekingen of korte stops in, maar gaan achter elkaar door. Dit lijkt op het eerste punt (Overactief), maar heeft nu betrekking op de planning van activiteiten in het dagelijks leven. Het bewegingsprogramma staat als het ware model voor het omgaan met belasting in het dagelijks leven. Thema's uit het dagelijks leven komen als vanzelf aan de orde en het is van belang dat er tijd en gelegenheid is om hierover te praten.

> Iemand is begonnen een boom uit zijn tuin uit te spitten. Op zichzelf prima, als hij zich goed voelt, maar dan komt de neiging om dit klusje in één keer af te maken en zich niets aan te trekken van de feitelijke zwaarte van het werk, die behoorlijk tegenvalt. Hij ziet dat echter niet, blijkt in het gesprek, vindt 'dat moet toch kunnen' en handelt daarnaar.

Dan is het belangrijk deze norm te bespreken, evenals de eventuele achterliggende reden om zo je best te doen. Gaat het eigenlijk erom waardering te krijgen van anderen, aandacht of complimentjes? Iemand is niets minder waard als hij reëel voelt wat een inspanning inhoudt, wat het hem aan energie kost en als hij doet wat met betrekkelijk gemak is op te brengen. De fysiotherapeut kan ook verwijzen naar ervaringen in de training.

16.2.5 NIET ONTSPANNEN TIJDENS RUST

Anderen nemen wel pauzes, maar komen niet werkelijk tot rust op die momenten; ze trekken zich niet even terug uit de wereld en het handelen, maar blijven mentaal actief en oplettend. Het goede begrip en de juiste ervaring van bewust ontspannen ontbreekt hun. Dit komt veel voor en is een goede reden om alle hartpatiënten een ontspanningsprogramma aan te bieden. Daarin leert men onder andere wat het is om de aandacht terug te trekken en even stil te blijven bij de ervaring van het moment. 'Hoe zit ik? Hoe is mijn gewicht verdeeld? Hoe staan mijn voeten? Hoe adem ik? Waar let ik op?', zijn heel eenvoudige vragen die tijdens de ontspanningsoefeningen gesteld worden en de patiënt op eigen gelegenheid zichzelf kan stellen. Heel veel patiënten gebruiken deze eenvoudige handvatten om zich even te ontspannen. Na een inspanning even gaan zitten en net even langer blijven zitten dan anders en deze rustmomenten benutten en waarderen. Het is daarom van groot belang na te vragen wat men in het dagelijks leven doet, of men dit soort rustmomenten neemt en ook hoe dat voelt. Het komt nogal eens voor dat patiënten die zeggen eigenlijk nooit ontspanningsoefeningen te herhalen, in werkelijkheid toch veel vaker dit soort rustmomenten zijn gaan inbouwen.

In geval iemand in een groep ook tijdens rust en ontspanningsoefeningen te alert blijft en de aandacht te sterk bij de omgeving houdt, is het zaak dit te observeren en met hem te bespreken. Het kan een goede reden zijn om ook individuele begeleiding met ontspanningstherapie aan te bieden.

16.2.6 TE GROOT VERANTWOORDELIJKHEIDSGEVOEL

Veel mensen gaan na de hartziekte hun agenda anders en reëel inrichten, andere hebben en houden te veel zaken om af te handelen, en kunnen daar niet of nauwelijks in schrappen of matigen. Ze nemen alles even serieus en verantwoordelijk op en zeggen te weinig nee. Dit komt vaak voort uit een groot en eigenlijk bovenmatig plichtsbesef, waarmee zij de hervatting van het dagelijks leven en vooral de werkhervatting bemoeilijken. Wanneer zij eenmaal voor een taak gesteld zijn, nemen zij deze absoluut op en veronachtzamen zij de eigen grens aan de belastbaarheid. Liever forceren zij zichzelf dan tekort te schieten en moeten opgeven. Dit is een belangrijk thema dat direct aansluit bij de ervaringen in het programma en bespreking verdient. Wanneer blijkt dat men hoge normen heeft en na bespreking blijft houden, kan dat een reden zijn om te verwijzen naar een psycholoog of maatschappelijk werker voor individuele, begeleidende gesprekken hierover. Een vergelijkbaar normbesef is dat men vaak te vroeg aanwezig is en veel moeite doet om op tijd op de afspraken te komen.

> Een voorbeeld is een dame die onderweg naar de revalidatie een lekke band krijgt. Ze keert om en gaat hardlopend naar het huis

van de dochter, leent daar een fiets die eigenlijk te groot is, zodat
ze staande op de pedalen moet fietsen. Aangekomen in de revalidatie wil ze het programma vol meedoen en doet niet rustiger aan.
Het gevolg is dat ze in de drie dagen erna uitgeput is. De bijeenkomst daarop vertelt ze hierover. Dit is de aanleiding om te spreken over het leren luisteren naar je lichaam en wat je van jezelf
vergt als je de norm om op tijd te zijn wilt volhouden ook wanneer
het tegen zit, in plaats van deze te relativeren.

16.2.7 STUGGE BORSTKAS

In lichamelijke zin zijn er veel hartpatiënten met een te stugge borstkas, waarbij de ademhaling niet vrij en beweeglijk is. Ze ademen soms te sterk en te diep, soms te sterk hoog-thoracaal, soms te veel abdominaal, en soms met te lange adempauzes. Deze vormen van disfunctionele spierspanning komen veel voor en dat is niet verwonderlijk (16); de hartziekte en de daarbij horende angst en onzekerheid neigen ertoe de spanning te verhogen, die zeker ook de tussenribspieren betreft. Daar komt bij, in geval van een hartoperatie, dat het fysieke trauma van de operatie er makkelijk toe leidt dat men te weinig doorademt. Bewust diep doorademen, is dan juist gunstig (17). Ook benauwdheid en pijn op de borst versterken de thoracale spanning, evenals ritmestoornissen en ICD's dat kunnen doen. Veel patiënten met hartfalen hebben een merkbaar inflexibele borstkas en onvolledige ademhaling, terwijl het versterken van de inademkracht gunstig voor hun functioneren blijkt te zijn (18).

De ademspanning is te beïnvloeden door middel van gerichte adem- en ontspanningsoefeningen of met manuele mobilisaties, maar ook met ontspannen bewegen en de aandacht bij het ademen en bewegen houden, in plaats van bij de prestatie. Wanneer dit lukt, voelen de patiënten zich vaak beter en functioneren zij ook beter (19).

> Een 34-jarige man ging tijdens de revalidatie steeds verder achteruit in belastbaarheid. Na 500 meter lopen, moest hij ruim een uur uitrusten in verband met moeheid en kortademigheid. Hij werd verwezen voor individuele ontspanningstherapie, waar een disfunctioneel adem- en bewegingspatroon werd gevonden. Het strekken van de wervelkolom en het heffen van de thorax lukte niet bij inademen. Door een mobiliserende instructie en handgrepen aan de schoudergordel kwam de functionele inadembewe-

ging terug en tegelijkertijd nam de benauwdheid af, kon hij langer lopen en nam de belastbaarheid weer toe.

16.2.8 TE ZELFSTANDIG, TE SNEL 'ALLEEN KUNNEN'

Over het algemeen zijn deze patiënten niet graag afhankelijk. Er is een neiging snel met de revalidatie te willen stoppen met de woorden 'ik kan het voortaan zelf wel'. Dit werd overduidelijk nadat wij de hartrevalidatie 'herontworpen' hadden, waarbij een tussentijdse evaluatie werd ingevoerd (5). De therapeut voert dan een gesprek over de revalidatiedoelen, bekijkt de belastbaarheid en overlegt met de patiënt of deze wil stoppen of doorgaan. Tot onze verbazing bleek meer dan de helft van de patiënten na een betrekkelijk kort programma te vinden dat ze het verder alleen af konden. Ze waren goed geholpen, wisten wat te doen en waaraan te werken.

Dit is op zichzelf natuurlijk niet verkeerd, maar het is wel zaak om het programma aan de hand van enkele parameters te toetsen en de revalidatiedoelen goed door te spreken. De antwoorden dienen uitgevraagd te worden zodat concreet duidelijk wordt hoe het met de patiënt gaat en hoe hij zijn activiteiten regelt. Juist omdat het programma variabel is, worden de herstelparameters bij deze evaluatie bekeken en de aanwezigheid van eventueel disfunctioneel gedrag. Ook is het belangrijk dat het programma breed is: grenzen leren kennen, belastbaarheid kunnen verhogen op een goede manier, rustmomenten nemen en dan ook werkelijk mentaal terugtrekken, en informatie bieden, zijn onmisbare elementen. Wanneer men deze heeft aangeboden en de patiënt maakt duidelijk dat begeleiding niet langer nodig is, dan wordt dit geaccepteerd. Patiënten die tussentijds stoppen met het programma worden, net als de patiënten die doorgaan met een vervolg, uitgenodigd voor een eindevaluatie na een aantal weken.

Bij sommige patiënten luistert de evaluatie heel nauw; ze zeggen dat alles goed gaat, maar dat kan meer de wens zijn dan de realiteit. Soms komen zij al met enige tegenzin, voelen zich 'gestuurd' zonder veel uitleg en zijn kort na de opname weer gaan doen wat ze altijd al deden. Ze voelen zich goed, maar zijn niet in gedrag veranderd. Ze hebben geen of weinig klachten en voelen zich al weer bijna 'de oude'. Ze hebben moeite met ziek zijn, willen niet nadenken over zichzelf en vinden dat soft en zweverig gedoe. 'Gewoon doorzetten, zoals altijd', is het motto. Bij hen ontbreken de reflectie en de natuurlijke feedback die de ziekte levert op het gedrag. De fysiotherapeut dient dan zo concreet mogelijk te evalueren en niet te gauw tevreden te zijn.

16.2.9 ANGST

Hoewel een hartziekte een ingrijpende aandoening is die het voortleven onzeker maakt en daarom bijna onvermijdelijk tot angst en gedachten aan de dood leidt, scoren hartpatiënten over het algemeen niet hoog op angstvragenlijsten. Deze scores zijn meestal van gemiddeld niveau en een bewegingsprogramma leidt doorgaans tot geringe angstreductie (20). Ten opzichte van wat ze meegemaakt en overleefd hebben, is er opvallend weinig manifeste angst. Uit het gedrag blijkt daarentegen vaak wel een zekere angst voor bijvoorbeeld inspanning of stress op het werk. Men durft niet buiten de bebouwde kom te fietsen of ziet op tegen terugkeren naar een spanningsvolle werksituatie. Meestal verdwijnt dit door te ervaren wat ze fysiek aankunnen. Soms is het zinvol tijdens de inspanning om de grens echt op te zoeken en te overschrijden, zodat ze weten hoe dat voelt en hoe ze daar reëel en preventief mee om kunnen gaan. Op den duur ontstaat een groter vertrouwen doordat ze meer en eerder gaan voelen en tijdig de signalen van overbelasting doorkrijgen. De ontspanningsmodule draagt hiertoe bij, doordat de ervaring van innerlijke rust en veiligheid vertrouwen geeft: 'het is goed zo als het is'. Angst voor werkhervatting kan voortkomen uit de onzekerheid of de werkbelasting hanteerbaar is en of ze in het oude patroon zullen terugvallen. Dit neemt af wanneer men bewuster wordt welk aspect precies zo zwaar weegt (21). Angst en onzekerheid blijken ook uit een sterke controlebehoefte, de behoefte om van alles te 'doen wat goed is'. Gezond eten, stoppen met roken, elke dag bewegen, tijdig pauzeren, zorgen voor voldoende rust en slaap: 'ik doe alles wat goed voor me is, aan mij zal het niet liggen'. Werkelijke rust ontstaat echter als men ook deze inspanning af en toe loslaat, zich goed voelt zoals het is en deze (gezondheids)zorgen kan relativeren.

Er is een kleine minderheid met manifeste angstproblematiek, hoge scores op vragenlijsten, soms hyperventilatieaanvallen en aanvallen van angst, pijn en/of benauwdheid die niet cardiaal zijn. Voor deze groep kan het beweging of het ontspanningsprogramma het proberen waard zijn, maar vaak brengt het groepsprogramma alleen, onvoldoende verbetering en is daarnaast individuele begeleiding aangewezen. De begeleiding kan dan bestaan uit gesprekstherapie of adem- en ontspanningstherapie of een combinatie van deze. Goed uitgevoerde individuele ontspanningstherapie impliceert altijd begeleiding van de ervaringen in het dagelijks leven, zoekt een oefening die werkelijk helpt en volstaat daarom vaak. Wanneer echter specifieke thema's of conflicten in het familieleven of op het werk blijven domineren, dan is deskundige begeleiding hiervoor nodig van maatschappelijk werkende, psycholoog of psychiater.

16.3 Gedragspatronen: evidentie of patroonherkenning?

Bovenstaande gedragspatronen gelden zeker niet voor alle hartpatiënten en zijn niet exclusief voor hartpatiënten. Het gaat ons niet om de evidentie voor specifieke kenmerken voor specifieke diagnoses – zoals de klassieke psychosomatische hypothese beoogde (22, 23) –, maar om het bewust maken van patronen die het herstel kunnen tegenwerken. Patroonherkenning houdt in dat de begeleider er oog voor krijgt en het gedrag herkent wanneer zich dat voordoet bij een revalidant, zonder dit te willen generaliseren. In feite kunnen deze patronen bij veel aandoeningen voorkomen.

Toch zijn de observaties vanuit de psychosomatiek interessant. Het viel Groen en anderen namelijk op dat hartinfarctpatiënten gedragingen vertonen die niet zozeer afwijkend waren, maar eerder een overdrijving van op zichzelf normaal en gangbaar gedrag (22). In het kort volgt hier een vignet van hun bevindingen:

> Hartinfarctpatiënten zijn actief ingesteld, hebben een tendens tot dominantie en agressiviteit, een innerlijke drang tot hard werken, ze kunnen niets half doen, hebben moeite om nee te zeggen en voelen een grote mate van verantwoordelijkheid. Ze zien elke taak als een uitdaging, geven niet gauw op en neigen sterk tot onafhankelijkheid, 'ik kan het zelf en heb geen hulp nodig'. Uit de biografische anamnese valt bovendien op dat zij in de jeugd vaak driftkoppen waren, vaak een moeilijke jeugd hebben gehad of uit een gemeenschap komen die een moeilijke periode heeft gehad, of van eenvoudige afkomst waren, zodat ze hebben moeten vechten om hogerop te komen. Tegelijkertijd is de voorkeur voor het overactieve en dominante gedrag een manier om een verlangen te bevredigen, naar verwend en beloond worden. Men vlucht in het werk, in de hoop op waardering, complimenten en in het huisgezin liefde van partner en kinderen. Het gaat dikwijls om een 'grote man met een klein hartje'.

Voor de praktijk van tegenwoordig kunnen we deze bevinding als volgt vertalen. De neiging tot overactiviteit gaat gepaard met een onderliggende onzekerheid over zichzelf en een te weinig vervulde behoefte aan het ontvangen van aandacht. Dit kan aandacht, liefde of zorg van de ander zijn, maar naar onze mening is het zichzelf toestaan aandacht voor zichzelf te hebben, zeker zo belangrijk. We bedoelen de aandacht voor zichzelf in de zin van 'aandacht terugtrekken uit de omgeving', stilstaan bij innerlijke veranderingen en 'passief' kunnen waarnemen, zichzelf accepteren zonder direct te willen beïnvloeden of veroordelen wat gevoeld wordt. Dit is niet alleen van psychische betekenis; het heeft ook fysieke waarde. Daarmee doet het individu namelijk informatie op uit het lichaam, het levende systeem, die van grote praktische betekenis is omdat daarmee het systeem beter regelbaar wordt (24, 10). Uiteindelijk leidt de nadruk op het ogenschijnlijk 'softe' voelen tot een betere zelfregulatie en daarmee een grotere belastbaarheid in brede zin. Om bij te kunnen sturen, is immers waarnemen van de huidige toestand en vergelijken met de gewenste toestand nodig.

Dit verklaart ons inziens waarom bewuste ontspanningsinstructie en spanningsregulatie zo'n grote toegevoegde waarde heeft ten opzichte van alleen een fysiek trainingsprogramma en waarom het zowel het fysieke herstel, als het sociale en psychische herstel bevordert (3).

16.4 Conclusie

In hartrevalidatie is een bewegingsprogramma voor hartpatiënten een zinvol onderdeel voor het herstel van lichaamsbeweging dat een essentieel deel is van een gezonde leefwijze. Een goed uitgevoerd bewegingsprogramma wordt geleid door de principes van inspanningsfysiologie en van spanningsregulatie, heeft aandacht voor individuele gedragspatronen en wordt gecompleteerd door een ontspanningsmodule en desgewenst individuele begeleiding. Op die manier wordt de grote kloof tussen multidisciplinaire revalidatie en fitnesstraining veel kleiner en kan ook de perifeer werkende fysiotherapeut een zinvolle rol spelen in het herstel van de hartpatiënt.

Voor studiesteun zie: www.PsychFysio.nl/boek.html

Literatuur

1. Revalidatiecommissie van de Nederlandse Vereniging voor Cardiologie en de Nederlandse Hartstichting. Richtlijn Hartrevalidatie 2004. Den Haag: Nederlandse Hartstichting, 2004.
2. Dixhoorn J van. Relaxation Therapy in Cardiac Rehabilitation. Rotterdam: Erasmus University, 1990.
3. Dixhoorn JJ van, White AR. Relaxation therapy for rehabilitation and prevention in ischaemic heart disease: a systematic review and meta-analysis. Eur J of Cardiovascular Prevention and Rehabilitation 2005;12:193-202.
4. Hartrevalidatie op maat. Huidige situatie, herontwerp en implementatie plan. Haarlem: Kennemer Gasthuis, 1999.
5. Dixhoorn JJ van. Feedback in de hartrevalidatie. Medisch Journaal Kennemer Gasthuis 2003;11:61-4.

6. Gordon NF, Scott CB. Exercise intensity prescription in cardiovascular disease. J Cardiopulm Rehabil 1995;15:193-6.
7. Degree-Coustry C. Psychological problems in rehabilitation programmes. In Stocksmeier U, editor, Psychological approach to the rehabilitation of coronary patients. Berlin: Springer-Verlag,1976:32-4.
8. Pedersen SS, Denollet J. Type D personality, cardiac events, and impaired quality of life: a review. Eur J Cardiovasc Prev Rehabil 2003;10:241-8.
9. Williams DM, Dunsiger S, Ciccolo JT, Lewis BA, Albrecht AE, Marcus BH. Acute Affective Response to a Moderate-intensity Exercise Stimulus Predicts Physical Activity Participation 6 and 12 Months Later. Psychol Sport Exerc 2008; 9:231-45.
10. Dixhoorn JJ van. Ontspanningsinstructie. Principes en oefeningen. Maarssen: Elsevier/Bunge, 1998a.
11. Feldenkrais, M. Bewustworden door bewegen. Haarlem: De Vrieseborch, 1995.
12. Appels A, Kop WJ. Vital exhaustion, extent of coronary sclerosis, and the clinical course after successful percutaneous transluminal coronary angioplasty. Eur Heart J 1995;16:1880-5.
13. Kopp MS, Falger PRJ, Appels A, Szedmak S. Depressive symptomatology and vital exhaustion are differentially related to behavioral risk factors for coronary artery disease. Psychosom Med 1998;60:752-8.
14. Thombs BD, Jonge P de, Coyne JC, Whooley MA, Frasure-Smith, N, Mitchell AJ et al. Depression screening and patient outcomes in cardiovascular care: a systematic review. JAMA 2008;300:2161-71.
15. Whooley MA, Jonge P de, Vittinghoff E, Otte C, Moos R, Carney RM et al. Depressive symptoms, health behaviors, and risk of cardiovascular events in patients with coronary heart disease. JAMA 2008;300:2379-88.
16. Nicholas AS, DeBias DA, Ehrenfeuchter W, England KM, England RW, Greene CH et al. A somatic component to myocardial infarction. Br Med J 1985;291:13-7.
17. Hulzebos EHJ, Helders PJM, Favie NJ, Bie RA de, Brutel de la Riviere A, Meeteren NLU van. Minder longcomplicaties door ademspiertraining bij patienten die een coronaire bypassoperatie moeten ondergaan: een gerandomiseerde trial. Ned T Geneesk 2007;151:2505-11.
18. Laoutaris I, Dritsas A, Brown MD, Manginas A, Alivizatos PA, Cokkinos DV. Inspiratory muscle training using an incremental endurance test alleviates dyspnea and improves functional status in patients with chronic heart failure. Eur J Cardiovasc. Prev Rehabil 2004;11:489-96.
19. Dixhoorn J van. Whole Body Breathing III: Clinical application/implementation. Biofeedback 2009;37:36-40.
20. Stern MJ, Cleary P. National exercise and heart disease project. Psychosocial changes observed during a low-level exercise program. Arch Int Med 1981;141:1463-67.
21. Erp J van, Schouten R, Wammes B, Dis I van. Het stressmechanisme: The missing link. Den Haag: Nederlandse Hartstichting, 2010.
22. Groen JJ, Valk JM van der, Treurniet N, Kits van Heijningen H, Pelzer HE, Wilde GJS. Het acute myocardinfarct, een psychosomatische studie. Haarlem: De Erven Bohn, 1965.
23. Groen JJ. From clinical experience to tested hypothesis: the role of psychosocial factors in coronary heart disease. In: Appels A, editor. Behavioral observations in cardiovascular research. Amsterdam, Lisse: Swets & Zeitlinger, 1991:31-44.
24. Dixhoorn J van. Adem- en ontspanningsinstructie: wegen naar interne zelfregulatie. Medisch Journaal Kennemer Gasthuis 1998b;6:5-8.

17 Psychofysiologie van de ademhaling

Prof. dr. I. van Diest en prof. dr. O. van den Bergh

17.1 Inleiding

Hoewel pijn de meest voorkomende klacht is binnen de fysiotherapie, zullen fysiotherapeuten met regelmaat ook patiënten treffen met ademhalingsklachten. Net zoals bij pijn is ook bij de ademhaling een duidelijk psychologische invloed te onderkennen die, in tegenstelling tot pijn, nauwelijks aandacht krijgt binnen de fysiotherapie. In dit hoofdstuk zullen we kort enkele basisbegrippen van ademregulatie toelichten. Daarna zullen we toelichten hoe psychologische mechanismen de ademhaling beïnvloeden en enkele klinische implicaties daarvan bespreken. Hyperventilatie wordt daarbij als een exemplarisch voorbeeld van de psychofysiologie van de ademhaling behandeld.

17.2 Ademregulatie

De voornaamste functie van ademhaling is gasuitwisseling met de omgeving, met name opname van zuurstof (O) en afgifte van koolzuur (CO). Om optimale (partiële) gasdrukken in het arteriële bloed te behouden, dienen we voortdurend onze ademhalingsfrequentie en -volume aan te passen aan onze wisselende metabole activiteit. Daarnaast zetten we onze ademhaling in voor spraak, wordt ze beïnvloed door aandacht, cognitieve belasting en emoties en kunnen we haar – in tegenstelling tot vele andere fysiologische regelsystemen – ook doelbewust sturen en veranderen. Ademregulatie is dus een uiterst complexe zaak waarbij vele structuren en processen op verschillende niveaus betrokken zijn, zoals centrale en perifere chemoreceptoren, druk- en rekreceptoren, sympathische en parasympathische bezenuwing, diverse structuren in de hersenstam, de pons, het limbisch systeem, het cerebellum en de cortex (1, 2).

17.2.1 TIJD- EN VOLUMEKENMERKEN VAN DE ADEMHALINGSCYCLUS

Een ademhalingscyclus heeft een bepaalde duur (Ttot, of totale tijd in seconden) die valt onder te verdelen in een inspiratoir (Ti) en een expiratoir (Te) deel. Soms wordt tussen uit- en inademing een eindexpiratoire pauze geobserveerd. Daarnaast heeft elke ademhaling ook een teugvolume (V in milliliter, ml). Meestal is het inspiratoir volume (Vi) nagenoeg gelijk aan het expiratoir (Ve) volume. Vier belangrijke parameters kunnen aldus bepaald worden (zie tabel 17.1).

Een klein deel van V' (zo'n 150 ml van ongeveer 500 ml) bereikt de longblaasjes niet, maar blijft achter in de 'dode ruimte' die wordt gevormd door de neus, mond, keel, trachea en bronchi. Een snelle ondiepe ademhaling leidt tot een minder efficiënte gasuitwisseling dan een trage diepe ademhaling, omdat het aandeel 'dode ruimte' in de totale minuutventilatie in het eerste geval groter is.

Tabel 17.1 Toelichting ademparameters.

Parameter	Betekenis	Formele uitdrukking
ademhalingsfrequentie	het aantal ademcycli per minuut	$f = 60/(Ti + Te)$
inspiratoire flow of drive	de intensiteit waarmee de inspiratie wordt aangedreven vanuit de hersenen	drive = V/Ti (in ml/sec)
duty cycle time	de duur van Ti in verhouding tot Ttot (in %); drukt de werking uit van een centrale 'ritmegenerator' waarmee de inspiratoire beweging wordt aan- en uitgezet	Ti/Ttot
minuutventilatie	de hoeveelheid lucht die verplaatst wordt gedurende één minuut	$V' = f \times V$ (in ml/min of l/min), (V is gemiddeld teugvolume)

17.2.2 METABOLE REGULATIE

Tijdens het ademen treedt gasuitwisseling op door diffusiedruk. Bij de inademing wordt zuurstofrijke maar koolzuurarme lucht in contact gebracht met zuurstofarm maar koolzuurrijk bloed, waardoor enerzijds het bloed aangerijkt wordt met O en anderzijds de lucht verrijkt wordt met CO, dat via de uitademing wordt afgevoerd. Op deze wijze worden de bloedgaswaarden van O en CO (of partiële gasdrukken: PO en PCO) vrij constant gehouden.

Inademingslucht bevat 21% zuurstof, uitademingslucht ongeveer 16,5%. De zuurstof die we uit de lucht halen, bindt zich aan hemoglobine (Hb) in de rode bloedcellen, dat de zuurstof in de weefsels weer loslaat. De arteriële zuurstofsaturatie (SpO), of het percentage Hb dat helemaal is verzadigd met zuurstof bedraagt bij volwassenen 93-100%. Het kan transcutaan gemeten worden met een pulsoximeter. Als deze waarde lager is dan 90% spreekt men van hypoxemie en bij waarden lager dan 85% treedt blauwe verkleuring op van de lippen, vingers en tenen (cyanose). Een lage PO leidt tot verhoogde ventilatie en benauwdheidsgevoelens. Wanneer er echter voldoende zuurstof voorhanden is, wat meestal het geval is, wordt de metabole regulatie hoofdzakelijk bepaald door de hoeveelheid CO die het lichaam produceert.

Voor gezonde longen geldt dat de partiële druk van CO in de alveoli (PACO) een goede benadering is van de arteriële PCO (PaCO). PACO kan betrouwbaar geschat worden door de hoeveelheid CO in de uitgeademde lucht aan het einde van een expiratie te meten met een capnograaf (ETCO) (3, 4). Deze laatste parameter wordt uitgedrukt in druk (PETCO, in mmHg of Torr) of in percentage (FETCO). Een PETCO van ongeveer 40 mmHg wordt algemeen als normaal gezien. Deze waarde is vrij stabiel bij gezonde mensen in rust (variaties bedragen 1-2 mmHg binnen een paar uur en tot 4 mmHg over één maand (5) en ligt iets hoger bij mannen dan bij vrouwen. Verder daalt ze met de leeftijd en is ze meer variabel bij vrouwen door van het geslachtshormoon progesteron: lagere PCO-waarden worden vastgesteld wanneer dit hormoon sterk aanwezig is, zoals in de tweede helft van de menstruatiecyclus (luteale fase), tijdens zwangerschap, of door het gebruik van sommige orale contraceptiva (6).

Perifere en centrale chemoreceptoren en de respiratoire centra in de hersenstam regelen de bloedgaswaarden via een feedbackmechanisme: net zoals een thermostaat reageert op een afwijking van de temperatuur ten opzichte van een (ingestelde) optimale waarde, zal een niet-optimale PaCO een 'foutsignaal' genereren, dat aanleiding geeft tot een stijging of daling van de ventilatie om de 'fout' op te heffen (2). Centrale chemoreceptoren zijn zeer gevoelig voor veranderingen in PaCO (en pH), terwijl perifere receptoren – in de carotiden en aorta – vooral op verandering in arteriële PO reageren en in mindere mate ook op veranderingen in PaCO (1). Wanneer de PCO oploopt (hypercapnie), zal de ventilatie worden aangezwengeld om de PCO weer te verlagen. Wanneer de PCO onder een bepaald niveau daalt (hypocapnie), treden relatief lange respiratoire pauzes op (apneus) waardoor de PCO weer oploopt. Dit gebeurt tijdens non-REM-slaap en onder algemene verdoving, maar niet altijd in wakkere toestand wanneer psychologische invloeden de ademhaling kunnen sturen (7, 8, 9).

17.2.3 PSYCHOLOGISCHE INVLOEDEN

Een feedbackmechanisme impliceert dat eerst een afwijking van de bloedgaswaarden optreedt vooraleer een correctie geïnitieerd kan worden. Door deze tijdsvertraging tussen fout en correctie zou de PCO-curve een oscillatiepatroon moeten vertonen. Toch vallen er nauwelijks veranderingen in PCO waar te nemen, ondanks sterk wisselende metabole noden of snelle veranderingen in adempatroon (1, 2). Dit doet vermoeden dat feedbackregulatie niet het enige regelende proces is. Voorbeeld: zodra mensen 's ochtends hun ogen openen, stijgt de ventilatie al met gemiddeld 6% zonder voorafgaande verandering in PaCO of PaO (10). In uitzonderlijke gevallen, zoals bij patiënten met het *Congenital Central Hypoventilation Syndrome* (CCHS), is de regulatie door chemoreceptoren afwezig. Dit leidt tot gevaarlijke hypoventilatie tijdens de non-REM-slaap waardoor mechanische beademing nodig is, maar tijdens wakkere toestand of tijdens REM-slaap kunnen vele patiënten hun ademhaling toch zo regelen dat vrij stabiele bloedgaswaarden ontstaan (5). Verder blijkt bij mensen die een lichamelijke inspanning anticiperen, de ventilatie al te stijgen nog voor enige verandering in spieractiviteit of PaCO optreedt (*exercise hyperpnea*) (11, 12). Deze voorbeelden wijzen op de rol van sturingsmechanismen door vrijwillige en onvrijwillige processen die verband houden met verwachting, emoties of cognitieve activiteiten. Zij berusten op limbische en corticale structuren (1, 2) en beïnvloeden de tijdsparameters meer dan de volumeparameters, die sterker gecontroleerd worden door chemische (metabole) processen(13, 14, 15, 16).

Naast feedbackregulatie speelt ook feedforwardregulatie (FFR) een rol (11, 17). De ademhaling reageert op geanticipeerde metabole veranderingen door de verwachte 'fouten' al te corrigeren nog voor ze optreden. Daardoor kunnen de bloedgaswaarden beter optimaal gehouden worden ondanks zeer wisselende omstandigheden. Somjen (1992) stelt dat associatieve leerprocessen, zoals bij klassieke (Pavloviaanse) conditionering, deze FFR mogelijk maken (11). Wanneer de spreekwoordelijke hond voedsel op de tong krijgt (de onvoorwaardelijke prikkel), zal automatisch speeksel afgescheiden worden (de onvoorwaardelijke reactie) dat helpt om het voedsel te kauwen en te verteren. Wanneer de hond na herhaalde ervaringen geleerd heeft dat een bel het voedsel aankondigt, zal de bel (voorwaardelijke prikkel) al salivatie uitlokken nog voor het voedsel op de tong komt. Die salivatie is dan voorwaardelijk (vandaar 'voorwaardelijke reactie'), want ze is afhankelijk van een aangeleerd verband tussen bel en voedsel. Analoog hieraan kan een afwijking in PCO (onvoorwaardelijke prikkel) die automatisch een compenserende verandering in ademhaling uitlokt (onvoorwaardelijke reactie), na verloop van tijd geanticipeerd worden als ze steeds optreedt in omstandigheden met bepaalde kenmerken (voorwaardelijke prikkel). Deze kenmerken zouden dan de aanzet kunnen geven tot een verandering van de ademhaling (voorwaardelijke respons), nog vóór de afwijking in PCO optreedt. FFR is dus een aanvullend regelmechanisme waarmee voordeel wordt gehaald uit ervaring om efficiënt met verwachte metabole noden om te gaan. Verschillende experimentele studies, zowel bij mensen (18, 19) als bij dieren(20), tonen aan dat ademgedrag beïnvloed wordt door dit leerproces (conditionering). Zowel externe prikkels (een geluid, een geur) als interne prikkels (gedachten, beelden) kunnen na een leerproces aanleiding geven tot een aangeleerde verandering van de ademhaling. Het voorbeeld van *exercise hyperpnea* berust wellicht op een dergelijk leermechanisme: de geanticipeerde inspanning leidt al tot een verandering van de ademhaling nog voordat de metabole noden toegenomen zijn. Een mogelijk nadeel van FFR is echter dat anticipaties soms fout kunnen zijn: de ademhaling bereidt zich dan voor op metabole noden die niet komen. Dit is het geval bij hyperventilatie (zie verder).

Aandacht en cognitieve belasting

Wanneer mensen zich concentreren op een cognitief belastende taak, gaan ze dikwijls sneller en oppervlakkiger ademen (21, 48). Een veelvoorkomend probleem bij studies naar het effect van cognitieve belasting is echter dat er geen onderscheid wordt gemaakt tussen de cognitieve belasting in strikte zin en de stress of angst die een dergelijke situatie vaak induceert (22). Enkele studies hebben beide elementen wel onderscheiden en daaruit blijkt dat de mate van concentratie en cognitieve belasting een omgekeerd verband vertoont met minuutventilatie: hoe moeilijker de taak (hoe meer mensen zich concentreren), hoe lager hun minuutventilatie (23, 24).

Emoties

Er is weinig evidentie dat specifieke emoties zoals angst, boosheid, droefheid of vreugde met een specifiek adempatroon gepaard gaan. Adempatronen verschillen eerder volgens onderliggende dimensies van emoties. Boiten (23) onderscheidt hier drie dimensies. Een eerste dimensie reflecteert een continuüm van passief tot actief/opgewonden. Hoe meer activatie/opwinding, hoe hoger de ventilatie. Emoties, zowel positieve als negatieve, die een fysieke actietendens impliceren, zoals vluchten bij angst, vechten bij boosheid of toenaderen bij verlangen,

gaan gepaard met een stijging van ademfrequentie en minuutventilatie, zelfs als men de actietendens niet echt uitvoert (13, 14).
Bij hoge activatie/opwinding speelt een tweede dimensie mee, namelijk of men de activatie inhibeert of controleert, dan wel de vrije loop laat. In het eerste geval observeert men een snel, oppervlakkig adempatroon, in het tweede geval een snelle en diepe ademhaling. Een derde dimensie verwijst volgens Boiten en collega's (23) naar de aangepastheid van de ademhaling aan de CO-productie van het lichaam tijdens de emotionele respons. Bij een goede overeenstemming is er normoventilatie, maar wanneer meer wordt geademd dan metabool nodig, treedt hyperventilatie op. Aangepaste en/of actieve stresshantering gaan doorgaans gepaard met normoventilatie, maar bij falende vormen van stresshantering zou hyperventilatie ontstaan (zie verder). Van alle emoties is het adempatroon bij angst het meest uitgebreid bestudeerd. Uit talloze experimenten waarin mensen angstig gemaakt werden, blijkt een snellere ademhaling en een relatief groter aandeel van de inspiratie in de totale duur van de ademcyclus (een hogere *duty cycle time*) (15).

Zuchten

Over de functie van zuchten is weinig bekend. In praktijksettings wordt een diepe zucht soms aanbevolen als een bron van ontspanning en relaxatie en tegelijk wordt zuchten gezien als een teken van disfunctioneel ademen omdat het vaker optreedt bij paniekpatiënten, bij mensen die hyperventileren enzovoort (25, 26). Een recente hypothese beschouwt een zucht als een *resetter* van het ademhalingssysteem(27). Om gas- en pH-waarden binnen bepaalde grenzen te houden in voortdurend wijzigende omstandigheden, moet het ademhalingssysteem gevoelig veranderingen kunnen detecteren en snel afwijkingen kunnen corrigeren. Dit lukt het best wanneer een systeem niet rigide, maar binnen bepaalde grenzen flexibel en variabel is of, anders gezegd, wanneer het een dynamisch evenwicht vertoont dat gekenmerkt wordt door (bepaalde vormen van) variabiliteit. Dit dynamisch evenwicht kan op verschillende manieren in het gedrang komen. Wanneer een bepaalde activiteit bijvoorbeeld (te) lang aangehouden wordt, kan rigiditeit in de ademhaling en atelectase (het dichtklappen van alveoli) ontstaan. Een ander voorbeeld is wanneer storende invloeden zoals angsten voortdurend verhinderen om tot een homeostatisch evenwicht terug te keren. In zulke gevallen werkt een zucht als een resetter van het ademhalingssysteem: na een zucht wordt een gezonde variabiliteit hersteld, vermindert de longstijfheid, verbetert de gasuitwisseling en neemt de parasympathische invloed op de ademhaling toe. Het is daarom niet verwonderlijk dat een zucht met een gevoel van 'opluchting' gepaard kan gaan (28). Veel zuchten kan echter ook nadelen hebben. Het is denkbaar dat in omstandigheden van chronische angst en spanning, zuchten zo vaak gebruikt wordt dat de kortstondige opluchting betaald wordt met een langetermijnontregeling of instabiliteit. De precieze interacties tussen metabole en psychologische factoren en de verbanden met emoties moeten echter nog onderzocht worden.

17.3 Respiratoire sensaties en hun psychologische gevolgen

Bij een verstoorde ademhaling kunnen symptomen optreden waarvan dyspneu (ademnood) ongetwijfeld de grootste psychologische weerslag heeft (29). Er zijn twee groepen van biologische factoren die aanleiding geven tot ademnood: factoren die een efficiënte ademhaling en gasuitwisseling verhinderen (bijvoorbeeld verminderde elasticiteit van longen, obstructieve processen enzovoort) en factoren die behoefte aan gasuitwisseling vergroten (bijvoorbeeld verminderde diffusiecapaciteit, verminderd zuurstoftransport enzovoort).

Er kunnen verschillende facetten van dyspneu onderscheiden worden (30). Een verhoogde inspanning om te ademen (work/effort) treedt bij vele aandoeningen op, maar is vooral kenmerkend voor COPD en reflecteert de toegenomen ademarbeid die geleverd moet worden. Astmapatiënten rapporteren vooral een benauwd gevoel in de borst (chest tightness) als gevolg van bronchoconstrictie door ontstekingsprocessen. Wanneer ook bloedgassen afwijkend zijn, vooral dan bij hypercapnie, treedt een gevoel op van felle aandrang om te ademen (air hunger). Ademnood, in al zijn varianten, is een onprettig gevoel. Bij vrijwel alle aandoeningen treedt het herhaaldelijk op wat verschillende psychologische gevolgen kan hebben.

17.3.1 ADEMNOOD EN HABITUATIE

Herhaalde ervaringen met aversieve prikkels kunnen zowel tot habituatie als tot sensitisatie van de ervaring leiden. Habituatie betekent dat de intensiteit van de respons afneemt, terwijl sensitisatie betekent dat hij toeneemt. Wanneer de ene reactie dan wel de andere optreedt, is niet altijd goed te voorspellen, maar onderzoek toont aan dat sensitisatie waarschijnlijker is bij personen die erg angstig zijn, als de prikkels intens aversief zijn en als ze onvoorspelbaar optreden. In een aantal onderzoeken waarbij we niet al te intense ademnood veroorzaakten bij gezonde proefpersonen, stelden we vooral habituatie vast (31) en dit doet zich wellicht ook voor bij longpatiënten met gematigde vormen van benauwdheid: de aversiviteit ervan neemt geleidelijk af en daardoor ook vaak het motief tot voldoende zelfzorg. Dit draagt ongetwijfeld bij tot het gegeven dat astmabehandeling bij 65% van de volwassenen suboptimaal is, ondanks de beschikbaarheid van goede behandelmogelijkheden (32).

17.3.2 ADEMNOOD EN ANGST

Bij hoge intensiteit verwekt ademnood paniek. Het verwijst immers naar het risico op verstikking met onmiddellijk doodsgevaar. Niet verwonderlijk dus dat angst als gevolg van ademnood een sterke aandrang veroorzaakt om meer te ademen en/of het adempatroon te veranderen. Op die wijze kan angst ademnood verergeren: een grotere inspiratoire aandrang kan bijvoorbeeld hyperinflatie – en dus benauwdheid – veroorzaken bij COPD- en astmapatiënten en op die manier een vicieuze cirkel starten. Ook hyperventilatie (zie verder) kan een klinisch beeld verder compliceren. Omdat het gevoel zo aversief is, kan het bovendien aanleiding geven tot het vermijden van beweging en inspanning met deconditionering van de fysieke toestand en (dus) meer dyspneuklachten bij inspanning als gevolg. Vicieuze cirkels liggen dus voor de hand en longpatiënten lopen dan ook een aanzienlijk groter risico dan gezonden om angstpathologie, in het bijzonder een paniekstoornis, te ontwikkelen (33). Ook depressie treedt meer op bij longpatiënten, in het bijzonder bij COPD. Behandeling van angst of depressie en het ermee gepaard gaande adempatroon kan dus een bijzonder belangrijke rol spelen in een zorgprogramma voor patiënten met longaandoeningen (34).

17.3.3 ADEMNOOD EN SYMPTOOMPERCEPTIE

Alle lichamelijke klachten zitten per definitie 'tussen de oren'. Het subjectief gevoel van hoe het met ons lichaam gesteld is, ontstaat door symptoomperceptieprocessen waarin limbische structuren, de anterieure cingulate cortex en de (rechter) insula een cruciale rol spelen. Dezelfde structuren spelen eveneens een cruciale rol in psychologische processen zoals aandacht, geheugen en emoties, wat met zich meebrengt dat het gevoel van ons lichaam, uitgedrukt in een klacht, ook heel beïnvloedbaar is door zulke psychologische processen.
De meeste klachten vertonen een spatiotemporeel patroon: ze treden op in bepaalde omstandigheden en voor een bepaalde duur. Zowel astma als COPD worden bijvoorbeeld gekenmerkt door geregelde opstoten van klachten in reactie op specifieke prikkels, zoals pollen, weersomstandigheden, dieren, plaatsen of inspanning. Hetzelfde geldt voor hyperventilatieklachten, die optreden in stresserende situaties of in reactie op gepieker. Klachtenepisodes laten zich dus dikwijls

herleiden tot een associatieve leerervaring: de fysiologische ontregeling (hyperventilatie of een astma-aanval) leidt onvoorwaardelijk tot klachten, maar de omstandigheden of prikkels die er in tijd en ruimte mee geassocieerd worden, kunnen na verloop van tijd voorwaardelijke stimuli worden en via centrale processen van symptoomperceptie klachten ontlokken (voorwaardelijke responsen). Een voorbeeld kan dit illustreren: als mensen een aantal keren CO-verrijkte lucht inademen waaraan een onschuldig geurtje toegevoegd is, zal dat geurtje nadien, wanneer aangeboden in gewone kamerlucht, eveneens klachten ontlokken, alsof er nog CO wordt ingeademd. Met andere woorden, het geurtje is een voorwaardelijke prikkel geworden dat klachten ontlokt via aangeleerde symptoomperceptieprocessen. Op dezelfde wijze kunnen specifieke gedachten en affectieve toestanden voorwaardelijke prikkels worden, kunnen hyperventilatieklachten ontstaan zonder dat hypocapnie gemeten kan worden of kunnen astmaklachten optreden zonder bronchoconstrictie. Dit leermechanisme werkt meer uitgesproken bij mensen die gemakkelijk neigen tot negatieve emoties (hoog scoren op negatieve affectiviteit of neuroticisme) en bij patiënten met psychosomatische klachten. Daarnaast treedt dit conditioneringsproces ook gemakkelijker op wanneer de prikkels een negatieve affectieve kwaliteit van zichzelf hebben (19). Het mag dus niet verwonderen dat naarmate een aandoening meer chronisch wordt (en er dus meer leerervaringen zijn), klachten minder rechtstreeks verband houden met de fysiologische disfunctie (35). Het gevolg is dat een behandeling die exclusief gericht is op het remediëren van de fysiologische ontregeling niet alle klachten zal wegnemen bij dergelijke patiënten. Daardoor kunnen angsten en zorgen over de gezondheid bestendigd worden, die op hun beurt weer bijdragen aan negatief affect en mogelijkerwijze het probleem van 'medisch onverklaarde klachten' onderhouden. Omgekeerd wordt verklaarbaar dat elke behandeling die een gunstige invloed heeft op negatief affect, een gunstige invloed heeft op symptomen (36). Klachten kunnen dus echt verdwijnen bij een behandeling waarvan het werkingsmechanisme op zichzelf niet effectief is, maar waarbij de omstandigheden en de behandelaar zorgen voor een verbetering van het negatief affect.

17.4 Hyperventilatie: een psychofysiologische casestudy

17.4.1 HYPERVENTILATIE EN PANIEK
Bij hyperventilatie wordt meer geademd dan de metabole noden vereisen (3). Bijgevolg wordt meer CO uitgeademd dan het lichaam produceert, daalt de arteriële PCO en daardoor de alveolaire en eind-

expiratoire PCO. Er ontstaat hypocapnie, wat snel leidt tot een stijging van de pH van het bloed (daling van de zuurtegraad) of respiratoire alkalose. De kritische variabele is dus niet de ademfrequentie (te snel) of het volume (te diep) of het product van beide (ademminuutvolume), maar de PCO als resultante van de verhouding tussen geproduceerde en uitgeademde CO. Bij de aanvang van een hyperventilatie-episode valt er dikwijls een zeer snelle daling in PCO te observeren (3), maar na enkele uren zorgt een compensatiemechanisme via de nieren voor een herstel van de pH, met een blijvend lagere $PaCO$. Deze toestand wordt chronische hyperventilatie genoemd en kan door een sporadische diepere ademteug (zucht) in stand gehouden worden. Duidelijke symptomen treden op bij een $PaCO$ van 20 mmHg, maar deze drempel kan variëren tussen 14-29 mmHg, afhankelijk van de persoon (38). Er bestaat een sterk lineair verband tussen $PaCO$ en cerebrale bloeddoorstroming (tot vijftig procent reductie) waardoor klachten optreden van ijlhoofdigheid, duizeligheid, hoofdpijn, visus-, geheugen- en concentratieproblemen, gevoelens van onwerkelijkheid en – in extreme gevallen – bewustzijnsverlies (39). Hypocapnie gaat tevens gepaard met een verhoogde neuronale exciteerbaarheid, waardoor klachten van paresthesie (tintelingen) ontstaan in de extremiteiten (handen, voeten, gezicht, ledematen) en waarbij contracties van de gladde spieren kunnen leiden tot symptomen in viscerale systemen, zoals maag- of darmkrampen of tot vaatvernauwing met koude handen en voeten. Ook coronaire slagaders vernauwen tijdens hypocapnie, met als mogelijk gevolg pijn in de borststreek, vooral in het geval van een onderliggende vaataandoening (3). Daarnaast onderdrukt hypocapnie de vagale activiteit, wat leidt tot een hogere cardiale output en symptomen van een snelle en/of krachtig bonzende hartslag (3).

Hyperventilatie induceert ook symptomen die niet specifiek door hypocapnie worden veroorzaakt, zoals blijkt uit vergelijkingen tussen hypocapnische en normocapnische overventilatie (40, 9). Angstgevoelens en respiratoire klachten (bijvoorbeeld ademnood door vermoeide ademspieren) zijn daarvan de belangrijkste. Het verhoogde ademdebiet leidt gemakkelijk tot uitdroging van mond en keel met als gevolg een toename van de slikfrequentie en vermoeidheid van de slikmusculatuur waardoor een krop-in-de-keel-gevoel ontstaat. Wanneer daarbij ook aerofagie ontstaat, kan ook een opgezette maag ontstaan met boeren en winderigheid.

Hyperventilatie illustreert de belangrijke rol van feedforwardregulatie (FFR). In omstandigheden waarin fysieke inspanning geanticipeerd wordt, zal de ventilatie toenemen. Dit gebeurt zowel tijdens negatieve (bijvoorbeeld angst) als positieve emoties (bijvoorbeeld seksuele opwinding, vooral bij vrouwen) (41). De discrepantie tussen de geanticipeerde inspanning en de effectieve actie (en dus CO-productie) zal samen met de context waarin de lichamelijke symptomen optreden een belangrijke rol spelen voor de intensiteit en de ervaren betekenis van de somatische sensaties. Situaties van intense angst die een 'vecht-vlucht'-tendens ontlokken, maar met weinig metabole activiteit gepaard gaan (bijvoorbeeld tijdens piekeren en rumineren over stresserende of beangstigende situaties), zullen gemakkelijk hypocapnische klachten ontlokken die op hun beurt als beangstigend ervaren kunnen worden. Claustrofobische angsten zijn een risico bij uitstek voor hyperventilatie, wellicht omdat de negatieve belevingen van gesloten ruimte en onvoldoende frisse lucht de ademhaling extra aanzwengelen (16). Om dezelfde reden is angst voor benauwdheid een waarschijnlijke oorzaak van het feit dat hyperventilatie vaak voorkomt bij patiënten met longpathologie, zoals astmapatiënten. Wanneer de lichamelijke symptomen zelf ook angst veroorzaken, ontstaat gemakkelijk een spiraalvormig proces waarin hypocapnie en angst elkaar wederzijds versterken, wat kan uitmonden in een toestand van paniek. Bij lage niveaus van PCO valt de chemische aandrang om te ademen weg, waardoor psychologische (FFR-)processen helemaal de bovenhand kunnen nemen in de sturing van het ademgedrag: hoewel apneus fysiologisch dan het meest aangewezen zijn, zal angst de ademhaling aanzwengelen. Talrijke observaties van een vertraagd herstel in PCO na vrijwillige hyperventilatie bij paniekpatiënten of wanneer mensen angstig zijn, bevestigen dit (25, 42, 43).

Na herhaalde hyperventilatie-episodes mag verwacht worden dat hyperventilatieklachten vaker zullen berusten op aangeleerde symptoomperceptieprocessen en minder systematisch op fysiologische ontregeling (44). Het beeld wordt daarmee complexer, omdat klachten dan ontlokt kunnen worden door geassocieerde prikkels, zonder dat een verlaagde PCO vastgesteld kan worden (40). De uitlokkende prikkels kunnen van velerlei aard zijn, zoals concrete situaties (bijvoorbeeld een lift), maar ook intern georiënteerde aandacht die op klachten of de ademhaling focust, kan klachten ontlokken. Bovendien kunnen de op die wijze ontlokte klachten weer beangstigend zijn, daardoor de ademhaling aanzwengelen en op die wijze secundair toch weer aanleiding geven tot hypocapnie. Anders gezegd: er kan een complexe verstrengeling ontstaan tussen psychologische en fysiologische invloeden op ademhaling, op klachten en op het verband tussen beide. Een gebrek aan een één-op-één-verband tussen klachten en een gemeten PCO-waarde valt dan te verwachten. Een zwak verband tussen klachten en cruciale fysiologische parameters geldt overigens voor alle chronische aandoeningen (36). Figuur 17.1 toont enkele belangrijke verbanden en mechanismen.

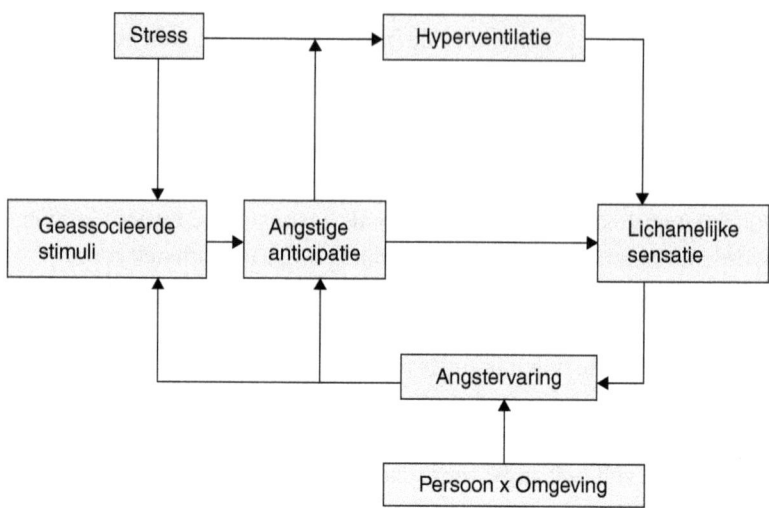

Figuur 17.1 Schema van de verschillende elementen bij een hyperventilatieprobleem.

17.4.2 THERAPEUTISCHE AANPAK
Stap 1: Uitleg en het gevoel van controle

Na uitsluiting van mogelijke biomedische oorzaken kan hyperventilatie het best gezien worden als een contextafhankelijke stressrespons. Dit wil zeggen dat de respons zich voordoet in stresserende omstandigheden met bepaalde kenmerken (zoals weinig metabole activiteit/ fysiek inactief) en onder bepaalde voorwaarden (geen veiligheidbiedende aanwezigheid van anderen enzovoort). Gedegen voorlichting waardoor de patiënt de op zichzelf onschuldige aard van de klachten en beïnvloedingsmechanismen begrijpt, kan wonderen doen. De volgende ingrediënten zijn daarbij belangrijk:
- een goede verklaring voor elke klacht (aangevuld met een hyperventilatieprovocatie);
- inzicht in de vicieuze cirkel van angst voor klachten en hyperventilatie;
- de rol van interoceptieve hypervigilantie;
- negatieve interpretatiebiases;
- associatieve leerprocessen waardoor klachten niet alleen het gevolg zijn van hypocapnie;
- de funeste rol van controle- en vermijdingsgedragingen.

De patiënt voelt zich begrepen en erkend, krijgt perspectief op beterschap en in het beste geval een gevoel van controle, het antidotum tegen angst. Vaak is dit gevoel van controle voldoende om de vicieuze cirkels te stoppen. Zo hebben de gunstige effecten van buikademhaling niet noodzakelijk met de buikademhaling zelf te maken, maar misschien vooral met het toegenomen gevoel van controle.

Stap 2: PaCO-regulatie

Bij acute klachten, of als hyperventilatie dreigt op te komen, is de kwestie de PaCO te doen stijgen of te verhinderen dat hij daalt. Dit kan op verschillende manieren, maar hoe praktischer hoe beter. Ademen in een zakje is minder praktisch dan in een door de handen gevormde schelp voor de mond. Bovendien brengt een zakje een lager controlegevoel met zich mee dan de techniek met de handen. Licht vertraagd uitademen waardoor de CO langer in de longen blijft, is ook een goede manier, maar deze techniek berust op het vrijwillig sturen van de ademhaling wat vaak niet volgehouden kan worden bij grote angst. Buikademhaling heeft eveneens een vertragend effect op de expiratie, maar is tijdens angst en paniek vaak even moeilijk vol te houden als vertraagd uitademen. Recent werden gunstige resultaten vastgesteld met PetCO-biofeedback, waarbij patiënten de PCO-waarden kunnen aflezen en via bijsturing leren optimaliseren (45). Klinisch kan gewerkt worden met een combinatie van methoden. In het begin kan een handenschelp voor acute omstandigheden worden aangewend, terwijl vertraagd leren uitademen (liefst geassisteerd door PetCO-biofeedback) bij voorkeur wordt ingeoefend in niet-acute omstandigheden. Wanneer er voldoende routine bestaat in het vertraagd uitademen, kan dit ook in acute omstandigheden met veel angst worden toegepast.

Stap 3: Aangeleerde klachten

Angstige anticipatie van klachten kan de klachten veroorzaken zonder feitelijke hyperventilatie (zie eerder). Dit treedt vaak op in situaties waarin hyperventilatie herhaaldelijk is opgetreden. In een aantal gevallen kunnen de ademhalingsoefeningen zelf, oorspronkelijk bedoeld om de klachten te verminderen, voorwaardelijke prikkels worden voor klachten. Dit gebeurt wanneer patiënten tijdens klachtenepisodes herhaaldelijk ademhalingsoefeningen doen zonder succes. Een vicieuze cirkel ontstaat dan waarbij een angstige focus op klachten en een perfectionistische preoccupatie met ademhalingsoefeningen juist klachten doet ontstaan, met weer meer hardnekkig oefenen als gevolg enzovoort. Vaak zal de combinatie van angst en de gevreesde klachten de aandrang om meer te ademen aanzwengelen en in een aantal gevallen ook feitelijke hyperventilatie ontlokken.

Interoceptieve blootstelling – een toepassing van een klassieke uitdovingsprocedure in associatief leren – kan hier soelaas brengen. Net zoals de hond van Pavlov geen salivatie meer zal vertonen na een aantal blootstellingen aan de bel zonder voedsel, kan blootstelling aan sensaties in het lichaam die bron van angst zijn geworden door associatie met paniek, helpen om deze angst kwijt te raken. Interoceptieve blootstelling vergt het opzoeken of creëren van deze beangstigende sensaties waarbij de patiënt zodanig begeleid wordt dat hij de defensieve responsmobilisatie opgeeft. Anders gezegd: de patiënt wordt een houding aangeleerd om de klachten rustig aanwezig te laten zijn in plaats van paniekerig controlepogingen te ondernemen of de situatie te ontvluchten. Indien de ademhaling zelf bron van angst is geworden en een aandrang tot ademen ontlokt, is het aangewezen herhaalde oefeningen te doen waarbij de aandachtfocus op de ademhaling gericht wordt terwijl de patiënt de op controle gerichte 'mental set' tracht los te laten, het gevoelde ongemak laat bestaan en de ademhaling geleidelijk tot rust laat komen.

Cognitieve technieken kunnen de patiënt helpen om de klachten als minder bedreigend te ervaren en om zich makkelijker bloot te stellen aan de geanticipeerde risico's van deze somatische sensaties.

Stappen 1, 2 en 3 samen komen neer op een minimale interventie om de ademhaling te leren bijsturen wanneer dit acuut nodig is, te oefenen om in stresserende situaties een ademhaling aan te houden die in evenwicht is met de metabole noden, klachten te leren tolereren in plaats van ze continu en hardnekkig te bestrijden en verder zo veel mogelijk aandacht te richten op externe activiteiten en bezigheden in plaats van op het eigen lichamelijk functioneren. Pogingen om klachten hardnekkig te willen elimineren via dwangmatige controle van de ademhaling zal de problemen eerder verergeren.

Stap 4: De bredere problematiek

Hyperventilatie treedt meestal op in een stressvolle context, maar is tegelijk ook oorzaak van stress. Soms ontstaat een zichzelf onderhoudende cirkel die voortduurt en uitbreidt wanneer de stressvolle context waarin de reactie oorspronkelijk is ontstaan, al lang verdwenen is. De patiënten verliezen het gevoel van controle op hun leven en krijgen angstige en/of depressieve klachten. Vaak klaren die op zodra de cirkel doorbroken is. Zijn de stressvolle gebeurtenissen nog steeds aanwezig (werk- of relatieproblemen, sociale angst enzovoort), dan verdienen ze extra aandacht en een gepaste interventie.

17.4.3 ENKELE ALGEMENE IMPLICATIES

Het voorgaande verhaal heeft een aantal bredere implicaties waarvan we er enkele zullen expliciteren.

Is hyperventilatie een verkeerde ademgewoonte?

Hyperventilatie opvatten als een contextafhankelijke stressrespons impliceert dat hyperventilatie geen verkeerde ademgewoonte is. Het gewoontebegrip refereert aan een gedragspatroon dat stabiel is over verschillende situaties heen en redelijk moeilijk te veranderen is, tenzij door zeer consistent en langdurig alternatieve ademgedragingen te oefenen. Onze visie stelt dat het adempatroon op zichzelf niet op rigide wijze disfunctioneel is, maar dat de aansturing door psychologische processen in reactie op stresserende ervaringen (waartoe de hyperventilatieklachten zelf kunnen behoren) te dominant is. Sommige stressoren kunnen chronisch zijn en op die wijze de ademhaling permanent ontregelen. Maar ook dan geldt dat wanneer deze stressbronnen minder sterk worden, de ademhaling vanzelf door normale metabole regelmechanismen aangestuurd zal worden en weer in een gezonde plooi zal vallen. Wanneer bewuste controle te intens wordt uitgeoefend (wat vaak gebeurt bij perfectionistische patiënten), bestaat juist de kans dat normale regelmechanismen verder verstoord worden en de ervaren klachten toenemen.

Bestaat er een optimaal ademhalingspatroon?

Specifiek voor hyperventilatie, waarbij PCO de kritische variabele is, is er geen a priori reden om een bepaald patroon van frequentie en diepte te verkiezen zo lang de PCO maar goed is. Bovendien ziet het ernaar uit dat bewuste sturing van de ademhaling een tweesnijdend zwaard is: het kan zowel voor- als nadelen opleveren. Bij het sturen van de ademhaling is het belangrijk niet alle aspecten tegelijk te willen beïnvloeden en voldoende ruimte te laten voor de normale fysiologische regelmechanismen. Zo lijkt het beter de frequentie te beïnvloeden en het volume vrij te laten of omgekeerd, maar niet allebei tegelijk te sturen. Bovendien is het belangrijk dit in een toestand van rust en ontspanning te doen. Wanneer een aandachtsfocus op de ademhaling tegelijk ook angst en spanning veroorzaakt (bijvoorbeeld door de zorg om het goed te doen), is de kans groot dat de emotie de ademhaling ontregelt. Om die reden is het beter in zulke omstandigheden via interoceptieve blootstelling de angst en spanning te verminderen dan de klemtoon te leggen op een bewuste en gecontroleerde ademregulatie.

Of er in bredere zin een optimaal ademhalingspatroon bestaat is niet duidelijk. Niettemin werden verschillende trainingsmethoden ontwikkeld om de ademhaling te optimaliseren die klinisch worden toegepast (46). Veelal worden gunstige effecten van dergelijke trainingen vastgesteld, maar vaak is het niet duidelijk welke componenten verantwoordelijk zijn voor de effecten. Ook non-specifieke factoren, zoals een toegenomen controlegevoel en minder angst, kunnen daarbij een belangrijke rol spelen. Wel blijkt dat een gezond adempatroon voldoende variabiliteit moet vertonen om een dynamisch evenwicht te kunnen behouden, waarbij veranderingen in één parameter (f) goed gecompenseerd worden door veranderingen in een andere parameter (V). Het nastreven van een stabiel patroon met bepaalde volume- en tijdskenmerken is dus niet aangewezen. Wel groeit steeds meer empirische evidentie dat het geregeld in rust oefenen en toepassen van een traag ademritme van om en bij de zes cycli per minuut specifieke gezondheidsbevorderende effecten heeft, zoals een toename in de gevoeligheid van de baro- en chemoreflexen, een gunstig effect op de bloeddruk en andere cardiovasculaire parameters, op cerebrale doorbloeding en op efficiëntie van de gasuitwisseling tijdens de ademhaling (47).

17.5 Besluit

De ademhaling wordt gestuurd door een uiterst complex regelsysteem: aandacht, cognitieve belasting, emoties, stress, leerprocessen en bewuste sturing interageren met een complex geheel van fysiologische processen. Ontregeling van dit systeem door longaandoeningen kan een psychologisch uiterst beangstigende klacht ontlokken, namelijk ademnood, en aldus bijdragen aan de ontwikkeling van angstpathologie. Omgekeerd is angst een belangrijke bron van ontregeling van de ademhaling. Vicieuze cirkels waarin psychologische en fysiologische processen in elkaar grijpen, liggen voor de hand en noodzaken een benadering waarin beide soorten processen en hun interactie beïnvloed worden. Verhoudingsgewijs heeft de studie van de ontregelde ademhaling echter veel meer aandacht gekregen dan de studie van de psychofysiologische processen waarmee de ademhaling kan bijdragen aan het optimaliseren van welbevinden en gezondheid. Daar ligt nog een heel terrein voor wetenschappelijk onderzoek en interventie open.

Voor studiesteun zie: www.PsychFysio.nl/boek.html

Literatuur

1. Gallego J, Nsegbe E, Durand E. Learning in respiratory control. Behavior Modification 2001;25(4):495-512.
2. Shea SA. Behavioural and arousal-related influences on breathing in humans. Experimental Physiology 1996; 81:1-26.
3. Gardner WN. The pathophysiology of hyperventilation disorders. Chest 1996;109(2):516-34.
4. Pahn CQ, Tremer KK, Lee SE, Barker SJ. Noninvasive monitoring of carbon dioxide: a comparison of the partial pressure of transcutaneous and end-tidal carbon dioxide with the partial pressure of arterial carbon dioxide. Journal of Clinical Monitoring 1987;3:149-54.
5. Shea SA. Life without ventilatory chemosensitivity. Respiration Physiology 1997;110:199-210.
6. Diest I van, Vuerstaek S, Corne I, Peuter S de, Devriese S, Woestijne KP van de, Bergh O van den. Resting end-tidal CO and negative affectivity. Psychosomatic Medicine 2003;65:976-83.
7. Mangin P, Krieger J, Kurtz D. Apnea following hyperventilation in man. Journal of Neurological Sience 1982;57(1):67-82.
8. Meah MS, Gardner WN. Post-hyperventilation apnoea in conscious humans. Journal of Physiology 1994;477(3):527-38.
9. Diest I van, Stegen K, Woestijne KP van de, Schippers N, Bergh O van den. Hyperventilation and attention: effects of hypocapnia on performance in a Stroop task. Biological Psychology 2000;53:233-52.
10. Shea SA, Walter J, Pelley C, Murphy K, Guz A. The effect of visual and auditory stimuli upon resting ventilation in man. Respiration Physiology 1987;68:345-57.
11. Somjen GG. The missing error signal: regulation beyond negative feedback. News in Physiological Sciences 1992;7:184-5.
12. Tobin MJ, Perez W, Guenther SM, D'Alonzo G, Dantzker DR. Breathing pattern and metabolic behavior during anticipation of excercise. Journal of Applied Physiology 1986;60:1306-12.
13. Diest I van, Winters W, Devriese S, Vercamst E, Han JN, Woestijne KP van de, Bergh O van den. Hyperventilation beyond fight/flight: Respiratory responses during emotional imagery. Psychophysiology 2001a;38:961-8.
14. Diest I van, Proot P, Woestijne KP van de, Han JN, Devriese S, Winters W, Bergh O van den. Critical conditions for hyperventilation responses: The role of autonomic response propositions during emotional imagery. Behavior Modification 2001b;25:621-39.
15. Diest I van, Bradley MM, Guerra P, Bergh O van den, Lang PJ. Fear conditioned respiration and its association to cardiac reactivity. Biological Psychology 2009;80:212-7.
16. Diest I van, Peuter S de, Devriese S, Wellens E, Woestijne KP van de, Bergh O van den. Suffocation risk and movement restriction as triggers for hyperventilation in anxious and non-anxious women. Psychosomatic Medicine 2005;67:813-9.
17. Dworkin, BR. Learning and physiological regulation. Chicago: The University of Chicago Press, 1993.
18. Bergh O van den, Stegen K, Woestijne KP van de. Learning to have psychosomatic complaints: conditioning of respiratory behavior and somatic complaints in psychosomatic patients. Psychosomatic Medicine 1997;59:13-23.

19. Bergh O van den, Winters W, Devriese S, Diest I van. Learning subjective health complaints. Scandinavian Journal of Psychology 2002;43(2):147-52.
20. Nsegbe E, Vardon G, Dauger S, Perruchet P, Gaultier C, Gallego J. Classical conditioning to hypoxia using odors as conditioned stimuli in rats. Behavioral Neuroscience 1988;112:1393-401.
21. Schleifer LM, Ley R. End-tidal PCO as an index of psychophysiological activity during VDT data-entry work and relaxation. Ergonomics 1994;37(2):245-54.
22. Diest I van, Stegen K, Woestijne KP van de, Bergh O van den. Kritische condities voor respiratoire stressresponsen: een literatuuroverzicht. Gedrag en Gezondheid 1999;27:290-303.
23. Boiten F, Frijda NH, Wientjes CJ. Emotions and respiratory patterns: Review and critical analysis. International Journal of Psychophysiology 1994;17:103-28.
24. Denot-Ledunois S, Vardon G, Perruchet P, Gallego J. The effect of attentional load on the breathing pattern in children. International Journal of Psychophysiology 1998;29:13-21.
25. Han JN, Stegen K, Simkens K, Caubergs M, Schepers R, Bergh O van den et al. Unsteadiness of breathing in patients with hyperventilation syndrome and anxiety disorders. European Respiratory Journal 1997b;10:167-76.
26. Wilhelm FH, Trabert W, Roth WT. Characteristics of sighing in panic disorder. Biological Psychiatry 2001;49:606-14.
27. Vlemincx E, Diest I van, Lehrer PM, Aubert AE, Bergh O van den. Respiratory variability preceding and following sighs: A resetter hypothesis. Biological Psychology;in press.
28. Vlemincx E, Diest I van, Peuter S de, Bresseleers J, Bogaerts K, Fannes S et al. Why do you sigh: Sigh frequency during induced stress and relief. Psychophysiology;in press.
29. Peuter S de, Diest I van, Lemaigre V, Verleden G, Demedts M, Bergh O van den. Dyspnea: The role of psychological processes. Clinical Psychology Review 2004;24:557-81.
30. Banzett RB, Moosavi SH. Dyspnea and pain: Similarities and contrasts between two very unpleasant sensations. American Pain Society Bulletin 2001;11:1-6.
31. Wan L, Diest I van, Peuter S de, Bogaerts K, Oyen N, Hombroux N et al. Repeated experiences of subjective air hunger and ventilatory behavior in response to hypercapnia in the Standardized Rebreathing Test: Effects of anxiety. Biological Psychology 2008;77:223-32.
32. Soriano JB, Rabe KF, Vermeire PA. Predictors of Poor Asthma Control in European Adults. Journal of Asthma 2003;40:803-13.
33. Hasler G, Gergen PJ, Kleinbaum DG, Ajdacic V, Gamma A, Eich D et al. Asthma and panic in young adults. American Journal of Respiratory Critical Care Medicine 2005;171:1224-30.
34. Deshmukh VM, Brett G, Toelle BG, Usherwood T, O'Grady B, Jenkins CR. Anxiety, panic and adult asthma: A cognitive-behavioral perspective. Respiratory Medicine 2007;101(2):194-202.
35. Rietveld S. Waarom patiënten met chronische gezondheidsproblemen kwetsbaar zijn voor overperceptie van hun vertrouwde symptomen. De Psycholoog 2003;7/8:367-72.
36. Janssens T, Verleden G, Peuter S de, Diest I van, Bergh O van den. Inaccurate perception of asthma symptoms: A cognitive-affective framework and implications for asthma treatment. Clinical Psychology Review 2009;29:317-27.
37. Ley R. Blood, breath, and fears: A hyperventilation theory of panic attacks and agoraphobia. Clinical Psychology Review 1985;5:271-85.

38. Rafferty GF, Saisch SGN, Gardner WN. Relation of hypocapnic symptoms to rate of fall of end-tidal PCO in normal subjects. Respiratory Medicine 1992;86:335-40.
39. Gilbert, C. Hyperventilation and the body. Accident & Emergency Nursing 1999;7:130-40.
40. Hornsveld EK, Garssen B. The low specificy of the hyperventilation provocation test. Journal of Psychosomatic Medicine 1996;41(5):435-49.
41. Passie T, Hartmann U, Schneider U, Emrich HM. On the function of groaning and hyperventilation during sexual intercourse: intensification of sexual experience by altering brain metabolism through hypocapnia. Medical Hypotheses 2003;60:660-3.
42. Hardonk HJ, Beumer HM. Hyperventilation syndrome. In Vinken PJ, Bruyn GW, editors. Handbook of Clinical Neurology. Neurological manifestations of system disease. Part 1. Amsterdam: North Holland Publications, 1979:vol. 38:309-60.
43. Wilhelm FH, Gerlach AL, Roth WT. Slow recovery from voluntary hyperventilation in panic disorder. Psychosomatic Medicine 2001a;63:638-49.
44. Diest I van, Peuter S de, Piedfort K, Devriese S, Woestijne KP van de, Bergh O van den. Acquired lightheadedness in response to odors after hyperventilation. Psychosomatic Medicine 2006;68:340-7.
45. Meuret AE, Wilhelm FH, Ritz T, Roth WT. Feedback of end-tidal pCO as a therapeutic approach for panic disorder. Journal of Psychiatric Research 2008;42:560-8.
46. Dixhoorn J van. Whole-body breathing: A systems perspective on respiratory retraining. In: Lehrer PM, Woolfolk RL, Sime WE, editors. Principles and practice of stress management. 3 ed. New York: The Guilford Press, 2007:320-42.
47. Lehrer, PM. Biofeedback training to increase heart rate variability. In: Lehrer PM, Woolfolk RL, Sime WE, editors. Principles and practice of stress management. 3 ed. New York: The Guilford Press, 2007:227-48.
48. Wientjes CJE, Grossman P, Gaillard AWK, Defares PB. Individual differences in respiration and stress. In Hockey R, Gaillard AWK, Defares PB, editors, Energetics and human information processing. Dordrecht: Nijhoff, 1993.

Chronische obstructieve longaandoeningen

M.C.E. Verhoef-de Wijk

18.1 Inleiding

Chronische obstructieve longaandoeningen, oftewel COPD (Chronic Obstructive Pulmonary Disease), is een verzamelnaam voor longaandoeningen die zich kenmerken door een niet of niet geheel omkeerbare luchtwegobstructie. De obstructie is gewoonlijk progressief en wordt meestal geassocieerd met een abnormale ontstekingsreactie van de longen op prikkels van buitenaf, zoals roken of kleine gasdeeltjes. Naast longklachten veroorzaakt COPD bij een aantal patiënten ook systemische afwijkingen, zoals een verminderde spiermassa, gewichtsverlies en uiteindelijk pulmonale hypertensie.

18.2 Epidemiologie

In Nederland wordt de prevalentie van COPD geschat op 2,4% bij mannen en 1,7% bij vrouwen. Daarmee heeft Nederland meer dan 350.000 mensen met de diagnose COPD. Uit onderzoek blijkt dat dit aantal de komende jaren (nog) sterk zal toenemen (1).

18.3 Etiologie

COPD wordt voornamelijk veroorzaakt door het roken van sigaretten. Aangezien ongeveer vijftien à twintig procent van de reguliere rokers COPD krijgt, moeten er medebepalende factoren voor het ontstaan van de ziekte zijn (2). Die factoren zijn van endogene en exogene aard, zoals aanleg, beroepsmatige blootstelling aan risicostoffen, respiratoire infecties, luchtvervuiling enzovoort. Een zeldzame oorzaak van emfyseem is een erfelijk enzymtekort, de alfa-1-antitrypsinedeficiëntie. Bij niet-adequate behandeling en/of gebrekkig zelfmanagement leidt COPD tot invaliditeit en is de levensverwachting verminderd met ongeveer zeven jaar. Ongeveer zeventig procent van de sterfte aan COPD is het gevolg van roken (3).

18.4 Kenmerken

Bij patiënten met COPD staat chronische bronchusobstructie centraal. Dit gaat gepaard met kortademigheid, eerst bij inspanning en in een meer gevorderd stadium ook in rust. Daarnaast komen klachten van hoesten voor, al of niet met het opgeven van sputum. Er zijn tevens patiënten die een astmatische component hebben met zogenoemde *wheezing* als symptoom.

De aandoening begint vaak sluipend, vooral als er weinig hoestklachten zijn en de persoon in kwestie niet intensief aan lichaamsbeweging doet. Met de progressie van de ziekte worden ook de gevolgen voor het lichamelijk en psychosociaal functioneren ernstiger.

Door de kortademigheid bij inspanning is men geneigd minder te bewegen en neemt de algemene lichamelijke conditie af. Chronisch excessief hoesten veroorzaakt pijn en vermoeidheid. Bij patiënten met een gevorderd stadium van de ziekte, zien we hypoxemie en eventueel ondervoeding ontstaan. Hartfalen is een bijkomende complicatie.

In een dergelijk later stadium kan additioneel zuurstof toedienen noodzakelijk zijn. Veel COPD-patiënten gebruiken prednison in de vorm van korte stootkuren of permanent. Gevolgen van langdurig gebruik zijn: osteoporose, gegeneraliseerde myopathie, gewichtstoename, diabetes enzovoort.

Dit invaliderende proces geeft angst en depressieve gevoelens. Angst is er voor de benauwdheid, het misschien niet 'op adem' kunnen komen, niet meer normaal mee te kunnen doen. Angst ook om te 'stikken' in de eindfase. De patiënt kan depressief worden van het feit dat zijn lichaam hem in de steek laat, dat hij moet afhaken in gezelschap, op het werk enzovoort. Deelname aan het arbeidsproces wordt moeilijker of onmogelijk en er kan wrijving met collega's optreden. Men ziet namelijk vaak niet aan de patiënt dat hij ziek is. Sterker nog: hij kan er door de prednison zeer goed uitzien. Geleidelijk wordt de wereld van de patiënt kleiner en dreigt een sociaal isolement. Roken speelt hier ook een belangrijke rol; wanneer bij iemand thuis niet mag worden gerookt, blijft een aantal familieleden en vrienden weg. Men kan dan in een neerwaartse spiraal terechtkomen.

Helaas is het nog zo dat veel patiënten niet om hulp vragen omdat ze denken dat er weinig aan te doen is. Daarnaast worden patiënten door huisarts en longarts nog onvoldoende doorverwezen naar andere disciplines zoals fysiotherapeut en diëtist. De ideale situatie is dat elke patiënt met COPD ketenzorg krijgt.

Wanneer we de indeling van de ICF (*Functioning, Disability and Health*) aanhouden (23), kan men op verschillende niveaus het gezondheidsprobleem van de patiënt in kaart brengen. Hanteren we deze indeling voor de COPD-patiënt, dan kan er op functieniveau bijvoorbeeld een verlies aan longfunctie, een verminderde zuurstofopname, spieratrofie, ondergewicht en cardiale problematiek ontstaan. Op activiteitenniveau uit het zich bijvoorbeeld in een verminderde loopafstand, niet meer kunnen fietsen, moeite hebben met douchen en aankleden. Ten slotte loopt men op participatieniveau aan tegen problemen als niet meer kunnen werken, hobby's niet kunnen uitoefenen, niet naar een feestje of het theater kunnen gaan.

Hoe patiënten hiermee omgaan, is afhankelijk van persoonlijke en externe factoren. Persoonlijke factoren kunnen genetisch bepaald zijn of verworven in de loop van het leven. Voorbeelden zijn: tabaksgebruik, lichaamsgewicht, assertiviteit, depressiviteit, leefstijl enzovoort. Voorbeelden van externe factoren zijn: luchtvervuiling, werksituatie, woonsituatie, sociale steun enzovoort.

18.5 Methodisch handelen

In 1998 is de centrale richtlijn 'Het fysiotherapeutisch handelen bij patiënten met chronische obstructieve longaandoeningen' verschenen. Hierin wordt uitvoerig ingegaan op het methodisch handelen door de fysiotherapeut wat betreft het onderzoek en de behandeling van de COPD-patiënt. Deze richtlijn heeft in 2008 een update gekregen (4). Daarnaast is in september 2004 de 'Richtlijn Ketenzorg COPD' van het Kwaliteitsinstituut voor de Gezondheidszorg CBO verschenen. Doel is het optimaliseren van de zorg bij mensen met COPD vanuit een integrale kwaliteitszorg-/ketenzorgbenadering (bron: CBO-richtlijn). Deze richtlijn heeft in 2009 een update gekregen. Voor de eerste lijn is de LESA (landelijke eerstelijns-samenwerkingsafspraak) COPD in 2007 verschenen (5). Deze LESA geeft aanbevelingen voor de samenwerking van huisartsen en verschillende paramedici bij de diagnostiek en begeleiding van patiënten met COPD en houdt daarbij rekening met verschillen in taken en verantwoordelijkheden van de verschillende beroepsgroepen. Met name in de CBO-richtlijn wordt uitgebreid aandacht besteed aan de psychosociale gevolgen van COPD en de behandeling daarvan. In 2010 is de 'Zorgstandaard COPD' beschikbaar gekomen, waarin zowel in onderzoek als in behandeling wordt uitgegaan van de integrale gezondheidstoestand van de mens met

COPD. Het is de bedoeling dat de zorg in plaats van aanbodgestuurd, vraaggestuurd wordt. Hierbij is een actieve rol van de patiënt in zijn zorgproces essentieel.

18.5.1 DIAGNOSTISCH PROCES

In het diagnostisch proces wordt via anamnese, onderzoek en zo mogelijk gevalideerde tests het gezondheidsprobleem van de patiënt duidelijk. De behandeling omvat interventies die zo veel mogelijk evidence based zijn. Indien dit niet mogelijk is, werkt men met interventies die bij algemene consensus als zinvol worden aanvaard. De kwaliteit van leven hangt niet samen met de ernst van de bronchusobstructie (6, 7, 8, 9).

In de beoordeling van de effectiviteit van behandelprogramma's neemt de kwaliteit van leven een belangrijke plaats in. Bij gezondheidsgerelateerde kwaliteit van leven worden meestal drie dimensies onderscheiden: functionele beperkingen in het dagelijks leven, psychisch welbevinden en sociaal functioneren. Uit in Nederland uitgevoerd wetenschappelijk onderzoek is bekend dat de gezondheidsgerelateerde kwaliteit van leven bij mensen met COPD minder is dan die van de algemene populatie of een (gezonde) controlegroep (11, 12). Mensen met COPD zijn over het algemeen minder tevreden met het leven en minder gelukkig dan de algemene bevolking, maar verschillen hierin niet wezenlijk van patiënten met andere chronische aandoeningen. Leeftijd speelt een belangrijke rol in de waardering van het leven. Hoe ouder de COPD-patiënt, hoe explicieter de afname van de kwaliteit van leven (bron: Richtlijn Diagnostiek en Behandeling van COPD). Gezondheidsgerelateerde kwaliteit van leven bij COPD betreft niet alleen de patiënt maar ook de partner. Een klein onderzoek met diepte-interviews en een grotere studie met schriftelijke enquêtes vonden dat partners die zich bekommerden om hun echtgenoten met COPD, te weinig ontspanning en te veel stress ervoeren, te weinig (sociale) steun kregen van familie en vrienden, maar ook van zorgverleners (bron: Richtlijn Diagnostiek en Behandeling van COPD). Om een indruk te krijgen van de kwaliteit van leven van de COPD-patiënt wordt in het diagnostisch proces gebruikgemaakt van vragenlijsten die inventariseren hoe de patiënt zijn aandoening beleeft. Deze lijsten worden tevens gebruikt aan het einde van de behandeling om te beoordelen of deze effectief is geweest. Voorbeelden van vragenlijsten zijn: *Chronic Respiratory Questionnaire (self reported)* (13) en de *Clinical COPD Questionnaire* (14).

Uit recent onderzoek blijkt dat bij COPD-patiënten angst, depressie en paniekstoornis vaak aanwezig zijn (tabel 18.1).

Tabel 18.1 Voorkomen van depressie en angst bij COPD (15).			
	Stabiel COPD	Direct na herstel van exacerbatie	Ernstig COPD
Klinische depressie	10-42%	19-50%	37-71%
Klinische angststoornis	10-19%	9-58%	50-75%

Angst, depressie en paniek, maar ook ziekte-impact en ziekenhuisopnamen, hangen slechts ten dele samen met de ernst en de duur van de ziekte. Voor een deel zijn ze ook verklaarbaar door overmatig negatieve en disfunctionele ziekteopvattingen (16). Het is daarom belangrijk dat de fysiotherapeut deze opvattingen verkent en bespreekbaar maakt.
Om de ziekteopvattingen van de patiënt te inventariseren, kan men bijvoorbeeld gebruikmaken van The Illness Perception Questionnaire – revised (IPQ-R) (17). De lijst werd aangepast voor COPD.
Zeer belangrijk is het om de hulpvraag van de patiënt te definiëren. Wat verwacht hij van de behandeling? Is hij gemotiveerd om er tijd en energie in te steken? De motivatie hangt zeker ook samen met de kwaliteit van de gegeven voorlichting. Het maakt bovendien verschil of de patiënt in een gespecialiseerd centrum voor longrevalidatie wordt opgenomen of dat het bijvoorbeeld om een eerstelijnsprogramma gaat. Het eerste houdt in dat hij minstens enkele maanden van huis weg is. Een poliklinische of eerstelijnssetting betekent dat het programma in het dagelijks leven wordt ingepast.

18.5.2 HET THERAPEUTISCH PROCES
Kort geformuleerd, is het behandeldoel: de patiënt zo goed mogelijk leren omgaan met de aandoening en daardoor de kwaliteit van leven verbeteren. Om dit doel te bereiken, moet de patiënt inzicht krijgen in de problematiek en een aantal vaardigheden of copingstrategieën leren. Daarbij is het van cruciaal belang dat hij het verworven resultaat handhaaft door een blijvende mentaliteits- en gedragsverandering.
In een gespecialiseerd centrum is er een multidisciplinair team dat, volgens protocol, alle aspecten van het diagnostisch en therapeutisch proces aandacht geeft. In de eerste lijn geeft de huisarts en (steeds meer) de gespecialiseerde praktijkondersteuner of longverpleegkundige voorlichting over de aandoening en de medicatie, inhalatie-instructie en begeleiding in bijvoorbeeld stoppen met roken. Daarnaast dient men alert te zijn op wat verder nodig is om de zorg kompleet te maken en eventueel door te verwijzen naar andere disciplines.

18.5.3 VOORLICHTING

Ook in het geven van voorlichting komt het methodisch handelen terug. Dekkers (18) onderscheidt vier deelfuncties aan patiëntenvoorlichting: informatie, instructie, educatie en begeleiding. In de praktijk zullen deze vier typen van voorlichting in elkaar overlopen. Bij het afnemen van de anamnese wordt duidelijk wat de patiënt al weet over COPD. Meestal is deze kennis uiterst summier of zelfs onjuist. Het komt zelden voor dat er inzicht is in de eigen longfunctie, de samenhang met roken en bijvoorbeeld het medicijngebruik. Het is vaak onbekend wat de mogelijkheden van de fysiotherapeut zijn. Men is er door de arts heen gestuurd. In een enkel geval gebeurt het op eigen verzoek. In het gesprek kan worden geïnventariseerd met welke problemen de patiënt in het dagelijks leven wordt geconfronteerd, hoe hij daarmee omgaat en aan welke voorlichting en interventies hij behoefte heeft. De uitkomsten van de vragenlijsten ondersteunen deze beeldvorming. Het is aan te bevelen de directe omgeving van de patiënt te betrekken bij de voorlichting. Zo ontstaat er meer begrip en kan ook betere ondersteuning vanuit die hoek plaatsvinden. Dit betreft zowel de gezinssituatie als de eventuele werksituatie. Het kan gebeuren dat met enige aanpassingen werken toch (gedeeltelijk) mogelijk blijft. Opvallend is dat de patiënt vaak een underdogpositie inneemt: 'Ik kan hun tempo niet bijhouden', 'Door mijn ziekte kan mijn vrouw niet meer uit', 'Ik laat ze maar roken, want anders jaag ik ze weg' enzovoort. De fysiotherapeut kan dan aangeven dat de rollen kunnen worden omgedraaid: 'Als ze het op prijs stellen dat ik kom, houden ze maar rekening met mij', 'Als zij iets langzamer lopen, kan ik hen bijhouden'. In die zin kan een assertievere opstelling zinvol blijken.
Een belangrijke demotiverende factor kan zijn dat een direct familielid of een bekende is overleden aan COPD. De patiënt heeft het hele proces van aftakeling van nabij meegemaakt en er is een gegronde angst dat het bij hem ook zo zal aflopen. Dan kan de therapeut de patiënt stimuleren maatregelen te nemen die zijn gezondheid bevorderen, zoals stoppen met roken (10), gaan en blijven bewegen enzovoort. Dit vraagt een actieve opstelling; de patiënt hoeft niet passief af te wachten tot hij niet meer van de stoel af komt. Door middel van een deskundige uitleg kan de therapeut duidelijk maken dat de patiënt een partner is in het therapeutisch proces. Als partner denkt hij mee in de manier waarop het reactiveringsplan gestalte krijgt. De therapeut moet openstaan voor een kritische houding. De patiënt, die al jaren met het probleem sukkelt, heeft immers zelf ook een zekere deskundigheid ten aanzien van zijn aandoening ontwikkeld en de therapeut kan hiervan leren. Dit geeft invulling aan de term 'vraaggestuurde zorg'. De praktijk leert dat

patiënten het zeer op prijs stellen dat (aangepast aan het niveau) ook technisch uitleg wordt gegeven over de aandoening. Aan de hand van de longfunctiegegevens, de maximale-belastingtest en andere uitslagen kan worden duidelijk gemaakt waarom de patiënt kortademig is en waarom hij beperkt is in zijn inspanningsvermogen. Dit kan een slechtnieuwsgesprek zijn, maar desondanks is de ervaring dat openheid doorgaans zeer wordt gewaardeerd.

Aan deze informatie moet worden gekoppeld wat de mogelijkheden van de fysiotherapie zijn. De irreversibele veranderingen als gevolg van de pathologie kunnen niet worden teruggedraaid. De fysiotherapeut heeft echter een arsenaal aan mogelijkheden die, gecombineerd met andere maatregelen (optimale medicatie bijvoorbeeld), kunnen leiden tot een betere kwaliteit van leven.

De voorlichting blijft een rode draad in het gehele therapeutische proces. In elke sessie vindt informatieoverdracht, instructie, educatie en begeleiding plaats. Er moet ook steeds nadrukkelijk worden gevraagd naar de beleving en de ervaringen van de patiënt; waar nodig en mogelijk wordt de therapie dan bijgesteld.

Een heikel onderwerp vormt het roken (10). Iedereen weet dat roken slecht is voor de gezondheid. Het verdient aanbeveling om aan rokende COPD-patiënten tot in detail uit te leggen wat de gevolgen zijn voor het sputumprobleem, de longfunctie en de prognose op termijn. Het is bekend dat bijvoorbeeld de FEV_1 (*Forced Expiratory Volume one second*) sneller afneemt in de tijd, wanneer de patiënt blijft roken (2). Dit kan de motivatie versterken om nu toch de stap te zetten om te stoppen. Er zijn talloze methoden om dit te bereiken, maar het belangrijkst is toch de wil om ermee op te houden. Wat ook motiverend werkt, is het feit dat de sputumproductie belangrijk kan afnemen en daarmee ook het hoesten. Rochelen en hoesten, waarbij sputum wordt geëxpectoreerd, is gênant in gezelschap. Door te stoppen, kan ook de bekende rokershoest 's morgens verdwijnen. Hoesten is vermoeiend en kan pijn rond de thorax veroorzaken. Het excuus dat de eerste sigaret juist lucht geeft, pareert de therapeut door te vertellen dat nicotine inderdaad een luchtwegverwijding geeft, maar dat dit effect ook met inhalatiemedicatie kan worden bereikt.

Resumerend kan worden gezegd dat via deskundige voorlichting wordt gewerkt aan de motivatie tot gedragsverandering en therapietrouw. Om tot gedragsverandering te komen, dient de patiënt zes stappen te doorlopen (19, 20). De patiënt moet:

1 openstaan voor de informatie over de noodzaak tot gedragsverandering;
2 de informatie kunnen begrijpen en onthouden;
3 het gedrag willen veranderen;
4 het gedrag kunnen vertonen;
5 het gedrag daadwerkelijk vertonen/doen;
6 het gedrag op lange termijn blijven vertonen.

Het is wellicht overbodig te vermelden, maar het is natuurlijk van wezenlijk belang dat de patiënt ervaart dat al zijn moeite en inzet ook daadwerkelijk worden beloond. Positieve feedback in de zin van zichtbare vooruitgang (uitkomsten uit de tests), afname van de kortademigheid en verbetering van het inspanningsvermogen stimuleert hem op de ingeslagen weg door te gaan. Het is de verantwoordelijkheid van de therapeut om een zodanig therapieplan samen te stellen dat aan die doelstellingen kan worden voldaan.

18.6 Het behandelplan

Het fysiotherapeutisch behandelplan richt zich op twee probleemgebieden:
- stoornissen in de mucusklaring;
- het afgenomen inspanningsvermogen.

De technische beschrijving van de toepassingen binnen de therapie en de verantwoording en toelichting vindt men uitgebreid in de 'Richtlijn Chronisch Obstructieve Longziekten' (4, 24). Daarnaast is het van wezenlijk belang dat indien nodig psychosociale ondersteuning en behandeling in het zorgplan worden geïntegreerd. Ondersteuning van het sociale netwerk van de COPD-patiënt is hierbij ook belangrijk. Een van de gevolgen van ernstig COPD is dat de patiënt beperkt is in zijn mogelijkheid betrokken te zijn bij sociale activiteiten buitenshuis. Dit heeft niet alleen consequenties voor de patiënt, maar ook voor zijn sociaal netwerk, in het bijzonder partner en gezin.
Psychosociale ondersteuning heeft vooral betrekking op het sturen van de patiënt en het bieden van emotionele support. Psychosociale behandeling heeft betrekking op het veranderen van cognities, emoties en gedrag, zodat de patiënt zelf verandert en adequaat met zijn aandoening om kan leren gaan. Bij COPD zijn de volgende psychosociale interventies relevant: training in copingvaardigheden, relaxatieoefeningen, cognitieve gedragsmodificatie en stressmanagement (Richt-

lijn Diagnostiek en behandeling van COPD, St. Ketenkwaliteit COPD, actualisatie juni 2009).

18.6.1 HET MUCUSPROBLEEM

Het overgrote deel van de mensen met een sputumprobleem kan leren zelf adequaat het sputum te mobiliseren en te expectoreren. Dit is ook noodzakelijk, omdat het vaak een dagelijks terugkerend ritueel is. Dit één of twee keer per week passief ondergaan bij de therapeut is weinig zinvol en helpt ook niet om de zelfstandigheid te bevorderen. Voor de patiënt is het een geruststelling om te weten dat hij, indien nodig, kan terugvallen op ondersteuning door de therapeut (begeleiding, support). Begeleiding houdt tevens in dat de therapeut de patiënt leert inschatten wanneer hij voor (vervroegde) controle naar de huisarts of de longarts moet gaan. Dit bevordert het zelfmanagement.

18.6.2 VERBETEREN VAN DE INSPANNINGSTOLERANTIE

De hoofdklacht is kortademigheid (dyspneu): 'Als ik mijn veters strik, ben ik kortademig', 'Mijn bed staat beneden, want ik kom de trap niet meer op', 'Mijn hobby is werken in de tuin en dat kan ik niet meer', 'Ik kan niet meer stoeien met mijn kleinzoon' enzovoort. Dit is een kleine greep uit het klachtenpatroon van de mens met COPD. In de reeds eerder genoemde vragenlijsten worden veel van dit soort klachten geïnventariseerd.

Pijn kan men nog wel eens even 'vergeten' of een pijnstiller kan soelaas bieden. Daarentegen is lucht een eerste behoefte van de mens en een gebrek eraan buitengewoon bedreigend. Men kan een idee krijgen van wat een COPD-patiënt voelt, wanneer men ademend door een rietje een flinke inspanning verricht.

Er bestaat uiteraard een grote spreiding in de intensiteit van de klachten, variërend van lichte kortademigheid bij zware inspanning tot forse dyspneu na een paar stappen lopen of zelfs in rust. Het behandelplan zal daarop moeten worden afgestemd.

Dyspneu kan worden opgevangen door het aanpassen van de ademtechniek en het aannemen van therapeutische lichaamshoudingen. Om te begrijpen waarom dit effect heeft, is de al eerder genoemde voorlichting nodig. Verder moet de patiënt ervaren dat het helpt door de techniek toe te passen in belaste situaties. ADL-activiteiten worden geoefend met de aangepaste ademtechniek en tempoaanpassing. De positieve beleving moedigt aan de nieuw verworven vaardigheden te gaan en te blijven toepassen (bekrachtiging). Op deze wijze vermindert de angst voor dyspneu. Met wat vindingrijkheid kunnen aanpassingen worden bedacht waardoor het mogelijk is de hobby te blijven uitoefenen.

Dyspneu en ontspanning

Relaxatietrainingen vormen een alternatief voor psychofarmaca om dyspneuklachten, angst en spanning te verminderen. Het gaat om trainingsprocedures die het vermogen vergroten van het reguleren van het emotionele evenwicht onder potentieel spanninginducerende omstandigheden. De meest bekende trainingsprocedures zijn de progressieve relaxatiemethode van Jacobson (21), gebaseerd op de contrastwerking tussen spierspanning en spierontspanning, en de autogene training van Schultz (22), gebaseerd op psychofysiologische sensaties die autosuggestief en op geconcentreerde wijze worden opgeroepen.

Dyspneu en spierkracht

Er is een relatie tussen verminderde spierkracht en kortademigheid. Als dit een rol speelt, moet specifiek ook de (adem)spierkracht worden getraind (4). In het trainingsprogramma, waarin indien mogelijk de belasting geleidelijk aan wordt opgevoerd, ervaart de patiënt dat hij veel meer kan dan hij dacht. In het verloop van de training vinden transfereffecten plaats naar de dagelijkse activiteiten. De patiënt merkt bijvoorbeeld dat hij verder kan lopen, makkelijker dingen optilt enzovoort. Geleidelijk ontstaat een positiever zelfbeeld en de overtuiging dat men invloed kan hebben op de klachten (coping). Tevens worden de eigen grenzen verkend.

Metingen

Tijdens de inspanning worden metingen gedaan. Dit betreft bijvoorbeeld de zuurstofsaturatie en de hartfrequentie. Maar er wordt ook aan de patiënt gevraagd hoe zwaar hij de inspanning vindt en hoe de kortademigheid wordt ervaren. Dit wordt gescoord met de zogenoemde Borg-schaal. Het kan dus voorkomen dat de diverse parameters goed zijn, maar dat de patiënt de inspanning en/of de kortademigheid als heel ernstig ervaart. Het omgekeerde komt ook voor: de patiënt voelt zich nauwelijks kortademig, maar heeft slechte gaswaarden. Met andere woorden: meten is belangrijk, maar het klinisch beeld geeft minstens zoveel informatie. De patiënt leert gaandeweg om te gaan met de combinatie van meetgegevens en zijn gevoel, op een zodanige manier dat hij weet hoe ver hij kan gaan en wanneer hij moet stoppen.

Overbelasting

Een belangrijk aandachtspunt is overbelasting. Indien een trainingsprogramma niet op deskundige wijze wordt samengesteld en aangeboden, bestaat het risico dat de patiënt wordt onderbelast (er treden geen trainingseffecten op) of overbelast (er treden schadelijke gevolgen op). Meestal is dit laatste aan de orde. In beide gevallen werkt het uitermate demotiverend om met het programma door te gaan. Dit is zeer frustrerend en de patiënt kan afhaken en terugvallen in passief gedrag: 'Ik moet er maar mee leren leven', 'Het helpt toch allemaal niet'.

Exacerbatie

Teleurstelling, moedeloosheid en zelfs wanhoop zijn emoties die kunnen optreden na exacerbaties. De patiënt is een groot deel van de winst kwijt en heeft het gevoel terug te zijn bij af. Van de kant van de fysiotherapeut vergt deze situatie een goede aanpak. Hij moet niet aankomen met clichés als 'het komt wel goed'. Deskundige uitleg is van belang. Trainingseffecten zijn niet zo snel verdwenen. De motivatie moet weer terugkomen en daartoe gaat men samen weer aan het werk op een aanvankelijk lager niveau (begeleiding en ondersteuning).

Acceptatie

Naarmate het ziektebeeld vordert, komt de patiënt voor diverse moeilijk te accepteren interventies te staan zoals: een loophulp, additioneel zuurstof, rolstoel of scootmobiel en aanpassing van de woning. Het vereist zorgvuldige voorbereiding in samenwerking met andere disciplines om de patiënt te bewegen tot acceptatie van deze stap achteruit, want zo wordt het meestal wel gezien. Bovendien wordt nu duidelijker dan voorheen voor de buitenwereld zichtbaar dat men gehandicapt is. De één zal dit makkelijker aanvaarden dan de ander. Als er echt grote acceptatieproblemen ontstaan, kan ook worden gewacht tot de behoefte vanuit de patiënt vanzelf ontstaat. Men kan de positieve effecten van de maatregel benadrukken, zoals 'Met de rollator kun je zelf boodschappen doen, kun je een stuk verder lopen, ben je minder snel kortademig'.

Eindstadium

Het blijkt in de praktijk dat zelfs mensen die bijna niets meer kunnen, toch iets willen blijven doen. Dit kan bestaan uit lichte oefeningen op de stoel met regelmatige pauzes. In dit eindstadium van de aandoening kan de therapeut veel steun bieden in de vorm van aandacht, massage bij pijnklachten, wat ontspanning en rust brengen, en helpen met het bronchiaal toilet.

Onderdeel van die ondersteuning zijn ook de voorlichting en instructie aan familieleden over hoe ze de patiënt kunnen helpen in praktische zin. Dit vermindert het gevoel van machteloosheid. Het is zeer frustrerend iemand naar adem te zien happen en niets te kunnen doen. Er wordt gaandeweg meer aandacht besteed aan palliatieve zorg bij deze groep patiënten en ook als fysiotherapeut kan men daar een zinvolle bijdrage leveren.

18.5.3 CASUS

De volgende casus illustreert een aantal van de stappen en problemen die zich kunnen voordoen in het therapeutisch proces.

De heer H., 62 jaar, is bekend met een ernstig COPD met een sterke astmatische component. Bij aanvang van de behandeling, in 1996, gebruikte hij al een aanzienlijke hoeveelheid medicatie. Op dat moment slikte hij 15 mg prednison per dag. Verder vernevelde hij viermaal per dag en soms 's nachts nogmaals met andere medicatie. Gemiddeld lag hij tweemaal per jaar in het ziekenhuis met een exacerbatie. De longfunctie was sterk verminderd.
De heer H. deed nauwelijks aan lichaamsbeweging. De loopafstand was een paar honderd meter. Qua kwaliteit van leven scoorde hij slecht op bijna alle domeinen

Voorgeschiedenis

Meneer is altijd een forse gespierde man geweest, die tot zijn 33e jaar als slager heeft gewerkt. Dit was zeker toen een fysiek erg zwaar beroep. Nadat hij een dubbelzijdige pneumothorax kreeg, kon hij dit werk niet meer doen en werd hij volledig afgekeurd. In de jaren erna heeft hij als vrijwilliger veel gedaan voor de lokale voetbalvereniging, zoals de kantine schoonmaken, bardienst enzovoort. Zelf sportte hij niet. Met 45 jaar kon hij ook dit werk niet meer aan en is hij ermee gestopt. Hij is getrouwd en heeft één zoon, die nog thuis woont. Zijn vrouw werkt fulltime.

Therapie

Er werd een aangepast trainingsprogramma voor hem gemaakt met ook een oefenopdracht voor thuis. Het programma bestond uit een combinatie van uithoudingstraining en spierkrachttraining met uiteraard de reeds aangeleerde adequate ademtechniek. Het resultaat was een sterke verbetering van het algemene uithoudingsvermogen en de spierkracht. Zijn zelfmanagement met de aandoening nam toe en de kwaliteit van leven verbeterde aanzienlijk. In de twee jaar daarna is hij eenmaal in het ziekenhuis opgenomen geweest voor een korte infuuskuur.

Na een nieuwe ziekenhuisopname met prednisoninfuus kreeg hij ondraaglijke pijn in de lage rug (osteoporose) en een heftige ontsteking van beide achillespezen. Er was een dramatische afname van de algehele spierkracht. Het was bijna onmogelijk om zelfs maar tien meter te lopen zonder steun.

Het dilemma was dat hervatten van de training noodzakelijk was, maar dat dit door de pijn en zwakte praktisch onmogelijk was. Hij kreeg pijnmedicatie en een rollator om zich enigszins te kunnen verplaatsen.

In deze periode was hij zeer depressief. Alles wat hij zorgvuldig had opgebouwd, was tenietgedaan. Daarnaast vroeg hij zich af hoe het op termijn verder moest – hij zag zichzelf al in een rolstoel zitten. In deze situatie is mentale support door de therapeut erg belangrijk; het lijden erkennen en samen zoeken naar mogelijkheden om toch weer uit het dal te komen. Elke minieme stap vooruit betekende positieve feedback en een aanmoediging door te gaan. (In een dergelijke situatie moeten de doelen niet te hoog worden gesteld.)

Gedurende de jaren erna tot op heden is meneer voor onderhoudsbehandeling gebleven. De prednison kon nooit verder dan tot 10 mg per dag worden afgebouwd. Het gevolg was dat hij op twee plaatsen een impressiefractuur in de wervelkolom opliep en een keer spontaan gebroken ribben bij een hoestbui. Hij onderging ook een longvolumereductie waarbij als complicatie een dubbelzijdige pneumothorax optrad. Hierna heeft hij een paar weken op de intensive care aan de beademing gelegen. Hij is toch goed hersteld. De longfunctie was verbeterd, alleen met trainen moest hij weer van voren af aan beginnen. Dit ging zo goed dat hij in de winter zelfs twee weken op vakantie ging naar Oostenrijk. Zo heeft hij met ups en downs toch een aantal jaren een relatief 'goede kwaliteit van leven' gehad.

De laatste twee jaar gaat het in een sneller tempo achteruit. Hij moet additioneel zuurstof gebruiken. Dit is een moeilijk te verteren stap. Het betekent dat hij altijd een zuurstofapparaat moet meesjouwen. Thuis kookt hij elke dag en doet wat huishoudelijk werk. Verder gaat hij er regelmatig op uit met zijn scootmobiel. Hij heeft ook een opvouwbaar model dat hij in de auto kan meenemen, bijvoorbeeld naar een vakantieadres.

In de dertien jaar dat meneer onder behandeling is, is er een sterke therapeutische relatie opgebouwd. Hij kwam voor therapie toen hij al veel had ingeleverd. Op zo'n moment, als alles in kaart is gebracht, ga je samen de mogelijkheden bekijken om uit het dal te komen. Wat wil hij nog graag en wat ligt binnen de (therapeutische) mogelijkheden? Aan motivatie om er zo veel mogelijk aan te doen, ontbrak het hem niet. Omdat hij thuis niet wilde klagen, bood de therapeut een luisterend oor, ook voor zijn frustraties. Wat voor veel patiënten in deze situatie geldt, gold ook voor hem: zo min mogelijk afhankelijk zijn! Het is wel belangrijk daarbij de realiteit onder ogen te blijven zien. De fysiotherapeut kan het probleem van toenemende invaliditeit niet keren, maar wel adviseren over eventuele praktische oplossingen en hulpmiddelen.
Op dit moment bestaat er uiteraard zorg voor de toekomst. Hoe lang blijft hij de mogelijkheden houden die hij nu heeft? En als het verder achteruit gaat, wat dan? Vragen die spelen zijn: stik ik op een gegeven moment? Wil ik dat mijn leven dan beëindigd wordt? De heer H. heeft het gevoel dat hij hierin door de fysiotherapeut ondersteund wordt en legt nadruk op de kwaliteit van de dag: zolang het (relatief) goed gaat, is het goed.

Deze casus illustreert de zaken waartegen een patiënt met een chronische aandoening – en in dit geval ook veel nevenproblematiek – aan kan lopen en toont aan dat een goede begeleiding, zowel in fysiek als mentaal opzicht, van wezenlijk belang is. Als de zorg niet curatief kan zijn, moet ze erop gericht zijn om zo veel en zo lang mogelijk de integrale gezondheidstoestand te optimaliseren. Patiënten die het fysiek en/of mentaal niet redden, moeten kunnen worden doorverwezen voor aanvullende hulp of zelfs opname in een longrevalidatiecentrum.

Uit deze beschrijving van het diagnostisch en therapeutisch proces bij COPD blijkt dat het methodisch handelen de kwaliteit van de gebruikte interventies zeer ten goede komt. De fysiotherapeut kan een belangrijke functie vervullen in de behandeling van COPD-patiënten, niet alleen door ter zake kundig te zijn, maar ook door in moeilijke perioden mentale steun te geven. Het vermogen tot empathie en kennis van psychologische factoren die een rol spelen in het omgaan met een chronisch ziektebeeld, zijn hierbij minstens even belangrijk als het samenstellen van een goed trainingsprogramma.

Voor studiesteun zie: www.PsychFysio.nl/boek.html

Literatuur

1. Nationaal Kompas Volksgezondheid versie 3.19, 24 september. Bilthoven: RIVM Bilthoven, 2009.
2. Anthonisen NA. Epidemiology and the Lung Health Study. Eur Resp Rev 1997;7(45):202-5.
3. Stivoro. 25 jaar Stivoro: een goed begin: jaarverslag 1999. Den Haag: Stivoro, 2000.
4. KNGF. Richtlijn Chronisch obstructieve longziekten herzien. Amersfoort: KNGF, 2008.
5. Landelijke Eerstelijns Samenwerkings Afspraak COPD, Utrecht: NHG en NPI, 2007.
6. McSweeny AJ, Grant I, Heaton RK et al. Life quality of patients with chronic obstructive pulmonary disease. Arch Intern Med 1982;142:473-8.
7. Guyatt GH, Thompson PJ, Berman LB et al. How should we measure function in patients with chronic heart and lung disease? J Chron Dis 1985;38:517-24.
8. Okubadejo AA, Jones PW, Wedzicha JA. Quality of life in patients with chronic obstructive pulmonary disease and severe hypoxaemia. Thorax 1996;51:44-7.
9. Wijkstra PJ, Vergert EM, Mark TW van de et al. Relation of lung function, maximal inspiratory pressure, dyspnoea and quality of life with excercise capacity in patients with chronic obstructive respiratory disease. Thorax 1994;49:468-72.
10. Bodner ME, Dean E. Advice as a smoking cessation strategy: A systematic review and implications for physical therapists. Physiotherapy Theory and Practice 2009;25(5-6):369-407.
11. Van Manen et al. Added value of co-morbidity in predicting health-related quality of life in copd patients. Respiratory Medicine 2001;95:496-504.
12. Schrier AC, Dekker FW, Kaptein AA, Dijkman JH. Quality of life in elderly patients with chronic nonspecific lungdisease seen in family practice. Chest 1990;98:894-9.
13. Guyatt, GH, Berman LB, Townsend M, Pugsley SO, Chambers LW. A measure of quality of life for clinical trials in chronic lung disease. Thorax 1987;42(10):773-8.
14. Molen T van der, Willemse BW, Schokker S, Hacken NH ten, Postma DS, Juniper EF. Development, validity and responsiveness of the Clinical COPD Questionnaire. Health Qual Life Outcomes 2003;(1):13.
15. Maurer J, Rebbapragada V, Borson S, Goldstein R, Kunik ME, Yohannes AM, Hanania NA. Anxiety and Depression in COPD: Current Understanding, Unanswered Questions, and Research Needs. Chest 2008;134:43-56.
16. Howard C, Hallas CN, Wray J, Carby M. The relationship between illness perceptions and panic in chronic obstructive pulmonary disease. Behaviour Research and Therapy 2009;47(1):71-6.
17. Moss-Morris et al. The revised illness perception questionnaire Psychology and Health 2002;17(1):1-16.
18. Dekkers F. Patiëntenvoorlichting: de onmacht en de pijn. Baarn: Ambo, 1981.

19. Hoenen JAJH, Tielen LM, Willink AE. Patiëntenvoorlichting stap voor stap: suggesties voor de huisarts voor de aanpak van patiëntenvoorlichting in het consult. Utrecht/Assen: Uitgeverij voor gezondheidsbevordering, Stichting O&O, 1988.
20. Burgt M van der, Verhulst F. Doen en blijven doen. Patiëntenvoorlichting in de paramedische praktijk. Houten/Diegem: Bohn Stafleu Van Loghum, 1996.
21. Jacobson E. Progressive relaxation. 2nd ed. Chicago: University of Chicago press, 1938.
22. Schultz JH. Das autogene training. Konzentrative selbstentspannung. Versuch einer klinisch-praktischen darstellung. Georg Thieme Verlag: Stuttgart (17 unveränderte auflage), 1982.
23. ICF, Nederlandse vertaling 'International Classification of Functioning, Disability and Health', Houten: Bohn Stafleu van Loghum, 2002:291.
24. Langer D et al. A clinical practice guideline for physiotherapists treating patients with chronic obstructive pulmonary disease based on a systematic review of available evidence. Clinical Rehabilitation 2009;23:445-62.

Burnout

Prof. dr. A.B. Bakker en A. Mulder

19.1 Inleiding

Onder pijnpatiënten in de eerste lijn komt een verhoogd percentage burnout voor (1). Fysiotherapeuten kunnen – onder meer door de aard van hun werk – ook zelf worden geconfronteerd met burnout. Dat maakt burnout tot een relevant thema binnen de fysiotherapie. In paragraaf 19.2 wordt het begrip burnout gedefinieerd en een aantal duidelijk zichtbare burnoutsymptomen besproken. Voorts worden veelgenoemde oorzaken van burnout samengevat in een theoretisch en empirisch onderbouwd model: het zogenoemde *Job Demands-Resources*-model. In paragraaf 19.3 wordt met concrete voorbeelden aangegeven welke rol fysiotherapie kan spelen in de preventie en reductie van burnout.

19.2 Definitie, symptomen en oorzaken

Prof. dr. A.B. Bakker

Recent onderzoek maakt duidelijk dat betaalde arbeid een zware wissel kan trekken op de gezondheid van werknemers. Volgens schattingen van het Centraal Bureau voor de Statistiek raakt één op de tien werknemers 'opgebrand' (2). Hoewel uit eigen onderzoek blijkt dat deze schattingen aan de hoge kant zijn (3), is duidelijk dat burnout een belangrijk probleem voor organisaties is. Afgezien van de kosten voor ziekteverzuim, geldt dat opgebrande medewerkers zich in de periode voordat ze uitvallen reeds minder goed kunnen concentreren en mede daardoor minder goed presteren (4). De rekening die de samenleving hiervoor elk jaar krijgt gepresenteerd, loopt in de honderden miljoenen euro's. Deze kosten – in termen van welzijn en geld – onderstrepen het belang van interventieprogramma's die zich richten op de preventie en reductie van burnout. Dergelijke programma's zijn in potentie vooral effectief wanneer ze zich richten op de belangrijkste oorzaken van burnout in arbeidsorganisaties.

19.2.1 WAT IS BURNOUT?

Burnout (letterlijk: 'opbranden') is een syndroom van emotionele uitputting, depersonalisatie en verminderde persoonlijke bekwaamheid, dat vooral lijkt voor te komen bij mensen die beroepsmatig met andere mensen werken (5, 6, 7). De accu is leeg, patiënten of cliënten zijn nummers geworden en men heeft het gevoel dat men tekortschiet in het werk. Emotionele uitputting verwijst naar mentale en fysieke vermoeidheid. Iemand heeft het gevoel helemaal 'leeg' te zijn doordat alle reserves zijn verbruikt. Als gevolg van deze emotionele uitputting zullen veel professionele dienstverleners zichzelf proberen te beschermen door afstand te nemen van hun patiënten of cliënten (8). Deze afstandelijkheid wordt depersonalisatie of cynisme genoemd. Kenmerkend hierbij is een negatieve, cynische houding ten opzichte van het werk en ten aanzien van de mensen met wie men beroepsmatig te maken heeft. Cliënten of patiënten worden als onpersoonlijke objecten beschouwd en als zodanig behandeld. Ten slotte worden ook de eigen werkprestaties negatief beoordeeld; men heeft het gevoel niet meer naar behoren te functioneren en geen waardevolle dingen meer te bereiken in het werk. Dit in twijfel trekken van de eigen deskundigheid vormt het derde aspect van burnout: verminderde persoonlijke bekwaamheid. De opvatting dat men niet goed functioneert, gaat vaak gepaard met een verminderd gevoel van eigenwaarde (9).

Het is niet toevallig dat burnout vooral voorkomt bij mensen in dienstverlenende beroepen, zoals artsen, verpleegkundigen en leerkrachten (3). Burnout komt ook voor onder fysiotherapeuten, zij het minder vaak dan onder huisartsen of verpleegkundigen (10). Ongeveer vijf procent van alle fysio- of manueel therapeuten zou een burnout hebben (11). De aanhoudende intensieve en potentieel emotioneel belastende contacten die zo kenmerkend zijn voor deze beroepen, maken dat bij velen het aanvankelijke enthousiasme na verloop van tijd omslaat in gevoelens van irritatie en vermoeidheid. Zo zal de huisarts die het eerst als een uitdaging zag om zijn patiënten te helpen bij hun ziekte, bij voortdurende confrontatie met lastige en ontevreden patiënten het gevoel krijgen dat hij weinig terugziet van de energie die hij in zijn werk steekt (8). Op soortgelijke wijze kan het heilige vuur van een jonge onderwijzeres worden gedoofd, wanneer ze merkt dat haar leerlingen niet zozeer haar les volgen omdat ze het vak zo leuk vinden, maar veeleer omdat ze dat nu eenmaal moeten (12). Dergelijke burnoutprocessen worden versterkt wanneer een persoon op een defensieve manier omgaat met de spanningen op het werk door zich psychologisch terug te trekken. Het gevolg hiervan is dat hij apathisch en cynisch wordt, slechter gaat presteren op het werk en allerlei lichamelijke klachten ontwikkelt (13). Het is overigens belangrijk om op te merken dat hoewel burnout relatief veel voorkomt in zogenoemde contactuele beroepen, studies bij onder meer technici, verkeersleiders en productiepersoneel laten zien dat het in alle beroepen kan voorkomen (5, 6, 7).

19.2.2 BURNOUTSYMPTOMEN

Burnout blijkt zich op een groot aantal manieren te kunnen manifesteren. Schaufeli en Enzmann (13) noemen meer dan honderd symptomen die in verband worden gebracht met burnout. Deze zijn onder te verdelen in vier categorieën: psychische symptomen, fysieke symptomen, gedragssymptomen en problematische attitudes.

Schaufeli en Buunk (14) maken een onderscheid naar psychische symptomen die depressief, agressief of cognitief van aard zijn. Voorbeelden van de eerste groep symptomen zijn emotionele uitputting, een verminderd gevoel van eigenwaarde en gevoelens van hopeloosheid en teleurstelling. Voorbeelden van agressief getinte symptomen zijn snelle irritatie en gevoelens van frustratie, achterdocht en wrok. Voorbeelden van cognitieve burnoutsymptomen zijn een verminderde concentratie en rusteloosheid.

Ook fysieke burnoutsymptomen kunnen worden onderverdeeld in drie groepen. De eerste groep betreft allerlei vage spanningsklachten, zoals hoofdpijn, misselijkheid en pijnlijke spieren. De meest kenmerkende lichamelijke klacht die door de meeste auteurs in verband wordt gebracht met burnout, is extreme vermoeidheid of chronische uitputting (14). In de tweede groep fysieke symptomen treffen we typische psychosomatische ziektebeelden aan, zoals maagzweren, maag-darmstoornissen en hartklachten. Ten slotte wordt er een aantal fysiologische stressreacties in verband gebracht met burnout, zoals een verhoogde ademhaling- en hartfrequentie, een hoge bloeddruk en een verhoogde cholesterolspiegel in het bloed.

Gedragssymptomen van burnout kunnen zowel betrekking hebben op het gedrag in het algemeen als op het specifieke gedrag van mensen in arbeidsorganisaties. De individuele gedragssymptomen vloeien voort uit de verhoogde staat van opwinding waarin iemand die lijdt aan het burnoutsyndroom verkeert, zoals hyperactiviteit en buitensporig gebruik van sigaretten, alcohol en koffie. Kenmerken van het gedrag in een organisatie zijn bijvoorbeeld een verminderde productiviteit en een hoger ziekteverzuim (15, 16).

Een van de meest zichtbare symptomen van burnout is de negatieve, cynische en onverschillige houding tegenover de mensen met wie men in het werk heeft te maken (cliënten, collega's, leerlingen, passagiers enzovoort). Dergelijke problematische attitudes zijn vooral funest in contactuele beroepen, waarin de vertrouwensrelatie de basis vormt van professioneel handelen. Dit werd duidelijk aangetoond in een longitudinale studie onder huisartsen (8). De resultaten van dit onderzoek lieten zien dat burnout op tijdstip 1 een ongewenst effect had op het aantal en de ernst van de negatieve patiëntinteracties op tijdstip 2 (vijf jaar later). De opgebrande huisartsen leken door hun gedrag lastige interacties met hun patiënten over zichzelf af te roepen. Deze bevindingen suggereren dat burnout de kwaliteit van de zorgverlening kan aantasten. Daarnaast is gebleken dat werknemers elkaar met hun burnout kunnen besmetten (17). Dit houdt in dat men de negatieve attitudes en de vermoeidheidsverschijnselen van elkaar overneemt, via een onbewust proces van imitatie of via een bewust proces van inleving in anderen. De besmettelijkheid van burnout is ook in de gezondheidszorg aangetoond, namelijk bij artsen (18) en verpleegkundigen (19).

19.2.3 OORZAKEN VAN BURNOUT: HET JOB DEMANDS-RESOURCES-MODEL

Het onderzoek naar burnout heeft in de afgelopen dertig jaar een lange lijst van oorzaken opgeleverd (20, 7, 13). Bovendien lijkt het erop dat elke beroepsgroep haar eigen specifieke 'risicofactoren' kent. Waar voor stewardessen burnout vooral wordt veroorzaakt door de incongruentie tussen de gevoelens die men openlijk kan uiten ten opzichte van passagiers en wat men daadwerkelijk voelt (emotionele dissonantie) (21), blijkt voor huisartsen de frequentie van contacten met lastige patiënten een van de belangrijkste voorspellers van burnout (8), terwijl voor productiemedewerkers de combinatie van een hoge werkdruk en een gebrek aan autonomie de boosdoener is (22).

Een centrale assumptie in het Job Demands-Resources-model (JD-R-model) is dat elke beroepsgroep mogelijk haar eigen oorzaken van burnout kent, maar dat deze oorzaken te modelleren zijn in een algemeen toepasbaar en theoretisch onderbouwd model. Het principe van het JD-R-model is op abstract niveau vergelijkbaar met de principes uit het *Demand-Control*-model (23). Volgens Karasek zal werkdruk vooral een ongewenst effect hebben op stressreacties (zoals burnout) wanneer werknemers slechts beperkt invloed kunnen uitoefenen op de invulling van hun werkzaamheden. Het uitgebreide *Demand-Control-Support*-model (DCS-model) (24) stelt dat ook een gebrek aan sociale steun van collega's ervoor zorgt dat werkdruk leidt tot verhoogde stress. Voorts wordt aangenomen dat mensen zich vooral zullen ontplooien in een werkomgeving waarin een grote hoeveelheid activiteiten (werkdruk) gepaard gaat met voldoende autonomie en sociale steun. Ook het DCS-model kent echter zijn beperkingen, omdat het de werkomgeving probeert te modelleren in slechts drie kenmerken (werkdruk, controle en sociale steun).

Het JD-R-model (25) onderkent dat spaarzaamheid een belangrijk kenmerk is van elk onderzoeksmodel, maar ook dat mensen in verschillende beroepsgroepen verschillende taakeisen en hulpbronnen kunnen tegenkomen. Voorbeelden van dergelijke taakeisen zijn een hoge werkdruk, een zware fysieke belasting, rolconflicten en interacties met lastige cliënten. Voorbeelden van hulpbronnen zijn autonomie en sociale steun, maar ook waardering door anderen, ontplooiingsmogelijkheden en feedback over hoe men functioneert. Volgens het JD-R-model kan een verstoorde balans tussen taakeisen en hulpbronnen dus worden veroorzaakt door een groot aantal verschillende kenmerken van de werkomgeving, die in een relatief eenvoudig model zijn te conceptualiseren (zie figuur 19.1). Te hoge taakeisen in combinatie met te weinig hulpbronnen zijn voorspellend voor burnout. Burnout is op zijn beurt een voorspeller van de gezondheid en de prestaties van werknemers.

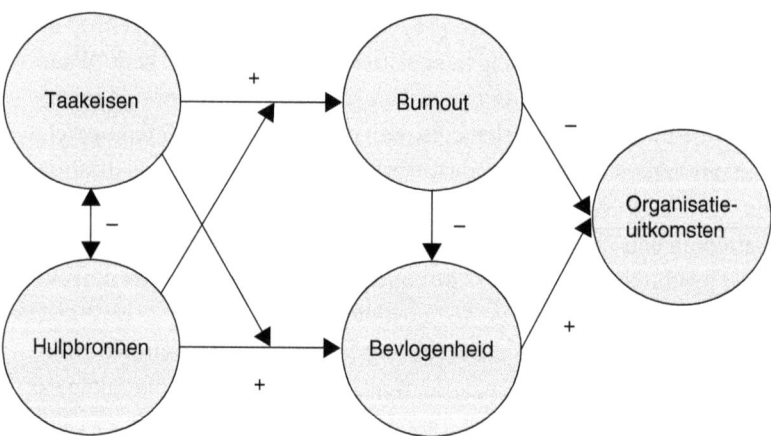

Figuur 19.1 Het Job Demands-Resources-model (25).

In het onderzoek dat de afgelopen tien jaar is uitgevoerd in een aantal verschillende landen (o.a. Nederland, Duitsland, Spanje, Australië, Verenigde Staten) werd bewijs gevonden voor het JD-R-model in steekproeven van verkeersleiders, managers, leerkrachten, verpleegkundigen en productiemedewerkers (25). In dit onderzoek werd in

elk van deze beroepsgroepen steun gevonden voor het JD-R-model.
Interessant hierbij is dat, zoals voorspeld, het belang van specifieke
werkstressoren en energiebronnen voor het voorspellen van burnout
per beroepsgroep verschilt. Hoewel de zogenoemde structurele relaties in het JD-R-model (dat wil zeggen: de verbanden tussen taakeisen,
hulpbronnen en burnout, zie figuur 19.1) steekproefonafhankelijk
bleken, bleek het gewicht van de specifieke werkstressoren en energiebronnen per beroepsgroep te verschillen.

Bovendien bleek dat hulpbronnen zoals autonomie, feedback en
afwisseling in werkzaamheden het ongewenste effect van hoge taakeisen/werkstressoren op burnout kunnen bufferen (26, 27). Xanthopoulou en haar collega's toetsten de JD-R-interactiehypothese bij grote
groepen medewerkers van twee thuiszorginstellingen. De resultaten
toonden onder andere aan dat vrijheid van handelen (autonomie), sociale steun en ontplooiingsmogelijkheden het effect van ongewenste
intimiteiten op burnout konden opvangen. Ook werd duidelijk dat bijvoorbeeld feedback, autonomie en sociale steun het effect van fysieke
taakeisen op vermoeidheid en cynisme konden bufferen. Anders gezegd: als er veel hulpbronnen voorhanden waren, werd het effect van
hoge taakeisen op burnout significant verminderd.

19.2.4 INTERVENTIES

In tegenstelling tot overspanning en depressie is burnout een typisch
werkgebonden probleem (12). Mensen die zijn opgebrand in hun
werk, kunnen bijvoorbeeld nog goed functioneren als voorzitter van
een volleybalclub. Dit betekent dat er volop aanknopingspunten zijn
om burnout te voorkomen of te reduceren. Uit onderzoek blijkt dan
ook dat burnout-bestrijdingsprogramma's hun vruchten kunnen afwerpen (28). Op basis van het JD-R model kan worden beredeneerd
en aangetoond dat burnout en ziekteverzuim kunnen worden teruggedrongen door de interventies af te stemmen op de belangrijkste taakeisen en hulpbronnen.

Tabel 19.1 geeft een overzicht van veelgenoemde interventies bij
werkstress en burnout (29). Zoals in paragraaf 19.3 aan de hand van
een casus zal worden geïllustreerd, kunnen fysiotherapeuten vooral
een belangrijke rol spelen bij de *hantering* van burnout.

Tabel 19.1 Een overzicht van veelgenoemde interventies bij burnout.		
Burnoutreductie	**Burnoutresistentie**	**Burnouthantering**
– vermindering van de arbeidsbelasting	– sociale steun op het werk	– bewustwording
– verbetering van de arbeidsomstandigheden	– scholing en vorming	– stellen van realistische doelen
– verandering van de taak- of organisatiestructuur	– aandacht voor hobby's	– ontspanningsoefeningen
– meer pauzes	– vakspecifieke bijscholing	– workshops en trainingen
– vakantie	– training in samenwerking	– humor
– verbetering van het salaris	– ondersteuning door vrienden en familie	– stoom afblazen
– verandering van de stijl van leidinggeven		
– verandering van werkkring		

19.3 Behandelingsmogelijkheden binnen de psychosomatische fysiotherapie

A. Mulder

19.3.1 INLEIDING

'Mijn lichaam voelt oud en moe', geeft Hans (52 jaar) in de intake aan. Hans, leraar in het bijzonder onderwijs, heeft nek- en rugklachten en sterke hinder van koude- en krampgevoelens in zijn handen en voeten. Hij is een patiënt die voor psychosomatische fysiotherapie is verwezen in verband met zijn lichamelijke spanningsklachten. Hans vertoont de kenmerken van burnout.

In deze paragraaf worden op grond van de praktijkervaring van de auteur en geraadpleegde literatuur mogelijkheden voor behandeling binnen de psychosomatische fysiotherapie uiteengezet.

19.3.2 BEHANDELINGSMOGELIJKHEDEN

Burnout is vooral het gevolg van een disbalans tussen taakeisen en beschikbare hulpbronnen (zie par. 19.2.3). Dit pleit ervoor om interventies gericht op preventie en reductie vooral op organisatieniveau vorm te geven. Fysiotherapeuten hebben in hun dagelijkse praktijk echter vooral met individuele patiënten met burnoutklachten te maken en niet met organisaties. Vandaar dat de fysiotherapeut vooral op persoonsniveau invloed kan uitoefenen.

Bij werknemers met burnout, of een voortschrijdend proces naar burnout, is vaak sprake van een scala aan lichaamsgebonden klachten. Dit is de reden dat zij worden verwezen naar een fysiotherapeut. Patiënten zijn zich bij aanmelding niet altijd bewust dat er bij hen sprake is van burnout. Het is van belang dat de fysiotherapeut in de lichamelijke klachten waarmee de patiënt zich presenteert, het burnoutsyndroom herkent. Als de behandeling zich beperkt tot de lichamelijke klachten, doet men louter aan symptoombestrijding.

Bij burnout is er een parallel te zien tussen de verschijnselen op psychisch niveau en lichamelijk niveau: het lichaam representeert wat zich op psychisch niveau afspeelt. In de psychosomatische fysiotherapie worden het lichamelijk en het psychosociaal functioneren in samenhang onderzocht en behandeld. Dit vormt een goed aangrijpingspunt voor de begeleiding bij burnout.

19.3.3 DIAGNOSTIEK

Burnout is te herkennen aan de lichamelijke symptomen én het verhaal van de patiënt zoals dat in een gerichte biopsychosociaal anamnese naar voren komt. Emotionele uitputting, herkenbaar in uitspraken als 'ik kan niet meer', 'het is helemaal op', 'ik ben totaal uitgeblust', is het hoofdkenmerk van burnout. Er is sprake van zowel mentale als fysieke sterke vermoeidheid. Bij de fysiotherapeut zal de patiënt, behalve deze sterke vermoeidheid, ook pijnklachten (onder meer spierpijnen, spanningshoofdpijn, buikklachten), gewrichtsklachten, slaapstoornissen en algehele gespannenheid presenteren. De andere twee in het oog springende hoofdkenmerken van burnout zijn depersonalisatie (ook wel omschreven als cynisme, afstandelijkheid) en het gevoel van verminderde persoonlijke bekwaamheid (zie par. 19.2). Deze twee kenmerken zijn eveneens lichamelijk terug te vinden. Zo gaat depersonalisatie gepaard met dissociatie van het normale lichaamsbeleven in de vorm van het minder waarnemen van allerlei lichaamssensaties. Soms uit dit zich in het somatiseren van de lichaamssignalen, waarbij de waargenomen klachten aan een ziektebeeld worden toegeschreven. Gevoelens van persoonlijke onbekwaamheid worden dikwijls beleefd als een lichaam dat 'tekortschiet'.

In de anamnese dient men ook alert te zijn op symptomen op gedragsniveau, zoals hyperactiviteit, agressiviteit of terugtrekgedrag, buitensporig gebruik van sigaretten, alcohol en koffie, maar ook slaapmiddelen of drugs. Deze gedragssymptomen vloeien alle voort uit de verhoogde staat van opwinding waarin iemand die lijdt aan het burnoutsyndroom verkeert. Het gedrag is te begrijpen vanuit de FFF-reactie (*fright, flight, fight*): verstarren, vluchten of vechten in reactie op de bedreigende situatie. Dit gedrag veroorzaakt weer verdere afname van vitaliteit.

Persoonsgebonden eigenschappen

Naast genoemde symptomen is het zinvol om te kijken naar persoonsgebonden eigenschappen die iemand meer kwetsbaar maken voor burnout vanuit de werksituatie. In de literatuur worden een aantal eigenschappen, irrationele cognities en gedragspatronen geïdentificeerd die vaak bij burnoutpatiënten voorkomen en in de behandeling aanknopingspunt kunnen zijn voor verandering (29, 30, 31, 29). Feitelijk komen deze eigenschappen in belangrijke mate overeen met de elf persoonskenmerken die Freudenberger al in 1991 noemde (geciteerd in Hoogduin et al., 31). De volgende persoonskenmerken verhogen het risico op burnout:
- neiging tot perfectionisme;
- hard werken;
- plichtsgetrouw zijn;
- toegewijd idealisme;
- ambitieus;
- behoefte zichzelf te bewijzen;
- doelgerichtheid;
- moeite met 'nee' zeggen;
- de eigen grenzen niet kennen;
- meer doen dan kan;
- moeite met delegeren, zichzelf opofferen.

Deze persoonsgebonden eigenschappen gaan vaak gepaard met irrationele cognities of onjuiste opvattingen (31), dat wil zeggen: opvattingen die niet stroken met de werkelijkheid en leiden tot disfunctioneel gedrag. Het belang van het identificeren en veranderen van deze onjuiste opvattingen is onder andere beschreven in de cognitieve therapie (32) en de Rationeel Emotieve Therapie (voor praktische toepassing van de RET, zie bijvoorbeeld Dryden et al., 33). Prestatiedrang, angst om tekort te schieten en een zeer hoog verantwoordelijkheidsgevoel kunnen samengaan met bijvoorbeeld de volgende irrationele cognities:
- Je moet altijd alles perfect doen.
- Het werk is pas af als het af is.
- Elke cliënt/patiënt/klant dient met succes te worden geholpen.
- Als ik niet slaag, moet ik nog beter mijn best doen.
- Zelfrespect is alleen mogelijk via voortdurende prestaties.

Ook ten opzichte van het lichaam lijken bij burnout specifieke cognities te bestaan:
- Het lichaam moet het gewoon altijd doen.
- Het lichaam is ondergeschikt aan mijn willen en moeten.
- Als het lichaam klachten vertoont, is dit een falen (persoonlijk falen).
- Lichamelijke symptomen duiden op een ziekte (somatisatie).

19.3.4 INTERVENTIEMETHODEN EN -TECHNIEKEN
Algemeen
Bij interventies in de individuele hulpverlening is het zinvol om burnout als een proces met onderscheiden fasen te beschouwen. Deze zijn analoog aan de fasen in overspanning (34, 35). In alle fasen van het burnoutproces richt de behandeling zich op het anders leren omgaan met stressbronnen, het vergroten van het eigen draagvermogen en het adequaat reageren op de lichaamssignalen. In de verschillende fasen wordt echter steeds een ander accent gelegd.
- In de *voorfase* is sprake van een langdurige disbalans tussen de investering in het werk en de verwachte opbrengst (zie ook de sociale uitwisselingstheorie in Schaufeli en Bakker, 36, en gevalsbeschrijvingen van Cherniss, 37). Zoals gesteld, gaat er mogelijk aan deze voorfase al een specifieke kwetsbaarheid bij de persoon vooraf (zie Persoonsgebonden factoren in par. 19.3.3). Bij patiënten die in deze fase verkeren, is het van belang de disbalans tussen (werk)stressoren en draagvermogen of beschikbare energie te keren om daarmee erger te voorkomen. Het identificeren van de stressbronnen en de copingmechanismen van de patiënt is belangrijk om een plan van aanpak te kunnen maken. (H)erkenning bij de patiënt dat het gaat om een burnoutproces is een eerste vereiste.
- In de *crisisfase* is de toestand van burnout als eindpunt van een langdurige disbalans ontstaan. De directe stressbronnen zijn vaak niet meer aanwezig – omdat de patiënt inmiddels in de ziektewet zit –, maar op psychisch niveau is de patiënt nog volop bezig met inadequate coping, zoals piekeren. In de aanpak is het belangrijk samen met de patiënt als het ware halt te houden en een toestand van rust te creëren. In deze fase wordt geprobeerd de patiënt weer een normale betrekking tot zijn lichaam te laten krijgen; zowel te grote afstandelijkheid als overbezorgdheid zijn punten van aandacht.
- In de *veranderingsfase* (probleem- en oplossingsfase, 34) is er een begin van vitaliteitherstel. In de behandeling wordt de overgang gemaakt van stilstaan naar een meer actieve aanpak. De revitalisatie

is meer actief, zowel lichamelijk als ten aanzien van het vinden van alternatieve oplossingsstrategieën.
- In de *re-integratiefase* (toepassingsfase, 34) slaagt de patiënt erin zijn verwachtingspatroon ten aanzien van het werk of zichzelf bij te stellen. Soms leidt dit tot het niet meer terugkeren in de oude functie. De houding van de therapeut verandert van meer behandelend naar begeleidend. Het consolideren van geleerde vaardigheden met betrekking tot hantering en leefwijze is het doel.

Voor alle fasen geldt dat hulpverlening op individueel niveau onvoldoende kan zijn om alle factoren te beïnvloeden. Samenwerking respectievelijk afstemming met andere betrokken hulp of nog in te schakelen hulp, zoals de huisarts, de arboarts of andere therapeuten, is zinvol.

In de behandeling is de therapeutische basishouding van groot belang. Patiënten met burnout hebben vaak een negatieve zelfopvatting. Een accepterende, begrijpende, empathische basishouding van de therapeut kan tot meer zelfacceptatie bij de patiënt leiden en hem helpen met het loslaten van het idee persoonlijk te hebben gefaald. Het is belangrijk als therapeut niet te worden verleid tot het bevestigen van het beeld dat de patiënt geeft van gefaald hebben en nog steeds tekortschieten. Een veel werkbaarder uitgangspunt is de aanname dat de afstemming van de eisen zoals de patiënt die heeft ervaren en zijn behoeften en capaciteiten, in disbalans is geraakt, waarbij meestal de eisen het probleem vormen.

Specifieke interventies
Op fysiek niveau

De specifieke interventies van de fysiotherapeut richten zich op fysiek, gedragsmatig en cognitief niveau. Het fysieke niveau is het meest fysiotherapeuteigen en wordt daarom hier als eerste uitgewerkt. Bijvoorbeeld:
- Massage en oefentherapie bij spierpijn/gewrichtspijnklachten ter verbetering van de spier- en gewrichtsfuncties.
- Uitleg van de invloeden van chronische stress bij somatoforme klachten met een angst voor het lijden aan een ernstige ziekte.
- Relaxatietechnieken bij het verminderen van een verhoogde algehele gespannenheid (38). Deze technieken bieden de mogelijkheid tot het doorbreken van de chronische stressarousal. Veeltoegepaste relaxaties in de psychosomatische fysiotherapie zijn de autogene training en de progressieve relaxatie, maar ook adem- en ontspanningsinstructies volgens Van Dixhoorn (39) kunnen hier van nut

zijn. De relaxatiemethodieken kunnen tevens bijdragen aan een cognitieve reconditionering (ook wel herkadering genoemd); de ervaring dat rust prettig en zinvol is versus opvattingen als 'ledigheid is des duivels oorkussen'. Relaxatieoefeningen hebben ook effect op de emotieve-affectieve component: het opnieuw ervaren van een aangenaam gevoel van lichamelijk welzijn. Dit kan een generalisatie geven naar een meer positief zelfgevoel en zelfwaardering, door patiënten vaak uitgedrukt in woorden als: 'ik voel me goed', 'ik ben weer de moeite waard'. Deze zinnen zijn bovendien te gebruiken als een positieve formulering (affirmatie) in de relaxatieoefening.
- Oefeningen uit de aandachttraining of mindfulness(40) om de patiënt meer contact te laten krijgen met zijn lichaam en te leren zijn ervaringen hierbij niet te veroordelen.
- Therapeutische aanraking, bijvoorbeeld vanuit een haptonomische werkwijze (41), voor het herwinnen van een positief zelfgevoel.
- Relaxatie, adviezen en oefeninstructies over aangepaste activiteit en afwisseling van rust voor het herstel van vitaliteit.

Op gedragsmatig niveau
Op dit niveau kunnen adviezen gegeven worden met betrekking tot de leefstijl, lichaamsbeweging, rust/ontspanning, koffie/alcoholgebruik, enzovoort. Deze adviezen moeten aansluiten bij de op dat moment aanwezige vitaliteit van de patiënt en die is aanvankelijk zeer laag. Hierbij dient de therapeut ervoor te waken de patiënt aan te spreken op zijn oude drang 'te moeten presteren'.

Op cognitief niveau
Op het niveau van de cognities kan de fysiotherapeut irrationele cognities van de patiënt aan hem voorleggen en de consequenties ervan bespreken (42). De therapeut kan de patiënt helpen meer rationele cognities te formuleren, zoals 'fouten maken is menselijk'. Ook de eerder genoemde irrationele cognities met betrekking tot het lijf moeten worden vervangen door cognities als: 'vermoeidheid (c.q. pijn) is een signaal van je lichaam dat vertelt hoe het met je gesteld is' en 'het lichaam schiet niet tekort, maar geeft grenzen aan. Dit beschermt ook tegen te ver doorgaan'.

19.3.5 CASUÏSTIEK

Hans
Hans, leraar in het speciaal onderwijs voor zeer moeilijk opvoedbare kinderen, wordt verwezen via de huisarts in verband met sterke lichaamsklachten en lage vitaliteit. Op het moment van aanmelding zit hij een halfjaar in de ziektewet en wordt hij al enige tijd begeleid door de schoolbegeleidingsdienst.
Hans toont in het eerste gesprek niet duidelijk zijn emoties, maar hij is voelbaar gespannen. Hij zit met de schouders opgetrokken. Regelmatig balt hij zijn vuisten en zet hij zijn voeten schrap tegen de stoelpoten. Zijn klachten zijn extreme vermoeidheid, nek- en schouderpijn en sterke hinder van koude voeten en tintelende vingers. Grondig medisch onderzoek heeft, behoudens wat artrose cervicaal, niets opgeleverd wat de klachten afdoende kan verklaren. Fysio- en manuele therapie hebben in het verleden steeds slechts één à twee dagen geholpen.
Uit het verhaal van Hans blijkt dat hij al lange tijd een disbalans ervoer tussen de draaglast (taakeisen) in zijn werk en zijn draagkracht. In het ZMOK-onderwijs was hij de laatste jaren vooral bezig met opvoeden en grenzen stellen, terwijl zijn hart ligt bij het overdragen van kennis. Hij uit zich zeer cynisch over de normloosheid van de jeugd.
Nadat hij in de ziektewet was beland, was er aanvankelijk een afname van zijn lichamelijke klachten. Geleidelijk aan zijn de pijnklachten weer toegenomen. Hij voelt zich nu passief, lusteloos, blijft lang in bed liggen. Ook rookt en drinkt hij veel meer. Hans geeft als hulpvraag aan dat hij van zijn pijnklachten af wil.
Uit het *lichamelijk onderzoek* komen bij het bewegingsonderzoek veel pijn en stijfheid naar voren in met name nek-/schouder- en rugbewegingen. Bij palpatie van de nek-, schouder-, middenrug- en kuitmusculatuur wordt een pijnlijke hypertonie gevonden. Tevens valt op dat hij weinig sensorisch-affectief bewust is vanuit zijn lichaam, vooral voor aanraking.

Diagnostische overwegingen
Er is sprake van burnout met specifieke werkgerelateerde stressbronnen, die zijn gelegen in het conflict tussen zijn taken en zijn persoonlijke eigenschappen en deskundigheid. Aangezien de lichaams- en overige spanningsklachten na een aanvankelijke afname weer zijn toegenomen, lijkt een stagnatie in de crisisfase

te bestaan. Zijn lichaamshouding getuigt van een 'gestolde frightreactie': patiënt houdt, circa zes maanden nadat hij in de ziektewet is terechtgekomen, zijn lijf alsof er elk moment nog directe bedreiging bestaat. Hij maakt een gedissocieerde indruk, zowel wat zijn emoties betreft als ten opzichte van zijn lichaam. Ook ten aanzien van hervatting van zijn werk uit hij zich zeer afstandelijk. Zijn hulpvraag is een puur somatische.

Behandelplan
Bovenstaande bevindingen worden met Hans besproken. Hoewel hij moeite heeft zich over zijn toestand te uiten, herkent hij zich wel in het geschetste beeld. De volgende behandeldoelen worden overeengekomen:
– patiënt meer betrekken bij zijn lichaam door lichamelijke bewustwording en het leren differentiëren van spierspanning/ontspanning;
– pijnvermindering van genoemde regio's door middel van haptonomische massage;
– algehele spierspanningvermindering, door instructie van relaxatieoefeningen;
– leefstijladviezen ten aanzien van inspanning en rust.
Huisarts en schoolbegeleidingsdienst worden op de hoogte gesteld van het plan van aanpak.

Beloop
Na de vijfde behandeling geeft Hans aan zich beter bewust te zijn van zijn lichamelijke signalen. Hij kan zich beter ontspannen en ervaart duidelijk minder pijn en spanningsklachten (eveneens zichtbaar in een patiëntspecifieke spanningsklachtenlijst). Hij voelt zich nog wel heel vermoeid. Hans neemt een lange vakantie van zes weken, waarin hij zich voor het eerst sinds jaren echt kan ontspannen. Hij voelt zich nadien veel vitaler.
In overleg met de arboarts gaat Hans vijf maanden na aanvang van de therapie op arbeidstherapeutische basis aan het werk. De werkinhoud is aangepast: hij gaat leerlingen individueel begeleiden. De behandeling richt zich in deze fase op het leren hanteren van optredende spanningssignalen in relatie tot het werk. Na ongeveer een jaar vindt Hans een aanstelling voor vijftig procent op een VMBO. Voor de overige vijftig procent is hij arbeidsongeschikt verklaard. Hij vindt het werk prettig: 'Het is weer echt

lesgeven.' Hij kan zijn werkresultaten ook meer relativeren dan vroeger.
Er worden nog drie afspraken gemaakt in een frequentie van eenmaal per zes weken ter bestendiging van het resultaat, waarna wordt afgesloten. Hij bericht een jaar na afloop van de behandeling dat hij naast het lesgeven, een aanstelling in de roosterplanning heeft en weer fulltime werkt en klachtenvrij is.

Discussie
Bij Hans was naast de depersonalisatie ook op lichamelijk niveau sprake van dissociatie. Erkenning dat er sprake was van burnout hielp hem zijn lichaamsklachten te begrijpen. Hem meer betrekken bij zijn lichaam, gaf hem snel weer vitaliteitherstel. Hierna was hij in staat passender werk aan te gaan.

19.3.6 SLOTBESCHOUWING
De psychosomatisch werkende fysiotherapeut kan een zinvolle bijdrage leveren aan het herstel van patiënten met een burnoutsyndroom. Specifiek voor de psychosomatische fysiotherapie is dat de lichamelijke aspecten van burnout in samenhang met het psychosociaal functioneren van de patiënt worden behandeld. Belangrijk is om in het lichamelijk klachtenbeeld het beeld van burnout te herkennen, de specifieke stressoren te inventariseren alsmede de aanwezige en mogelijke hulpbronnen, en de behandeling te richten op de beïnvloedbare factoren op het individueel niveau. Waar mogelijk, stemt de fysiotherapeutische hulp zich af op andere hulp rond de patiënt en zijn werksituatie.
Oefentherapie, adviezen met betrekking tot lichamelijke activiteiten en aanrakende interventies kunnen de patiënt opnieuw betrekken bij zijn lichaam en hem leren zijn behoeften gewaar te worden en serieus te nemen. Dit heeft ook op cognitief niveau een positieve invloed. Patiënten rapporteren vaak dat de lichaamsgerichte behandeling tot meer zelfacceptatie heeft geleid.
Zoals gesteld in de inleiding, kunnen fysiotherapeuten ook zelf geconfronteerd worden met burnout. De psychosomatisch fysiotherapeut begeleidt patiënten met complexe problematiek. Dit is doorgaans bevredigend, maar vergt wel veel. Daarnaast heeft de fysiotherapeut door toegenomen regelgeving en kwaliteitseisen er steeds meer taak(eisen) bij gekregen. De kans op burnout als uitkomst van de balans tussen taakeisen en hulpbronnen neemt hiermee toe. Supervisie – inmiddels

in de herregistratie-eisen voor psychosomatische fysiotherapeuten opgenomen – biedt de mogelijkheid om alle aspecten uit het Job Demands-Recources-model (zie par. 19.2.3) aan de orde te laten komen en de relatie tussen taakeisen en hulpbronnen gunstig te beïnvloeden. De eerste ervaringen van de auteur als supervisor bij begeleiding van dreigende burnout bij vakgenoten zijn positief.

Voor studiesteun zie: www.PsychFysio.nl/boek.html

Literatuur

1. Soares JJF, Jablonska B. Psychosocial experiences among primary care patients with and without musculoskeletal pain. European Journal of Pain 2004;8:79.
2. Hupkens C. Depressiviteit en stress op het werk. Webmagazine 19 januari 2004 Voorburg/Heerlen: Centraal Bureau voor de Statistiek, 2004. http://www.cbs.nl/nl/publicaties/artikelen/algemeen/webmagazine/artikelen/2004/1383k.htm.
3. Bakker AB, Schaufeli WB, Dierendonck D van. Burnout: Prevalentie, risicogroepen en risicofactoren. In: Houtman ILD, Schaufeli WB, Taris T, editors. Psychische vermoeidheid en werk: Cijfers, trends en analyses. Alphen a/d Rijn: Samsom, 2000b:65-82.
4. Demerouti E, Blanc PM le, Bakker AB, Schaufeli WB, Hox J. Present but sick: A three wave study on job demands, presenteeism and burnout. Career Development International 2009;14:50-68.
5. Bakker AB, Demerouti E, Schaufeli WB. Validation of the Maslach Burnout Inventory – General Survey: An Internet study. Anxiety, Stress, and Coping 2002;15:245-60.
6. Demerouti E, Bakker AB. The Oldenburg Burnout Inventory: A good alternative to measure burnout and engagement. In: Halbesleben J, editor. Handbook of stress and burnout in health care. Hauppauge NY : Nova Science Publishers, 2008:65-78.
7. Maslach C, Schaufeli WB, Leiter MP. Job burnout. Annual Review of Psychology 2001;52:397-422.
8. Bakker AB, Schaufeli WB, Sixma H, Bosveld W, Dierendonck D van. Patient demands, lack of reciprocity, and burnout: A five-year longitudinal study among general practitioners. Journal of Organizational Behavior 2000c;21:425-41.
9. Maslach C. Burnout: A multidimensional perspective. In Schaufeli WB, Maslach C, Marek T, editors. Professional burnout: Recent developments in theory and research. New York: Taylor & Francis, 1993:19-32.
10. Kersten JWET, Zee J van der, Abrahamse HPH, Sixma HJM. Fysiotherapeuten kijken vooruit! Gezondheid en welbevinden. Nederlands Tijdschrift voor Fysiotherapie 1997;107:96-101.
11. Vries TA de, Hoogstraten J. Burnout bij fysio-manueeltherapeuten in Nederland. Nederlands Tijdschrift voor Fysiotherapie 1999;109:90-5.
12. Bakker AB, Schaufeli WB, Demerouti E, Janssen PPM, Hulst R van der, Brouwer J. Using equity theory to examine the difference between burnout and depression. Anxiety, Stress and Coping 2000a;13:247-68.
13. Schaufeli WB, Enzmann D. The burnout companion to study and practice: A critical analysis. Londen: Taylor & Francis, 1998.

14. Schaufeli WB, Buunk AP. Burnout. In: Winnubst JAM, Schbracq MJ, editors. Handboek arbeid en gezondheidspsychologie. Utrecht: Lemma, 1992:160-79.
15. Bakker AB, Emmerik H van, Riet P van. How job demands, resources, and burnout predict objective performance: A constructive replication. Anxiety, Stress, and Coping 2008;21:309-24.
16. Taris TW. Is there a relationship between burnout and objective performance? A critical review of 16 studies. Work and Stress 2006;20:316-34.
17. Bakker AB, Westman M, Emmerik IJH van. Advancements in crossover theory. Journal of Managerial Psychology 2009, 3:206-19.
18. Bakker AB, Schaufeli WB, Sixma H, Bosveld W. Burnout contagion among general practitioners. Journal of Social and Clinical Psychology 2001;20:82-98.
19. Bakker AB, Blanc PM le, Schaufeli WB. Burnout contagion among nurses who work at intensive care units. Journal of Advanced Nursing 2005;51:276-87.
20. Halbesleben JRB, editors. Handbook of stress and burnout in health care. Hauppauge NY: Nova Science Publishers, 2008.
21. Heuven E, Bakker AB, Schaufeli WB, Huisman N. The role of self-efficacy in performing emotion work. Journal of Vocational Behavior 2006;69:222-35.
22. Demerouti E, Bakker AB, Nachreiner F, Schaufeli WB. The Job Demands-Resources model of burnout. Journal of Applied Psychology 2001;86:499-512.
23. Karasek RA Jr. Job demands, decision latitude, and mental strain: Implications for job design. Administrative Science Quarterly 1979;24:285-308.
24. Johnson JV, Hall EM. Job strain, work place social support and cardiovascular disease: A cross sectional study of a random sample of the Swedish working population. American Journal of Public Health 1988;78:1336-42.
25. Bakker AB, Demerouti E. The Job Demands-Resources model: State of the art. Journal of Managerial Psychology 2007; 22:309-28.
26. Bakker AB, Demerouti E, Euwema MC. Job resources buffer the impact of job demands on burnout. Journal of Occupational Health Psychology 2005;10:170-80.
27. Xanthopoulou D, Bakker AB, Dollard MF, Demerouti E, Schaufeli WB, Taris TW, Schreurs PJG. When do job demands particularly predict burnout? The moderating role of job resources. Journal of Managerial Psychology 2007;22:766-86.
28. Klink JJL van der, Blonk RWB, Schene AH, Dijk FJH van. The benefits of interventions for work related stress. American Journal of Public Health 2001;91:270-86.
29. Schaufeli WB. Opgebrand. Achtergronden van werkstress bij contactuele beroepen: het burnoutsyndroom. Rotterdam: Donker, 1990.
30. Bakker AB, Zee KI van der, Lewig KA, Dollard MF. The relationship between the Big Five personality factors and burnout: a study among volunteer counselors. The Journal of Social Psychology 2006;146:31-50.
31. Hoogduin CAL, Schaufeli WB, Schaap CPDR, Bakker AB. Behandelingsstrategieën bij burnout. Houten: Bohn Stafleu van Loghum, 2001.
32. Beck JS, Basisboek Cognitieve Therapie. Baarn: HB uitgevers, 2000.
33. Dryden W, DiGiuseppe R. Rationeel emotieve therapie, stap voor stap. Lisse: Swets & Zeitlinger, 1994.
34. Klink JJL van der, Terluin B, Hoogduin CAL. Interventies gericht op het individu. In: Klink JJL van der, Terluin B, editors. Psychische problemen en werk. Houten: Bohn Stafleu van Loghum, 2005:47-82.
35. Mulder A. Overspanning nader beschouwd. Tijdschrift voor psychosomatische fysiotherapie 1998;2:26-34.
36. Schaufeli WB, Bakker AB. Burnout en bevlogenheid. In: Schaufeli WB, Bakker AB, editors. De psychologie van arbeid en gezondheid. Houten: Bohn Stafleu van Loghum, 2007:341-59.
37. Cherniss C. Beyond Burnout. New York: Routledge, 1995.

38. Lehrer PM, Woolfolk RL, Sime WE. Priciples and Practice of stress management. third rev. edition. New York: Guilford Publications, 2007.
39. Dixhoorn JJ van. Ontspanningsinstructie. Maarsen: Elsevier/Bunge, 2001.
40. Kabat-Zinn J. Handboek meditatief ontspannen, effectief programma voor het bestrijden van pijn en stress. Amsterdam: HJW Becht's Uitgevers-Maatschappij, 2000.
41. Leahy RL, Technieken van cognitieve therapie; een gids voor therapeuten. Amsterdam: Nieuwezijds BV, 2004.
42. Veldman FR. In contact zijn, authentieke haptonomie, een andere kijk op hulpverlenen. Assen: Van Gorcum, 2004.

Het chronische-vermoeidheidssyndroom

Prof. dr. E. Neerinckx

20.1 Het gaat niet goed met het lichaam

In zijn bijzonder aan te bevelen boek *Anthropologie du corps et modernité* kijkt de Franse antropoloog en socioloog David Le Breton enigszins verbaasd naar de ambivalente verhouding die de huidige westerse mens met zijn lichaam ontwikkelt:

> *Mensen verbruiken vandaag veeleer zogenaamde 'zenuwenergie' dan wel 'lichaamsenergie'. Hieruit is een opsplitsing ontstaan tussen 'goede vermoeidheid' (die te maken heeft met fysieke inspanning) versus 'slechte vermoeidheid' (die verwijst naar het teren op zijn zenuwen).*

Even later concludeert hij dat:

> *(...) aangezien dat lichaam verstoken blijft van elementaire beweging, het een bron van voortdurende bezorgdheid is geworden* (1).

Anders gezegd, de 21e-eeuwer gebruikt zijn lichaam nog nauwelijks, maar maakt er zich wel voortdurend zorgen over. Artsen en andere hulpverleners zullen het geweten hebben: we zijn moe en we hebben pijn, en zij worden geacht hiervoor (liefst stante pede) een oplossing te bieden.
Ook de Canadese historicus Edward Shorter doet een gelijkaardige vaststelling. In *From paralysis to fatigue* besluit hij dat *pain and fatigue are the great somatoform symptoms at the end of the twentieth century* (2). De voedingsbodem hiervoor zoekt hij op meerdere vlakken. Ten eerste, stelt hij, wordt onze huidige cultuur gedomineerd door een soort collectieve hypervigilantie ten aanzien van lichamelijke gewaarwordingen; lichamelijkheid is het speelveld geworden van allerhande dieet-

goeroes, fitnessexperts, om nog te zwijgen van esthetisch chirurgen en *photoshoppers*. De angst af te wijken van de norm blijkt zo groot dat lichamelijke veranderingen zeer snel dreigen te worden vertaald in symptomen. En precies diegene waarbij dan hulp wordt gezocht, in casu de arts, is de afgelopen decennia zijn aureool van onaanvechtbare autoriteit in toenemende mate kwijtgeraakt. De mondige patiënt aanvaardt immers niet langer twijfel of (genuanceerde) adviezen die geen snel succes garanderen, 'want ik heb toch op internet gelezen dat...'. Alhoewel correcte informatie uiteraard alleen maar kan worden toegejuicht, lijken velen te vergeten dat de massamedia een simpele (spectaculaire) boodschap veelal verkiezen boven een complex wetenschappelijk en genuanceerd verhaal. Het is daarom niet verbazend dat twijfel of een afwachtende houding bij de medicus – bij vage lichamelijke klachten zoals vermoeidheid meer regel dan uitzondering – hem niet zelden als gebrek aan deskundigheid worden aangerekend. Daarnaast wijst Shorter op veranderde sociale verhoudingen. Door de fragmentatie van de familiale en sociale structuren krijgt het individu veel minder feedback omtrent de betekenis van zijn lichamelijke gewaarwordingen dan in een maatschappij waarin diverse generaties samenleven. Met andere woorden: de collectieve, op ervaring opgebouwde en via directe contacten overgeleverde wijsheid over ziekte en gezondheid dreigt verloren te gaan voor het meer geïsoleerd levende individu. Voor de interpretatie van zijn lichamelijke gewaarwordingen wordt hij daarom weer teruggeworpen op de arts of de media. En dat is een uiterst precair samenwerkingsverband, want noch de arts, noch de media houden van zogenoemde psychosomatische klachten, en de patiënten al evenmin (3). Klachten waarvan wordt verondersteld dat psychosociale factoren een bepalende rol spelen, en waarvoor veelal weinig overtuigende 'objectieve (lichamelijke) afwijkingen' bij onderzoek kunnen worden vastgesteld, worden al te vaak genegeerd of als onbelangrijk beschouwd. Soms loopt de patiënt het risico meteen als psychiatrisch 'geval' te worden bestempeld. Niet alleen is dit een te vermijden sociaal stigma, het draagt tevens de connotatie van zwakte, eigen schuld of zelfs simulatie en aanstellerij. En geen weldenkende patiënt die daarop zit te wachten.

Deze maatschappelijke realiteit is de voorbije decennia op meer dan overtuigende wijze geïllustreerd door het chronische-vermoeidheidssyndroom. De patiënt voelt zich slecht – '(...) met hersenen als koeievlaai en een lichaam van karnemelksepap' (4) – maar ziet er veelal niet ernstig ziek uit. Medisch onderzoek levert doorgaans ook geen of slechts aspecifieke afwijkingen op. Dat neemt niet weg dat de patiënt zijn situatie ervaart als 'in de greep van een smerige kwaal die ik zou willen omschrijven als debiliserend en verlammend' (4). Nagenoeg alle medische disciplines en een brede schare van alternatieve hulpverleners hebben zich de afgelopen jaren er het hoofd over gebroken. De controverse blijft – net als de meewarige blikken bij sommige hulpverleners en de gevoelens van miskenning en afwijzing bij de patiënt. Uiteraard kan ook dit hoofdstuk niet aan deze controverse ontsnappen. Inhoudelijk steunt het op de actuele 'klassieke' onderzoeksliteratuur en de ruime persoonlijke, klinische ervaring. De 'alternatieve' literatuur werd niet geraadpleegd. De theoretische kennis werd geselecteerd met het oog op de fysiotherapeutische behandeling. Voor meer omkaderende informatie is een lijstje met aanbevolen literatuur toegevoegd.

20.2 Begripsomschrijving en diagnostische criteria

Het chronische-vermoeidheidssyndroom (CVS) is een geheel van klachten dat voornamelijk gekenmerkt wordt door aanslepende, ernstig invaliderende vermoeidheid, vergezeld van diffuse spierpijnen, neuropsychologische klachten, zoals geheugen- en concentratiemoeilijkheden, slaap- en stemmingsstoornissen (5). Tot op heden zijn geen empirische criteria beschikbaar. De nu gebruikte criteria zijn op consensus gebaseerd en voornamelijk bedoeld als structuur voor wetenschappelijk onderzoek. In 1994 formuleerde de *Centers for Disease Control* in Atlanta de actueel nog steeds meest gebruikte criteria (6, 7). Ze stellen dat het CVS wordt gekenmerkt door de aanwezigheid van:
- ten minste zes maanden durende klinisch geëvalueerde en medisch onverklaarde vermoeidheid, met een in de tijd bepaalde aanvang; de vermoeidheid is niet het gevolg van aan de gang zijnde activiteit, vermindert niet substantieel door rust en resulteert in een wezenlijke terugval van eerdere niveaus van professionele, educatieve, sociale of persoonlijke activiteit;
- vier of meer van de volgende, met de vermoeidheid samengaande, symptomen: zelfgerapporteerde geheugen- en/of concentratiestoornis, keelpijn, spierpijn, gevoelige cervicale of axillaire lymfeknopen, pijn in verscheidene gewrichten zonder roodheid of zwelling, hoofdpijn, niet-verkwikkende slaap en een langer dan 24 uur durend malaisegevoel na inspanning.

Exclusiecriteria zijn:
- een actieve, nog niet herstelde of vermoede ziekte die de vermoeidheid zou kunnen veroorzaken (orgaanfalen, chronische infecties,

reumatische en chronisch inflammatoire ziekten, ernstige neurologische of endocriene ziekten);
- primaire slaapstoornissen;
- psychotische, melancholische of bipolaire depressie;
- anorexia of boulimia nervosa;
- alcohol- of ander middelenmisbruik;
- ernstige obesitas.

20.3 Oude wijn in nieuwe zakken?

Bij alle commotie tijdens de afgelopen twee decennia zou de argeloze waarnemer ongetwijfeld in de verleiding komen het chronische-vermoeidheidssyndroom als een nieuwe ziekte te bestempelen. Hoewel vermoeidheid altijd des mensen is geweest, heeft de medisch-wetenschappelijke wereld tot de tweede helft van de negentiende eeuw gewacht om aan dit fenomeen enige aandacht te besteden. De samenloop van een aantal sociale en culturele factoren is hiervoor verantwoordelijk (8). Filosofische ideeën waarbij de mens als een soort veredelde machine werd beschouwd, maakten opgang. Mensen hoorden actief te zijn; inactiviteit c.q. luiheid – 'ledigheid is des duivels oorkussen' – werd immoreel. Maatschappelijk was de behoefte aan actieve personen daarenboven groot omwille van de op dreef komende industrialisatie. Vermoeidheidsklachten die activiteit in de weg stonden, dienden bijgevolg te worden 'weggewerkt' ...

In 1869 formuleert Beard, een Amerikaans neuroloog, voor het eerst een concept dat (aanhoudende) vermoeidheidsklachten zou verklaren. Deze mensen leden zijns inziens aan 'neurasthenia', i.e. *'a condition of nervous exhaustion, characterized by undue fatigue on slightest exertion both physical and mental'* (8). Als basismechanisme werd een interactie van neurologische en sociale fenomenen vooropgesteld. Vanuit neurologische hoek bekeken, stond neurasthenia voor een uitputting van de energie in het centraal zenuwstelsel, die leidde tot 'corticale zwakte' of 'corticale overprikkelbaarheid'. Tekorten aan cerebrale doorbloeding, toxines en/of infecties zouden deze uitputtingstoestand veroorzaken. Daarnaast werd er ook een belangrijke rol toegeschreven aan sociale factoren, met name aan de overbelasting ten gevolge van de maatschappelijke veranderingen. Neurasthenia was *'a condition of the most successful in society'*, met *'excessive educational demands'*, waarbij *'the changing status of women'* een nefaste rol speelde.

In de periode die aan de Eerste Wereldoorlog voorafging, werd deze zienswijze echter vrij spectaculair ontmanteld door het nieuwe medische specialisme van de psychiatrie. Voor Freud hoorde deze problematiek te worden beschouwd als *Angstneurose*; volgens Janet ging het om *psychasthenia* en Déjérine stelde dat 'many manifestations of neurasthenia are by nature purely phobic in origin'. Het effect van deze inmenging was ingrijpend: het ziektebeeld verloor zijn aantrekkelijkheid en patiënten wensten steeds minder als neurastheen – i.e. psychiatrische patiënt – te worden gediagnosticeerd. In Europa en de Verenigde Staten overleefde het neurastheniaconcept de Eerste Wereldoorlog niet.

Tot de jaren tachtig van afgelopen eeuw raakte chronische vermoeidheid volslagen onzichtbaar in de medische literatuur: '*no name, no known etiology, no case illustrations or clinical accounts in the medical textbooks, no ongoing research activity (...) nothing to relate it to current medical knowledge*' (9). Schuchtere pogingen tot erkenning via nieuwe labels kregen weinig professionele acceptatie; 'chronische brucellose' in de jaren veertig en vijftig, 'reactieve hypoglykemie' in de jaren zestig en 'total allergy syndrome' of 'chronische candidiasis' in de jaren zeventig bleven randfenomenen. Slechts een zogenaamde epidemie van 'atypische poliomyelitis' in het Los Angeles County Hospital in 1934 en een vergelijkbare 'epidemie' van 'myalgische encefalomyelitis' (ME) in het Royal Free Hospital te Londen in 1955, veroorzaakten enige deining. Merkwaardig genoeg werd bij deze laatste epidemie uitsluitend het personeel getroffen en niet de opgenomen patiënten.
Een voorzichtige kentering werd gezien toen in 1968 het Epstein-Barr-virus (EBV) werd ontdekt en hiermee mononucleose werd verklaard. De gelijkenis van de CVS-klachten met de spierpijn en de vermoeidheid van de mononucleosepatiënt werd zo frappant bevonden dat CVS werd beschouwd als een 'chronische EBV-infectie'. Later onderzoek verwierp deze hypothese. Chronische vermoeidheid bleef niettemin een raadselachtig fenomeen dat nauwelijks verder kwam dan vaktijdschriften en laboratoria van virologen.
Echte verandering kwam er pas in het begin van de jaren tachtig. In een nasleep van de ontzetting veroorzaakt door het aidsvirus, suggereerden enkele Amerikaanse virologen dat de mogelijkheid moest worden overwogen dat het CVS aan een goedaardige variant van het aidsvirus toe te schrijven was. Ondersteund door de (dollars ruikende) Amerikaanse media, handig lobbywerk en de hulpvraag van talloze patiënten die eindelijk hun onwelbevinden benoemd zagen, werd de medische onderzoekswereld onder zware druk gezet om mensen en middelen vrij te maken voor deze *disease of the twentieth century*. In eerste instantie resulteerde dit toegenomen onderzoek vooral in een proliferatie van diagnostische labels: epidemische neuromyasthenia, (benigne) myalgische encefalomyelitis, IJslandse of Akureyri-ziekte,

Royal Free-ziekte en *yuppie flu* zijn hiervan de meest 'populaire' voorbeelden (8).

20.4 Pathogenetische hypothesen

Dat het aantal diagnostische labels alleen maar toenam, toonde aan dat er nauwelijks enig vermoeden omtrent het verklaringsmechanisme voorhanden was. In eerste instantie waren het vooral de virologen die zich tot voornaamste pleitbezorgers kroonden, nadien schoorvoetend gevolgd door andere specialismen. Belangrijker evenwel was de vaststelling dat, tot ver in de jaren negentig, dit pathogenetisch onderzoek werd gekenmerkt door monocausaal denken. Wetenschappers van uiteenlopend pluimage gingen op zoek naar hét fysiologisch defect dat finaal alle klachten zou verklaren. Virale infecties (10), musculaire defecten (11), immunologische abnormaliteiten (12), doorbloedingsstoornissen van bepaalde hersenregio's (13) of psychiatrische stoornissen (14) werden als verklaring geformuleerd en nadien weer herroepen. (Voor een encyclopedisch overzicht, zie Wessely et al., 1998) (8). Shorter omschreef de toenmalige toestand als een moderne versie van het eeuwenoude Indische verhaal van de blinden en de olifant – '*like the blind men, each of whom described the elephant, according to the various parts they touched*' (2).

Hoewel een aantal onderzoeksgroepen hun monocausale benadering bleef – en nog altijd blijft – aanhouden, won in het afgelopen decennium toch de overtuiging veld dat het CVS moest worden beschouwd als een eindstation van een multifactorieel proces, voortkomend uit een samenloop van (voorafgaande) kwetsbaarheidsfactoren, uitlokkende en onderhoudende factoren. Demitrack legde met zijn model (figuur 20.1) de basis voor deze gedachtegang (15).

Hoewel dit model slechts een theoretisch construct is en tal van factoren nog steeds op bevestiging wachten, werd het omwille van zijn integrerend karakter door een grote meerderheid van researchers positief onthaald. In recente reviews vindt men overigens nog steeds een gelijkaardig concept terug (16). Of, om Shorter te parafraseren, onderzoekers zijn er zich steeds meer van bewust dat ze inderdaad tegenover een olifant staan, en dat zo'n beest behoorlijk omvangrijk is. Overigens is het merkwaardig dat het zo lang geduurd heeft voor dit besef is ingetreden. Dergelijke modellen werden immers sinds jaar en dag in onderzoek naar chronische pijn gehanteerd. Recent wordt CVS meer en meer beschouwd als een stressgerelateerde problematiek.

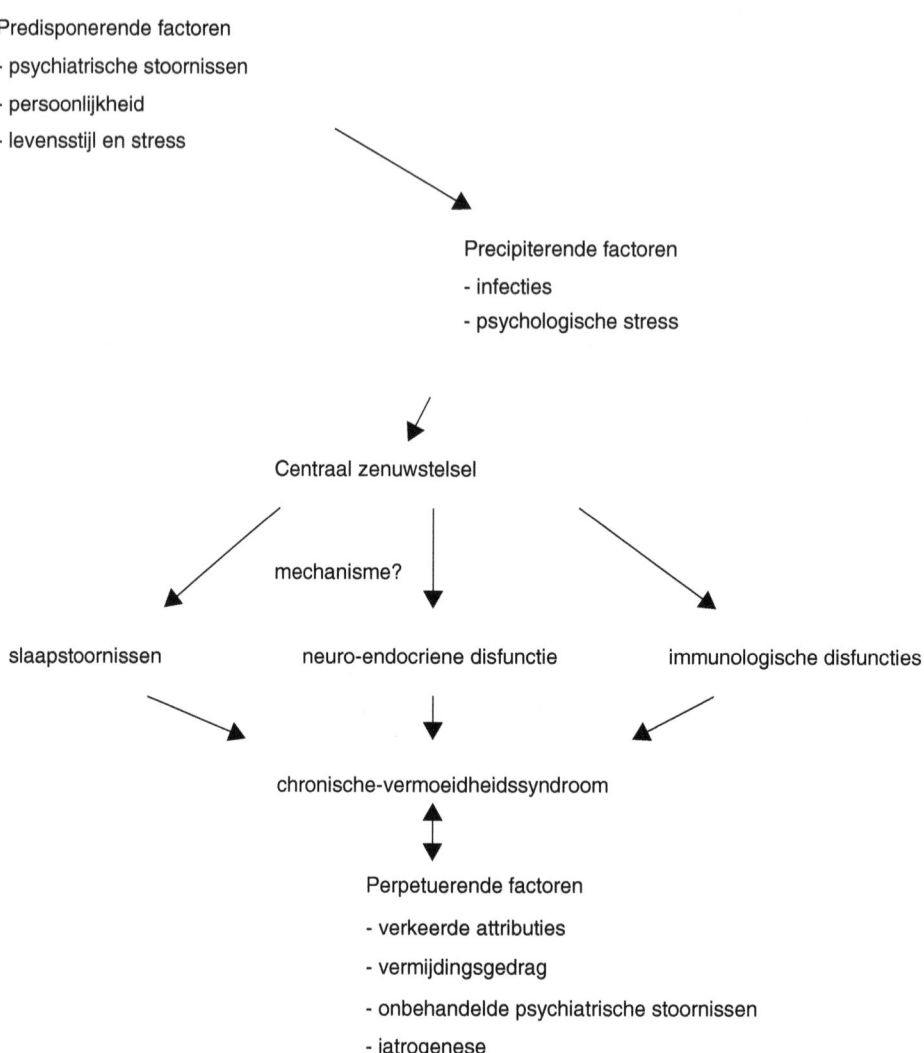

Figuur 20.1 *Hypothetisch verklaringsmodel van het chronische-vermoeidheidssyndroom.*

Persoonlijke noot:

Zelf heb ik me ooit – op basis van honderden patiëntenverhalen – de omschrijving laten ontvallen van CVS als the story of the exhausted fighter. De door CVS getroffen patiënten dragen een moeizaam levensverhaal met zich mee ...

20.4.1 PREDISPONERENDE FACTOREN

Er zijn aanwijzingen dat premorbide psychiatrische stoornissen, persoonlijkheidskenmerken en stress de kwetsbaarheid voor CVS zouden doen toenemen. In de periode vóór het ontstaan van het CVS blijken patiënten meer angststoornissen, depressie of medisch onverklaarde klachten (17) te vertonen. Tevens wordt hun persoonlijkheid vaak beschreven als perfectionistisch (18), gedreven (19) en overactief (20). Hun levensstijl is *'a hectic lifestyle driven by an incapacity to refuse things, high standards of personal performances and a tendency to do for others'* (19). Bij de grote meerderheid wordt deze houding beïnvloed door negatieve levensgebeurtenissen en chronische moeilijkheden, misbruik in het verleden, laag gevoel van eigenwaarde, angst om anderen te mishagen en angst om door de veelvuldige verantwoordelijkheden te worden overweldigd (19). Recent onderzoek heeft deze blootstelling aan traumatische ervaringen bevestigd (21).

20.4.2 UITLOKKENDE FACTOREN

Diverse fysieke factoren, zoals virale infecties, langdurige slaapstoornissen, operaties en fysieke trauma's, gaan vaak onmiddellijk vooraf aan het ontstaan van CVS (22). Klinische ervaring en retrospectieve studies suggereren dat dit ook geldt voor negatieve levensgebeurtenissen (23) en persoonlijke dagelijkse beslommeringen (24).

20.4.3 BESTENDIGENDE FACTOREN

Een van de moeilijkheden bij het CVS-onderzoek is uiteraard dat de vermoeidheidsklachten minimaal zes maanden moeten bestaan vooraleer de diagnose CVS kan worden overwogen. Wat hierbij vaak over het hoofd wordt gezien, is dat er in die 'wachttijd' van zes maanden uiteraard veel gebeurt. Zes maanden lang leven met het gevoel dat het je echt niet goed gaat, verandert een mens immers. Men gaat zich anders gedragen, men gaat anders denken, men gaat zich anders voelen. Tegenwoordig wordt gesteld dat het rigide attribueren van de klachten aan somatische factoren (25), vermijdingsgedrag leidend tot fysieke deconditionering (26), niet-behandelde depressie en angststoornissen (27) en de neiging tot catastroferen (28) een belangrijke ziektebestendigende rol kunnen spelen. Ook persoonlijkheidsfactoren (29) en uitdrukkelijke 'actiegerichtheid' (24, 30) bij CVS-patiënten blijken niet onbelangrijk. Deze actiegerichtheid kan samenhangen met maladaptief perfectionisme (31) en met een tendens tot persisteren (32). Deze persoonlijkheidsfactor speelt vermoedelijk een rol in de moeilijke acceptatie van de ziekte (33), en in het 'zaagtand'- of 'alles-of-niets'-activiteitenpatroon van vele CVS-patiënten (24), met lagere levenskwaliteit en minder kans op herstel als gevolg.

Ten slotte mag de impact van het sociaal onbegrip voor de ziekte niet worden onderschat, vooral wanneer dit begrip uitgaat van artsen of medische controle-instanties (34, 35).

20.4.4 CONCLUSIE

CVS wordt nu gezien als een multifactoriële problematiek waarvan de kern wordt gevormd door een chronisch overbelast individu, dat door een extra fysiologische en/of psychologische stressor uit evenwicht wordt gebracht. Deze disbalans zou resulteren in een combinatie van slaapstoornissen, neuro-endocriene en immunologische afwijkingen. Allerhande cognitieve, affectieve en gedragsfactoren zouden dit onevenwicht bestendigen tot het CVS-klachtenpatroon.

20.5 Behandeling

Een adequate behandeling dient uiteraard te worden voorafgegaan door een nauwkeurig onderzoek. Aangezien er geen bepalende 'marker' voor CVS voorhanden is, is de belangrijkste opgave het juiste evenwicht te vinden tussen over- en onderinvestigatie. Meestal worden veronderstelde fysiologische afwijkingen daarbij overgeïnvestigeerd, terwijl psychosociale elementen eerder worden verwaarloosd of pas in tweede instantie worden nagevraagd, dat wil zeggen: wanneer alle mogelijke medisch-specialistische onderzoeken geen resultaat hebben opgeleverd. Uiteraard heeft deze werkwijze dikwijls een bijzonder nefaste invloed op de ziektetheorie van de patiënt.

Een richtlijn van het *National Institute for Health and Clinical Excellence* stelt dat (36):

- een globaal bloedonderzoek, leverfunctietests, urea en elektrolyten, schildklier- en urineonderzoek volstaat als algemeen medisch onderzoek om andere oorzaken van vermoeidheid uit te sluiten;
- er tijd genomen moet worden om te luisteren naar het verhaal van de patiënt, waarbij aandacht wordt besteed aan de actuele klachten en functiebeperking, de ziekte- en levensgeschiedenis, de actuele stressoren, copingstrategieën en eventuele psychiatrische stoornissen.

20.5.1 MEDICAMENTEUZE BEHANDELING

Er zijn geen argumenten om aan te nemen dat immunologische, antivirale en antimicrobiële behandelingen positieve effecten opleveren. Ook de behandeling met anticholinergische middelen, antidepressiva, groeihormoon en melatonine, monoamine-oxidaseremmers, dexamphetamine, antihypertensiva en steroïden geeft geen significante verbetering. Er kan bijgevolg worden gesteld dat er geen medicamenteuze behandeling voor CVS beschikbaar is (37).

20.5.2 NIET-MEDICAMENTEUZE BEHANDELING

Alle systematische reviews van de laatste jaren wijzen cognitieve gedragstherapie (CGT) en graduele oefentherapie (GOT) als meest beloftevolle behandelingsstrategieën aan. Beide benaderingen richten zich op een graduele toename van de activiteit volgens een vooraf bepaald plan om zo de fysiologische effecten van de deconditionering te reduceren. Precieze doelstellingen, modaliteiten en concrete indicaties blijven voorlopig nog onderwerp van controverse. Zo speelt de vraag of men dient te mikken op een volledig herstel, dan wel of het hervinden van een leefbaar nieuw evenwicht (desnoods onder het premorbide functionele niveau) het doel is. Ook blijven er verschillen bestaan in voorkeuren voor individuele benadering dan wel groepsbehandeling. Over CGT bestaat een ruim aanbod aan literatuur. Vertaald naar de fysiotherapeutische praktijk dient de nadruk te worden gelegd op:
- de zelfmonitoring door de patiënt van activiteit, rust, gedachten, emoties en gedragingen;
- het geregeld bespreken van het omgaan met de problematiek;
- het aanmoedigen van het aanvaarden van actuele functionele beperkingen.

Bij GOT wordt specifiek getracht de fysieke mogelijkheden van de patiënt op te voeren. Hier is de voornaamste opdracht een evenwicht te vinden tussen een progressieve toename van de functionele capaciteit zonder te vervallen in een al te sterke toename van de klachten. Een sterke toename van klachten leidt meestal tot een vertrouwensbreuk tussen therapeut en patiënt. Een gedetailleerd protocol voor dergelijke benadering werd recent door Nijs et al. (2008) beschreven (38).

20.5.3 DE ROL VAN DE FYSIOTHERAPEUT IN DE BEHANDELING VAN HET CVS

Dat juist fysiotherapeuten geacht worden een belangrijke rol in de revalidatie te spelen, is niet verbazingwekkend. Fysiotherapeuten worden immers vaak geassocieerd met 'actief zijn', en precies dat actief zijn was voor de CVS-patiënt premorbied zo belangrijk en het 'niet langer kunnen' breekt hem als patiënt zo zuur op. De patiënt was immers misschien niet zomaar 'overactief'; de activiteit was wellicht een voorkeurmechanisme in de zoektocht naar emotionele (h)erkenning. Via zijn prestaties en zijn gerichtheid op de anderen moest sociale waardering (en mogelijk zelfs gevoel van eigenwaarde) worden ver-

worven. De behandeling zal bijgevolg voldoende aandacht moeten besteden aan het begeleiden van de patiënt in zijn zoektocht naar een bruikbare alternatieve strategie voor het verwerven van een gevoel van eigenwaarde. Moeilijkheid is evenwel dat veel CVS-patiënten aanvankelijk suggesties over de mogelijke invloed van dergelijke psychosociale factoren hardnekkig afwijzen. Verbazing kan dat niet wekken; in een maatschappij die psychologische moeilijkheden nog steeds als een teken van mentale zwakheid beschouwt, valt een dergelijke suggestie immers niet te dragen voor iemand met een wankel gevoel van eigenwaarde. Daarnaast moet echter de eventuele fysieke deconditionering worden gestopt, zodat de patiënt (ook letterlijk) uit zijn ziekterol kan stappen. Voor de revalidatie moet men daarom op zoek naar een 'onverdachte' therapeut, dat wil zeggen: een therapeut met een somatisch imago, maar dan wel van het type dat een brug kan slaan tussen het instrumentele (het actief zijn) en de betekenis. Met andere woorden: hij moet niet alleen de nodige fysiologische bagage bezitten om de patiënt op een adequate wijze (letterlijk) weer in beweging te brengen, maar zal tevens ook de psychosociale context moeten bespelen. Bovendien is het ten stelligste aan te bevelen dat, vooraleer de fysiotherapeut zich aan de revalidatie van deze patiënt waagt, hij zich grondig informeert over het CVS. CVS-patiënten blijken immers de onweerstaanbare neiging te vertonen de weinige energie die zij hebben, te spenderen aan het opzoeken van alle mogelijke (en onmogelijke) informatie en komen bijgevolg bijzonder beslagen ten ijs. Uiteraard leidt dit niet zelden tot grote moeilijkheden om een vertrouwensrelatie op te bouwen. Anders gezegd, CVS-patiënten zijn vaak 'moeilijke' patiënten omdat zij hun eigen interpretaties – die niet zelden aangeleverd werden door media die het begrip 'evidence based' niet tot het hunne hebben gemaakt – niet zomaar prijs willen geven. Genoemde informatie schoffelt immers vaak in de tuinen van virale infecties, milieubezoedeling, genetisch bepaalde hypersensitiviteit en dergelijk, oftewel factoren die een mens zomaar overkomen. Dat dit haaks staat op de wetenschappelijke informatie die fysiotherapeuten dienen te hanteren, zorgt er vanaf het begin al voor dat enig talent als koorddanser voor de therapeut een pluspunt is. Ten slotte dienen fysiotherapeuten met een aversie voor psychotherapie zich absoluut te onthouden van het begeleiden van deze patiëntengroep. Niet zelden immers vormt de fysiotherapeutische aanpak een opstap en zal de psychotherapeut het werk voltooien. Grosso modo bestaat de behandeling immers uit twee fasen:
- De patiënt moet uit zijn passief afwachten worden gehaald en weer progressief activiteit opbouwen.

- De onderliggende problematiek die hem tot chronische overbelasting en uitputting heeft gedreven, moet worden aangekaart en idealiter verwerkt.

Zoals gezegd, kunnen fysiotherapeuten in dit omvangrijke proces een belangrijke rol spelen. Enerzijds zijn zij de geschikte therapeuten om fysieke deconditionering weg te werken en om, via het aanleren van relaxatietechnieken, ook mentale rust te brengen. Anderzijds hebben zij het onmiskenbare voordeel nog steeds als 'somaticus' te worden bekeken en kunnen ze bijgevolg het bewustmakingsproces omtrent het 'waarom' van de premorbide gedrevenheid en overactiviteit geleidelijk aan op gang brengen, zonder dat de patiënt het vervelende gevoel heeft psychologisch te worden doorgelicht.

> *Persoonlijke noot:*
>
> *Nog één bemerking over het heikele punt van 'somatisch' dan wel 'tussen de oren'. Het is mijn klinische ervaring dat de recente bevindingen uit de psychoneuro-immunologie (39) bijzondere voordelen bieden om bij deze patiënten het dreigende stigma van 'psychische problematiek' te vermijden en bijgevolg de uitbouw van een vertrouwensrelatie mogelijk te maken. Psychoneuro-immunologische bevindingen wijzen er immers op dat er een 'lichamelijke' ontregeling kan worden vastgesteld (c.q. voorlopig grotendeels verondersteld) – 'het' zit dus niet tussen de oren – maar dat die ontregeling wel wordt veroorzaakt, of op zijn minst mede veroorzaakt, door de wijze waarop de patiënt in het leven staat. Voor vele patiënten is dit verhaal voldoende om ook psychosociale factoren onder de loep te nemen.*

Het werkmodel dat wij gebruiken, kan worden onderverdeeld in drie delen: een onderhandelings-, een probleemdefiniërings- en een trainingsfase (40).
Tijdens de *onderhandelingsfase* gaan de therapeut en de patiënt op zoek naar een ziektemodel dat acceptabel is voor beide partijen. Er wordt een dialoog opgezet waarbij overtuigingen worden besproken en desgewenst geconfronteerd met alternatieve verklaringen. In concreto wordt aan de patiënt gevraagd een schema te ontwikkelen waarin voorafgaande kwetsbaarheidfactoren, uitlokkende en ziektebestendigende factoren een plaats krijgen. Dit proces vraagt vaak nogal wat tijd omdat deze aanpak compleet breekt met de klassieke benadering

in de geneeskunde, waar men veelal wordt geacht passief af te wachten en monocausaal te denken. Veel patiënten hebben grote moeite met de vraag om zelf, actief een multicausaal model te ontwikkelen. Niet zelden speelt de patiënt dan ook de bal terug en vraagt de visie van de therapeut. Punt is dan een voorbeeld aan te bieden dat de therapeutische relatie enerzijds uit het conflict houdt – 'ik begrijp dat u dit moeilijk vindt' –, maar anderzijds niet alle persoonlijke invalshoeken meteen dichtgooit. Een voorbeeld in algemene bewoordingen (figuur 20.2) kan de vicieuze cirkels beschrijven waarin de patiënt via herhaalde pogingen traditioneel steeds verder vastloopt.

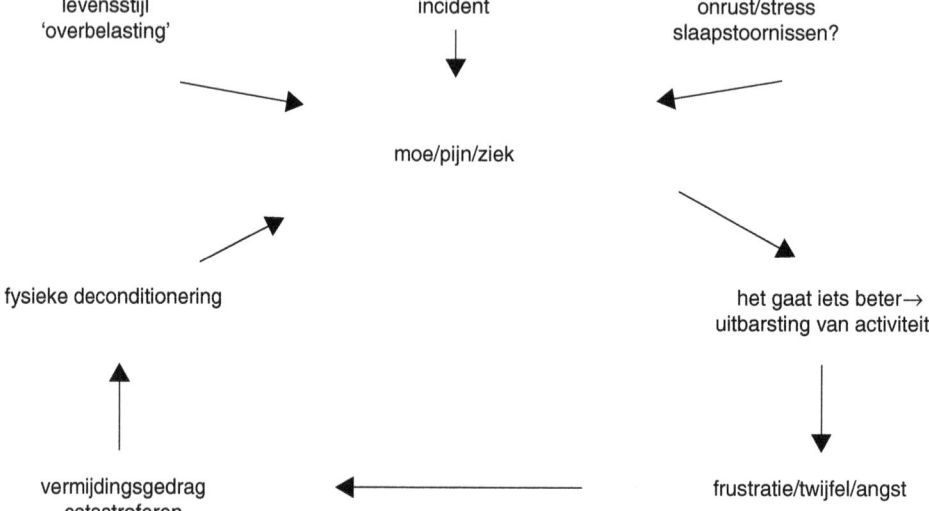

Figuur 20.2 *Model van een tentatieve ziektetheorie.*

Meestal is de herkenning bij dit model groot: de patiënt is zich inderdaad best bewust van de overbelasting en de permanente onrust die aan de symptomen voorafgaan. Ook herkent hij vaak de neiging om, zodra hij zich iets beter voelt, er 'weer tegenaan te gaan' om de opgelopen achterstand (bijvoorbeeld in het huishouden of op het werk) weg te werken. Wanneer deze pogingen bij herhaling slecht verlopen, bijvoorbeeld omdat de patiënt geen rekening houdt met zijn herstelproces, groeien de twijfel en de frustratie en staat de deur op een kier naar allerhande catastroferende overtuigingen.

Bij aanvang van de *probleemdefiniëringsfase* hoeven therapeut en patiënt het slechts grotendeels eens te zijn over het basismechanisme. Gedurende de totale behandeling is het immers de bedoeling dat de patiënt dit ziektemodel verder specificeert en concreet gaat omschrijven wat overbelasting, stress, onrust, catastroferen voor hem concreet betekenen. Via dit progressieve werk wordt de patiënt op weg gezet naar een analyse van zijn levenssituatie en de factoren die de 'energiecrash' hebben veroorzaakt. Tegelijkertijd wordt stilaan een pad geëffend naar eventuele psychotherapeutische begeleiding.

Terwijl patiënt en fysiotherapeut deze gezamenlijke ziektetheorie in gezamenlijk overleg ontwikkelen, kan de fysieke revalidatie starten. Het is aan te bevelen tijd uit te trekken voor een ruime observatie, waarbij fysieke mogelijkheden in diverse bewegingssituaties (stretching, gym, zwemmen, fietsen en dergelijke) worden geëvalueerd. Niet alleen krijgt de fysiotherapeut hiermee een zicht op de mogelijkheden, hij toont de patiënt ook zijn betrokkenheid en interesse voor de concrete fysieke gevolgen. Bovendien kunnen deze bewegingssituaties worden gebruikt om de patiënt bewust te maken van de normale fysiologische adaptatiemechanismen en tevens om wat positievere lichaamsbeleving te introduceren; sommige patiënten zijn immers dermate vastgelopen dat elke lichaamssensatie als negatief wordt geïnterpreteerd. Daarom worden tijdens de beginfase ook tal van ontspanningstechnieken (massage, ademhalingsoefeningen, autogene training en dergelijke) geïntroduceerd. Aan het eind van elke sessie wordt de activiteit met de patiënt nabesproken. Hier wordt ruimte gemaakt voor het verwoorden van ervaringen, het ventileren van twijfels en het stimuleren van de patiënt om zijn ziektemodel verder uit te werken. Ook de huistaak, i.e. het oefenen van relaxatietechnieken en het structureren van de dagelijkse activiteit, wordt doorgenomen.

Nadat in een aantal sessies de ideeën, het bewegen en het ontspannen met de patiënt grondig worden verkend, wordt met de patiënt overlegd om een keuze te maken uit de aangeboden bewegingsactiviteiten en zo een persoonlijk oefenprogramma volgens de GOT-principes op te zetten. Zowel het oefenen van ontspanningstechnieken als de conditietraining wordt geïntensiveerd. Intussen zou het concretiseren van het ziektemodel zodanig moeten zijn gevorderd dat de patiënt zijn onderliggende problematiek tot enkele thema's kan integreren. Is ook de vertrouwensrelatie voldoende stevig, dan kan, indien aangewezen, aan de patiënt worden voorgesteld een eventuele psychotherapeutische begeleiding op te starten. Deze doorverwijzing dient bij voorkeur te gebeuren enige tijd voordat het fysieke trainingsprogramma afloopt. Zo kan de fysiotherapeut in de aanvangsfase een rol als ondersteunende figuur spelen. Vaak ontwikkelt zich overigens een opvallende parallel tussen de psychologische begeleiding en de evolutie van de fysieke capaciteiten: blijven de psychologische inzichten achterwege, dan loopt ook de fysieke training meestal zeer moeizaam. In dat geval moet wor-

den overwogen de fase van probleemdefiniëring te verlengen.
Tijdens de *trainingsfase* gaat de nadruk steeds meer liggen op de eigen zelfwerkzaamheid en wordt het aantal begeleide sessies gaandeweg teruggebracht van twee tot drie sessies per week, tot één per week of zelfs één sessie om de twee weken. Uiteraard is de totaalduur afhankelijk van de toestand van de patiënt bij aanvang van het programma. Meestal is een behandelduur van drie tot vier maanden toereikend om de patiënt voldoende controlegevoel te laten opbouwen en bijgevolg het dagelijkse leven weer te laten opnemen. De eventuele psychotherapie loopt meestal langer door.

20.6 Conclusie

Bij het begin van een internationaal symposium in 1993, concludeerden de voorzitters Kleinman en Straus terugkijkend op het gedane onderzoek dat:

> **CFS research is beset with uncertainty and riddled with inconsistency. The field has been made up of groups exploring disparate themes, largely in intellectual and geographical isolation, and surely with little regard for the historical and cultural ramifications of their subject (41).**

Er is sindsdien één en ander veranderd. Er is zonder meer vordering gemaakt in het wetenschappelijk onderzoek en actueel wordt voornamelijk uitgekeken naar de psychoneuro-immunologen.

> *Persoonlijke noot:*
>
> *Dit zou tot enige opluchting hebben geleid, ware het niet dat ik de afgelopen maanden toch weer een aantal keren verzeild raakte in dualistische discussies als vanouds. Ik moest toen terug denken aan een bezorgdheid van de hoogleraar die uiteindelijk mijn promotieonderzoek heeft begeleid: 'Weet, dat als je je aan dit studieobject waagt, je je voet zet in een weke plek van de huidige geneeskunde. De meerderheid van artsen wordt traditioneel erg onrustig als de hele mens in het geding is en zij geacht worden daarmee om te gaan.'*
>
> *Dit geldt ook voor (CVS-)patiënten en, niet minder, voor menig fysiotherapeut. De sinds jaren groeiende evidence voor het biopsychosociale model en de daarbij horende implicaties voor de*

hulpverlening sijpelen helaas vaak verontrustend traag door in het denken en handelen van hulpverleners. Fysiotherapeuten zijn daarop, al even helaas, geen uitzondering.

Voor studiesteun zie: www.PsychFysio.nl/boek.html

Literatuur

1. Le Breton D. Anthropologie du corps et modernité. Paris Cedex: Presse Universitaire de France, 2008.
2. Shorter E. From paralysis to fatigue: a history of psychosomatic illness in the modern era. New York: Free Press, 1992.
3. Stone J et al. 'Psychosomatic': a systematic review of its meaning in newspaper articles. Psychosomatics 2004;45:287-90.
4. Dorrestein, R. Heden ik. Amsterdam: Uitgeverij Contact, 1993.
5. Sharpe M, Archard L, Banatvala J et al. Chronic fatigue syndrome: guidelines for research. J R Soc Med 1991;84:118-21.
6. Fukuda K, Straus SE, Hickie I et al. The chronic fatigue syndrome: a comprehensive approach to its definition and study. Ann Intern Med 1994;121:953-9.
7. Reeves W, Lloyd A, Vernon SD, Klimas N, Jason L, Bleijenberg G et al. Identification of ambiguities in the 1994 chronic fatigue syndrome research case definition and recommendations for resolution. BMC Health Services Research 2003;3(25).
8. Wessely S, Hotoph M, Sharpe M. Chronic fatigue and its syndromes. Oxford: Oxford University Press, 1998.
9. Ware NC. Suffering and the social construction of illness: the delegitimation of illness experience in chronic fatigue syndrome. Med Antropol Q 1992;6:347-61.
10. McKenzie R, Straus SE. Chronic fatigue syndrome. Adv Intern Med 1995;40:119-53.
11. Edwards RHT, Clague JE, Gibson H et al. Muscle metabolism, histopathology, and physiology in chronic fatigue syndrome. In: Straus SE, editor. Chronic Fatigue Syndrome. New York: Marcel Dekker, 1994.
12. Joint Working Group of the Royal Colleges of Physicians, Psychiatrists and General Practitioners. Chronic fatigue syndrome. London: The Royal Colleges of Physicians, Psychiatrists and General Practitioners, 1996.
13. Cope H, David A. Neuroimaging in chronic fatigue syndrome. J Neurol Neurosurg Psychiatry 1996;60:471-3.
14. Abbey SE. Somatization, illness attribution and the sociocultural psychiatry of chronic fatigue syndrome. In: Bock GR, Whelan J, editors. Chronic Fatigue Syndrome. Chichester:John Wiley & Sons Ltd, 1993:238-61.
15. Demitrack M. The psychobiology of chronic fatigue: the central nervous system as a final common pathway. In: Demitrack M, Abbey S, editors. Chronic fatigue syndrome: an integrative approach to evaluation and treatment. New York: The Guilford Press, 1996:72-109.
16. Wyller VW. The chronic fatigue syndrome – an update. Acta Neurol Scand 2007;suppl.187:7-14.
17. Hall GH, Hamilton WT, Round AP. Increased illness experience preceding chronic fatigue syndrome: a case control study. J R Coll Phys London 1998;32:44-8.
18. Magnusson AE, Nias DKB, White PD. Is perfectionism associated with fatigue? J Psychosom Res 1996;41:377-83.

19. Ware NC. Society, mind and body in chronic fatigue syndrome: an anthropological view. In: Bock GR, Whelan J, editors. Chronic Fatigue Syndrome. Chichester: John Wiley & Sons Ltd, 1993:62-82.
20. Houdenhove B van, Onghena P, Neerinckx E et al. Does high 'action-proneness' make people more vulnerable to chronic fatigue syndrome? A controlled psychometric study. J Psychosom Res 1995;39:633-40.
21. Heim C, Nater UM, Maloney E et al. Childhood trauma and risk for chronic fatigue syndrome: association with neuroendocrine dysfunction. Archives of General Psychiatry 2009;66:72-80.
22. Hickie I, Davenport T, Wakefield D et al. Post-infective and chronic fatigue syndrome precipitated by viral and non-viral pathogens: prospective cohort study. BMJ 2006;333:575.
23. Hatcher S, House A. Life events, difficulties and dilemmas in the onset of chronic fatigue syndrome: a case-control study. Psychological Medicine 2003;33:1185-92.
24. Houdenhove B van, Neerinckx E, Onghena P et al. Premorbid 'overactive' lifestyle in chronic fatigue syndrome and fibromyalgia: an etiological factor or proof of good citizenship? Journal of Psychosomatic Research 2001;51:571-6.
25. Deale A, Chalder T, Wessely S. Illness beliefs and treatment outcome in chronic fatigue syndrome. J Psychosom Res 1998;45:77-83.
26. Lawrie SM, MacHale SM, Power MJ et al. Is the chronic fatigue syndrome best understood as a primary disturbance of the sense of effort? Editorial Psychol Med 1997;27:995-9.
27. Wessely S, Chalder T, Hirsch S et al. The prevalence and morbidity of chronic fatigue and chronic fatigue syndrome: a prospective primary care study. Am J Publ Health 1997;87:1449-55.
28. Sohl SJ, Friedberg F. Memory for fatigue in chronic fatigue syndrome: relationships to fatigue variability, catastrophizing, and negative affect. Behavioral Medicine 2008,34:29-38.
29. Geelen SM van, Sinnema G, Hermans HJ et al. Personality and chronic fatigue syndrome: methodological and conceptual issues. Clinical Psychology Review 2007;27:885-903.
30. Harvey SB, Wadsworth M, Wessely S et al. Etiology of chronic fatigue syndrome: testing popular hypotheses using a national birth cohort study. Psychosomatic Medicine 2008;70:488-95.
31. Luyten P, Houdenhove B van, Cosyns N et al. Are patients with chronic fatigue syndrome perfectionistic – or were they? A case-control study. Personality and Individual Differences 2006;40:1473-83.
32. Campen E van, Eede F van den, Moorkens G et al. Use of the Temperament and Character Inventory (TCI) for assessment of personality in chronic fatigue syndrome. Psychosomatics 2009;50:147-54.
33. Damme S van, Crombez G, Houdenhove B van et al. Quality of life in patients with chronic fatigue syndrome: the role of acceptance. Journal of Psychosomatic Research 2006;61:595-9.
34. Edwards CR, Thompson AR, Blair A. An 'overwhelming illness': women's experiences of learning to live with chronic fatigue syndrome/myalgic encephalomyelitis. Journal of Health Psychology 2007,12:203-14.
35. Page LA, Wessely S. Medically unexplained symptoms: exacerbating factors in the doctor-patient encounter. Journal of the Royal Society of Medicine 2003,96:223-7.
36. Turnbull N, Shaw EJ, Baker R, Dunsdon S, Costin N, Britton G et al. Chronic fatigue syndrome/myalgic encephalomyelitis (or encephalopathy): diagnosis and management of chronic fatigue syndrome/myalgic encephalomyelitis (or

encephalopathy) in adults and children. NICE Clinical Guideline 53. London: National Collaborating centre for Primary Care, 2007.
37. Stordeur S, Thiry N, Eyssen M. Chronisch Vermoeidheidssyndroom: diagnose, behandeling en zorgorganisatie. KCE Reports 88A. Health Services Research Brussel: Federaal Kenniscentrum voor de Gezondheidszorg (KCE), 2008.
38. Nijs J, Paul L, Wallman K. Chronic fatigue syndrome: an approach combining selfmanagement with graded exercise to avoid exacerbations. J Rehabil Med 2008;40:241-7.
39. Houdenhove B van, Heijnen CJ. Chronischevermoeidheidssyndroom: een psycho-neuro-immunologisch perspectief. Tijdschrift voor psychiatrie 2009;51:603-10
40. Neerinckx E. Als rust niet mag, moet de onrust dan blijven. Over de rol van de fysiotherapeut in de behandeling van het chronische-vermoeidheidssyndroom. Tijdschr Psychosom Fysiother1999;4:2-11.
41. Kleinman A, Straus SE. Introduction to the Symposium on Chronic Fatigue Syndrome. Ciba Foundation, London, 12-14 May 1992. In: Bock GR, Whelan J, editors. Chronic Fatigue Syndrome. Chichester: Wiley & Sons, 1992:1-5.

Aanbevolen literatuur

42. Shorter E. From paralysis to fatigue: a history of psychosomatic illness in the modern era. New York: Free Press, 1992.
43. Wessely S, Hotopf M, Sharpe M. Chronic fatigue and its syndromes. Oxford: Oxford University Press, 1998.

Obesitas

Dr. E.J.M. Wouters

21.1 Inleiding

In dit hoofdstuk worden eerst kort obesitas, de behandeling van obesitas en de plaats van lichaamsbeweging en fysieke training in de behandeling besproken, waarna dieper wordt ingegaan op de motivatieaspecten die daarbij een rol spelen en de beïnvloeding ervan door de fysiotherapeut. Het hoofdstuk wordt afgesloten met een korte samenvatting. Er zal steeds over 'obesitas' worden gesproken, waar ook 'overgewicht en obesitas' gelezen kan worden.

Obesitas is een van de grootste gezondheidsproblemen van deze tijd (1). In Nederland heeft ongeveer vijftig procent van de volwassen bevolking overgewicht en tien tot twaalf procent is obees (2). Obesitas wordt sinds 1998 door de *World Health Organisation* als een chronische ziekte beschouwd, wat de ernst van de aandoening onderstreept. Daarom wordt in dit hoofdstuk gesproken over patiënt waar het gaat om iemand met obesitas.

Overgewicht en obesitas worden gedefinieerd op basis van de *Body Mass Index* (BMI), een maat voor het lichaamsgewicht in verhouding tot de lengte. De BMI wordt berekend door het gewicht (in kilogram) door de lengte (in meter) in het kwadraat te delen. Een BMI tussen 25-30 wijst op overgewicht, een BMI boven de 30 op obesitas, terwijl boven de 40 gesproken wordt van morbide of extreme obesitas (3). Het toenemen van de BMI gaat hand in hand met een toename van gezondheidsrisico's; obesitas verhoogt de kans op een groot scala van ziektes en aandoeningen zoals hart- en vaatziektes, diabetes mellitus type 2, hypertensie, orthopedische problemen en fertiliteitstoornissen (4-12). Ook kan obesitas leiden tot psychosociale problematiek, vooral tot een verlaagd zelfvertrouwen en een verminderde zelfwaardering (12,13). Het ontstaan van overgewicht en obesitas is een complex gebeuren waarin genetische, gedragsmatige, psychosociale factoren en omgevingsfactoren een wisselende rol spelen (14). Hoewel er bij overgewicht sprake is van een positieve energiebalans, hoeft dat niet te betekenen dat mensen met overgewicht meer eten of minder bewegen dan mensen zonder overgewicht. In feite is het ontstaan van overgewicht te danken aan de aanleg van het lichaam om zuinig met energie om te gaan, wat tot voor kort in de evolutie een gunstige eigenschap was om te kunnen overleven in tijden van schaarste. Met het veranderen van onze leefomgeving, waarin weinig noodzaak bestaat tot lichamelijke activiteit en er veel gelegenheid is om (calorierijk) te eten, is dit voordeel tot een nadeel geworden.

De psychosociale problematiek van de patiënt met obesitas neemt historisch gezien een speciale plaats in. Lange tijd werd aangenomen dat obesitas gepaard gaat met min of meer ernstige psychiatrische problematiek of persoonlijkheidsstoornissen. Intussen is aangetoond dat bij de meeste mensen met obesitas dit soort problemen even vaak voorkomen als bij mensen zonder obesitas (14, 15). Alleen op het ontwikkelen van een depressie en een verminderde zelfwaardering bestaat een verhoogd risico bij sommige patiënten met obesitas. Dit wordt voornamelijk waargenomen bij vrouwen met obesitas (bij mannen wordt depressie juist meer gezien bij laag gewicht), bij extreme obesitas, en bij mensen met eetbuistoornissen (*binge eating disorder*) (15). Deze laatste aandoening komt overigens ook voor zonder dat er sprake is van obesitas en wordt gekenmerkt door het regelmatig in korte tijd eten van grote hoeveelheden voedsel, het gevoel niet te kunnen stoppen en zich schuldig voelen over het gedrag (16). Wel is het zo dat er bij obesitas in veel situaties sprake is van discriminatie en stigmatisering (17, 18), waardoor het in feite bijzonder te noemen is dat de genoemde psychiatrische problematiek niet frequenter voorkomt.

Naast obesitas is het gebrek aan lichaamsbeweging een belangrijke onafhankelijke risicofactor voor tal van medische problemen (19, 20). Het percentage volwassenen dat voldoet aan de norm voor gezond bewegen in ontwikkelde landen is ver onder de maat. In Nederland wordt geschat dat vijftig procent niet voldoet aan de aanbevolen hoeveelheid dagelijkse beweging (21). Bij overgewicht liggen deze getallen nog hoger (22). Het gevolg is dat de relatieve risico's voor patiënten met obesitas groter zijn dan uitsluitend door het overgewicht zelf veroorzaakt.

21.2 Behandeling

De enige bewezen effectieve behandelmethode van obesitas, als het gaat om gewichtsverlies op korte termijn, is de chirurgische behandeling (bariatrische chirurgie) (23). Deze vorm van therapie is niet zonder complicaties en is voorbehouden aan patiënten met extreem overgewicht of minder extreme obesitas in combinatie met comorbiditeit (24, 25). Bovendien is ook bij een chirurgische interventie een verandering in leefstijl noodzakelijk om een blijvend effect te waarborgen (26).

Bij minder ernstige vormen van obesitas bestaat, naast de hierna te noemen leefstijlinterventieprogramma's, de mogelijkheid tot medicamenteuze ondersteuning. Veelgebruikt zijn Orlistat, dat de vetresorptie in het maag-darmstelsel vermindert, en Sibutramine, dat invloed heeft op het verzadigingsgevoel (24). Ook hiervoor gelden speciale indicaties en het stoppen met de medicatie gaat vaak gepaard met terugval van het resultaat.

Voor alle patiënten met obesitas, ook voor hen die bariatrische chirurgie ondergaan of medicamenteus ondersteund worden, geldt dat er een belangrijke verandering in leefstijl zal moeten plaatsvinden, om tot blijvende gewichtsverandering te komen. Obesitas is een chronische aandoening, die om levenslange aandacht vraagt. Hoewel de oorzaak van het probleem gelegen is in de ongelukkige combinatie van de obesogene omgeving met een genetische aanleg, is er voor de patiënt met obesitas maar één middel om de problematiek te beïnvloeden, en dat is de energiebalans in negatieve richting om te buigen. Alleen een verminderde energie-inname, in combinatie met een verhoogde uitgifte, biedt op den duur soelaas (figuur 21.1).

21.2.1 OORZAKEN VAN HET FALEN VAN BEHANDELING

Interventies die leiden tot een verminderde energie-inname en een toegenomen energieverbruik zijn werkzaam bij obesitas, maar de langetermijneffecten zijn vaak teleurstellend. Ook houden veel patiënten voortijdig op met de behandeling, waardoor de effectiviteit van de programma's niet goed te beoordelen is (27). Er zijn diverse factoren bekend die de hoge uitval bij interventieprogramma's voor obesitas verklaren. De belangrijkste zijn: een lage kwaliteit van leven, (te) hoge uitkomstverwachtingen van de interventie, een groot aantal eerder gevolgde diëten (28-31) en de aanwezigheid van depressie (32).

Bij bewegingsprogramma's stoppen mensen met obesitas vaak vroegtijdig. Bovendien zijn er relatief weinig mensen die überhaupt starten met een bewegingsprogramma. Daarbij lijken andere factoren een rol te spelen dan bij het volhouden (33). De volgende factoren belemmeren het nemen van de eerste stap: de perceptie dat fysieke training gevaarlijk of overbodig is (34-36), zichzelf als niet-sportief ervaren, schaamtegevoelens over het uiterlijk, gebrek aan zelfvertrouwen (37,

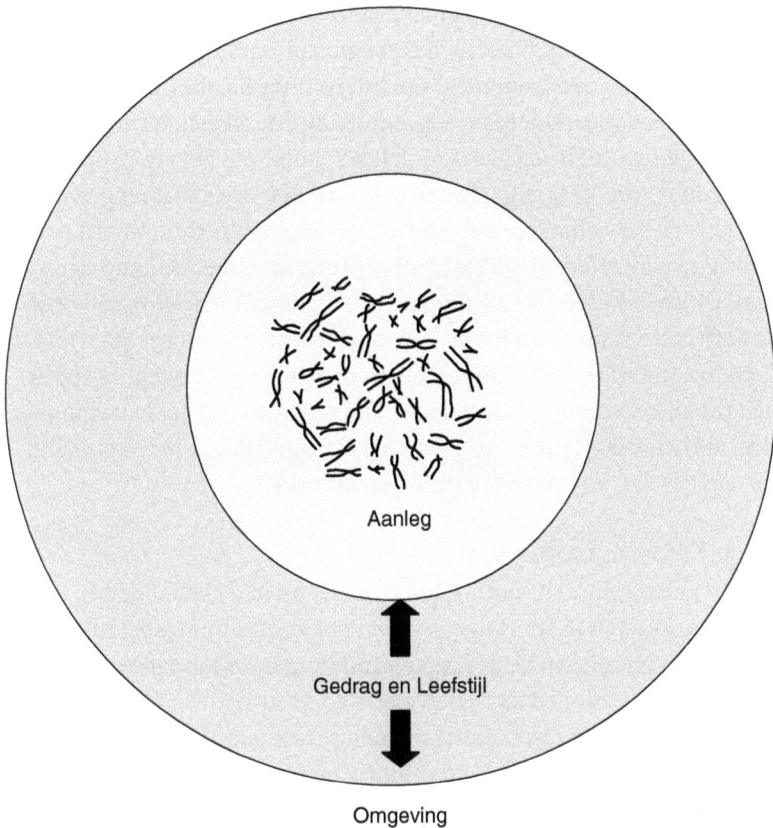

Figuur 21.1 *Relatie tussen aanleg, omgeving en gedrag en leefstijl.*

38), zichzelf te dik vinden om te sporten (39) of de ervaring dat sporten niet plezierig is (40, 42). Redenen waarom mensen met obesitas juist wel een programma willen gaan volgen, zijn gezondheidsredenen en een lage kwaliteit van leven (42).

De motivatie om te beginnen met een programma kan dus bepaald worden door andere factoren dan de factoren die een rol spelen bij de motivatie om ermee door te gaan. Sommige factoren die een reden zijn om te starten met een programma, zoals een ervaren lage kwaliteit van leven, kunnen juist belemmerend werken bij het volhouden.

21.3 Rol van de fysiotherapeut bij de behandeling

21.3.1 BEWEGING

Gewichtsverlies kan alleen worden bewerkstelligd met bewegingsprogramma's die een hoge intensiteit en frequentie hebben (43). En meestal is zelfs dan het effect niet spectaculair. In de praktijk zijn dergelijke programma's moeilijk haalbaar omdat de inspanning van de deelnemers erg groot moet zijn. Bewegingsprogramma's zijn desondanks een essentieel onderdeel van interventies bij obesitas, omdat het effect van een verminderde energie-inname door tegelijkertijd meer te bewegen groter is, en vooral ook het behoud van het effect op den lange duur veel meer gegarandeerd is (44). Behalve effect op gewichtsreductie en gewichtsbehoud, heeft toegenomen fysieke activiteit een onafhankelijk effect op diverse aan obesitas gerelateerde aandoeningen. Ook is bewezen dat een toename in lichaamsbeweging een positief effect heeft op de stemming en kwaliteit van leven (45, 46). Deze toename in welbevinden door toegenomen lichaamsbeweging speelt een rol bij het volhouden van de behandeling – zowel het bewegingsdeel als het voedingsdeel (47). Het belang van lichaamsbeweging bij obesitas is dan ook onweerlegbaar vastgesteld.

21.3.2 ONTSPANNING

Hoewel beweging een centrale plaats inneemt in de behandeling van obesitas, kunnen in sommige gevallen ook ontspanningsoefeningen positief bijdragen aan de gedragsveranderingen, maar dan vooral in relatie tot de voedingskant. Hiervoor is enige uitleg over eetgedrag noodzakelijk. Bij eetproblemen worden er drie soorten eetgedrag onderscheiden: extern eten, emotioneel eten en lijngericht eten (48). Bij lijngericht eten is sprake van periodiek lijnen, afgewisseld door periodes waarin meer wordt gegeten, wat het zogenaamde jojo-effect teweegbrengt, met uiteindelijke gewichtstoename tot gevolg. Bij externe eters is er sprake van eten bij prikkels van buitenaf: het zien of ruiken van voedsel leidt tot eten, wat vaak snoepgedrag tot gevolg heeft. Als oorzaak van ongezond eetgedrag, wordt dit patroon meer bij mannen gezien dan bij vrouwen. In feite is extern eten evolutionair gezien een natuurlijke reactie: eten was schaars en bederfelijk, zodat zo veel mogelijk eten als de gelegenheid zich voordeed, verstandig was. Emotionele eters zijn mensen die hun emoties als het ware weg eten. Dit gedrag wordt vooral gezien bij vrouwen en is een niet-natuurlijke reactie op stress: stress geeft doorgaans juist een vermindering van eten. Vooral emotioneel eten en extern eten zijn geassocieerd met obesitas. Het kan van belang zijn deze vormen van eetgedrag bij aanvang van de behandeling in kaart te brengen. Vooral emotionele eters vragen om een meer intensieve psychologische begeleiding. Voor de fysiotherapeut is van belang dat deze laatste groep baat kan hebben bij ontspanningsoefeningen die helpen om stressgevoelens op een andere manier dan via voedselinname te reduceren.

21.3.3 HOUDING VAN DE BEHANDELAAR

Mensen die kampen met obesitas ondervinden daarvan dagelijks de fysieke en psychische last. Discriminatie en stigmatisatie op de werkvloer, bij promotie- en opleidingskansen en zelfs in de eigen kring (18, 49) komen veel voor, ook nu een groter deel van de bevolking aan obesitas lijdt. Obesitas wordt zelfs door mensen die er zelf aan lijden geassocieerd met negatieve kenmerken (50). Nog schrijnender is het feit dat ook mensen die zich dagelijks beroepshalve bezighouden met obesitasproblematiek, stigmatiseren (51). Veelal zijn de negatieve associaties met obesitas, zoals luiheid, vraatzucht, gebrek aan wilskracht, onbewust en impliciet, maar het niet (h)erkennen ervan zal invloed hebben op de therapeutische relatie.

21.4 Motivatie

Obesitas is een aangeboren probleem en vraagt dan ook, net als andere chronische ziektes, een levenslange aanpak. Het is daarom belangrijk dat de patiënt zelfbehandeling aanleert en dit duurzaam volhoudt. Bewegingsprogramma's in het kader van obesitas zijn veelal van beperkte duur en kunnen daardoor de verkeerde indruk geven dat er sprake is van een eenmalige kuur, waarna het probleem is opgelost. Bewustwording van de levenslange noodzaak van lichaamsbeweging is dan ook essentieel.

Zoals aangegeven, bestaat er een verschil tussen de motivatie voor het starten van een bewegingsprogramma en het volhouden ervan, of het volhouden van meer bewegen in de eigen omgeving. Een aanpak die de ontwikkeling tot zelfregulatie stimuleert, zal op den duur het meest effectief zijn. De zelfdeterminatietheorie (*Self-Determination Theory*, SDT) en de techniek van *Motivational Interviewing* (MI), bieden hiertoe handvatten. De uitgangspunten van de SDT en de diverse kwaliteiten van motivatie volgens het concept van MI, als ook de toepasbaarheid hiervan bij bewegingsprogramma's, komen in het navolgende aan de orde.

21.4.1 SDT-MODEL

Volgens het SDT-model zijn drie basisbehoeften bepalend voor de motivatie, namelijk autonomie, competentie en sociale verbondenheid (52, 53). *Autonomie* neemt daarbij een centrale plaats in: als een gedrag autonoom is, betekent dit dat het volledig vrijwillig is, vanuit eigen waarden en zelfbepaald. *Competentie* refereert aan de noodzaak om te ervaren dat men iets kan en is in die zin verwant aan het begrip zelfeffectiviteit (54). De derde basisbehoefte is *sociale verbondenheid*, de mate waarin men steun ondervindt van de omgeving, inclusief de therapeut. Verwant aan de SDT is de techniek van Motivational Interviewing (MI) (55), waarbij de uitgangspunten zijn dat de motivatie om te veranderen bij de patiënt zelf ligt, dat deze zijn ambivalente gevoelens ten opzichte van de gedragsverandering moet uitspreken en dat de therapeut voornamelijk de rol van coach heeft. In dit opzicht is MI de praktische uitwerking van de SDT (56). Motivatie wordt daarbij veel meer als een kwalitatief dan als een kwantitatief begrip beschouwd en kan variëren van volledig extrinsiek tot volledig intrinsiek. Extrinsieke motivatie wordt gecontroleerd door motieven van buiten de persoon zelf, terwijl intrinsieke motivatie een uitdrukking is van volledige autonomie. Tussen volledig extrinsieke en volledig intrinsieke motivatie bevinden zich diverse stappen op een continuüm, die door het therapeutisch proces beïnvloedbaar zijn (57, 58). De mate van zelfregulatie neemt toe naarmate de motivatie zich van extrinsiek in de richting van intrinsiek ontwikkelt (figuur 21.2).

Bij het proces van extrinsiek naar intrinsiek is de eerste stap 'regulatie via introjectie', waarbij er sprake is van het overnemen van externe waarden en er een gevoel van verplichting bestaat, een druk van binnenuit, waarbij men niet vrij is om deze te weerstaan. Een stap verder is de 'geïdentificeerde regulatie', waarbij iemand een gedrag vertoont dat niet zozeer is ingegeven vanuit een negatief gevoel van moeten, maar vanuit het gevoel dat het gedrag positieve gevolgen of winst oplevert. Nog een stap verder is 'geïntegreerde regulatie', waarbij het gedrag volkomen overeenkomt met de eigen waarden en de eigen persoonlijkheid. Er ontstaat dan ten slotte zelfregulatie, het tegenovergestelde van externe regulatie (59). Overigens is het niet zo dat de genoemde stappen in deze volgorde allemaal doorlopen worden: in het proces kunnen ook stappen overgeslagen worden.

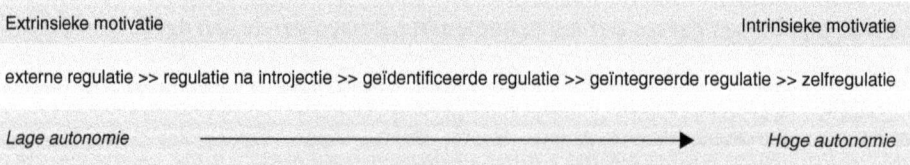

Figuur 21.2 Model voor de beschrijving van de regulatieprocessen betrokken bij de internalisatie van motieven (aangepast uit Silva et al., 59).

21.4.2 VOLHOUDEN IN DE PRAKTIJK

Hoewel toepassing van MI en de principes van SDT in de praktijk van fysieke training bij obesitas nog relatief nieuw zijn, lijken de eerste resultaten positief in het verminderen van de uitval (60). Vaak beginnen mensen aan een trainingsprogramma met een uitgesproken extrinsieke motivatie, bijvoorbeeld omdat ze verwezen zijn door de huisarts of omdat zijzelf of hun omgeving niet tevreden zijn met het uiterlijk of de gezondheidstoestand. Het doel van de therapie is, naast fysieke begeleiding, een zo goed mogelijke evolutie in de richting van intrinsieke motivatie en zelfregulatie te bewerkstelligen. De basisbehoeften van de patiënt vormen de leidraad voor de begeleiding. Vanuit het principe van de autonomie van de patiënt wordt, afhankelijk van zijn mogelijkheden en wensen, de intensiteit van de training vastgesteld, bijgesteld en opgevoerd. Vermeden wordt om een standaardintensiteit op te leggen. Ambivalente gevoelens, barrières en moeilijke momenten worden door de patiënt aangegeven en besproken. De fysiotherapeut geeft niet direct oplossingen, maar laat oplossingen vanuit de patiënt zelf ontstaan. Vanuit het principe van competentie, wordt ernaar gestreefd een bewegingsvorm te kiezen die de patiënt succesvol kan uitvoeren en volhouden en waarbij blessures worden voorkomen. De patiënt ervaart zichzelf dan als competent en ervaart ook competentiegroei. Ten slotte is de sociale verbondenheid een belangrijke faciliterende factor, die de groei naar zelfregulatie bevordert. Dit vraagt een empathische houding van de therapeut. Ook het trainen in groepsverband kan bijdragen aan het gevoel van sociale verbondenheid.

21.5 Praktische toepassing

Om MI in de praktijk toe te passen, volgt hier een aantal tips.
- Ondersteunen van autonomie. De begeleiding is zodanig dat de patiënt traint naar eigen vermogen en wensen. Het zelf kunnen maken van keuzes voor de trainingsvorm en het zelfstandig kunnen trainen, dragen daaraan bij. Belangrijk is ook om argumenten om niet fysiek actief te zijn of redenen die het moeilijk maken om te blijven trainen, te bespreken en de factoren of omstandigheden die juist helpen, helder te krijgen. Het op papier zetten van deze factoren kan bijdragen om in moeilijke omstandigheden toch vol te houden.
- Bevorderen van competentie. Bij aanvang van het programma dient duidelijke informatie gegeven te worden. Deze informatie heeft betrekking op het ontstaan van obesitas, de relatie met energie-inname en energieverbruik en het belang van fysieke activiteit in dit verband. Geef duidelijk aan wat men wel, maar wat ook vooral niet

kan verwachten van een fysiek trainingsprogramma. Een praktische tip hierbij is om ook de fysieke trainingsomgeving bescheiden te laten zijn: foto's van topatleten aan de muur kunnen demotiverend werken! Verder is informatie over de opbouw van het trainingsprogramma (in algemene termen) en de aanbevolen kleding en schoeisel van belang. Vaak is het nodig om grote of globale doelen voor de individuele patiënt te vertalen naar haalbare, kleinere doelen, waardoor deze ook werkelijk bereikt kunnen worden. Geef ook uitleg over het vóórkomen van barrières en bijwerkingen, en relateer dat aan de verschillende stadia van motivatie die men naar verwachting zal ervaren. De fysieke activiteit zal in eerste instantie niet direct tot merkbare voordelen leiden; pas na verloop van tijd zullen de positieve effecten ontstaan, zoals meer energie, ontspanning en trots om het bereikte resultaat. Indien de patiënt goed geïnformeerd is en de verwachtingen reëel zijn, zullen de gestelde doelen gemakkelijker gehaald kunnen worden en zullen er minder teleurstellingen ontstaan, wat bijdraagt aan het competentiegevoel.

- Stimuleren van sociale verbondenheid. Streef ernaar de patiënt een 'wij-gevoel' te laten ervaren, zodat gewichtsregulatie niet een op zichzelf staand iets is, maar in een sociale context plaatsvindt. Dat kan door een prettige ondersteunende, maar ook inspirerende werkrelatie met de fysiotherapeut. Positieve feedback van de fysiotherapeut op datgene wat al bereikt is, versterkt niet alleen het competentiegevoel, maar deze complimenten bevorderen ook de verbondenheid. Er kunnen voorts (sub)doelen gedefinieerd worden, bijvoorbeeld het vaker maken van een wandeling met de partner. Een andere manier om sociale verbondenheid te vergroten is de activiteiten in een groep te laten plaatsvinden. Ook (sportieve) ontmoetingen door deelnemers buiten de trainingen om kunnen daaraan bijdragen.

21.5 Samenvatting

Behandeling van patiënten met obesitas vraagt in de eerste plaats een professionele houding van de fysiotherapeut en een bewustwording van eventuele onbewust spelende stigmatisering. Bij aanvang is het belangrijk om een inschatting te maken van de verwachtingen en de motivatie van de patiënt (extrinsiek of al meer intrinsiek) en om duidelijke, neutrale informatie te geven. Tijdens het programma staat de autonomie van de patiënt centraal en heeft de therapeut vooral een coachende functie. Door met een stimulerende houding te werken aan competentieverbetering neemt de zelfregulatie en de kans op blijvend succes toe.

Voor studiesteun zie: www.PsychFysio.nl/boek.html

Literatuur

1. Popkin BM. Global nutrition dynamics: the world is shifting rapidly toward a diet linked with noncommunicable diseases. Am J Clin Nutr 2006;84:289-98.
2. Schokker DF, Visscher TL, Nooyens AC et al. Prevalence of overweight and obesity in the Netherlands. Obes Rev 2007;8:101-7.
3. Atkinson RL. Medical evaluation of the obese patient. In: Wadden TA, Stunkard AJ, editors. Handbook of obesity treatment. 2nd ed. New York: The Guilford press, 2004.
4. Eaton CB. Obesity as a risk factor for osteoarthritis: mechanical versus metabolic. Med Health R I 2004;87:201-4.
5. Hu FB. Obesity epidemiology. Oxford: Oxford University Press, 2008.
6. Abbasi F, Brown BW Jr, Lamendola C et al. Relationship between obesity, insulin resistance, and coronary heart disease risk. J Am Coll Cardiol 2002;40:937-43.
7. Curioni C, Andre C, Veras R. Weight reduction for primary prevention of stroke in adults with overweight or obesity. Cochrane Database Syst Rev 2006:CD006062.
8. Daousi C, Casson IF, Gill GV et al. Prevalence of obesity in type 2 diabetes in secondary care: association with cardiovascular risk factors. Postgrad Med J 2006;82:280-4.
9. Ghosh JR, Bandyopadhyay AR. Comparative evaluation of obesity measures: relationship with blood pressures and hypertension. Singapore Med J 2007;48:232-5.
10. Powell A, Teichtahl AJ, Wluka AE et al. Obesity: a preventable risk factor for large joint osteoarthritis which may act through biomechanical factors. Br J Sports Med 2005;39:4-5.
11. Serrano Rios M. Relationship between obesity and the increased risk of major complications in non-insulin-dependent diabetes mellitus. Eur J Clin Invest. 1998;28(2):14-7, discussion 7-8.
12. Latner JD, Stunkard AJ, Wilson GT. Stigmatized students: age, sex, and ethnicity effects in the stigmatization of obesity. Obes Res 2005;13:1226-31.
13. Visscher TL, Seidell JC. The public health impact of obesity. Annu Rev Public Health 2001;22:355-75.
14. Wadden TA, Womble LG, Stunkard AJ et al. Psychosocial consequences of obesity and weight loss. In: Wadden TA, Stunkard AJ, editors. Handbook of obesity treatment. 2nd ed. New York The Guilford Press, 2004.
15. Fabricatore AN, Wadden TA. Psychological aspects of obesity. Clin Dermatol 2004;22:332-7.
16. APA. Diagnostic and statistical manual of mental disorders, 4th ed. Association AP, editor. Washington, DC: American Psychiatric Association, 1994.
17. Andreyeva T, Puhl RM, Brownell KD. Changes in perceived weight discrimination among Americans, 1995-1996 through 2004-2006. Obesity (Silver Spring) 2008;16:1129-34.
18. Puhl RM, Brownell KD. Confronting and coping with weight stigma: an investigation of overweight and obese adults. Obesity (Silver Spring) 2006;14:1802-15.

19. Aadahl M, Kjaer M, Jorgensen T. Associations between overall physical activity level and cardiovascular risk factors in an adult population. Eur J Epidemiol 2007;22:369-78.
20. Stamatakis E, Hillsdon M, Primatesta P. Domestic physical activity in relationship to multiple CVD risk factors. Am J Prev Med 2007;32:320-7.
21. Hosper K, Deutekom M, Stronks K. The effectiveness of 'Exercise on Prescription' in stimulating physical activity among women from ethnic minority groups in the Netherlands: protocol for a randomized controlled trial. BMC Public Health 2008;8:406.
22. Kruger J, Yore MM, Kohl HW. Physical activity levels by body mass index and weight control status, among adults-National Health and Nutrition Examination Survey 1999-2004. Int J Behav Nutr Phys Act 2008;5:25.
23. te Riele WW, Vogten JM, Boerma D et al. Comparison of weight loss and morbidity after gastric bypass and gastric banding. A single center European experience. Obes Surg 2008;18:11-6.
24. Zelissen PM, Mathus-Vliegen EM. Treatment of overweight and obesity in adults: proposal for a guideline. Ned Tijdschr Geneeskd 2004;148:2060-6.
25. Hout GC van, Leibbrandt AJ, Jakimowicz JJ et al. Bariatric surgery and bariatric psychology: general overview and the Dutch approach. Obes Surg 2003;13:926-31.
26. Hout GC van, Vreeswijk CM, Heck GL van. Bariatric surgery and bariatric psychology: evolution of the Dutch approach. Obes Surg 2008;18:321-5.
27. Anderson JW, Konz EC, Frederich RC et al. Long-term weight-loss maintenance: a meta-analysis of US studies. Am J Clin Nutr 2001;74:579-84.
28. Teixeira PJ, Going SB, Houtkooper LB et al. Pretreatment predictors of attrition and successful weight management in women. Int J Obes (Lond) 2004;28:1124-33.
29. Teixeira PJ, Going SB, Houtkooper LB et al. Exercise motivation, eating, and body image variables as predictors of weight control. Med Sci Sports Exerc 2006;38:179-88.
30. Teixeira PJ, Going SB, Sardinha LB et al. A review of psychosocial pre-treatment predictors of weight control. Obes Rev 2005;6:43-65.
31. Teixeira PJ, Palmeira AL, Branco TL et al. Who will lose weight? A reexamination of predictors of weight loss in women. Int J Behav Nutr Phys Act 2004;1:12.
32. Inelmen EM, Toffanello ED, Enzi G et al. Predictors of drop-out in overweight and obese outpatients. Int J Obes (Lond) 2005;29:122-8.
33. Fuglestad PT, Rothman AJ, Jeffery RW. Getting there and hanging on: the effect of regulatory focus on performance in smoking and weight loss interventions. Health Psychol 2008;27:S260-70.
34. Larsen JK, Geenen R, van Ramshorst B et al. Binge eating and exercise behavior after surgery for severe obesity: A structural equation model. Int J Eat Disord 2006;39:369-75.
35. O'Brien Cousins S, Gillis MM. 'Just do it before you talk yourself out of it': the self-talk of adults thinking about physical activity. Psychol Sport Exerc 2005;6:313-34.
36. Auweele Y vanden, Rzewnicki R, Mele V van. Reasons for not exercising and exercise intentions: A study of middle-aged sedentary adults. J Sports Sci. 1997;15:151-65.
37. Biddle SJ, Fox KR. Motivation for physical activity and weight management. Int J Obes Relat Metab Disord. 1998;22(2):S39-S47.
38. Jewson E, Spittle M, Casey M. A preliminary analysis of barriers, intentions, and attitudes towards moderate physical activity in women who are overweight. J Sci Med Sport 2007.
39. Atlantis E, Barnes EH, Ball K. Weight status and perception barriers to healthy physical activity and diet behavior. Int J Obes (Lond) 2008;32:343-52.

40. Ekkekakis P, Lind E. Exercise does not feel the same when you are overweight: the impact of self-selected and imposed intensity on affect and exertion. Int J Obes (Lond) 2006;30:652-60.
41. Deforche BI, De Bourdeaudhuij IM, Tanghe AP. Attitude toward physical activity in normal-weight, overweight and obese adolescents. J Adolesc Health 2006;38:560-8.
42. Van Nunen AM, Wouters EJ, Vingerhoets AJ et al. The health-related quality of life of obese persons seeking or not seeking surgical or non-surgical treatment: a meta-analysis. Obes Surg 2007;17:1357-66.
43. Ross R, Janssen I, Dawson J et al. Exercise-induced reduction in obesity and insulin resistance in women: a randomized controlled trial. Obes Res 2004;12:789-98.
44. Aronne LJ. Treatment of obesity in the primary care setting. In: Wadden TA, Stunkard AJ, editors. Handbook of obesity treatment. 2nd ed. New York: The Guilford Press, 2004.
45. Quinn A, Doody C, O'Shea D. The effect of a physical activity education programme on physical activity, fitness, quality of life and attitudes to exercise in obese females. J Sci Med Sport 2008;11:469-72.
46. Blissmer B, Riebe D, Dye G et al. Health-related quality of life following a clinical weight loss intervention among overweight and obese adults: intervention and 24 month follow-up effects. Health Qual Life Outcomes 2006;4:43.
47. Annesi JJ, Unruh JL. Relations of exercise, self-appraisal, mood changes and weight loss in obese women: testing propositions based on Baker and Brownell's (2000) model. Am J Med Sci 2008;335:198-204.
48. Strien T van, Frijters JE, Roosen RG et al. Eating behavior, personality traits and body mass in women. Addict Behav. 1985;10:333-43.
49. Puhl RM, Moss-Racusin CA, Schwartz MB et al. Weight stigmatization and bias reduction: perspectives of overweight and obese adults. Health Educ Res 2008;23:347-58.
50. Schwartz MB, Vartanian LR, Nosek BA et al. The influence of one's own body weight on implicit and explicit anti-fat bias. Obesity (Silver Spring) 2006;14:440-7.
51. Schwartz MB, Chambliss HO, Brownell KD et al. Weight bias among health professionals specializing in obesity. Obes Res 2003;11:1033-9.
52. Ryan RM, Deci EL. Self-determination theory and the facilitation of intrinsic motivation, social development, and well-being. Am Psychol 2000;55:68-78.
53. Ryan RM, Deci EL. Intrinsic and Extrinsic Motivations: Classic Definitions and New Directions. Contemp Educ Psychol 2000;25:54-67.
54. Williams GC, Minicucci DS, Kouides RW et al. Self-determination, smoking, diet and health. Health Educ Res 2002;17:512-21.
55. Rollnick S, Miller WR, Butler CC. Motivational interviewing in health care. Helping Patients change bahavior. Rollnick S. MWR, editor. New York, London: The Guilford Press, 2008.
56. Vansteenkiste M, Sheldon KM. There's nothing more practical than a good theory: integrating motivational interviewing and self-determination theory. Br J Clin Psychol 2006;45:63-82.
57. Deci EL, Eghrari H, Patrick BC et al. Facilitating internalization: the self-determination theory perspective. J Pers. 1994;62:119-42.
58. Burken P van. Gezondheidspsychologie voor de fysiotherapeut 2. Van visie naar interventie. Houten: Bohn Stafleu van Loghum, 2004.
59. Silva MN, Markland D, Minderico CS et al. A randomized controlled trial to evaluate self-determination theory for exercise adherence and weight control: rationale and intervention description. BMC Public Health 2008;8:234.
60. Schelling S, Munsch S, Meyer AH et al. Increasing the motivation for physical activity in obese patients. Int J Eat Disord 2008.

Over de auteurs

Prof. dr. A.B. Bakker, hoogleraar Organisatiepsychologie, Erasmus Universiteit Rotterdam, voorzitter vakgroep Arbeids- & Organisatiepsychologie; president European Association of Work and Organizational Psychology.

J.H.M. van den Berg, fysiotherapeut en ontspanningstherapeut, Kennemer Gasthuis, locatie Noord, Haarlem.

Prof. dr. O. van den Bergh, hoogleraar gezondheidspsychologie, Katholieke Universiteit Leuven, België.

Drs. P. van Burken, psycholoog, psychosomatisch fysiotherapeut en docent, fysiotherapeut Helmond (Rakthof), Kerndocent bij PsychFysio Opleidingen en de master Psychosomatische Fysiotherapie Hogeschool Utrecht.

N. de Cock, fysiotherapeute, ontspanningstherapeute, Kennemer Gasthuis, locatie Noord, Haarlem.

Drs. L. Daenen, kinesitherapeut en onderzoeker, vakgroep musculoskeletale kinesitherapie, departement gezondheidszorg, Artesis Hogeschool Antwerpen, België en Dienst Neurologie, Universiteit Antwerpen en Universitair Ziekenhuis Antwerpen, België.

Prof. dr. I. van Diest, docent gezondheidspsychologie, Onderzoeksgroep Gezondheidspsychologie, Departement Psychologie, Katholieke Universiteit Leuven, België.

Dr. J.J. van Dixhoorn, arts en opleider, coördinator hartrevalidatie. Kennemer Gasthuis, locatie Noord, Haarlem.

Dr. A.J. van Dijk, revalidatiearts, Revalidatiecentrum Het Roessingh, Enschede, afdeling pijnrevalidatie; speciale aandachtspunten: CRPS, whiplash en complexe analyses.

C.A.H. de Jong, fysiotherapeute MSc, gezondheidscentrum Schalkwijk Haarlem, docent Hogeschool Utrecht, masteropleiding Psychosomatische Fysiotherapie.

Drs. A.J.A. Köke, fysiotherapeut, bewegingswetenschapper en epidemioloog, Ontwikkelcentrum Pijnrevalidatie, Adelante Volwassenenrevalidatie Hoensbroek en docent Hogeschool Zuyd Heerlen Faculteit Gezondheid en Techniek.

A. Mulder, psychosomatisch fysiotherapeut en supervisor, praktijk voor psychosomatische therapie en stresshantering, Amsterdam; docent Instituut voor Psychosomatische Therapie.

Prof. dr. E. Neerinckx, docent Kinesitherapie en Revalidatiewetenschappen van het departement Health Care van de Provinciale Hogeschool Limburg (België) en van het departement Revalidatiewetenschappen van de Katholieke Universiteit Leuven, België.

Prof. dr. J. Nijs, kinesitherapeut/manueel therapeut, docent vakgroep Menselijke Fysiologie, Faculteit Lichamelijke Opvoeding en Kinesitherapie, Vrije Universiteit Brussel; docent vakgroep Musculoskeletale Kinesitherapie, departement Gezondheidszorg, ARTESIS Hogeschool Antwerpen; kinesitherapeut Universitair Ziekenhuis Brussel.

Drs. J. Van Oosterwijck, kinesitherapeut en onderzoeker, vakgroep menselijke fysiologie, faculteit lichamelijke opvoeding en kinesitherapie, Vrije Universiteit Brussel, België.

M.C.E. Verhoef-de Wijk, fysiotherapeute en Cesartherapeute. Particuliere praktijk te Utrecht en freelance docente fysiotherapie bij longaandoeningen.

Drs. P.H. Vrancken, gezondheidszorgpsycholoog, Revalidatiecentrum De Hoogstraat, Utrecht, divisie volwassenen; docent Axon leertrajecten Heerhugowaard.

Dr. C. P. van Wilgen, onderzoekscoördinator, fysiotherapeut en gezondheidspsycholoog, Universitair Centrum voor Sport, Beweging en

Gezondheid, Universitair Medisch Centrum Groningen, Interfacultair Centrum Bewegingswetenschappen Rijksuniversiteit Groningen.

Dr. E.J.M. Wouters, arts-docent en onderzoeker, Fontys Paramedische Hogeschool, Hogeschool Rotterdam en Universiteit Utrecht.

Register

aandacht 212, 353
aandachtig bewegen 234
aangeleerde hulpeloosheid 157
aangeleerde klacht 361
aanpassing 377
aanpassingsprobleem 109
aantrekkelijkheid 201
ABCD-classificatie van Lane 14, 46
ABC-model
—, van menselijke emoties 161
Acceptance and Commitment Therapy, ACT 241
acceptatie 378
accepterende attitude 215
achterhoorn
—, sensitisatie 67, 295
ACT, Acceptance and Commitment Therapy 241
ACTH 55
actief bewegen 183
Actief leven met Fibromyalgie 302
actiegerichtheid 409
actieve ontspanningsoefening 340
activatie 39
activerende gebeurtenis 163
adaptatie 251
adaptatievermogen 107
ademdisfunctie 65
ademhaling 221, 349
ademhalingscyclus 350
ademhalingspatroon
—, optimaal 363
ademnood 355
—, en angst 356
—, en habituatie 355
—, en symptoomperceptie 356
ademregulatie 349
ademspanning 343
adrenaline 53, 54
afleiding 213, 241

afweging 193
alexithymie 94
algemene psychologische interventie 140
allodynie 328
allostase 47
allostatische overload 47
amygdala 56
angst 345, 369
—, morele 171
—, neurotische 171
—, realiteits- 171
angststoornis 122, 310
—, gegeneraliseerde 122
apneu 359
ARAS, Ascending Reticular Activating System 39
arousal 41, 58
arteriosclerose 62
Artritis self-management-program 179
Ascending Reticular Activating System, ARAS 39
ASE-model 193
assertiviteit 217
AT, autogene training 222
attitude 194
—, problematische 387
attributie 300
—, externe 301
autogene training, AT 222
automatische verwerking 36
autonome zenuwstelsel 49

B's
—, de vier 164
beeldmodus 34
beheersbaarheid 82
beheersoriëntatie 91
bejegening 332

bekrachtiging
 –, negatieve 270
 –, positieve 270
bekrachtigingsschema 156
beleving 217
beroepsprofiel fysiotherapie 139
beslissen 186
bestendigende factor 409
bèta-endorfine 55
betrouwbaar 201
bewegen 228
bewegingsangst 232
bewegingssturingsstoornis 328
bewegingstherapie 316
bewegingsvariatie 231
bewegingsvrees 272
bewustwording 189
bindweefsel 57
binge eating disorder 421
biofeedback 316
 –, EMG- 221
 –, heart rate variability- 221
 –, temperatuur- 222
biomedisch denkmodel 280
biomedisch model 18
biopsychosociaal kader 265
biopsychosociale model 11, 307
blessure 229
BMI, Body Mass Index 420
Body Mass Index, BMI 420
boodschap 201
borstkas
 –, stugge 343
bron 200
burnout 384
 –, interventie 389
 –, persoonskenmerk 392
 –, specifieke interventie 394
burnoutsymptoom 386
 –, fysiek 386
 –, in gedrag 386
 –, psychisch 386

cafeïnegebruik 210
cardiovasculaire systeem 61
catastroferen 68, 169, 272
catecholamine 54
causalgie 321
CCHS, Congenital Central
 Hypoventilation Syndrome 352
centrale sensitisatie 282
CGT, cognitieve gedragstherapie 159, 316, 411

choking under pressure 42
Chronic Obstructive Pulmonary
 Disease, COPD 368
chronisch ziek 251
chronische obstructieve
 longaandoeningen 368
chronische pijn 265, 266
chronische ziekte 81, 253
 –, bij gezinslid 259
 –, bij partner 259
chronische-
 vermoeidheidssyndroom, CVS 404
claustrofobie 359
cliëntgerichte gesprekstherapie 148
coach 274
cognitie 214, 271
 –, irrationele 392
cognitief proces 28
cognitief-emotionele determinant 284
cognitief-gedragsmatig
 oefenprogramma 288
cognitieve belasting 353
cognitieve defusie 215
cognitieve gedragstherapie,
 CGT 159, 316, 411
Common-Sense-model 35, 300
communicatieve vaardigheid 298
Complex Regionaal Pijnsyndroom,
 CRPS 321
Congenital Central Hypoventilation
 Syndrome (CCHS) 352
conservation withdrawal-reactie 99
contextuele cognitieve
 gedragstheorie 273
controle
 –, gevoel van 360
controlebehoefte 345
controleerbaarheid 300
conversie
 –, motorische 233
conversiestoornis 119
coördinatief bewegen 69
COPD, Chronic Obstructive
 Pulmonary Disease 368
coping 252
 –, vermijdingsgerichte 88
copingbron 85
copinggedrag
 –, externaliserend 310
copingproces 85
copingstijl 252, 267
copingstrategie 303
corticale bewegingsrepresentatie 239

corticoreticulaire baan 40
corticotropine-releasing factor, CRF 55
CRF, corticotropine-releasing factor 55
CRPS, Complex Regionaal
 Pijnsyndroom 321
CVS, chronische-
 vermoeidheidsyndroom 404
cybernetisch systeem 27

dansant bewegen 220
dansante bewegingsvorm 242
DC-model, Demand-Control-model 80
declaratieve geheugen 32
decompensatiesyndroom 113
defensiereactie 41
Demand-Control-model 387
Demand-Control-model, DC-model 80
Demand-Control-model, DM-
 model 83
Demand-Control-Support-model 387
depressie 128, 371
depressieve stoornis 128
depressiviteit
 –, als normaal verschijnsel 128
 –, als syndroom 129
Descending Reticular Activating
 System, DRAS 40
deskundigheid 201
diathesis-stress-model 110
diminishing tension 222
discriminatieve stimulus 155
discussie 167
disfunctioneel
 stressreactiesysteem 285
disputeren 167
dissociatie 120
distress-symptoom 114
disuse 328
DM-model, Demand-Control-
 model 83
doel 185
dorsale hoorn 281
DRAS, Descending Reticular
 Activating System 40
driefactorenmodel 158
drukte 341
DSM-IV 110
dyspneu 355
dystrofie 321

echtheid 149
eetbuistoornis 421

eetgedrag 424
effort 99
Effort-Reward-Imbalance-model,
 ERI-model 80
Ego 170
eigen-effectiviteitsverwachting 92, 195
Elaboration Likelihood-model 203
EMG-biofeedback 221
emotie 111, 353
 –, positieve 233
emotieregulatie 208
emotionele dimensie
 –, van pijn 230
emotionele evenwicht 377
emotionele support 375
emotionele uitputting 385
empathie 150, 381
energetische activatie 41
ergotrope tuning 43, 58
ERI-model, Effort-Reward-
 Imbalance-model 80
erkennen
 –, van lijden 380
essentiële hypertensie 62
evalueren 187
expressie 231
expressief bewegen 219
expressieve bewegingstherapie 243
externaliserend copinggedrag 310
externe attributie 301
extinctie 156

feedforwardregulatie, FFR 352, 358
Feldenkrais 235
felt sense 150
FFR, feedforwardregulatie 352, 358
fibromyalgie 293
fobie 124
focusing 218, 241
Freud 170

gecontroleerde verwerking 36
gedragsbehoud 197
gedragscontrole
 –, waargenomen 195
gedragspatroon 337
gedragsroute 16
gedragsverandering 196
 –, fasemodel 189
gegeneraliseerde angststoornis 122
gehardheid 97

geheugen
  –, declaratief 32
  –, langetermijn- 31
  –, niet-declaratief 32
  –, werk- 29
gelaatsmimiek 311
geloofwaardigheid 200
genezen 19
gezinslid 259
gezondheidspsychologie 23
glucocorticoïde 56
gluconeogenese 55
GOT, graduele oefentherapie 411
graded activity 216, 274, 302
graded exposure 216, 276
graduele oefentherapie, GOT 411
grenzen 147

habituatie 355
hardiness 97
hartfrequentievariabiliteit 62
hartrevalidatie 63, 335
Health Belief Model, HBM 189
health counseling 189
heart rate variability-biofeedback 221
helen 19
hippocampus 57
hoofdpijn 307
hoofdpijndagboek 311
HPA-as, Hypothalamo-Pituitary-
  Adrenocortical axis 54
hulpbron 388
hulpverlenen
  –, kunst en kunde 140
hyperalgesie
  –, secundaire 68
hyperventilatie 65, 354, 357
  –, en paniek 357
hyperventilatiesyndroom 123
hypervigilantie 272
  –, interoceptieve 360
hypocapnie 358
Hypothalamo-Pituitary-
  Adrenocortical axis, HPA-as 54
hypothalamus 55
hypothalamus-hypofyse-bijnier-as 285
hypothetisch-deductief redeneren 20

ICF, International Classification
  of Functioning, Disability and
  Health 13

Id 170
Illness perception questionnaire 300
immuunsysteem 59
implementation intention 196
informatieverwerkend systeem 27
informatieverwerking
  –, cognitieve 38
  –, emotionele 37
inhibitie 231
International Classification of
  Functioning, Disability and
  Health, ICF 13
International Headache Society 308
interne aandacht 237
interoceptieve blootstelling 362
interoceptieve hypervigilantie 360
interpretatiebiase 360
interventie
  –, algemene psychologische 140
  –, bij burnout 389
  –, specifieke psychologische 141
interventies
  –, effectiviteit 145
introvert 94
invloed
  –, op COPD-klachten 377
inzicht 372
irrationele cognitie 392
irrationele gedachte 164

JD-R-model, Job Demands-
  Resources-model 80, 387
Job Demands-Resources-model, JD-
  R-model 80, 387

kinesiofobie 286
klaaggedrag 19
klassieke conditionering 152
klinische uiting 283
kortademigheid 369
kunde van het hulpverlenen 140
kunst van het hulpverlenen 140
kwaliteit van de dag 381
kwaliteit van leven 374

langetermijngeheugen 30, 31
leefstijl 210
leertheorie 269
leren
  –, observationeel 157
levenswijsheid 147

lichaamsbeleving
 -, verstoorde 328
lichaamsgevoel 240
lichaamsignaal 339
lichaamsrepresentatie 36
limbische regio 50
LOC, locus of control 91
locus coeruleus 53
locus of control, LOC 91

MAH, medicatieafhankelijke hoofdpijn 308
massage 219, 313
MDBB-model, Meerdimensionaal Belasting-Belastbaarheidmodel 12
mediale prefrontale cortex 57
medicatieafhankelijke hoofdpijn, MAH 308
medisch onverklaarde klacht 115
meditatie 223
medium 200
Meerdimensionaal Belasting-Belastbaarheidsmodel, MDBB-model 12
mentaal herprogrammeren 167
metabole regulatie 350
MI, Motivational Interviewing 198, 426
Migraine Disability Assessment Scale 312
mindfulness 213
modus
 -, beeld- 35
 -, propositionele 35
moetisme 168
morele angst 171
motivatie 3/4
Motivational Interviewing, MI 198, 426
motivationeel-emotionele dimensie 67
motorische conversie 233
motorvariatie 231
multidimensionale benadering 297
multidisciplinair programma 302
multidisciplinaire aanpak 273
multidisciplinaire samenwerking 296
myocardinfarct 62

narratief redeneren 20
negatieve bekrachtiging 270
neurasthenia 405
neuromatrix-theorie 267
neuromotorische ruis 231
neuroticisme 94

neurotische angst 171
neurotransmitter 111
niet-declaratieve geheugen 32
noradrenaline 54

obesitas 420
obesogene omgeving 422
objectieve ziektemaat 23
observationeel leren 158
obsessief-compulsieve stoornis, OCS 125
OCS, obsessief-compulsieve stoornis 125
oefentrouw 182
offline consolidatie 238
onbewuste proces 172
onderhandelingsfase 413
ondersignalering 109
ontregeling 322, 324
ontspanningsoefening 304
ontspanningstherapie 315, 336
ontspanningstraining 182
ontstekingsproces 50
ontvanger 203
onvoorwaardelijke acceptatie 148
operante conditionering 154, 269
oplossingsgericht 250
optimisme 95
oriëntatiereactie 41
overactief 337
overbelasting 330
overdracht 173
overgewicht 420
overspanning 113
overtuigen 190, 200

PaCO-regulatie 361
paniekstoornis 65, 123
paradigma 20
parasympathische systeem 51
participeren 18
partner 259
 -, COPD-patiënt 371
passief 340
passief-regressief ziektegedrag 329
pathologische rouw 255
patroonherkenning 346
periaqueductale grijs 50
perifere sensitisatie 281
persoonlijkheidsstoornis 131
 -, theatrale 106, 119
persoonlijkheidstype 100

persoonskenmerk 63
—, burnout 392
pessimisme 95
PetCO-biofeedback 361
PHotographs Of Daily Activities,
    PHODA 275
pijn 67
    —, emotionele dimensie van 230
pijncatastroferen 285
pijneducatie 286
pijngedrag 269, 270
pijninhiberend 282
plasticiteit 267
positieve bekrachtiging 270
positieve emotie 233
positieve feedback 375
posttraumatische stress-stoornis,
    PTSS 126
PR, progressieve relaxatie 222
predisponerende factor 408
primaire hyperalgesie 295
probleemdefiniëringsfase 414
probleemgeoriënteerd 162
probleemoplossend vermogen 96
Problem Solving Therapy 212
problematische attitude 387
progressieve relaxatie, PR 222
pro-inflammatoire cytokinenniveau 60
propositionele modus 34
psychiatrische stoornis 108
    —, prevalentie 108
psychodynamische benadering 170
psychofysiologie 220
psychofysiologische route 16
psychologisch aspect 322
psychologisch gevolg 332
psychologische factor 329
psychologische invloed 352
psychoneuro-immunologie 413
psychosociale begeleiding 138, 336
psychosociale complexiteit 142
psychosociale interventie 66
psychosociale klacht 298
psychosomatische fysiotherapie 390
PTSS, posttraumatische stress-
    stoornis 126

RAS, Reticular Activating System 53
Rational Emotive Behavior Therapy,
    REBT 159
realiteitsangst 171
reattributieaanpak 117, 145

reattributiebenadering 311
REBT, Rational Emotive Behavior
    Therapy 159
reciprocal gen environment-model 110
referred pain 68
reflecteren
    —, empathisch 151, 250
regelruimte 82
registratie 121
Rehabilitation Problem Solving-
    formulier, RPS-formulier 21
Relaps Prevention-model 197
relatie fysiotherapeut-patiënt 18
respiratoire alkalose 358
respiratoire sensatie 355
respiratoire systeem 64
Reticular Activating System, RAS 53
revaliderende benadering 20
rouw 254
    —, pathologische 255
rouwtakenmodel 254
RPS-formulier, Rehabilitation
    Problem Solving-formulier 21

salientiefilter 34
SAM-as, SympathoAdrenoMedullary-
    axis 53
SCEGS 20, 191
SCEGS-model 76
Schedule of Recent Experiences
    (SRE) 78
schema en script 36
schizofrenie 130
schokverwerking 253
SDT-model 425
secundaire hyperalgesie 68
selectieve aandacht 41
sense of coherence, SOC 97
sensitisatie
    —, centrale 282
    —, perifere 281
sensorelaxatie 223, 242
sensorisch discriminatievermogen 239
sensorisch register 28
sensorisch-discriminatoire
    dimensie 67
shaping 155
SIA, stress induced analgesia 68
sickness respons 60
situatiemodificatie 212
situatieselectie 209
slaapgebrek 211

SOC, sense of coherence 97
sociaal isolement 369
sociale steun 88
somatisatie 115
somatisatiestoornis 118
somatisatiesyndroom 106
somatische fixatie 115
somatoforme stoornis 115
SORC-model 15, 21
spastische verkramping 121
specifieke psychologische
  interventie 141
spierspanningshoofdpijn 309
spiertonus 69
sportblessure 230
sporten 217, 220
sportief bewegen 233
SRE, Schedule of Recent
  Experiences 78
stages of change-model 269
steun bieden 378
steun mobiliseren 217
stigmatisatie 425
stimulus
  –, discriminatieve 155
stimuluscontrole 155
stimulusgeneralisatie 156
stress 329
  –, biologie van 46
  –, en gezondheid 192
stress induced analgesia, SIA 68
stress injury-model 229
stressbestendigheid 94
stressmanagement 287
stressreactiesysteem
  , disfunctioneel 285
stressvolle levensgebeurtenis 76
stugge borstkas 343
sturing 322
subjectieve klacht 23
subjectieve norm 195
suggestie 219
suïcide 132
Superego 170
supraspinale sensitisatie 309
surmenage 113
SympathoAdrenoMedullary-axis,
  SAM-as 53

Tai Chi 238
taxatie 84
  –, primaire 84
  –, secundaire 85

tegenoverdracht 173
teleurstelling 378
temperatuur-biofeedback 222
tenderpoint 293
terugval 197
theatrale
  persoonlijkheidstoornis 106, 119
theory of planned behavior 193
therapeutische relatie 381
therapietrouw 181
tijdcontingent 274, 289
toestandregulatie 76
toestandssysteem 49
trainingsfase 416
triggerpoint 312
Triune-Brain-theorie 38
type A 61
type A-gedrag 95
type A-patiënt 95

uitdoving 156
uitdovingsprocedure 362
uitkomstverwachting 92
uitlokkende factor 327, 409
uitputtingssyndroom 58
uitvoeren 187
underdogpositie 373
uplift 79

vaardigheidstraining 196
vecht-vluchtreactie 99
verantwoordelijkheidsgevoel 342
verbeelden 216
verliesverwerking 89, 253
vermijding 216
verstoorde lichaamsbeleving 328
verwerken 186, 249, 254
verwerking 89
  –, automatische 36
  –, gecontroleerde 36
verwerkingsproces 249, 257, 258, 260
  –, bij kind 261
  –, bij ouder 261
  –, bij puber 262
vier B's 164
vierdimensionale klachtenlijst,
  4DKL 108
Vitaminemodel 80
voelen
  –, weinig 338
voorlichting 373
voorlichtingsmateriaal 31
vraaggestuurd 371

waarde 98
waarnemen 185
WAD, whiplash associated disorders 279
weefselherstel 69
weerstand 172
werkgeheugen 29
werkrelatie 148
werkstress 79
whiplash associated disorders, WAD 279
wondherstel 232

zelfmanagement 380
zelfmanagementprogramma 66, 179

zelfobservatie 96
zelfregulatie 143
–, falende 188
zelfregulatiemodel van Leventhal 300
zelfregulatieproces 180, 184
zelfstandigheid 344
ziektegedrag
–, passief of regressief 329
ziekte-inzicht 255
ziekteperceptie 293, 298
ziekterepresentatie 35
zingeving 98
zuchten 354

GPSR Compliance

The European Union's (EU) General Product Safety Regulation (GPSR) is a set of rules that requires consumer products to be safe and our obligations to ensure this.

If you have any concerns about our products, you can contact us on

ProductSafety@springernature.com

In case Publisher is established outside the EU, the EU authorized representative is:

Springer Nature Customer Service Center GmbH
Europaplatz 3
69115 Heidelberg, Germany

www.ingramcontent.com/pod-product-compliance
Ingram Content Group UK Ltd.
Pitfield, Milton Keynes, MK11 3LW, UK
UKHW050411240426

12048UKWH00020B/1450